The handbook of sandplay therapy

沙盘游戏疗法手册

［美］Barbara A. Turner　著

陈莹　姚晓东　译

中国轻工业出版社

图书在版编目（CIP）数据

沙盘游戏疗法手册／（美）特纳（Turner, B. A.）著；
陈莹，姚晓东译 . —北京：中国轻工业出版社，2016.1
（2024.8重印）
ISBN 978-7-5184-0662-3

Ⅰ . ①沙…　　Ⅱ . ①特…　②陈…　③姚…　　Ⅲ . ①精神
疗法－手册　　Ⅳ . ①R749.055-62

中国版本图书馆CIP数据核字（2015）第246834号

责任编辑：戴　婕　　　责任终审：杜文勇
策划编辑：戴　婕　　　责任校对：刘志颖　　　责任监印：吴维斌

出版发行：中国轻工业出版社（北京鲁谷东街5号，邮编：100040）
印　　刷：三河市鑫金马印装有限公司
经　　销：各地新华书店
版　　次：2024年8月第1版第9次印刷
开　　本：710×1000　1/16　印张：42
字　　数：294千字
书　　号：ISBN 978-7-5184-0662-3　　定价：88.00元
读者热线：010-65181109
发行电话：010-85119832　　　010-85119912
网　　址：http://www.chlip.com.cn　http://www.wqedu.com
电子信箱：1012305542@qq.com
版权所有　侵权必究
如发现图书残缺请拨打读者热线联系调换
241270Y2C109ZYW

谨以此书献给：

朵拉·卡尔夫（Dora Kalff）

推荐序

沙游疗愈：理解、体验与实践

很多年前，我在美国旧金山荣格学院时，看到刚出版不久的Barbara A. Turner 所编纂的《沙盘游戏疗法手册》（*The Handbook of Sandplay Therapy*），便想到应该将其翻译成中文。这是当时最为全面介绍沙盘游戏治疗的专著，其内容广泛而深入。对于沙盘游戏治疗的爱好者以及治疗师，它都是重要的工具书和专业著作。

《沙盘游戏疗法手册》由四大部分组成，第一部分是"理论概念"（Theoretical Concepts），主要介绍沙盘游戏治疗是如何工作的。该部分由四章组成，分别涉及"心理结构"、"心理动力"、"象征性过程"和"象征性过程中治疗师的角色"。沙盘游戏疗法是以荣格心理学为基础的心理治疗方法，对无意识、心灵与象征的认识和理解是其中的关键。于是，《沙盘游戏疗法手册》的第一部分也对此做了汇总和介绍。

第二部分是关于"历程概念"（Process Concepts），着重介绍沙盘游戏治疗中的疗愈与转化。其中又分为三个方面，每个方面都有数章内容作详细论述。比如，在介绍沙盘游戏中的发展性概念时，便有对诺依曼（Erich Neumann）与卡尔夫（Dora Kalff）的发展理论，皮亚杰、弗洛伊德、埃里克森、温尼科特的发展理论，以及沙盘游戏中的年龄发展模式、神话发展模式和脑神经发展模式等逐一的介绍。第二方面为沙盘游戏治疗的主题，分别介绍了"内容主题"、"空间主题"、"运动主题"和"情感主题"等；第三方面为理解沙盘游戏治疗，侧重介绍了对洛温菲尔德的"世界技法"、卡尔夫的沙盘游戏疗法，以及荣格学派资深沙盘游戏治疗师工作的理解。诺依曼是荣格分析心理学思想的重要继承者与发展者，其独特的发展心理学理论，被卡尔夫有效地运用于沙盘游戏治疗的实践。荣格学派资深沙盘游戏治疗师的工作风格与特点，如 Estelle L. Weinrib、Katherine Bradway、Martin Kalff 等，在此手册中多有列举，都具有重要的启发意义。

第三部分介绍"沙盘游戏的操作概念"（Procedural Concepts），仍然是分三个方面：第一方面是"咨询开始前"，如沙盘游戏治疗师的资格与训练，沙盘游戏治疗室的准备与布置，以及如何向来访者介绍沙盘游戏，包括如何向年幼的儿童的父母作介绍；第二方面是"咨询过程中"，包括治疗师如何与来访者互动，以及来访者的各种反应等；第三方面是"咨询结束后"，包括沙盘的完成，如何面对来访者所期待的解释，以及拍照和沙盘的拆除等。诸多操作性的细节和技术性的要点，在这一部分都有详细的介绍，可谓是难得的指导与参考。

《沙盘游戏疗法手册》的最后一部分是"案例展示"（Client Case Examples），该部分详尽介绍了一位 9 岁男孩艾伦（Aaron）的沙盘个案治疗过程，工作的主题涉及其男性化意识的觉醒，其中的困惑、冲突以及治愈和发展。来访者在沙盘游戏治疗过程中意识和无意识的交互作用，各种主题的呈现，其中的意象与象征，都得到了细致的介绍与分析，以及有关理论的梳理与阐释。

《沙盘游戏疗法手册》是涵盖广泛的专业工具书和教科书，以理论、理解及操作体验和临床实践为基础，深入浅出，内容丰富，全面而系统地介绍了沙盘游戏治疗的整个过程。Barbara Turner 曾跟随多拉·卡尔夫学习，是沙盘游戏疗法协会（The Association for Sandplay Therapy）的注册沙盘游戏治疗督导师（ Registered Sandplay Therapist - Supervisor），经验丰富，体验深刻。这部手册是其为沙盘游戏治疗所做出的重要贡献。

我与 Barbara Turner 相识已久。2003 年在美国西雅图国际沙盘游戏治疗大会上，我做了有关"沙盘游戏与中国文化"的大会报告，国际沙盘游戏治疗学会也专门讨论沙盘游戏在中国的发展，会议期间我们曾有愉快的交流，她送给了我这本《沙盘游戏疗法手册》以及她重新编辑出版的卡尔夫的《沙盘游戏：治愈心灵的途径》（Temenos Press，2004）。在最近 20 余年中，诸多资深沙盘游戏治疗师，如 Harriet Friedman、Rie Mitchell、Ruth Ammann、Kazuhiko Higuchi、Yasuhiro Yamanaka、Lauren Cunningham、Eva Pattis 和 Barbara Turner 等，都曾为沙盘游戏治疗在中国的发展做出了重要的贡献。在此期间，华人心理分析与沙盘游戏治疗联合会成立（The Chinese Federation of Analytical Psychology and Sandplay Therapy），我们在 IAAP/ISST 的支持下连续举办了六届"心理分析与中国文化国际论坛"（1998—2013），中文《沙盘游戏治疗》杂志创刊，《心灵花园》沙盘游戏系列丛书①出版，以及沙盘游戏治疗在"心灵花园"②项目中的实践，心理分析与沙盘游戏在中国逐渐生根、发展。Barbara Turner 的《沙盘游戏疗法手册》中文版的出版也尤其值得祝贺，其融理解、体验与实践为一体，同时也整合了治疗、治愈与转化，强调以荣格分析心理学为基础的沙盘游戏治疗风格，这将能够为广大读者提供对于沙盘游戏治疗新的视野和全面的理解。

申荷永

心理分析师（IAAP），沙盘游戏治疗师（ISST/STA）

心理学教授（SCNU/CUM），华人心理分析联合会创办会长

---

① 心灵花园丛书由申荷永主编，广东高教出版社（2004）和人民大学出版社（2011）出版，收入了多拉·卡尔夫、海瑞特·弗里德曼、瑞·米切尔、茹思·安曼、伊娃·帕蒂斯等心理分析与沙盘游戏治疗的专著。

② 心灵花园，由申荷永、颜泽贤、徐峰和高岚等于 2007 年发起的公益项目，至今已在全国范围的孤儿院和四川震区、玉树震区等，建立了 73 个心灵花园工作站，用心理分析与沙盘游戏治疗等专业技术，对孤儿和受难者提供心理援助，帮助其心理发展。

译者序

第一次见到 Barbara Turner 博士是 2013 年的夏天。她受邀来北京作一场关于沙盘游戏疗法的公益讲座。那时,我正在翻译她与冰岛的儿童学习专家 Kristín Unnsteinsdóttir 博士合著的《沙盘游戏与讲故事》(*Sandplay and storytelling*)。很开心可以与 Barbara Turner 见面并一起工作了将近一周的时间。在朝夕相处的日子里,除了我们早已熟知的她的专业身份外,我更切身感受到了她的博学多识、风趣幽默、谦虚严谨和对新鲜事物如孩童般的好奇。那次讲座获得了学员们的一致好评,一位来自上海的儿童心理治疗师在结束时告诉 Barbara,这是她听过的最棒的沙盘游戏疗法讲座!

2014 年的夏天,我去美国加州参加 Barbara 的培训课程,读到了这本作为进阶课程的指导教材的《沙盘游戏疗法手册》。Barbara 谈到了写作这本书的初衷,她说结束了在瑞士与朵拉·卡尔夫的学习后,她回到美国,开始了自己的临床实践工作,但在相当长的一段时间里她依然困惑于来访者所制作的沙盘内容。随着她不断深入学习各种与象征、神话故事有关的专业知识并积累大量的临床个案,她开始渐渐地理解沙盘中所传递出来的一些信息。现在她是沙盘游戏疗法协会(The Association for Sandplay Therapy)的注册沙盘游戏治疗督导师(Registered Sandplay Therapist - Supervisor)。回顾自己一路的学习成长过程,她希望可以把这些年的所学所知分享给更多的人,就如同在她的学习过程中她的老师们所做的那样,故此才有了这本《沙盘游戏疗法手册》。这本六百多页的大书历时 7 年著述完成,涵盖了与沙盘游戏疗法相关的几乎所有内容:从理论基础到临床实践,从考察盘面内容的各个维度到专家解读沙盘的多种视角，为了让读者对书中的抽象概念有更为生动具体的理解，本书还配有大量的个案图片，均来自 Barbara 多年的临床案例积累。能够读到这样的诚意之作，我如获至宝。我们都希望可以将这本书介绍给中国的同行以及对心灵的深度探索感兴趣的朋友们。

今年初秋，这本书的中文版即将出版。而 Barbara 也送给了我一件珍贵的礼物——她签名的新书——《朵拉·卡尔夫教学实录》（*The teachings of Dora Kalff*）。在这本铜版印刷全彩的书中，Barbara 记录了当年朵拉·卡尔夫的教学内容，这些内容全部来自 Barbara 跟随卡尔夫学习期间的课堂笔记。尽管不可能达到像录音一样一字不差的效果，但我依然可以清晰地"听到"大师的话语。而将这本书译成中文也是我们接下来工作计划中的一项。

直到开始提笔为这本手册写序，我才意识到在过去的短短几年时间里，每一年都在发生着一些远远超出我的计划和想象的很棒的事情。在此过程中，我的生命体验被不断地拓展与深化。我开始从事一些之前从未尝试过的工作，比如翻译专业书籍，开始关注我以往较少关注的领域比如植物、建筑、宗教、神话传说，开始以更开放的视角和心态看待事物，开始萌发出之前看来"不可能"的一些生活规划并努力去实现。与此同时，在一些重大事情上我更容易做出选择与决定，只要跟随着"自性"的指引就会有源源不断的动力和热情，亦如我对沙游的热爱。而在个人的沙游历程中，我也在艰难地面对自己内心的阴影与伤痛，收获来自自己内在的力量与智慧。发生在内心的转化渐渐影响着我的外在行为方式和情感应对模式。有趣的是像我这样一个多眠少梦的人，会开始出现一些极具象征意义的梦境。很难说这些变化一定都是沙游疗法带给我的，但这些改变的确是发生在学习沙游疗法之后。

我开始理解为什么这样一个受训认证的过程要持续那么"久"，因为正如 Barbara 在培训中反复强调的，在沙盘游戏咨询室里，最重要的"工具"就是沙盘游戏治疗师。作为一个容器，我们的在场见证是这个

"自由与受保护"空间中的关键性因素。而如何成为一个有效的容器是沙盘游戏治疗师学习过程中的重要内容。理性、意识层面对沙盘游戏疗法相关理论知识的学习固然重要，但同样重要却往往被轻视甚至被忽略的是，潜意识层面从自己的个人历程和梦中去体验学习该疗法。理论学习可以有明确的课时数，但对个人潜意识的探索却是一个漫长的过程。治疗师需要切身体会这种疗法，处理个体潜意识中的阴影和个人议题，这一过程不仅让治疗师本人的心灵得以转化成长，同时也会让你在临床工作中越来越理解并呈现出静默的见证与容纳状态。

如果你是一名对沙盘游戏疗法感兴趣的心理咨询师，希望这本书可以让你对该疗法有较为全面的了解；如果你是一位已经在使用沙游疗法的治疗师，希望这本书可以为你在实践工作中提供一些不同的视角和参考。这是一本十分实用的工具书，也是许多沙游培训和高校专业课的参考教材，希望你们会喜欢它。

最后，我要感谢 Barbara 让我如此幸运地负责这本书的翻译工作，感谢姚晓东博士在翻译过程中给予的帮助，感谢"万千心理"的戴婕老师在出版过程中的辛苦付出，感谢家人一如既往的爱与支持。

翻译不当之处，欢迎各位批评指正。

在沙游疗法的学习与实践之路上，我愿与你结伴同行。

陈莹

2015 年 8 月于北京

中文版序言

距离《沙盘游戏疗法手册》英文版的出版已经过去了十年。自朵拉·卡尔夫创立了这一心理治疗方法以来，沙盘游戏也经历了很多变化。现在全球的心理治疗师们都在使用沙盘游戏疗法与儿童及成年来访者一起工作，这本《沙盘游戏疗法手册》也因此被传播到了世界各地。

在过去的十年间，从不同治疗目的和角度出发出现了对沙盘及沙具的各种各样的应用。有些将其应用在团体或家庭治疗中来探索人际互动的模式，以改善人际关系。还有的将沙盘和沙具应用到言语类治疗中，与来访者交流他（她）的沙盘构建或内容。这些方法都可以让来访者更容易有意识地觉察到自己的一些经历与情绪。还有一些学者将沙盘和沙具应用到完形治疗当中，来访者与某个或某些沙具进行对话，然后再反过来以沙具的角色与自己进行交流。另外，一些教育工作者将沙盘和沙具应用到教育教学当中，以提高儿童的学习能力促进儿童的发展。仅仅使用这些简单的工具——沙、水和沙具，就可以产生出如此丰富多样的应用，实在是一件令人赞叹的事情。但是，我们必须清醒地知道，这些都不是朵拉·卡尔夫所传授的对儿童和成人进行心理分析的沙盘游戏疗法。

《沙盘游戏疗法手册》，源自朵拉·卡尔夫所教授的内容。这本手册介绍了以荣格理论为基础，针对来访者对沙盘和沙具的使用进行心理分析的治疗方法。多年的学术研究及临床工作经验让我深信不疑，荣格理论取向的沙盘游戏疗法是现存的最深邃的治疗方法之一。尽管对沙盘和沙具的其他使用方法也会在个体的情绪或教育方面起效，但它们无法也不可能触及卡尔夫所创立的这种治疗方法所可能达到的心灵的深度。

　　沙盘游戏疗法协会秉承朵拉·卡尔夫的方法与价值观，支持指导着全球的沙盘游戏治疗师并提供相应的认证培训。其网址是：www.SandplayAssociation.com

　　这本手册为那些希望可以为来访者提供深度治疗并想深入探索自我的治疗师们提供了一个方向。尽管沙盘游戏疗法表面上看起来十分简单，但要成为一名合格的沙盘游戏治疗师却需要大量的学习、体验和个人的深度转化。这本手册既是一本学习指南也是一本参考工具书。希望大家喜欢这本书，并送上我对各位满心的祝福，祝福大家在沙盘游戏疗法的学习之路上都有所收获。

Barbara Turner 博士
2015 年于美国加州

沙盘游戏疗法概述

沙盘游戏疗法是兴起于欧洲 20 世纪早期的一种心理治疗方法。起源于英国医生玛格丽特·洛温菲尔德（Margaret Lowenfeld，1939）的工作，她在治疗过程中采用了名为"世界技法"（World Technique）的方法与儿童进行非语言交流。有关沙盘游戏疗法和世界技法的历史与发展，请参阅附录二——沙盘游戏疗法的发展史。

已故的瑞士荣格心理分析师朵拉·卡尔夫（Dora Kalff，1980/2003）以荣格分析心理学为基础提出了她命名为"沙盘游戏"的治疗方法。后人对于沙盘游戏疗法的研究都基于朵拉·卡尔夫的开创性工作，这是一种以荣格分析心理学为理论基础的心理治疗方法。这种方法可以让人类的心灵在最深处得以转化。随着接下来对沙盘游戏疗法的详细介绍，我们会对这一过程有更加清晰的了解。概括来讲，沙盘游戏疗法可以简单理解为前来接受心理治疗的来访者在专业治疗师的陪伴见证下，在沙盘中用沙具创造出一幅三维场景的过程。

沙盘（内壁）长 72 厘米、宽 50 厘米、深 8 厘米，其内壁四边和底部都被染成淡蓝色。把沙子拨开，蓝色就可以作为场景中的水域；也可以把水加到沙中，让沙子塑形，做成来访者想要的形状。沙盘附近的沙架上摆放着沙具，反映出现实生活和幻想中方方面面的内容。来访者也可以利用各种材料设计制作自己所需的沙具。

治疗师会鼓励来访者在沙盘中制作任何他（她）想做的内容，而不会做进一步的指导。当来访者在沙盘里工作时，治疗师会坐在附近记录来访者制作的内容、所说的话及行为等。治疗师会勾画出沙盘的草图或分布图以备日后回顾参考使用。当沙盘制作结束时治疗师会拍照记录。制作完成一个沙盘看似很简单，其实这是一种错觉。在这一看似简单的沙上图景创作背后是深刻的心理历程，而这一过程才是沙盘游戏疗法真正关注的对象。对于沙盘的理解和接纳绝非易事。因此，沙盘游戏具有一种迷人的特质，它体现了完整的心理过程，而我们无论如何努力都不一定能够完整把握住每一个沙盘内的全部要义。

沙盘游戏疗法的理论基础源自荣格的以下观点：人的心灵具有自我疗愈和趋于整合的倾向（Jung，1960/1981）。这一倾向在适当的条件下会被激活。在一系列三维沙盘图景的创造过程中，来访者潜意识中的冲突通过象征的形式表现出来，与此同时，对其混乱的心理内容进行有益的重整，从而实现心灵的疗愈和转化。借助超越功能的转化性特点，沙盘游戏的象征性过程即是一个将意识的自我（ego）不断调整，以期与自性（Self）（荣格分析心理学中的核心原型）相协调一致的过程。

呈现在沙盘中的象征形式可以是单个沙具、沙具组合或是整个沙盘，而同一来访者制作的一系列沙盘则被称为一个沙盘历程（process）。沙盘游戏疗法可以促进心理创伤的弥合修复，激发潜在的发展潜能，能使来访者调整对自我和个人经历的感知，使其与自性相一致。在沙盘游戏历程中，来访者会逐步意识到根植于他（她）心灵深处的真正的自己。

在建立起安全的咨访关系的前提下，沙盘游戏能够使来访者超越意识的限制，激发心灵的成长，继而迈向更加完满、更具创造力的生活。该疗法既适用于成年人，也适用于儿童。治疗师不会对来访者就其沙盘内容进行任何分析或解释，直到整个历程结束，并已经过足够长的时间让来访者的心灵将过程中的内容进行整合。

尽管在来访者制作沙盘时，治疗师不做解释，但他们对来访者在过程中所摆放内容的不断深入理解是十分重要的，这对于包容接纳从来访者潜意识中浮现出来的心理内容具有关键性作用（Turner，

1994）。治疗师从意识层面更多地理解象征性历程中的内容（而来访者对此基本上一无所知），会降低来访者因潜意识内容的涌现和整合而产生的不确定感。治疗师为来访者提供安全的心理环境，接纳来访者潜意识中浮现的内容，与此同时，来访者的心灵不断整合并逐渐将象征性的内容意识化。因此，沙盘游戏治疗师不断培养和提升自己包容接纳沙游历程的能力，不断培养和提升自己对历程中象征性内容的理解能力，是至关重要的。尽管我们不可能也没有必要理解沙盘中所显示的所有内容，但朵拉·卡尔夫（1988）认为，为了可以充分包容接纳整个沙游历程，治疗师要不断地去理解沙盘中所传递的信息。

　　一些著名的沙游疗法学者特别关注治疗师在沙盘游戏过程中的"参与"。知名沙盘游戏疗法培训师、藏传佛教学者 Martin Kalff（1993）强调，对沙盘内容的言语分析并不能充分展示象征的全部内容；另外，对沙盘内容的分析解释除了涉及思维（thinking）过程，还应包括直觉（intuition）、情感（feeling）和感觉（sensation）的共同参与。Martin Kalff 指出，相比于从非言语层面上去理解和参与来访者的创作过程，对沙盘的言语分析是次要的。Martin Kalff 还注意到治疗师在陪伴见证来访者创造性工作的过程中，精确深入地理解沙盘内容的能力，会激发来访者自愈和转化的过程。Bradway 和 McCoard（1997）强调治疗师有责任去了解并熟悉沙盘中所涉及的不同文化和原型的各个维度内容。与 Martin Kalff 一样，他们也强调同时使用思维和感受去理解沙盘内容的重要性。Estelle Weinrib（1983/2004）认为治疗师必须与来访者一起感同身受地共同"进入"沙盘游戏过程，"在静默中与来访者一起进入他创造的世界，这本身就可以减少令他们饱受折磨的孤立感（2004）"。

　　接下来我们会详细讨论沙盘游戏疗法的不同内容，主要包括下面四个主要部分：

　　第一部分：理论概念

第二部分：历程概念

第三部分：操作概念

第四部分：案例展示

对沙盘游戏疗法的介绍难免会有内容重复和交叉之处。要知道，我们是在尝试用语言来描述非语言的过程，这本身就颇具挑战性。作为作者，我将尽力而为，同时也对这一无法言说的"心理—心灵"的奇妙过程充满敬意。我一直想分享自己从沙盘游戏疗愈和转化的过程中所收获的经验和感悟，希望以这样的方式将沙盘游戏疗法的精神——滋养与再生——传递给更多的治疗师，就如同当年我的老师们向我慷慨分享的一样。同样我也希望这本书能为当下迫切需要治疗的个体及群体的心灵贡献一点绵薄之力。本书的目标读者是心理治疗师，但也欢迎那些想要了解更多有关沙盘游戏疗法的非专业人士来阅读。

希望您在阅读本书时能够心怀宽容之情，书中的内容既不是硬性规定也非金科玉律，无论是人的心理还是沙盘游戏疗法均不受制于所谓"非对即错"的二元论。作为沙盘游戏治疗师，你必须找到适合自己的工作方法，而这也终将在自性的指引下显露出来。遵从黑白分明的规则远比投入自我心灵的探索之旅来得容易，没有什么比慢慢了解真实的自己，度过自己的真实人生来得更有成就感。文化的弊端和全球的通病最终要从每一个个体对自身心灵的重塑开始，而这也正是沙盘游戏疗法的要义所在。在接下来对沙盘游戏疗法的探索之旅中，请您关注来自自己心灵深处真实的声音，并尊重它的存在。

希望您会喜欢即将呈现的内容，它将会挑战你的身体、心理和灵魂。也许在阅读过程中，你时而会觉得兴味索然，时而又深受激励与鼓舞，甚至也会感到强烈的厌烦。沙盘游戏疗法能够触及心灵的最深处，激发出强烈的情感。如果您被读到的内容深深触动，那么请借此机会从个人以及专业的角度出发，进一步探索自我。如果您发现自己强烈抵制或反对某些内容，那么请相信这是因为它触及了你内心深处的某些内容。沙盘游戏疗法能让我们进入到心理的深层，从而体会到这种对自己的威胁感。当发生这种情况时，毫无疑问，这说明我们已经进入了沙盘游戏的过程之中。带着内心的挣扎让它继续推动转化我们，这将会是我们面临的一次很大的挑战。在整个过程中，我希望无论是我们内心的哪部分被触动，我们都将它视为自己深度参与到沙盘游戏历程中的明证。我深切地希望我们可以包容接纳这挣扎，让它发生转化，从而改变我们自己，让我们超越已知的自我，实现内在的潜能，成为更好的自己。

Barbara Turner 博士

2005 年于美国加州

目　录

第一部分　理论概念
沙盘游戏疗法的工作机制

第二部分　历程概念
沙盘游戏治疗中的疗愈与转化

第一篇　沙盘游戏中的发展性问题

第二篇　沙盘游戏中的主题

第三篇　沙盘游戏疗法的解读

第三部分　操作概念
如何实施沙盘游戏疗法

第四篇　咨询开始前

第五篇　咨询过程中

第六篇　咨询结束后

第四部分
案例展示

第一部分　理论概念

沙盘游戏疗法的工作机制

导　言

　　荣格理论取向的沙盘游戏疗法与其他使用沙盘进行治疗的方法的差别就在于所谓的超越功能（transcendent function），它是最深刻的心灵改变规则的原动力。为了在我们的治疗工作中与潜意识建立联系，让超越功能起效，我们必须对心灵（psyche）及其运作机制有一个概念框架。当然，心灵是难以用语言进行描述的。荣格（1960/1980）曾说过，尝试描述心灵就如同尝试描述世界，我们要从何说起，又以什么视角出发？作为沙盘游戏治疗师，我们会采用荣格理论的视角进入来访者的沙盘世界，因为荣格理论中的心理模型为心灵最深层的转化和人类潜能的全面发展提供了理论支撑。

　　在所有有关心灵的理论描述中，我们所描述的是心灵的分布而非版图。我们将要讨论的各种心理结构和心理动力的概念都有其自身的专业术语。这些概念不容易把握，需要作为治疗师的我们不断对照自己的心理来反复加深对它们的理解。同时，也需要我们耐心地对待自己。

　　本书中用来解释说明各种概念的举例全部来自临床案例（均得到来访者的正式授权许可）。在第四部分中所有案例将按英文化名首字母顺序依次展示。希望可以通过这样更加具体的形式，来说明一些特定的理论概念或过程，也希望这些例子可以帮助你更好地理解。当然，请谨记，在你的临床工作中可能永远都不会遇到这样的案例。沙盘游戏疗法的本质就是多元而独特，每个个体心灵的展现都是不同的。

　　在接下来的几章里，我们首先会回顾心理结构（structure）的相关概念。第二章是关于心理动力（dynamics）及其各要素间的相互作用。在第三章我们将探讨象征性过程，以及象征是如何工作从而导致心灵的疗愈和转化的。最后，第四章将介绍在治疗过程中沙盘游戏治疗师的重要角色及作用。

第一章　心理结构

荣格（Jung，1956/1976）认为人类存在定向思维和非定向（发散）思维两种思维形式。通过观察他发现定向思维意在建立秩序，以语言的形式呈现，具有线性、逻辑、理性的特点。然而荣格也注意到定向思维似乎是源自另一种思维形式。这种思维形式与我们已知的常规理性思维迥然不同。他将其定义为非定向思维，这种思维是以图形、意象为形式，并不是完全随机凌乱的，而是潜在心理过程的有意义的产物。通过观察荣格提出了意识和潜意识的概念。

潜意识

潜意识（unconscious）是构成人类心理不可分割的一部分，而我们基本上是觉察不到的。潜意识包括个体潜意识和集体潜意识（Jung，1953/1977）。

个体潜意识：个体潜意识（personal unconscious）本质上是通过压抑产生的。我们意识到某个事物，但忘记了，认为它不可接受或难以忍受，继而把它隐藏到潜意识当中（Jung，1953/1977）。

集体潜意识：集体潜意识（collective unconscious）由本能和原型构成。荣格（1960/1981）认为：

集体潜意识囊括了人类进化的整个精神遗产，在每一个个体的大脑中重生。

集体潜意识就像是人类潜能和历史的整体全部，它超越了文化和时间的界限。神话传说和童话故事就是集体潜意识内容的投射。而且，个体潜意识和集体潜意识并非如定义所显示的那样界限分明。

图形意象和象征是潜意识的语言。荣格（1959/1980；1960/1981）把潜意识看作是富有创造力的潜能，并支持着每个个体和全人类的无限发展。

意识与意识化

意识（consciousness）与意识化（being conscious）是荣格心理学中的两个重要概念。鉴于这两个概念经常被混淆和交叉混用，我们必须首先区分意识范围和意识化活动本身。

意识基本上可以说是我们能够意识到的内容。它来源于潜意识，是心灵的一部分，既非觉察（awareness）也非思维过程。荣格定义意识是由他所谓的四大功能（four functions）组成，或是指处理来自内心世界与外部世界信息的加工风格。

自我（ego）反映的是意识范围中的内容，因此它可以把心理内容带入到有意识的觉察（conscious awareness）之中。变得有意识、意识化，是自性化（individuation）过程的必要因素（自性化过程关注的是自我与心灵内容之间的关系）。作为意识的"执行官"，自我能够接触到心灵中某些被隐藏的内容，进而使其变得有意识、意识化。我们后面会详细讨论有关自我的内容。而那些没有被自我发现的大部分心灵内容依然存在于潜意识当中。如果没有自我的探索发现，任何心灵内容都不会实现意识化。

沙盘游戏中的意识与潜意识

沙盘游戏的制作过程同时涉及意识和潜意识。由于它是三维立体的，来访者可以清楚地意识到沙盘中的各种内容。比如来访者把一头牛放在沙盘里说："这是一头可爱的牛！"他（她）意识到这是一头牛，但是，沙盘里的其他元素与这头牛可能有什么关系、为什么有这样的关系以及如何建立了这样的关系，则可能还远远未被意识到。

当来访者反思他（她）的沙盘时，沙盘的部分内容才可能会渐渐地被意识到。不过由于沙盘作品的大部分内容都是创作过程中来访者非理性思考的产物。所以它被看作是超过于来访者目前可意识到的内容的心理内容。在治疗师的见证下，沙盘作品以三维、具体的形式被创造出来，其内容会影响两位参与者有意识觉察的潜在改变。与梦境分析或传统的心理分析不同，沙盘游戏治疗师从不向来访者解释沙盘中的象征性内容。相反他（她）会静默地包容接纳来访者的工作，让他们以自己的节奏发展内在的潜能。

沙盘游戏疗法道出了心灵过程的两种模式。Martin Kalff（1993）参考埃里希·诺伊曼（Erich Neumann，1953/1973，1972/1955）的著述，区分了他称作意识的"阴"和"阳"的两种形式。Martin Kalff 指出沙盘游戏的特点是一种"阴性"的觉察，这一觉察形式并不是潜意识，也与理性、言语特征为主的"阳性"意识不同。因此，展现在沙盘里的景观，只是有意识觉察的一种形式，但还没有上升到完全意识化的层面。我们或许可以说沙盘中呈现的内容处在潜意识的波峰上，但由于它的三维立体和实物化所以又完全可以被意识到。

玛格丽特·洛温菲尔德在介绍世界技法的时候，也谈到了意识早期未被详细界定的形式，她（1993/1979）称其为原型系统（protosystem）。玛格丽特·洛温菲尔德认为这是儿童形成更为成熟的逻辑推理和言语能力之前的心理特征。在原型系统的意识状态中时间是凝固静止的。所有的内容都是即刻实现。玛格丽特·洛温菲尔德认为大多数世界作品（the World，世界技法中儿童制作的作品）都是在这种超越时间限制的状态下创作出来的。

　　玛格丽特·洛温菲尔德的早期观察为帮助治疗师包容接纳和理解沙盘中所发生的一切，提供了一个有利的工具。在沙盘中出现的内容可以通过肉眼观察到，但还不能被充分地意识化到可以进行理性的理解或言语的表达。尽管沙盘内容反映的是过去或按时间排序发生的事情，但当我们看到沙盘里的内容时，心灵也在这一刻同时体验着那些经历。这是跨越了时间的界限的。

Lenae

　　在 Lenae 的作品里明显体现了沙盘游戏中意识和潜意识的运作。8 岁的 Lenae 前来接受治疗是为了处理因父母的离异、父亲的酗酒以及母亲怀疑父亲曾对她性虐待而产生的系列问题。

　　整个家庭系统的潜意识动力问题在 Lenae 的初始（第一个）沙盘中体现得淋漓尽致。一组俄罗斯套娃，妈妈、爸爸和两个孩子（与来访者的家庭构成相同）躺在岸上。两个孩子的脸被书本盖着，进一步表明了潜意识的状态。沙盘中有一个瓶子一半被埋起来，一半露在外面。与此同时，在初始沙盘中，我们也看到了一些富有希望的信息，一只鹈鹕和一棵小松树，前者代表着深深的滋养，后者则暗示着成长的开始。

　　在 Lenae 的沙盘 6 里，一个鲸鱼家庭从中央的螺旋贝壳中涌现出来，代表着开始出现了更多的有意识的觉察。鲸鱼通常代表着在心灵深处的旅行，在这里它们浮出水面，可能表明它们带来了在心灵深层旅程中收获的新的觉察。在自然界中，逐层长大的螺旋形鹦鹉螺壳，也暗示着来访者心灵渐进的成长。沙盘中央鲸鱼家庭的出现，似乎表明了来自心灵深处的一些内容涌现出来，并开始被这个家庭有意识地觉察到，或者代表着这个家庭系统动力的改变。

自我

自我（ego）是一种积极的情结（complex），是意识的"执行官"。自我情结反映的是意识范围中的内容。自我建立在对心理内容的觉察和记忆之上，但对心理内容是有选择的，这取决于这些内容与我们已知信息之间的关系。进行有意识地觉察就是对已感知到的心理内容进行组织，并将其应用到个人生活中的过程。自我的功能就是识别和同化外部及内部信息，同时把我们所经历的一切转换为可控的一致的现实。

自我可以对心理内容进行区分，可以控制本能，促进个体对社会文化规范的适应。但在这一过程中自我可能会失去平衡，并不再触碰心灵中较为阴暗的内容。荣格（1956/1976）认为，自我对潜意识心理内容的存在及其力量的反思是十分必要的，这可以避免潜意识的突然涌现爆发。不论是在个体层面还是集体层面，甚或社会文化层面都是如此。事实上，荣格（1954/1981）认为西方文化中的诸多弊端就源于对理性主义的单方面过度推崇，以及对精神世界中不易被意识到的、难以理解的内容的回避。荣格在20世纪早期的这一观点，提早预告了当今哲学家和社会生态学家的大声疾呼，他们强烈批评西方理性主义中的这一失衡所导致的全球性危害（Glendenning，1994；Harman，1988）。不论个体还是文化，如果我们不能正视自身生命中以及环境中隐藏的不可见的奥秘，就会如许多预言所说，我们的世界终将毁灭。自我是一个极其重要的心理构成，而恢复个体和全球的生命活力，需要在"自我—意识"（意识化的活动）和深层的潜意识之间建立起健康平衡的关系。作为现代西方文化的产物，我们丧失了自己修复意识与潜意识之间这一重要关系的方法和手段，而潜意识的伟大力量就围绕在我们周围，支撑着我们，是我们不可分割的一部分。正因如此，沙盘游戏疗法才具有深远的意义。进入到沙盘之中，可以让自己的意识来到潜意识的奇妙疆域，发现它的广袤莫测，让它告诉我们自己将去往何方。

自我经常被比作是黑暗房间里的一个手电筒，它只能聚焦或反映出光柱照到的内容而看不到更大的图景。通过照亮自性整体中的一些细微片段，自我就是这样通过一块一块的信息组合成了"现实"（reality）（Jung，1971/1977）。

在东方哲学中整个宇宙（在这里我们将其看作是荣格心理学中的自性）就如许多传统文化中描述的那样，具有无限的能量，是统一的整体（Eliade，1958/1996）。为了全面了解和运行这个整体，作为人类的我们必须对自己已知的内容设立边界和范围，否则我们会感到无所适从。而自我就是用来设置范围并试图理解在觉察中所意识到的内容的一种心理情结。

自我是意识的中心。荣格把自我描述成意识的主观自己。他把自我的这一特征与自性相区分，在荣格看来自性是整个心灵的核心。荣格是这样描述自我的：

> 我所理解的自我是一系列观念的情结，构成我意识领域的中心，呈现出高度的连续性和统一性（1971/1977）。

回到手电筒的比喻，自我具有调节和指引手电筒光束的能力。它的内容取决于光束照到哪里。我是谁，我对自己的主观认知，就是由自我所"照耀到"和所定义的内容组成的。作为意识活动的中心组织点，现实在自我所探照到的内容的基础上得以塑造。而一旦现实的图景被强化，自我就会紧紧固守住它。作为健康的人，我们都知道"这是什么"，"什么是可预知的"，否则我们会神经错乱。因此，自我就像是"心灵器官"，通过自我我们的现实和身份得以界定和保持。

当我们把这一概念从个体对现实的认知延伸到更为广阔的社会文化结构上时，会具有重要的意义。请谨记，不管是作为个体还是社会群体，我们想当然地视为真实的东西只不过是个体或集体自我的建构。而这个"真实"是由所感知到的点滴和片段拼凑而成的。

自我的另一个极为重要的特征是它拥有实现自性的内驱力。再次回到手电筒的比喻，当自我照亮了光柱内的物体时，它具有着想照亮全部的内在动机。它想看到更多、更广的内容，暗含着一种内在张力。作为意识的"器官"，自我的"视线"范围非常有限，因此它所创造的对现实的主观意识就是它所能发现的一切。但是与此同时它不满足于自身的限度，驱动着自己想要了解得更多。这就意味着需要突破现有的界限。为了个体的发展，让个体可以将更多的潜意识内容意识化，自我必然要经历自身部分的毁灭。在成长和转化的过程中，自我要足够稳定能够经受住潜意识的冲击。同时必须足够强大，具有足够的弹性去经历这种转换，而依然保持自身的外观大体不变。也就是，在不毁坏手电筒本身的前提下，手电筒的光束和清晰度需要不断地增强。

由于沙盘游戏疗法探究的是心灵深处的内容，所以制作者的自我必须足够稳定，能够经受住这一艰难的过程。这可能是一段危险的旅程。而沙盘游戏治疗师的在场，可以在来访者自我结构的重组过程中增加更多的稳定感。当来访者可以稳定地经历这个过程时，治疗师的在场则可能会带来疗愈所需的自我力量。除了可以强化脆弱的自我，沙盘游戏还会使过于刻板的自我变得柔和。当来访者愿意冒险释放过于固执僵化的自我时，治疗师的在场会容纳支撑来访者的整个转化历程。

下列案例将展示自我的不同状态。在阅读这些内容时，请记住，每个沙盘中的内容都远比我们目前所讨论的要多得多。目前针对这些案例我们只把注意力放在自我结构上。

Aaron

9岁 Aaron 的初始沙盘提供了一个稳定的自我结构的范例。Aaron 接受治疗是为了处理经常不在身边、酗酒成风的父亲对自己的影响以及父母离异所带来的问题。随着沙盘游戏历程的推进，他做了大量处理自身男性特质方面的工作。这个初始沙盘显示了一个稳定的与年龄相符的自我状态。尽管沙盘里发生了很多事情，但自我的力量显而易见，因为无论在内容上还是结构上它们都井然有序，彼此相关且界限分明。这个沙盘表明该儿童的自我结构完好无损，足以承受接下来即将开始的心灵深层的工作。

Rosa

12岁 Rosa 的初始沙盘展现了一个迥然不同的景象。很显然，这个孩子的自我稳定性很差、自我的异化程度严重。在 Aaron 初始沙盘中所看到的结构性、组织性、清晰度和关联性的这些特征在这个沙盘中尽数缺失。乍一看这个沙盘作品根本不像是出自12岁孩子之手。尽管她已经站在沙盘旁触摸了沙子一段时间，但在整个制作过程中她都流露出恐惧的情绪。当我轻声问她是不是觉得这很可怕时，她似乎放松了一点并使劲地点头。我告诉她以后不必强迫自己再做任何沙盘。这个孩子的自我结构如此脆弱，她甚至弄不清自己是否想做沙盘。我很愧疚自己让她在这种状态下做了一些令她感到恐慌的事。

Tara

Tara 是位30多岁的女性，她因人际关系困扰前来咨询，幼年时曾被性骚扰。她的初始沙盘展示出并不十分稳定的自我结构。沙盘内容还是具有一定的组织性和结构性的，尤其是沙子的布局形状呈现出女性躯干的外形。脖子和肩膀部位朝左，而髋部臀部向右。乳房部位很突出抢眼，这也正是她曾遭受性骚扰的身体部位。整个沙形起伏不平，沙盘看起来就像是在紧张仓促的状态下完成的。沙具的内容和摆放也随意杂乱，沙具彼此之间少有或根本没有任何联系。

Tara 的沙盘 20 显示出她的自我结构已经大大增强且更加稳定，这体现在沙盘中心位置的沙丘上出现了螺旋贝壳。而就在它对面的圆形镜子，再次映射强调着这一场景的重大意义。多年以后当我回想起，Tara 调整圆镜子以便可以完美映照这一美丽螺旋的快乐笑脸时，我不禁也会心地一笑。

Leo

Leo 8 岁。他的沙盘 1、沙盘 4 和沙盘 6 是心灵向前推进建立稳定自我结构的绝佳例子。沙盘 1 显示出了混乱的环境和较为薄弱的自我结构。沙盘 4 见证了自我的确立，他将一面旗帜稳稳地、确定地插在沙盘中心的大山顶上。随着自我的确立，沙盘 6 显示了他开始如何调动自己的内在力量。尽管 Leo 的治疗在这里突然中断，但通过自己心灵的力量他已经取得了实质性的进步，并开始调取自己的内在资源。

四大功能

荣格定义了四种不同的心理活动风格或心理活动类型，它们构成了接收、处理、加工来自内外部世界信息的模式。通过这些模式，四大功能构成了意识的范畴，如此一来我们的所有内外部经历都可能被觉察到。

荣格发现人们对自身心灵体验的加工描述可以分为两种理性和两种非理性的方式。他归纳概括为：思维（thinking）与情感（feeling），感觉（sensation）与直觉（intuition）。这四大功能以不同的组合方式在每个个体中呈现。通常某一个或某两个占主导地位，而其他一两个没有得到充分发展。未充分发展的功能被称为第三和第四大功能，即次要功能（inferior function）。荣格在《心理类型》（*Psychological Types*）一书中介绍了这四大功能：

> 意识是适应和定向的心理装置，由许多不同的心理功能构成。从中我们可以分为四个基本功能：感觉、思维、情感和直觉。感觉是用感官体验到所有感受的功能；思维是认知和形成逻辑推论的功能；情感是主观评判的功能，而直觉是指通过潜意识获得感受或对潜意识内容的感受（Jung，1971/1977）。

荣格认为个体必须发展自己的次要功能才能得到成长和转化。

另一个与四大功能的感知能力相关的概念就是外倾和内倾这两大主观感受风格。荣格的传记作者 Deirdre Bair 为外倾和内倾与四大功能之间的关系提供了绝妙的定义：

> ……性格内倾的人用自己在世界中的处境来定义世界，而外倾的人则用发生在他周围的事情来定义自己。荣格为这两大感知世界的基本方式补充了四个基本功能：思维、情感、感觉和直觉，它们在内外倾的两个类型中形成各种不同的组合。他对四大功能又进一步做了划分：理性的一对——思维和情感，非理性的一对——感觉和直觉。这些划分和匹配为荣格提供了一个模型，用以解释说明个体在内在和外在世界中是如何自我定位与调整自我的（2003）。

关于这四大功能的文献十分丰富，但并不是我们主要讨论的内容。对我们理解沙盘游戏最为重要的是作为意识组成成分的四大功能的主要作用。

人格面具

人格面具（persona）是"人"的拉丁语表达，指个体为了以某一特定角色面对外部世界而戴上的面具（Jung，1971/1977）。我们每个人都在尽己所能地扮演着不同的角色，作为家庭成员、作为职场人员等。一个人可能拥有不同的人格面具，随着时间的流逝，这些不同的面具可能会发生变化或发展。并且，人们还可能会同时采用两个或更多的面具组合。

人格面具是必要的心灵要素，而非内心病态。它将我们与外部世界连接起来，在生活中我们每一个人都需要利用不同的人格面具来完成自己不同的任务。然而当我们过度沉溺于所扮演的角色时，就会出现病态的表现，这是因为我们忽略了来自自性的深层呼唤。例如，某人无法超越自身职业角色的限制，那么很显然他（她）完全忽视了自身的更大一部分潜能。在这样一个刻板固定的人格面具下，自我想要实现自性的内驱力就会对这一固执的定位制造压力，从而导致补偿性的潜意识内容或能量的爆发。

从根本上来讲，人格面具包含了为了自我保护和自我满足而发展出来的一系列技能和防御（Jung，1953/1977；1971/1977）。在逐步建立意识现实的过程中，我们知道了什么是有用的，如何与不同的人建立关系等。我们所学到的适应性技巧中有些较其他的技巧更为健康，但所有的技巧都在我们的生存中发挥了作用。人格面具一般被看作是适应性的人格，或个体所呈现出来的用来适应特定社会角色的面孔。

人格面具是我们在与周围环境的互动反馈中学会的关于什么是可接受的内容。自我的工作就是让我们知道，自己是谁，健康的自我与自性在内在世界中相互作用。而人格面具会促进我们与外部世界之间的关系，它把生存技巧和所学到与他人相处的方法编织进我们的身份认同之中。然而，有时候自我完全变成了某个或某些人格面具的样子，这就回到了我们前面所说的，因为阻碍了自我对自性的实现从而产生了紧张和压力。自我实现自性的内驱力通常和人格面具的有限性相冲突。人格面具要么支持自我和自性之间的关系，要么就会因为个体对人格面具的过度认同而成为自我和自性关系间的障碍。在人的健康发展过程中，我们想了解自己该如何与外在的世界安然相处，同时也想了解最真实的自己。最为重要的是我们想知道二者之间的差别。

从发展的角度看，父母是人格面具形成的主要工具。通过无数次的反馈和镜像体验，父母会影响成长中的孩子的身份认同。对孩子而言，父母就像是保护神。在父母的保护陪伴下，孩子觉得安全、不会受到伤害，敢于冒险进入到未知的领域（Wickes，1927/1966）。据此，孩子才能够学习与成长。

而当父母自身有心理缺陷或儿童所需的安全感被破坏时，安全感就会被瓦解。当孩子的主要看护人不能提供其成长和发展所需的身体和心灵的安全感时，孩子自我保护的基本需求就会占据上风。自我不再去更多地了解自性，转而开始学习该使用何种技巧在这种不安全的环境下更好地适应和生存。这样的儿童所形成的人格面具或系列技巧与在安全环境中形成的迥然不同。在健康安全的环境中，孩子可以自由地探索真实的自我，与此同时还会关注到周围环境的需要。好父母的责任就是要承认并接受孩子的自性。作为孩子的引路人和保护者，父母在向孩子灌输自己的价值观和人生观时，在观念上必须要尊重孩子心中那独一无二的自性，承认孩子是一个独特的个体。

毫无疑问，不管它在我们所处的新环境中是否适用，我们每个人都在带着人生早期经验中所形成的人格面具前行。在特定环境下习得的生存技能，尤其是在功能失调和不安全的环境下习得的技能，将很难被转化为安全健康的生活方式。在不良环境下所学习到的自己是什么样的人、如何与他人相处，会帮助我们在那样的环境中生存下来。然而，这样习得的技巧在其他的环境中就会有极大的局限。也就是说，我们在最初功能失调的环境中所习得的生存技能无法应用到其他的环境中去。实际上，在带着这样的人格面具前行的过程中，我们将不断遭遇痛苦和问题。当然这也正是许多人接受心理咨询或治疗的原因——我们一直以来的做法以及我们对自我的看法都不管用了。当自我并不与自性协调一致，而是认同于人格面具时，我们的心理能量就会被不断地误导。

当过度认同人格面具时，心灵的成长与发展就会要求受限的自我必须冒险与最初的权威（父母）进行心灵内部的对抗。在这种情形下，与这些"保护神"的原型意象进行正面交锋并公然反抗是不可避免的。为了重新令自我与自性协调一致，我们必须独自面对真实的自己，面对曾经被最初的抚养人认为和镜像反射的虚假自己。这样做具有很大的心灵内部风险，因为我们必须完全独自面对和反抗那些曾经定义过我们是谁的人和事。在放弃混乱的人格面具的过程中，我们需要找到自己的道路，而这通常需要我们采取在最初的环境中形成的并不安全的应对方式。

在传统心理分析中，消解被曲解的人格面具通常是通向自性化（individuation）的第一步（Stein，1982）。在沙盘游戏疗法中，虚假的人格面具可能会在来访者沙游历程的早期作为更具意识水平的意象出现，或者当来访者更直接地进入到潜意识水平进行工作时，虚假的人格面具可能会被忽略掉。

阴影

阴影（shadow）由人格中我们极力隐藏或者从不知道的那部分特征组成。更接近意识范围的那部分阴影被称为个体潜意识。这部分阴影是指曾经意识到的，但因为不被自我所接受而被压抑至潜意识中的内容（Jung，1959/1978；1959/1980）。阴影也包括更深层集体潜意识的内容。这部分阴影在本质上是原型性的，包含了留存在潜意识范围里的人类经验中的各种可能。阴影包括了不被我们自己或集体所接受的和未知的弱点、自卑和原始特性。来自个体潜意识和原型阴影的内容都会在沙盘游戏过程中出现。

正如人格面具充当了我们与外部世界连接的桥梁，阴影成为连接我们与集体潜意识的桥梁。随着阴影越来越多地被整合进意识，个体潜意识逐渐减弱，从而可以更容易触及深层的集体潜意识内容。

每个人都有阴影，它不会被完全消除。在自我的光亮中照到的一切都会投下阴影。当阴影与意识隔绝时，就有可能不经意地突然爆发。成长和心理成熟的一个重要标志就是与阴影和解，承认其存在并与其形成一种合作关系。心理分析或沙盘游戏疗法的任务之一就是逐步清除意识与阴影之间的障碍，进而更多地意识到阴影的存在。

在传统的心理分析中，当人格面具失效时阴影是首先需要处理的心理内容之一（Stein，1982）。有大量的自卑情绪、挫败感和弱点，需要个体学会去处理并最终接纳。这个过程并不一定像在沙盘游戏中那么有序，但原则相同。沙盘游戏疗法所具有的疗愈与转化的力量一部分就体现在，阴影会在沙盘中经常并相当直观地出现。在朵拉·卡尔夫定义的"自由和受保护的空间"里这一过程会得到促进。来访者使用的涵盖了方方面面内容的沙具可以让阴影在沙盘中自由地呈现，而沙盘的边界和治疗师对整个过程的包容接纳所增加的安全感，可以帮助来访者容忍它的出现。

Norman

通过去掉和替换特别的沙具，在 Norman 初始沙盘的建构过程中就展示了阴影的出现。这是一个 40 多岁男子的创作。他因勃起功能障碍和情感问题前来咨询。第一张图片展现了初始沙盘完成时的内容，而第二张图片再现了 Norman 在建构中所经历的过程。

Norman 一开始放入沙盘中的有一对显眼的骷髅骨架和一个金色大骷髅头。在制作的时候，可以感觉到这就是他这一心灵过程的赤裸裸的真实表达。Norman 焦虑地审视着沙盘中的这一恐怖内容，然后很快去掉了这些具有死亡意味的沙具，取而代之的是一个全副武装的高大骑士。沙盘最终呈现的是强大的骑士，而不是在此之前的更加让人难以忘怀的鬼怪幽灵。尽管它（阴影）曾经出现，但还是被再次压抑回潜意识中去。

Norman 的沙盘 5 展现了伴随着潜藏的阴影内容，心灵取得的实质性的发展。治疗进行到此，Norman 在勃起功能障碍方面已经有了很大改善，这或许可以从全副武装的人手中那硕大伸展的棒子上得到证实。然而尚待处理的阴影以一条危险的龙的形象，生动直接地出现在中间沙具的后方。

原型与自性

原型（archetypes）是心灵体验具体化了的本质或种子。作为心灵的遗传性成分，它们构成了心灵体验的基本形式。原型是心灵体验的基本形式，需要与附着于它们的意象相区分（Jung，1960/1981）。比如，维伦多尔夫的维纳斯、圣母玛利亚以及我们所喜欢的老祖母都是附属于大母神原型光明一面的意象，但是它们并不能构成最根本的原型本身。

原型是心灵中的点，既吸引能量也发挥能量。它们建造和组织人类的心灵。可以说，原型为本能提供了精神指引（Jung，1960/1981；1971/1977）。本能负责指导和组织现实存在，原型的功能就是构建心灵。原型和本能之间只是一种人为的区分，它们其实是一枚硬币的两面。原型是不计其数的。而我们为它们命名的尝试也会限制它们所蕴含的全部潜能。负责组织日常生活体验的原型有：母亲、父亲、儿童、智者与丑老太婆等。

自性（Self）是核心原型，它包括所有其他的原型。自性因而建构了个体所有的经历：过去、现在与将来。它包含了所有的可能性，既是所有生命的根源又是所有生命的目标。原型是"潜在的模型"或可能性。原型可以展现在或活跃于个体、群体或集体的心灵中。神话传说的故事主题就是原型的体现。个体或群体的人格特质与文化影响一样，都会决定原型的具体呈现方式。这就解释了为什么在不同的宗教和神话中相似的主题或故事模式会以不同的形式呈现这一跨文化现象（Eliade，1952/1991；1958/1996；Wickes，1927/1966）。

在我看来，荣格试图通过原型来描述的，实质上是要将隐性的内容通过具体有形的形式展现出来。在东方哲学名著《易经》（亦即《周易》）中是这样从中国传统文化出发来描述这一过程的：

……相形于天……形成在地（《易经》，1950/1971）。

荣格（1960/1981）注解到：

……当原型出现时具有明显的精神特质，如果用"魔力"来形容太强烈的话，可以用"灵性的"来形容。

也就是说，它们会散发出一种不可抗拒的能量或者力量。如果不能有意识地处理它们，原型就会激发出强烈的情感并具有征服个体或集体的力量。

因此，传统的心理分析和沙盘游戏疗法蕴含着对生命原型维度的深化理解。培养有意识地与原型维度内容的互动能力，会把个体引向人类存在的深层集体根源，与一切的存在都建立起根本性联结。

沙盘游戏过程中所激发的原型的呈现，不论对来访者个人还是对全球性问题的治愈都具有巨大的潜能。随着我们越来越多地意识到人与人之间以及与宇宙万物之间的深层连接，我们对彼此或者对这个世界的暴力性会极大地减少。

Adrienne

Adrienne 的沙盘 10、沙盘 11、沙盘 12 触及了这位来访者的心灵和能量的深层根源。她 30 多岁，因为长期抑郁和原生家庭的问题前来治疗。她长期被自恋的母亲和体弱多病的父亲所忽视，十几岁时父亲患癌症去世，她独自长大。长期饱受自我怀疑的困扰，沙盘让她获得了关于生命意义和力量的原型。在沙盘 10 中 Adrienne 的心灵到达了审视她内在灵性与她早期生命经历的节点或交汇点。当原型的圣母、天使和疲倦的流浪者一起在十字架前朝拜时，她所经历的内心挣扎的意义（内在整合性）也一道降临。

因此在经历过富有深意的通往自性之路之后，Adrienne 的内心准备好了有意识地面对自己早期缺乏母爱的悲惨经历。在沙盘 11 中，她的生活呈现为一场车祸，这场灾难夺去了一位母亲的生命，留下一个无人照料的女婴。

这种自我遗弃的决心释放出了一股汹涌的原型能量。Adrienne 的沙盘 12 展示了一个势不可挡的神圣马群，迈着矫健的步伐咆哮着穿越沙盘，冲向光彩夺目的阳光。

第二章　心理动力

在这一章里，我们将探讨前面介绍的心理结构之间的相互作用，重点关注在这个过程中心灵是如何实现疗愈和转化的。

自性化与分化

弗洛伊德（Freud）（1933；1913/1966）认为自我是被性本能（eros）和死本能（thanatos）所驱动的。前者驱使人追求快乐和繁殖，是扩张性的，后者是生命的终结，使人希望隐退和安息，是收缩性的。荣格（1971/1977）对自我的动机进行了重新定义，他认为自我是被实现自性这一目标所驱动的。在荣格看来，个体的潜在生活目标是实现尽可能多的自性原型。而这一目标是通过接纳吸收尽可能多的阴影，进而尽量减少将我们与集体潜意识隔开的个体潜意识层来实现的。这一过程被他定义为自性化（individuation）。

自性化涉及了另一个心灵过程，荣格（1971/1977）称之为分化（differentiation）。在荣格的早期著作中，他指出四大功能（即思维、情感、感觉和直觉）在成长和发展的过程中必须彼此分离、各自为政。荣格认为可以区分思维、情感、感觉和直觉的能力会让人明确目标和行动路线。当两个或更多的功能交织在一起时，个体便无法沿着有意义的方向前进，因为他（她）无法区分什么与目标有关而什么与目标无关。在荣格后期的著述中，他强调，对意识和潜意识内容的分化对于自性化的过程具有更为重要的意义。自性化是自我和集体潜意识之间形成关系的过程。由于潜意识对意识有补偿作用，因而明晰两者间的差异会极大地促进自性化。尽管荣格在后期著作中并未特别强调四大功能的分化，但他认为第四个功能，或者说次要功能的发展对整个自性化过程来说是十分重要的。

自性化和分化的特征可以被看作是，个体不断与他人及集体文化建立起有意义的关系的能力。这在沙盘游戏中表现得非常明显，我们经常会看到，在一系列沙盘里，彼此之间有意义联结的沙具和元素出现得越来越多。

荣格的自性化概念对西方心理学理论具有深远的影响，因为它指出了个体发展的内在意义和目的。自性化既尊重每一个个体的独一无二，同时又承认所有人都具有的共性。荣格的理论从根本上把人类发展的精神目标整合融入到西方发展理论当中。

自性化必须跟整合（integration）过程区分开来，整合过程是自我对心灵中曾被压抑的或阴影内容的逐渐意识化。自性化过程既蕴涵了意识的成长，同时一直关注着自我是否与自性（人格中心）保持协调一致。可以说，对阴影进行实质性的整合是自性化的前提条件，因为一个更加健康强大的自我可以更好地承受艰难的自性化过程以及依据自性不断调整自我的过程。但是，仅仅将一些心理内容整合进意识，这一过程并非自性化，自性化必然包括依照自性重整意识的过程。

自性化过程会令个体欣赏自己在世界上的独特性和完整性，同时还会令个体清醒地认识到自己的普通平常。"作为一个个体，我是独一无二的，但同时，我也不过是千千万万人中的一个。"不承认、不接纳心里的阴影会导致严重的自我膨胀、自命不凡，而无法正视自己的独特性和完整性则会导致妄自菲薄、自惭形秽。

荣格最初认为自性化是在人的后半生才会出现的，但后来的理论学家把这一概念拓展到了人的早期发展阶段。年幼儿童的沙盘游戏历程充分证明了自性化的确可以发生在生命的早期。9 岁男孩 Aaron 的沙盘案例清晰地展示了儿童心灵中自性化的早期阶段。在对 Aaron 沙盘作品的回顾中，我们可以看到自性的中心化、对自身温和的男性特质的探索，以及对需要控制自己脾气的清醒认识。自性化过程的特征在这个男孩的沙盘游戏创作中均得以显现。

　　沙盘游戏疗法就是通过整合被压抑的阴影内容、令心灵以核心原型自性为中心，并创造一个"自由受保护"的环境让自性显现从而促进自性化的过程。

补偿

　　补偿（compensation）是一种动态的心理过程，它涉及自我和集体潜意识之间的关系。当心灵过度强调意识时，为了保持心灵的平衡就会产生补偿过程。通过补偿过程，集体潜意识会对意识中的自我作出反应，不断地评估自我目前的状态。

　　之前提到，自我具有实现自性的内驱力，并且自我并不愿承认：在心灵的世界中它只是随从、仆人而不是心灵大地之王。尽管有时自我与自性是和谐一致的，但大多数情况下并非如此。当意识中的自我与自性的要求不同步时，潜意识中就会形成一种反作用力。补偿的过程就是为自我提供与其误认的心理特质相对立的心理特质或心灵产物。而这会引发自我在两种互相对立的心理内容之间摇摆不定，而相互对立的内容会在意识中轮流出现。这一过程就是对立补偿（enantiadromia），这一概念由 Heraclitus 提出，即任何事物到达极致时就会转向其对立面。荣格说：

　　　　我使用'对立补偿'这一术语来形容随着时间的推移潜意识对立内容的浮现。当极度片面的倾向主宰了意识时，就会产生这一典型现象，与其势均力敌的对立倾向会及时产生，先抑制住意识目前的状态，随后突破意识的控制（1971/1977）。

对立补偿过程并不在意识的控制之下，而是自动产生的。当自我在相互对立的内容之间交替摇摆时，一方在意识水平，则另一方就处在潜意识当中。在这个过程中，没有节律也没有理由可言，对立的两极不时地交换着彼此在心灵中所处的位置。两极之间的此消彼长会一直持续，直到通过自我的力量可以同时意识到两极内容的存在，这一过程才会停顿下来，而此时心理能量可以深入到潜意识当中去发掘可能解决这一心理冲突的内容。这就导致了象征的形成，我们稍后会讨论这一内容。

顺应

顺应（adaptation）是一种心理动态过程，它涉及自我与外部环境之间的关系。在日常生活中，个体会不断遇到各种挑战或需要面对各种抉择。面对这些挑战时个体如何回应或适应，会受到自性化程度的影响。通常人们应对环境中的刺激会做出下意识（潜意识）或机械性的反应。而在自性化的过程中，个体会依据自性的指引来顺应外部环境的需要。

自性化过程是利用生活中的挑战不断深入探究自性真相的过程。当个体作出的顺应性选择与心灵深处中心的指引相一致时，这种对自性的尊重将顺应的过程变成了一种神圣的历程。当我们将自性既视作个体生命的目标也视作世间万物之源时，与自性相一致的顺应不论对个体还是对世界都具有深刻的意义。在荣格理论中，万物都源于自性，同样的，在东方传统哲学和现代量子物理学及量子力学理论中，都提到了万物之间存在着一种根本的内在联系（Goswami, Reed and Goswami, 1993；Walker, 2000）。因此，如果个体在日常生活中可以尊崇自性的指引，那么相应的世间万物将依据集体自性的法则进行重整。作为个体我们所获得的正气将切实、有效地影响现实的世界。

象征的形成

当自我在对立两极之间的摇摆不定中停顿下来时，就开始了象征的形成（symbol formation）。正如我们在补偿过程中讨论的那样，这一停顿时刻发生在自我意识到彼此对立内容的同时存在之时。要自我同时认同两种相对立的心理内容将产生巨大的压力感，这种心理能量不断聚集却无处可去，最终进入潜意识当中。这就是心理学家 Pierre Janet（1903）所说的"空灵状态"（abaissement du niveau mental），即头脑清醒度的减弱。

对立两难的困境激发了心灵能量向潜意识的下沉。通过作为心灵中心的自性的指引，心灵发现了可以解决这一危机的原型。代表着被激活原型的意象，既来自于个体的独特个人经历，也源于个体对所属文化的理解认同。这些意象就构成了象征（symbol）。作为潜意识对自我适应性危机的反应，象征从这些原型意象中浮现出来。象征就像一个桥梁，将自我最初偏离自性的产物与潜意识中产生的相对应的补偿产物连接起来，为解决这一危机提供了全新的视角。

象征可以以各种形式进入自我的意识范围。它们可能出现在梦中或幻想中，也可能是突然的灵感或内心的直觉。身体或躯体的症状也同样可能在传递着象征的信息。无法名状的心情的改变也可能是象征的一种形式。还有，象征也会出现在沙盘游戏疗法中。

超越功能

超越功能（transcendent function）是指人类心灵转化的最深层规则，是在心理困境中跨越或超越彼此对立的意识与潜意识之间分歧的能力。超越功能是荣格理论中最重要的概念之一，也是沙盘游戏疗法的标志性特征。在这里我们简要介绍这一概念，随后在关于象征是如何导致疗愈和转化的部分中，我们将深入探讨有关内容。

超越功能是指新的心灵能量通过象征涌现出来的动态化过程。正如我们之前所讨论的，自我对自性的偏离，导致潜意识中补偿性产物的出现。在对立补偿过程中，自我在彼此对立的两极之间游移不定。当我们被迫在意识中同时发现偏差的彼此对立的观点或心理内容时，"超越功能"便开始发挥作用。这会导致一种不可思议的状态：自我需要同时认同两种彼此对立的内容。此时自我在两极之间的摇摆不定暂停下来，心灵能量集聚，继而深入潜意识激活象征，而这被激活的象征将解决对立的心理冲突。

超越功能是需要意识参与的不断反复的过程，同时它又是我们无法操控的潜意识心灵的作用。

Lilly

7 岁 Lilly 的沙游案例是关于补偿性动态过程的很好的示范。Lilly 因为被吸毒的母亲遗弃而前来接受治疗。在沙盘 5 中，Lilly 把一只剑齿虎放在了沙盘左上角 ① 的笼子里，在沙盘右下角放了一个天使。天使的出现，补偿性地平衡了已经被安全地放入笼子中那古老危险的母亲意象。在沙盘 10 里，Lilly 的心灵获得了安全感与滋养，她温柔地把两只老虎宝宝和两只鹈鹕放在了笼中保护起来。通过这一象征性过程，她发现了新的原型母亲的呵护。

---

① 为便于理解，对沙盘内沙具方位的描述，以本书中沙盘图片所呈现的方向为基准。例如："左上角"为图片中沙盘内的左上角。"右下角"为图片中沙盘内的右下角。

Maizie

8 岁的 Maizie 因为生母在其生活中的缺席以及继母对她的过度控制而前来咨询。Maizie 的沙盘 9 和沙盘 10 是突破自我束缚的绝佳例子。在沙盘中，她处理了自己身为女性的角色认同问题。在严肃庄重地用水把沙盘里的一切都涂抹一遍之后，她开始溺死"芭比娃娃"这一身份。在 Maizie 的系列沙盘中，她释放并转化了因父母的期待而产生的人格面具。

第三章　象征性过程

——象征如何导致疗愈与转化

象征的定义

象征（symbol）一词通常指可以用来指代其他事物的内容。它与我们在深层心理学或沙盘游戏疗法中所提到的"象征"不同，象征并不是静态的，而是心灵"积极活跃的运作产物"。荣格将不具有这类作用的对其他事物的指代，定义为符号（sign）。

在讨论补偿过程和象征的形成中，我们探讨了象征是如何产生的——当意识中的自我陷入到无法处理的危机中时，就产生了象征。我们谈到，由于自我对自性的偏离导致潜意识中补偿性产物的出现。接下来自我的偏差认知就会在均偏离了自性的两极对立内容之间左右摇摆，这种状态也就是对立补偿。当自我可以同时意识到两极内容的存在时，这种在错误认同之间的游移就会暂停。由于无法同时认同两方或更认同哪一方，自我陷入两难境地，产生了暂时的停顿，继而引发了超越功能。自我的压力感逐渐聚集从而产生了大量的心灵能量。这些能量深入到潜意识之中激活可以解决自我困境的原型。心灵能量利用个体附着于这一特定原型核心的诸多意象和经验，以象征的形式重新浮现于意识之中。

在彼此对立的两极之间，象征处在一个对立平衡的状态。象征对立统一的状态，包容着彼此对立的双方，同时也带来了解决心理冲突的新内容。它不与对立两极中的任何一方结盟，却为处理危机提供了全新的方法。象征以一种可意识的或可见的方式包含着潜意识的内容，当这些内容被意识到，就会支持和促进自性化的过程。

象征既有意识的部分也有潜意识的部分。意识的部分，很显然就是我们看得见或意识得到的，比如，如果来访者激活了猫的象征，象征的意识部分就是毛茸茸的、有长长的胡须和明亮眼睛的动物。然而对来访者来说，在实现与意识的整合之前，这只猫所具有的或所代表的深层原型内容依然处于潜意识之中。

而对某人来说有意义的象征可能在另一个人看来就只是个符号。我们刚才提到的猫对将其作为象征来使用的人来说，它的形象引起他的注意，并强烈吸引这个人。而对其他人而言猫不过代表着一个家养的宠物，或者野生动物。

象征是根本无法创造出来的。这样做的结果就是付出意识的努力，而忽略了象征的潜意识内容。象征总是承载着超越它自身之外的内容，象征的意识部分正暗示着一些不可见的未知的内容。

在《心理类型》一书中，荣格（1971/1977）将象征描述为：对已知的存在或认定的存在中所包含的未知内容的最好描绘。象征指向潜意识中或者不能直接呈现的内容，它寻求变成某些具体的事物，既具有隐藏的意义，又不是从任何事物中衍生而来。象征是鲜活的、动态的。荣格认为：

只有当象征孕育着意义时它才是鲜活的（1971/1977）。

一旦象征被彻底意识化，它也就失去了象征的功能。

象征的超越功能

象征是连接受限的自我与由此而从潜意识中产生的补偿产物之间

的桥梁。不论是视角有限的自我还是补偿产物都无法解决自我的困境。相反，他们创造了一个两极对立的局面，任何一方都没有解决方案。象征是连接这对立两极的能量，它在潜意识的中心、心灵的深处，由解决自我困境的原型组成。

在超越功能中产生的象征和由于自我偏离自性而在潜意识中产生的补偿产物完全不同，对二者的区分是十分必要的。在对立补偿过程中，当心灵能量在对立的两极之间来回弹跳时，自我总是会接纳一方而拒绝另一方。此时被认同的一方进入了意识范围，而对立方被压抑进潜意识当中，从而导致了自我能量的丧失。因此，自我能量的"失衡"导致了补偿产物从潜意识中的产生。

而在超越功能过程中，当势均力敌的对立的两极同时被意识到时，就产生了象征。象征为无法解决的心理困境提供了解决方案，通过将更多的自性与意识整合，扩展并发展了来访者的人格。象征通过心灵能量的增加而形成，足够强大的能量可以激活潜意识中之前未知的内容，从而促进心灵的成长和发展。象征承载着动态的压力，这一压力产生于偏差的自我和由此产生的补偿产物之间。象征来自原型核心，而此原型可以解决自我的困境。原型所拥有的特质可以促进自我的成长与改变，并解决自我的危机。这些特质正是意识目前所缺乏的、看不见的或不认同的。

象征的连接功能至关重要。心理冲突的两极产生了巨大的心理张力。自我不断地试图认同某一方，在两极之间左右摇摆。任何一极都无法满足自我的需求。但这种困境需要得到解决，所以两极之间的张力不断地混合集聚。如果象征性过程在向转化的方向推进，自我会在某一点突然意识到或发现，自己无法同时认同冲突中的两极，这时自我就停了下来，停滞在冲突双方中间。而荣格认为心灵的能量是无法静止的，因而由无法调和的冲突双方所造成的巨大压力迫使心理能量沉入潜意识，直至象征的原型。自此，自我用来解决危机的新产物被注入了活力，并被带入到意识范围。

对超越功能的体验就好像经历一次死亡，因为它蕴涵了不可逆的自我改变。当自我意识所把控的内容必须屈服于未知的新的替代内容时，会产生绝望无望的感受。经历超越功能，要求心灵在必要的时候愿意放开自我的把控，相信结果会是更完满的生活。

让我们用一个虚拟的案例来说明一下象征性过程。如果一个年轻男性在成长过程中经常受到父亲的辱骂、饱受冷落和嫌弃，那么这个男孩可能会认为自己一无是处。但这种无用感与他自性的中心原型格格不入，潜意识会通过产生一种与之相对立的自大形象进行补偿。在这个例子中，自我为了适应成长的环境会认同"一无是处"的人格面具，这导致补偿性身份（狂妄自大）与最初的错误认知同样失衡。而这个年轻人就会生活在认同两个虚假身份的纠结之中，在两种对立的认同之间左右摇摆，试图发掘真正的自己却徒劳无果。直到某天，自我能够同时发现双方的立场，同时意识到"无用"和"自大"。这一对立本身并不是关键，关键是，这是自我之前从未发现的。尽管自我看不到任何其他的可能性，但它也无法再认同任何一方。之前在两极间的摇摆让心灵能量在这两个虚假身份之间移动。而此时，心灵能量深入潜意识之中找到了父亲的核心原型。我们假设，当这个年轻人还是个孩子时，他会被电视里野生动物的纪录片深深吸引，尤其对狮子着迷。随着他的成长，雄性狮子的意象就被附着在男孩心灵中的父亲原型之上。现在，随着他的继续发展这一内容被激活，源自负面父亲形象的强大心灵能量附着在强大、凶猛、安静的狮子的意象之上。如此一来，狮子就在这个年轻小伙子的心灵中作为象征而被激活。现在，狮子是一个能量十足的心灵意象，它跨越了暴力野蛮的失职父亲、跨越了补偿性的过度评价，代表着作为一名男性的一个崭新的、富有能量的自我形象。狮子的象征连接了他受伤的男性特质的意象，同时包含着一个新的与自性更一致的身份角色。在这个例子中，狮子被这个年轻人象征性地激活。它充满了极其重要的能量，吸引着他心灵中父亲的一面，促进他狮子般个性的发展。这象征会持续发挥积极的作用，直到它所承载的特质被整合进小伙子的意识当中。当这一过程结束后，年轻人会认为自己是有价值和有力量的。

观察者的态度

荣格发现，主要是观察者的态度决定了某一事物能否可以成为象征。谈到象征的意识成分和潜意识成分，荣格指出：

> 正是观察者意识中的象征性态度，赋予了象征既有意识内容也有潜意识内容的这一特征（1971/1977）。

再回到刚才猫的例子中，观察者的象征性态度决定了这只猫的意象是否以象征的形式发挥作用。我喜欢把象征性的态度看作是一种虔诚的冥想，在这一过程中，意识对理性的控制放松下来，以便可以得到更多来自心灵深层的信息。这种状态可能有点类似游戏过程中的意识状态，在学习与发展理论中，这种状态就处于意识和潜意识之间。我们会在讨论自由与受保护的空间这一话题时深入探讨这部分内容。温尼科特（D. W. Winnicott）是这样描述这种意识状态的：

> 假定……人们接纳现实的任务从未结束，人类无法摆脱因连接内心世界与外在现实而产生的压力感，而缓解这一压力的方法，就是让意识经历一段不被（艺术、宗教等）挑战的中间状态。……这一中间状态与'沉迷'在游戏中的小孩儿所处的状态直接相连（1958/1992）。

正是带着这种平静的态度，我们借助象征进入未知的自己。像沉浸在游戏中的小孩一样，象征性的态度会让心灵体验到自性的指引。

由于象征代表着原型，荣格发现它会触及不同心灵的相似内容。如果几个人或一个团体以象征性的态度看待某一特定意象，那么象征就开始在每位观察者身上激活相似的心灵特质。象征的原型成分会激活个体或群体心灵中所对应的原型成分。当然也会出现特殊情况，如果个体赋予了某一特定意象独特的含义，对这个个体而言，这一意象就承载了更强大的力量。

> 荣格也曾说过，象征"……会迫使……潜意识的参与，且具有赋予生命和增强生命的效果（1971/1977）。"

有趣的是，在这一简练的论述中，荣格提出，一旦象征中可见或可注意到的部分被意识到，并带着象征性的态度去进行观察，象征就会在观察者的心灵中开始发挥作用。当适度地调整观察者的态度时，象征所连接的能量就开始激活并推动观察者的心灵，从而产生改变和成长。

理解了象征的上述运作方式，我们就可以认识到沙盘游戏疗法所拥有的势不可挡的疗愈与转化的力量。在沙盘中创作出来的三维图像具有不可思议的力量。在一个完整的沙盘游戏历程中，一系列沙盘里的象征性内容浩瀚如海、高深莫测。沙盘以具体有形的实物进行制作，同时承载着相关的心理内容，这种设置本身就激活了一个独特的富有力量的象征性建构过程。

由于沙具范围的广泛性，来访者可以创造出一个满足自己成长和转化所需的独特的象征性作品。并且，这种三维形式的象征性建构会对来访者的心灵产生强有力的作用。沙盘游戏作为象征性的建构过程，是身心灵同时参与的活动。随着来访者用双手给沙子塑形、移动沙子、挑选沙具、并按特定的关系摆放沙具，来访者的心灵也同时被深深地推动。

第四章　象征性过程中治疗师的角色

前面我们探讨了观察者的象征性态度是如何激活象征的转化潜能的，我们还讨论了象征反过来是如何推动和重组观察者的心灵的。在沙盘游戏疗法中，来访者和治疗师同时参与了这一象征性过程。这一独特的治疗设置——积极的共同参与到来访者的象征性过程中——会导致一些颇为有趣的动态性过程，从而揭示了沙盘游戏疗法的深刻治疗机制。

治疗师是沙盘游戏咨询室里最重要的"工具"。准备沙盘、收集沙具是沙盘游戏治疗中相对简单的任务。拥有这些工具固然重要，但治疗师无形的工作才是影响整个沙盘游戏历程质量的关键性因素。鉴于我们对象征性过程和观察者态度的了解，治疗师的在场陪伴质量是影响治疗整体效果的关键性因素之一。

治疗师有意识参与的质量对沙盘游戏疗法中疗愈和转化的过程具有决定性作用。治疗师必须进入这样一种状态，在意识水平上要包容并理解来访者的象征性活动，同时，治疗师还必须承受由来访者作品所引发的自身潜意识的信息。由此，治疗师与来访者一起创造了一个彼此合作、相互重叠的心灵能量场来包容接纳来访者的象征性工作。通过观察态度对象征性过程的影响，治疗师和来访者一道进入了象征之地。他们共同努力强化象征的功能，增强象征影响心灵转化的潜力。治疗师的在场能够极大地影响来访者的象征性转变。

在对超越功能的介绍中，我们探讨了当自我状态不稳定而新的心理内容从潜意识中出现时，心灵所经历的危险情况。当来访者进入沙盘游戏历程的这一阶段时，他（她）的自我必须彻底放弃对现实的控制，而这一公然对意识局限性的挑战，是十分恐怖危险的。由于观察的态度会影响象征性历程，因此，治疗师的在场在这一过程中就发挥了稳定心灵能量场的作用。尽管作为观察者的治疗师其自我的稳定性并不可见，但在这段危险的过程中，它扎扎实实地支撑和容纳着来访者的心灵历程。由于完全处于来访者的特定心灵结构之外，并可以将更多的有意识觉察带入沙游历程，治疗师的观察态度具有一种潜能，可以为来访者提供其所需的接纳与包容，使其可以经历狂暴的心灵裂变。或者打个比方，治疗师的心灵就好比一口牢固结实的大锅，让来访者的心灵在其中实现"炼金"转化。

显然，治疗师的有效陪伴能为来访者的象征性经历提供力量与稳定性。同样，如果治疗师的状态不对或是属于无效的在场陪伴，那么在动荡的象征性过程中，即使没有严重地伤害到来访者，也会给来访者带来本质上的负面影响。如果选择使用沙盘游戏疗法开展工作，那么治疗师的责任和义务是怎么强调都不为过的。对于治疗师而言，沙盘游戏要求他完全投入，全神贯注，对象征性工作如此，对治疗师的内在心灵成长和整个生命旅程也是如此。要在这一水平上参与来访者的象征性过程，就要求治疗师必须持续内省自己的自我与自性之间的关系状态，并不断调整内在心灵去实现更深层的心灵目标，否则任何对内在心灵真相的不恪守都会成为治疗中的阻碍。

开启沙盘游戏的工作就意味着缔结了一生的约定和诺言。来访者的创作和沙盘是独一无二的。并且根据定义，象征的意义也是无限的。沙盘游戏治疗师并不是在单纯做一些咨询室里的工作，他（她）是积极主动地进入到来访者充满象征性意味的生命之中。这种关系是持续终身的，因为在本质上与自性的约定是永恒的，它超越了时间的界限。

来访者在沙盘里的象征性创作一旦被见证，就会被在场的治疗师所承载包容，直至被来访者意识化。根据荣格对符号和象征的区分，当来访者实现了对沙盘中内容的意识化时，象征的作用才会停止。

　　将沙盘里的内容整合进意识也许会需要来访者好几年的时间。而我强烈认为，在沙盘内容被有意识地整合进来访者的生活后，治疗师依然会承载着这些内容很久很久。治疗师承载包容着这些沙盘的内容，就好像孕育着心灵的胚胎一样，逐渐进化成熟直到有意识地出生在来访者的心灵中。在这一过程中，沙盘游戏治疗师也被自身所孕育的象征性内容所深深地影响。甚至在这一心灵内容出生并进入来访者的生命之后，治疗师的心灵依然将它们视作是自己的孩子。

　　沙盘游戏的象征内容是广阔无穷的。沙盘游戏治疗并不要求我们知晓或理解过程中所发生的一切。它需要的是我们对它本身以及沙盘所传递的信息所保持的开放性的态度。1988 年在瑞士学习时，我曾经询问朵拉·卡尔夫是否有必要理解沙盘里所发生的一切。现在当我回想起她的话，她的回答犹在耳畔：

　　　　我们没必要理解沙盘里所发生的一切。但我们必须要做的是，要投入到准备理解这一切的过程中去。

　　按照朵拉·卡尔夫的建议，"投入到准备理解这一切"对沙盘游戏治疗师提出了如下要求。

　　完成自己的个人沙游历程是至关重要的。为了可以和来访者一道进入沙盘之中，治疗师必须以同样的方式经历他（她）自己心灵的整个历程。在了解了治疗师在象征性过程中的工作，以及作为沙盘见证者的重要意义后，很显然，沙盘游戏历程的自我体验是治疗师的心灵参与到来访者历程中的重要组成部分。没有经历过自己的沙游历程，还试图参与到来访者的沙盘过程中去，是一种无准备的危险行为。

　　沙盘游戏治疗师必须研究学习来访者作品中出现的象征。来访者作品中所呈现的象征内容也成为了治疗师自身生命探索的一部分。治疗师在咨询过程中的投入参与，在很大程度上取决于他（她）自己与沙盘里象征性内容的积极关联。沙盘游戏治疗师必须有意识地进入到来访者心灵象征的关系之中。治疗师必须查阅、反思、在玩中、在梦中、通过讨论及其他所有可以想象到的方式，思考且逐渐理解这些神秘的治疗要素。

沙盘游戏治疗师必须参加督导。在安全的督导小组里或是与督导老师一起，回顾沙盘游戏案例的内容。象征性内容和沙盘游戏历程远不是一个治疗师可以独自承受的。来自他人的加入和支持是非常重要的。

团体或个体督导会作为容纳环境的延展。通过回顾案例内容，督导与沙盘游戏治疗师一道作为来访者沙盘的见证者，参与到来访者的象征性过程中。督导小组成员关系的稳定性至关重要，治疗师与督导师之间的信任关系也十分重要。这会稳定和加强治疗的容纳环境。督导小组成员的频繁变化不能提供稳定的支撑氛围，难以推进象征性历程。同样，这也是对来访者工作的极度不尊重。

持续参加沙盘游戏疗法督导所带来的收获和快乐是巨大的。定期参加督导既会加深我们对来访者工作的理解，也会增强我们的心灵对来访者沙游历程的包容接纳能力。我们经常会看到，在治疗师带着案例参加过督导后，在来访者的沙盘中很快就会看到戏剧性的转化或更深化的工作。这强有力地测试了治疗师对沙游历程见证的质量如何。治疗师通过参加督导，会深化对案例的理解，并在督导过程中增加容纳的力量，从而更好地推进来访者的心灵活动。而且，有一个彼此信任的督导圈子是很重要的，我们可以与大家一起交流分享沙盘游戏中的各种情形。沙盘游戏有其危险可怕的一面。因此，只要有必要我们就要与同事进行探讨，厘清沙盘中正在发生的内容，并及时纠正我们作为治疗师的立场状态。

沙盘游戏治疗师必须不断参与学习，分析琢磨他（她）本人的象征，不管是来自梦境、幻想或源于共时性事件及生活经历。用荣格心理分析家 Edward F. Edinger 的话说，沙盘游戏治疗师必须致力于一种"象征性的生活状态"（1972），必须倾听和尊重象征维度的所有展现。而象征的神秘性也要求沙盘游戏治疗师必须视自己的工作为一项神圣的职责。

沙盘游戏治疗师必须不断地自我审视他（她）生活的方方面面。从根本上来讲，治疗师自身的特质是被带入到沙盘游戏历程中的工具。最终沙盘游戏治疗师必须要培养出从心灵深处获取信息的能力，进而与来访者一道推进象征性历程。治疗师必须让自己的意识与潜意识建立起合作同盟的关系，来容纳来访者的工作，并推动来访者的象征性过程。

为了有效地开展沙盘游戏工作，我们希望自己可以做到：持久的敬畏态度，对神圣内容的开放态度，以及愿意通过象征性过程获得心灵信息的态度。沙盘游戏是有意识地参与来访者神圣心灵内容展现的过程，是有意识地投入心灵神秘领域的过程。

第一部分 小结

这一部分主要介绍了心理结构和心灵的动态过程，同时也针对象征的功能以及沙盘游戏疗法中治疗师的作用进行了探讨。

现在我们转向历程概念这一主题，来深化我们对沙盘游戏过程中疗愈和转化等诸多内容的理解。

第二部分　历程概念

沙盘游戏治疗中的疗愈与转化

导　言

在第一部分中我们探讨了理论概念，重点关注在心灵转化过程中象征的作用及其动态性特点。在这些概念的基础上，接下来我们进一步探讨发生在沙盘游戏中的疗愈与转化的过程。在本部分中，我们将介绍在沙盘游戏中心灵的成长与发展的模式、沙盘游戏中体现疗愈与转化的主题，以及辅助治疗师解读沙盘游戏过程的方法。

概括来讲，沙盘游戏历程是指心灵沉入至潜意识，直至自性，而后重新返回到意识水平，调整自我令其与自性协调统一这一过程。这是意识与本初的心灵中心重新建立连结的过程，而我们每个人都从这中心而来也终将回归于此。正如我们之前对自性的探讨，这种自我与自性之间的有意识连结让我们的生命富有意义，为生命中的挑战和境遇赋予了目标。在沙盘中，意识与自性的重新连结可能有各种各样的形式。尽管我们可以识别出大体的历程模式，但我们要谨记每一个沙游个案在本质上都是独一无二的，要让沙盘本身告诉我们答案。

沙盘游戏中的发展性问题横跨了好几个学科。尽管我们主要关注心灵内部的成长和治愈，但其他发展维度也是影响沙盘游戏历程的因素。如年龄、性别和个人成长史等诸多因素都会影响沙盘游戏中的发展进程。接下来的几章我们将主要从心理学理论、神话和神经生物学这三个视角来讨论发展的主题。

心理学视角的探讨，将主要以埃里希·诺伊曼（Erich Neumann）（1953/1973，1971，1972 &1973）的著述为基础，朵拉·卡尔夫（1980/2003）使用他的理论来解释她在沙盘中所观察到的心灵内在的象征性历程。在诺伊曼的著作中，卡尔夫发现了一个理论框架，该框架道出了人类心灵深处的发展模式。尽管诺伊曼的著作有些晦涩难懂，但对沙盘游戏工作方式的深入理解要求我们要掌握这些心灵变化过程中的内在机制。在考察过心灵成长与变化的内在因素之后，我们将讨论一些外显的发展性因素，包括来访者的年龄与性别等。

结束了这些对心灵发展更偏理性的考察，我们将看看"神话"这一心灵自己的语言，并以图文并茂的形式来理解心灵内部的改变。尽管无数的神话传说都描述了疗愈与转化的模式，但由于北欧神话《宇宙树》（又称"世界之树"）与诺伊曼和卡尔夫的理论更相近，所以我选择通过解读这个神话来进一步促进我们对沙盘游戏的理解。世界之树的树根阐明了心灵发展的步骤，并且都充当了进入改变过程的切入点。这两个方面的内容都与沙盘游戏有着一定的相关度，值得我们深入研究。

最后，我们将从一个完全不同的视角来研究沙盘游戏疗法，把神经生物学领域的一些最新研究纳入到我们的探讨之中。尽管就个人而言，我对这些科学研究的理解仅处于一个感兴趣的外行人的水平，但我们可以尝试进行一个粗略的探讨，并会发现这些新近的研究成果与卡尔夫和诺伊曼的早期发现有着惊人的相似之处。我们还将探讨在大脑的成长和发育过程中有关人际关系方面的科学发现，并且还会考察针对心智的中心组织特征（也就是我们所说的自性）所开展的科研工作。

在讨论这些内容的过程中，请谨记，我们的唯一目标是深化自己与来访者沙游历程之间的关系。这里所说的并不是金科玉律，而我们讨论的所有内容都是为了促进深化这段关系。

第一篇　沙盘游戏中的发展性问题

第五章　沙盘游戏中的发展理论

——诺伊曼与卡尔夫

引言

朵拉·卡尔夫（1980/2003）从埃里希·诺伊曼 1973 年的著作《儿童：初期人格的结构与动力》（*The Child:Structure and Dynamics of the Nascent Personality*）中借鉴了其心理早期发展的理论，用以解释沙盘游戏中出现的疗愈与转化的过程。在这一章，我们将研究诺伊曼的理论，继而形成一个框架用以理解卡尔夫所见证的内在心灵成长变化的顺序和特征。

从婴儿的发展到成年人的疗愈与成长，诺伊曼的理论为理解这些变化的内在机制提供了一个很好的工具。在诺伊曼的理论中，假设自性具有中心组织原则。他的理论可以有效地帮助我们了解心灵变化中那些不可见的元素。

作为一名欧洲人，诺伊曼描述了西方人心灵的内在成长过程，其目标就是实现有意识的觉察。然而，西方将有意识觉察和对潜意识推测之间的差别作为衡量心灵发展程度的方法，这一做法在东方并不主流。日本著名沙盘游戏学者河合隼雄（Hayao Kawai，1988）发现，亚洲人心灵的不同就在于追求整体性，因而在潜意识和意识之间保持着一种模糊的界限。东西方在心灵发展方面的差异是值得深入探索的，但这超出了本书的讨论范围。我在这里提到这点，是希望提醒非西方文化背景的治疗师以及与亚洲来访者一道工作的西方文化背景的治疗师需要注意沙盘中可能会出现这些本质性的差异。

诺伊曼是卡尔·荣格的学生，也与朵拉·卡尔夫相识。1973 年出版的《儿童：初期人格的结构与动力》是诺伊曼的晚期作品之一，也被视为他的巅峰之作。在这一著作中诺伊曼将弗洛伊德（Freud）、克莱因（Klein）、列维－布留尔（Levy-Bruhl）、皮亚杰（Piaget）和其他学者的发展理论与荣格内在心灵的概念框架相融合，对在自性中心组织原则的指引下出现的早期人格进行了详尽的论述。荣格的著作主要关注人的后半生即成年个体，而诺伊曼的著作则详细阐述了在自我－自性关系出现之前的早期心理基础。

在此之后涌现了大量针对儿童发展的丰富研究。当代研究可能会对诺伊曼关于婴儿心理发展的某些观点提出争议，但从个体的出生到形成稳定的意识中的自我，以及适应外在世界、集体生活，诺伊曼的观点一直对这些过程中心灵的成长与发展提供着有价值的理论指导。实际上，熟悉客体关系和自体心理学的读者一定可以从这些理论中发现与诺伊曼观点的相似之处。

诺伊曼的著作为我们提供了一个强大的工具，可以帮助我们了解婴幼儿内心早期发展阶段的具体内容。理解这些内容对于我们开展沙盘游戏工作是至关重要的。通常，来访者的心理创伤会要求他们倒回到经历的最初阶段，重建心灵的基础，从而形成更健全、更健康的人格。而对个体早期心灵发展的深刻理解也有助于理解健康成年人自性化过程中的内在运作特点。

卡尔夫与诺伊曼认识到，个体每一次有意识觉察范围的扩展都涉及心灵再次经历从头开始的发展过程。随着每一次内心的转化，自我消亡并重生，并越来越有意识地与自性建立起连结。为了更充分地与人格整合，"每一次新的觉察必须经历心灵进化的所有阶段"。因此，当我们考察心灵的发展过程时，我们将看到三个维度的变化：

1. 儿童心灵的最初发展

2. 心灵内部创伤与阻碍的疗愈

3. 整个生命历程中每一次有意识觉察扩展的发展

朵拉·卡尔夫（1980/2003）强调了母子关系的重要性。诺伊曼称之为"原始关系"（primal relationship），卡尔夫称之为"母子一体性"（mother-child unity）。卡尔夫指出沙盘游戏的疗愈与转化就发生在心理发展的这一早期阶段。借助内在直觉和对象征意义的深刻理解，卡尔夫透过沙盘中来访者的最初发展阶段来追踪其心灵内部的运动轨迹。卡尔夫发现沙盘中的画面一次又一次地呈现出早期母子关系的创伤。通过追踪多位来访者在沙盘中的心灵运动轨迹，卡尔夫发现他们的疗愈过程经常都会重复埃里希·诺伊曼所描述的儿童早期发展阶段。

卡尔夫所观察到的疗愈模式是：出现安全的母子一体性，随后是与母亲建立关系，而后是心灵的中心化自性原型的群集，接下来出现健康的自我发展，最终外在症状缓解心理功能得以恢复。

在严格意义上，朵拉·卡尔夫并不是一位理论家，理论建构的工作是由诺伊曼出色完成的，卡尔夫将这些理论应用到了在沙盘象征性过程中自己所发现的心理发展阶段上。下面的表（见表5-1、表5-2）对比了诺伊曼的理论概念和卡尔夫的象征性观察发现。

表5-1　诺伊曼与卡尔夫关于心灵发展过程中前三个阶段的理解

心理发展的早期阶段	
诺伊曼	**卡尔夫**
●与母亲的原始关系	●母子一体性
●与父母的分离	●与母亲建立关系
●趋中性	●自性的群集
随后是自我的发展	

表 5-2　诺伊曼与卡尔夫关于自我发展早期阶段的理解

自我发展阶段	
诺伊曼	**卡尔夫**
●生殖崇拜—闪灵阶段	●动物—植物阶段
●魔力—生殖崇拜阶段	
●魔力—战争阶段	●战斗阶段
●太阳—战争阶段	
●太阳—理性阶段	●适应集体阶段

埃里希·诺伊曼的心理发展理论

现在我们来看诺伊曼（1973）在他的著作《儿童：初期人格的结构与动力》中提出的儿童发展理论，并将其应用到沙盘游戏中来。我会尝试着归纳总结出诺伊曼的理论中有助于理解沙盘游戏的重要内容。

早期心理发展的阶段

心理发展的第一阶段：与母亲的原始关系

诺伊曼（1973）的心理发展理论是建立在"自性"这一概念的基础上的，自性是心灵的指挥中心。自性是"先天的"，在生命与环境的互动过程中逐渐展开。自性存在于发展之前，是生命与发展的源头，是发展的指导中心，并且是生命本身的终极目标。

诺伊曼（1973）把发展的第一阶段定义为"原始关系"，朵拉·卡尔夫后来称其为"母子一体性"。我们将交替使用这些术语。孩子出生后，母子一体性是"神秘参与"（participation mystique）的过程，孩子还无法将自己与他人区分开来，孩子与母亲之间共享彼此的潜意识。母亲与孩子仿佛是一个统一的整体，孩子还无法感知到自己作为独立个体的存在。直到一岁左右这种情况才得以发展。也正是在这一点上引发了当代研究的争议。Daniel Stern（1985）等人认为再小的婴儿也有自己的感知体验，尽管相比于此后随着脑的发育形成的感知，此时的感知不那么清晰，也更笼统。此类针对人的早期发展的研究具有重要意义，但是我们在这里主要关注的是婴儿与主要抚养者之间的关系，因此我们暂且将这一分歧放在一边。

这种原始关系是所有后续关系的基础。在这一原始关系中建立的最初的安全感构成了个体日后在所有人和事之间建立情感关系的基础。

大母神

母子一体性的原始关系是心理发展的基础阶段，产生于儿童的自我觉察形成之前。由于前自我（pre-ego）所具有的原型本质，在这一早期阶段，婴儿将母亲视为是大母神或原型母亲的现实人形，具有原型成分。诺伊曼（1973）指出，实际上在儿童形成自我意识之前，母亲对于孩子来说一直是一个无所不能的形象。原型母亲与儿童的心理发展是分不开的。此时的儿童自我还处于母亲—自性的整体庇护之下，伟大母亲所提供的安全感和自信感对于儿童人格的健全发展至关重要。

诺伊曼（1973）认为，母亲代表或者承载着儿童的自性。他指出儿童稚气未脱的特征激发了温柔亲切的亲子互动。婴儿这种特征包括圆圆的脑袋，小小的身体，小鼻子，小眼睛，圆鼓鼓的脸蛋和突出的额头（Gould，1977；Montague，1981）。有限的身体运动也包括在这些特征之中。母亲本能的照顾婴儿的行为开启了儿童复杂的心理功能。尽管还处于发展的早期阶段，诺伊曼将这看作是自我与潜意识之间心灵发展的开端。

诺伊曼（1973）指出在童年早期，儿童的体验就是一个"身体—

自性"的过程，儿童通过皮肤来体验外部的世界，通过消化道来感知内在的世界，与母亲的不断接触使儿童逐渐意识到自己的身体是一个独立的自我。根据诺伊曼的观点，幼儿对自身的躯干部位并不敏感。这也是为什么年龄非常小的孩子在画人的时候，通常有头、胳膊和腿而没有身体的原因。诺伊曼指出食物是这种关系的一个象征物，但不是唯一的象征物。

诺伊曼（1973）还发现在这种母子阶段的早期，儿童对所有精神和心理的体验都是身体的、有形的。外部的现实还没有与灵魂和精神的内在世界进行分离，它们依然是一个统一的整体。诺伊曼进而认为儿童是以一种神话虚构的形式来理解世界的。也就是说，儿童的体验来自其心灵集体潜意识中的神话。他（她）尚未形成使用思维、言语或清楚的心理意象来反思这些神话虚构经历的能力。此时的儿童生活在没有自我的状态中，就像在睡梦中的人的自我"暂停工作"一样。

原始关系的重要性

母子关系的质量决定了个体所有关系的质量。这包括个体与他人、事物和世界的关系，也包括与自己心灵内在体验的关系。因此，生命之初母子关系的质量决定了儿童与自己的关系。

个体的自信基本上完全取决于与母亲的原始关系。然而非常有趣的是，诺伊曼（1973）发现由于儿童对母亲的早期体验是原型性的，所以婴儿也会受到其他积极的、母性原型的影响。诺伊曼指出，除了母亲的积极包容呵护外，即使母子关系并不理想，儿童也能够被诸如大树、花园这类具有母性原型特质的事物积极地影响。诺伊曼的观点可以解释为什么某些来访者在童年明显缺失关爱，却依然能拥有稳定独立的人格这一现象。

诺伊曼（1973）指出正是早期母子一体性中没有边界、完整融合的体验成为了通俗意义上陷入爱河的标准感受。诺伊曼认为许多成年人的亲密关系表现依然受到原始关系中被母亲彻底包容、完全关注的影响，而不是建立在稳定成熟的与他人建立关系的能力的基础上。从西方文化里销售产品时使用的那些浪漫诱人的广告内容中，我们不难发现一个残酷的现实，那就是很少有人可以以成熟的方式与他人打交道。很显然，许多人都有尚未解决的不同程度的源自早期原始关系缺失所导致的创伤。

诺伊曼（1973）认为儿童将现实感知为一个有序的整体而不是毫无关联的一些部分，这种能力得益于原始关系中的厄洛斯（爱神）（the Eros），也就是爱与赋予生命的能量。诺伊曼将厄洛斯定义为一种感觉协调的、对秩序和意义的体验。在母子关系中这种爱的联结的体验，让孩子可以将自己的能量以一种有意义的方式投入到生活之中。诺伊曼将这种原始关系中丰富厄洛斯的类型称为"意识的母系水平"。

拥有稳定安全母子关系的另一个表现就是个体具有承受丧失或伤害的能力。在安全健康的母子关系中，母亲充当了孩子的自性。她以一种补偿的形式来调整婴儿受到的内在和外在的创伤性经历。母亲保证不让这些消极内容主导孩子的内心体验。以这样的方式，母亲推动了孩子承受痛苦和困难的能力的成长。诺伊曼（1973）指出，随着儿童的进一步发展，母亲和孩子开始分离，存在于母子之间的爱也不断地增长，从而进一步促进了孩子的抗压和抗挫折能力。

积极的原始关系能促进后来的自我发展，整合超个人维度、人际之间或个体发展过程中可能出现的危机。也就是说，积极的母子关系有助于孩子情商和性格的发展，让他们在人生过程中可以充分地使用涌现出来的潜意识信息。拥有坚实稳定的原始关系，可以让个体更好地理解并承受潜意识的爆发，可以拥有内在的力量允许这爆发推动自己向更高水平的内在心灵发展。没有在儿童早期形成这些心理能力的个体会遭受潜意识内容的不断折磨。这可能会导致在潜意识冲动下产生任何不当行为，或者产生僵硬死板的人格结构来抵制潜意识冲动。无论是哪种情况，个体都切断了内心和外在世界的真实联结。诺伊曼

（1973）认为西方文化中的大多数问题都源于人们无法承受心灵内部的张力。多年前他提出了这一观点，但不难发现当今生活中的暴力、残忍或物欲横流，依然可以用他的观点来进行解释。

母子一体性的失调

在原始关系的关键期，母亲的缺失会造成儿童缺乏与世界的联系。这会对个体的自我保护和成长与发展的能力带来根本性的损伤。在心理发展的这一早期阶段，母亲的缺失本质上破坏了儿童自我发展的开端。在发展的这一阶段，孩子以原型化的方式感知来自母亲的拒绝或责备。由于孩子是通过身体来体验自性的，对身体的接纳或拒绝也就等同于母亲对自己的接纳或拒绝。

儿童经历的一些困难也会导致母子一体性的失调。儿童身体的疾病或不舒服，比如疝气，会对儿童的舒适感和安全感产生极大的阻碍。由于儿童尚未体验到自己的身体与母亲的身体是彼此独立的，他（她）可能会将这种身体的紊乱等同于母亲的缺失。诺伊曼（1973）提醒我们，在关于心灵发展的问题上要考虑的关键因素通常是孩子的原型化体验，而不仅仅是客观数据。

攻击性与心理发展

在原始关系中，当儿童的舒适感受到了饥饿、疼痛或者恐惧的干扰时，他（她）会变得具有攻击性。这种攻击性是自我防御的手段或者说是向母亲传递自身困境的警示信号。如果母亲及时恰当地回应，孩子会整合自己的攻击性，并能够疏导和接纳自身这种有力量的感觉。在原型性的体验中，儿童感受到了大母神提供的安全感。

诺伊曼（1973）指出，攻击性会在心理发展新阶段的一开始自然而然地出现。在心理发展过程中，在任何新阶段的开始，舒适感都会受到成长过程中必不可少的变化的干扰。不论是儿童早期的发展还是后续的成长，改变所引发的主观体验都是令人惊慌的，与生命早期受环境影响所引发的感受相同。在沙盘游戏中，关注攻击性主题的沙盘与发展新阶段之间的关系是很有意义的。如果在沙盘游戏历程中突然出现了攻击性的主题，这可能代表着诺伊曼所描述的伴随着新发展而出现的攻击性。

负罪感与心理发展

诺伊曼（1973）对弥散性的负罪感和个体正常成长转化过程中短暂出现的负罪感进行了区分。诺伊曼指出前者这种长期存在的负罪感是一种原始关系失调的表现。母亲的缺失会导致儿童在这一阶段的神话虚构式心灵体验中将自己看作是糟糕的母亲。母亲的缺失会导致孩子觉得自己是不被爱的、被指责的、不正常的或者是令人讨厌的。由于孩子在这一阶段是以更高的原型性评判来体验这些指责，所以负罪感变得无所不在。在心灵的原型层面，孩子主观感受到这是来自神灵的谴责。

如果个体在接下来的生活中没有得到疗愈或转化，那么他（她）将继续把这种对自己的诋毁和谴责看作是一种既定的毋庸置疑的事实。诺伊曼对这种负罪感形成的论述极大地有助于我们在沙盘中的工作。治疗师能更好地包容接纳来访者疗愈与转化中这种原始关系的特质。

当发展中的人格淘汰了不再需要的此前形成的部分心理内容时，负罪感也就成了转化过程的一部分。当心灵放弃先前高度珍视的内容，转而有意识地赞同和忠诚于新的心理内容时，负罪感就成为了一种影响因素。因此，在心灵发展的过程中，每一次改变都伴随着负罪和迷失的感觉，同时，还有一种对所失去的旧的心理内容的哀悼与感伤。

自恋与早期创伤

诺伊曼（1973）发现在儿童发展的早期阶段，焦虑悲伤会导致幼儿形成一种因缺少自我而产生的冷漠和孤立感。随着儿童的发展会逐渐形成自我结构，而早期的创伤会造成痛苦和消极的主观世界。在极端的情况下，母子关系的严重失调会导致儿童产生自己根本不被人爱的主观感受。而这一生命核心基础的缺失会调动起永不满足的渴望，来不断地补偿爱的缺失。这一缺失会产生自恋，也就是诺伊曼所说的"被否定的自我"。诺伊曼将这种被否定的自我与弱化的自我进行了区分，后者是发生在个体发展的稍晚阶段的创伤，此时的自我已具有一定的稳定性。被否定的自我将自己封闭起来，不愿与外界接触。这种孤立会增加个体不安全和被遗弃的主观体验。反过来，又会导致固执僵化、攻击和消极的恶性循环，并与自卑和忧伤的感受交替出现。

在荣格人格理论部分我们讨论过，自我的任务就是在面对内在与外在世界时呈现整体人格。自我维护着意识的内容并接受来自潜意识的影响。稳定的自我可以让人适应世俗的生活，继续成长与转化。而被否定的自我是僵化固执的，它耗费大量的能量来抵制来自潜意识的内容。而这会导致内在混乱感的泛滥和愤怒的周期性发作。

Harold

Harold 的个案展现了在这一阶段上的早期创伤与自恋型防御。他在 60 多岁的时候开始沙盘游戏治疗，这为他提供了处理自己早年心理缺失的机会。Harold 的创伤发生在发展出言语能力或有意识理解事物的能力之前。而沙盘游戏非言语象征性表达的特点让他得以面对自己的自大、浪漫式的防御、生命中的缺失和自己内心的障碍及痛苦。在 Harold 的初始沙盘中，出现了一位严重受伤的老人，而在他对角线的位置上是一位极为性感的女郎。

在沙盘游戏历程中，Harold 接纳并哀悼了自己的缺失，进而与女性形成了一种健康的、心灵内在的连接。在他的沙盘 2 至沙盘 5 中，Harold 呈现出深深的痛苦的缺失和悲痛。在沙盘 5 里，一位头发花白的老人坐在长凳的中间，直接面对着不真实的、夸张的女性雕像，而这也正是他一生徒劳寻求的东西。当他直面这一大理石雕像时，在他身旁的桌面上出现了一个新的滋养物。现在他可以享用真实的食物，在心理意义上这食物将滋养他的心灵。

从心理发展的角度来讲，Harold 退回到了生命之初去进行疗愈，去重新开始他的发展之旅。由于他实际的年龄已经不小了，他不太可能再按照发展的顺序去推进所有的阶段。但是，他在沙盘里的工作重新调整了他对自己的基本认知，疗愈并转化了他那种弥散性的负罪感，人生第一次 Harold 开始知道自己作为一个独立的个体是有价值的，是值得被爱的。

沙盘游戏中的原始关系——母子一体性

在儿童原型式的统觉中，体验到舒适就像在天堂，相反，感受到悲伤、焦虑则仿佛置身地狱。尽管我们不能刻板地去赋予沙盘中的沙具某些固定具体的意义，但是当心灵发展到母子一体性的水平时，在一开始，沙盘中通常会呈现出纯净、安宁的氛围，充分地容纳支撑着新涌现出来的心理元素。在沙盘游戏中，母子一体性的象征通常会以田园风光的场景形式出现，里面有成对的母子，可能是动物妈妈与幼崽，也可能是人类母亲与孩子。

Adrienne

在 Adrienne 的沙盘作品中，她在沙盘 11 和沙盘 20 中直接象征性地表达了母亲对自己的抛弃。沙盘成为了她痛苦缺失的墓地。沙盘 26 的内容的主体是一个孕育着新潜能的子宫，这是一个母子一体性的美妙范例，快乐的婴儿在大地母亲的表面上爬行。我们还可以看到在大地形成的圆形子宫中埋藏着一个怀孕女性的沙具。

Ivy

Ivy 的沙盘 2 被她称为天堂，这是另一个母子一体性的例子。在

Ivy 的作品中，心灵发展的开端就体现在安住在宁静花园中的成对的动物母子。与 Adrienne 类似，Ivy 对自身女性特质的转化性接纳也体现在大地的子宫形状中。

Aaron

在 Aaron 的沙盘个案中，心理发展的所有三个早期阶段同时出现在沙盘 4 里。前三个沙盘象征性地表明了他的创伤、他的内在力量以及他内在心灵的工作方向，而在沙盘 4 中他心灵转化的最初三个阶段同时出现在这里。母子一体性体现为美洲印第安母亲与她的孩子，与母亲建立关系体现在族群围着篝火形成的圆形，自性的群集体现在中心篝火的周围区域、圆与方相结合的原型性结构。

由于在发展的早期阶段婴儿还无法区分自我和潜意识，只能通过身体来体验一切。诺伊曼（1973）认为对于非常年幼的孩子而言，所有的心理和环境因素都是神话虚构式的，并以一种滋养的象征形式被幼儿体验着。

心理发展的第一阶段即母子一体性阶段在沙盘中的特征是喂养或滋养的象征性主题。当我们看到沙盘中的喂食或进食主题时，这可能意味着来访者原始的心灵在被滋养着。我们可以将这样的场面理解为，来访者的心灵已经退回到发展之初，犹如新生的婴儿一般。与实际年龄无关，在沙盘中来访者进入到一个完全滋养与支持性的时空。与新生婴儿的心理相似，新形成的心理品质也正开始涌现在沙盘之中。来访者新的心灵产物尚未把自己与其产生之地分离或区分开来。但是，它还是被强烈期待着，在静谧中清晰地显现出来了。

诺伊曼（1973）认为儿童自然的吸收与排泄的消化过程就如同是创造与转化的过程。儿童的优势在于，他们每天都在发生创造与转化。在沙盘里，当来访者在这一心灵水平上进行工作时，会呈现出同样的原型动力。沙盘中在转化阶段的早期，自我对现实的控制开始瓦解，来访者会产生悲伤、焦虑的感受，就如同婴儿发现自己的整个世界受到了威胁一样。在沙盘中，任意发展阶段的改变和转化所带来的心灵内部的压力感可能会导致饥饿与吞噬象征性内容的出现。

在这个阶段压力感的核心象征是饥饿，会出现啃咬和吞噬的主题。在沙盘中，我们可能会见到吞噬性的危险，比如危险的鲨鱼和怪物的出现。同样的，带有许多吞噬性吸盘的爪子的章鱼也代表着这类威胁。在区分具有吞噬性的吞咽与喂养滋养的主题时，我们需要仔细考察所使用的沙具以及作品中的情感。

Ivy

Ivy 的沙盘 4 里出现了赫特族贾巴的沙具，这是电影《星球大战》（*Star Wars*）中肆无忌惮、欲壑难填的饥饿的怪物，它承载着原始关系中吞噬的一面（Lucas，1977；Reynolds，1998）。当大地隆起孕育着新生的潜能，两个珀加索斯的沙具挺立咆哮着，Ivy 的心理发展需要原型中黑暗与吞噬面的出现，从而可以在安全容纳的沙盘空间中激发她新的成长。虽然距 Ivy 完成这个沙盘已时隔多年，但当我再次研究分析它时依然会不寒而栗。这里蕴含着惊人的力量。

Adrienne

Adrienne 的沙盘 20 中同样出现了具有吞噬性的怪物，就站在难产死去的母亲的幽灵面前。在这一盘里，原始关系中吞噬性的一面与沙盘 26 中我们看到的为新生所做的准备形成了鲜明的对比。

心理发展的第二阶段：与父母的分离

在儿童接近 1 岁的时候，孩子的心灵开始与母亲的心灵分离。诺伊曼（1973）把这一发展阶段称为"与父母的分离"。朵拉·卡尔夫把这一阶段描述为孩子能够"与母亲建立关系"的时期。

在这一发展阶段，孩子的觉察开始转向外部世界，渴望探索与学习。孩子的心灵不再被包裹在母亲的心灵之中，他们的心灵开始把世界分化为对立的两极。起初这些对立内容是非常简单的好与坏，随着孩子的逐渐成熟，这种对立也变得更加复杂。

早期发展阶段中的女性能量与男性能量

从荣格分析心理学的角度来看，孩子的早期经历是处在女性能量里的。鉴于此，诺伊曼（1973）和卡尔夫（1980/2003）把心灵的这一维度称为"母系的"（matriarchal）。这一能量的特点是：混沌无序的、黑暗的、未知的并以感觉为导向的，是潜意识的领域范围。随着自我的发展，进化出男性能量，其特点是：清晰明确、界限分明、理性和有意识的觉察。诺伊曼提出在发展的早期阶段，儿童会将舒适感的打断体验为男性能量。这些对整体女性能量的打破开启了男性能量的产生。这种搅扰要么是积极的，要么是消极的。诺伊曼认为儿童能够区分出积极与消极的经历，把积极的体验归因于好妈妈，把消极的体验归因于坏妈妈。随着后来自我的形成，男性能量也相应地聚集起来并逐渐变得清晰。但是，在母子关系中，所有的体验都被认为是来自母亲的。

糟糕的母亲

诺伊曼（1973）发现，心灵最初体验到两极对立的形式是将母亲分为好妈妈与坏妈妈。诺伊曼解释道，在这个娇弱的年龄阶段，幼儿依然依赖着自己的母亲，幼儿会将自己的独立主观体验为孤独，并导致了心灵最初的两极对立体验。在形成健康自然的自主性感觉的过程中，新体验的不确定性让孩子感到焦虑。蹒跚学步的孩子将这些消极的体验归因于母亲，主观体验到了糟糕的妈妈、坏妈妈。

随着孩子继续成长和探索，心灵逐渐形成了成对的两极对立内容。儿童学习掌握这些成对事物的模式内容，并依据这些内容来赋予世界形态和秩序。形成上与下、前与后、好与坏、里与外等这些差别，并开始逐渐形成心灵内部的结构框架，帮助个体解读这个世界。

沙盘游戏中与父母的分离：与母亲建立关系

在心理发展的第二阶段，新浮现的心灵的成长在沙盘里会以成对的沙具的形式出现。沙具可能是成群的一对一对，仿佛在引起对他们到来的关注。比如，路径以两种颜色交替排布出来。象征性内容的呈现形式是无穷无尽的，但这一阶段心灵成长的主题就是新出现的事物与其他事物之间的关系。新的心理产物在涌现并被承认，在咨询师在场的见证下，这些产物的内容及存在得以确认。

在发展的这一阶段，创伤与丧失可能会以邪恶的、抛弃子女的母亲和女巫的形式呈现出来。呈现出新生与成长的对立面——死亡与丧失。在任何情况下，沙盘中这一发展阶段阴暗面的出现都代表着对其存在的承认。通过对它的认可，这些内容也就成为了成长与发展过程中的一部分，尽管这同时伴随着深深的悲伤。

心理发展的第三阶段：趋中性

在孩子生命第一阶段的心灵体验中，母亲拥有着自性的原型。在安全的母子一体性过程中，孩子将现实体验为一个完全有序补偿性的整体。在这一神话虚幻式的过程中，儿童体验到的所有内在与外在世界是完整的。诺伊曼（1973）认为，这种对完整性的主观体验加快了儿童心灵中天然的有序倾向的发展，从而在后续的发展中激活了自性。如上所述，随着持续的健康发展，孩子开始体验到现实中呈现出来的两极对立，并与主要抚养者建立了关系。

在充满爱与安全感的环境下，大约 3 岁左右孩子的心灵就会开始经历一个中心化的自然过程。通过在第一阶段借助母亲体验到的，儿童心灵中的整合性的火花被点燃，激发着儿童自性的出现。诺伊曼（1973）将这一过程定义为"趋中性"（centroversion）。朵拉·卡尔夫称之为"自性的群集"（the constellation of the self）。

随着这一里程碑式的发展，儿童的心灵脱离开母亲的心灵，进入到自主整合、并被具有核心影响力的自性原型所指引的阶段中。儿童会经历深刻的中心化内在体验，并在主观上意识到自己的存在。当然，在这个年龄阶段，儿童尚未形成可以进行反思自身经历的自我结构。在这一发展阶段对自性的主观体验是笼统的。

在儿童早期对自性的体验是人类中心说的一种形式，儿童将自己视为世界的中心。对他们而言，在儿童早期对自性的潜意识体验是将自己当作神灵的一种体验。早期自性的群集会有一个中心点，围绕着这一中心来组织所有的心理体验。诺伊曼（1973）认为这是所有人类发展必不可少的基础，是人类所特有的。尽管有些人对此持反对观点，但至少我们可以说有意识地将自性作为心灵的中心，这一能力是人类所特有的。

与此同时，自性的巨大力量对儿童来说是无法抵抗的。尽管稳固的母子关系为儿童提供了服从于此力量所需的安全感，但自性的完整性对于儿童的心灵来说依然会产生冲击。如果母子关系是安全的，那么孩子有能力可以经受住这一冲击。健康的母子关系会唤起孩子精神的觉醒，为孩子接下来更有意识的自性的发展奠定了基础。

沙盘游戏中的趋中性：自性的群集

在沙盘游戏过程中，心理前自我阶段的发展顶点就是自性的群集。新涌现的心理品质现在已经被充分接纳、滋养与认可，并在这一阶段被带入到心灵的核心之中。对于由于早期的创伤经历而损害了自性的群集的个体，沙盘游戏中自性的中心化可以恢复其生命的内在秩序和意义。随着自性的中心化，来访者会放下一切对生命归属与目标的疑虑。随着初步的自性的群集，心灵从根本上被重整朝向一个中心。尽管这并不意味着个体已经彻底开悟，从此以后对自我和所有现实的认知都带有悟性，但是这的确唤醒了个体对心灵中心、核心与目标的深刻觉察，这一过程可能会被原型化地体验为神灵的永恒存在。对自性更加有意识的觉察的发展，依赖于个体对自我与自性之间关系的持续关注，这将在后续心理发展过程中更加地深入。正如我们在荣格人格理论的探讨中提到的，这是自性化过程的任务所在。

讲到这里，我们将关注点聚焦到自性的中心化，因为它与儿童发展的初始过程有关，并且在儿童心灵后续的成长与变化中都起到了作用。作为早期心理发展的第三个阶段——从前意识中涌现出来的新的心理内容，自性是组织与同化新的心理品质的中心点。对于整合的人格而言，新产生的心理内容在进入到意识水平之前，必须要先通过或触及自性。

如果我们将这一过程比作是封建王国中一个皇室成员的发展与成长，那么我们会把过程中的这一阶段比作是朝拜国王。在这一王国成长起来的人，要在世界上立足之前必需要清楚自己所继承的财富的真正来源。同时，作为王国的一员，也必需要得到国王的认可。除了要谨记我们生活之初是如何开始并从哪里得到的支持，还要牢记当我们离开王国进入到外面的世界时，我们在持续为谁服务。

以我个人的工作经验，在整个沙盘游戏历程中自性会以多种多样的形式被多次触及。我个人会区分一下初始的"自性的群集"与"自性的展现"，前者是具有重大意义的事件，而后者则是指后来心灵又回归到这一中心。在我的工作过程中，当自性最初开始群集时，我将这样的划分作为一个判断的方法，来判断来访者所受创伤与所需修复的基本水平。但其实关于这种差异和不同的讨论并不重要。自性就是自性，无论我们是以何种方式体验到它的存在的。

在沙盘游戏中，自性的展现并不遵循特定的形式。但鉴于自性作为中心的原型特性，它经常会以曼陀罗的形式出现。但是，并非所有的曼陀罗都是代表着自性，也并非所有自性的展现都是曼陀罗的形式。朵拉·卡尔夫（1980/2003）认为，沙盘中自性的展现主要由其神圣的能量来体现。

在我看来，没有必要去争论"什么是"和"什么不是"自性的展现，而这争论本身也是一种对来访者作品的不尊重。毕竟，沙盘中所呈现的所有内容在某种程度上都是自性的反映。由于自性是一切的源头，当来访者开始不断地恢复与重整心灵的内在秩序时，即使是最严重的创伤与失调也会被自性所容纳把控着。带着这样的觉察来包容支撑沙盘游戏作品要比不断尝试解释是否有自性出现的沙盘更加地尊重来访者以及疗法本身。如果沙盘里呈现出来的是神圣的内容，那它就是神圣的。如果不是神圣庄严的氛围，那也依然是合理的内容，也依然是以自性这个源头为基础的。

在朵拉·卡尔夫授课过程中所呈现的案例里出现了大量自性的群集。我们无法确定是否要将这一现象归结为是她的人格特质——她的人格会吸引某一类的来访者，还是归结为是她特别挑选这类的个案来进行教学。不论怎样，在我和许多同事的工作经验中，尽管在沙盘里经常可以触及自性，但自性的群集并不会经常出现。但即使在这种情况下，还是会发生疗愈与转化的过程。为什么会发生这样的状况，我们将在下文讨论神话《宇宙树》的部分进一步阐述。

自我的发展：意识功能的形成

在与母亲的心理分离并形成自性中心后，自我发展的过程就启动了。我们在荣格理论部分提到，自我是意识的器官。发展到此时，儿童的心理还一直相对处于潜意识的状态之中，并与父母的心理包裹在一起。

当孩子成功地形成了与母亲分离的感觉，能够与母亲建立关系，并把自性群集为个体人格的中心之时，自我就开始形成。在此基础上，自我进而沿着发展的阶段循序渐进，直至形成具有独立意识的能力。

诺伊曼（1973）指出，随着自性的中心化，实际上在心理发展的初期就已经开始形成自我。诺伊曼认为在儿童的正常发展过程中，整体的自我是随着时间慢慢形成的。当孩子还处于与好母亲同为一体的时候，自我就开始出现。慢慢的，自我成为了诺伊曼所说的自我——自性之轴（ego-self axis）的一极。自我的这种发展在原始关系的第一阶段就开始了，在母子一体性的第二个阶段形成了自我的中心地位。然而为了学习的需要，诺伊曼将自我的发展确定在了"自性中心化之后"。诺伊曼认为趋中性不仅为自性的中心化提供了可能，同时也为作为意识中心的自我的未来发展提供了可能。

自我发展的阶段

与诺伊曼（1973）用心理动力来界定自我发展的过程不同，卡尔夫使用了象征意象来划分这些动态性的阶段。诺伊曼将意识的发展分为五个阶段。朵拉·卡尔夫（1980/2003）则基于沙盘中象征性内容的呈现，将其合并为三个阶段。

诺伊曼理论自我发展的第一个阶段：生殖崇拜—闪灵阶段

根据诺伊曼（1973）的论述，自我发展的初始阶段是完全被动的，受大母神原型的指引。在自我发展的第一个阶段，母性能量的潜意识依然占主导地位，此时男性能量的意识开始出现。在发展的这一早期阶段，儿童的主观体验是既无所不能又无能为力的。孩子不会受到意识的限制，同时，他（她）也会感到无助。诺伊曼把这种情况描述为感觉的无所不能，是积极的也是消极的。

诺伊曼理论自我发展的第二个阶段：魔力—生殖崇拜阶段

诺伊曼（1973）指出在发展的这一阶段，萌芽的自我开始活跃起来，但在根本上依然受母亲原型的影响。

在这一发展阶段，圆的象征出现在孩子的心灵中，呈现为曼陀罗。圆包容着萌芽的自我，自我开始与心灵发展最早期阶段的模糊的完整意象相分离。当自我开始积聚并将自己与世界分离开时，圆形的象征承载着自我的意义。诺伊曼（1973）指出在发展的这一阶段，自我依然感觉自己完全从属于自性。自我体验到了对身体无所不能的控制权并产生了主导世界的主观体验。儿童的主观体验开始变得有意识，但依然是根植于自性的，它让儿童觉得自己就是世界的中心。儿童的体验受到情感而非有意识觉察的影响，变得十分丰富。

由于成长中的儿童依然将自己视作是世界的中心，依然指向虚构想象。心理体验的内容被归为成群的象征或原型。来自心灵中心的指向出现了纵轴方向上的天与地，横轴方向上的对时间流逝的感知。由此，儿童的心灵开始借助对这些方向上的体验来构建意识的现实。

在这一阶段，对自我的出现具有核心影响的另一个因素是个体对世界的依赖以及感知到世界也同时依赖于个体。诺伊曼（1973）指出获取食物对个体而言是核心大事。在自性母体之中处于萌芽阶段的意识觉察到了这种需要，并产生相同的感知：不仅个体依赖世界，世界也依赖着个体。我们可以在神话主题中看到这样的信息，比如，大母神屠杀或吞噬了年轻的情人——儿子，或者用鲜血祭祀乞求让太阳继续运转。

从许多方面，我们都很难将诺伊曼（1973）提出的自我发展的前两个阶段与前意识心理活动的前两个阶段进行区分。而且，诺伊曼的观点——圆形的出现是自我的中心点——也很难与卡尔夫（1980/2003）的观点相区分，卡尔夫认为早期圆形的出现是自性的群集。在将心理内容带入到有意识觉察的过程中，重复了心理的早期发展过程。差别就在于，在自我发展的过程中，伴随着新的心理内容出现了反思性的觉察成分。在自我形成过程中出现的这种发展阶段的重复与青春期阶段的发展经历大致相同，青春期阶段的心理会再次经历一遍早期生活事件，并需要完成将它们整合进有意识觉察的这一任务。在心灵内部发展中，每一个涌现出来的新的内容最初都是孕育在潜意识之中，而后才会在意识中生成。

在意识发展的这一阶段，要记住的重要特点是自性与自我之间存在某种神秘有魔力的稳定连结。意识正在形成，但它还依然根植于神秘的潜意识领域，具有某种魔力。在沙盘中，这一阶段需要被包容接纳，继续向意识的领域前行。

卡尔夫的自我发展阶段：动物—植物阶段

朵拉·卡尔夫（1980/2003）整合了诺伊曼（1973）提出的前两个阶段，将其称为"动物—植物"阶段，心灵使用这些类型的象征物来组织意识的早期发展阶段。当萌芽的意识第一次进入到原始世界，前两个阶段以动物和植物的象征性内容呈现出来。来自于潜意识之海的内容以原始的形式呈现。从象征的角度来说，新的心理内容正在变得有意识，并以原始的形态呈现出来。

随着开始变得有意识，心灵再次经历世界的演化过程。这样的过程大多发生在儿童发展的早期和每一次新的心理内容的意识化阶段。沙盘中，意识这一阶段的发展，表现为森林、丛林、动物、植物和大地等景象，充满生机和原始的能量。在动物—植物阶段，自我出现时是一种安静、几乎是静止的氛围。

Lenae

随着在 Lenae 的沙盘 14 中出现了自性的群集，在沙盘 15 中呈现了她心灵内部的家庭群组，在沙盘 19 中，她进入到了动物—植物世界中的海洋生活。尽管她生活在支离破碎的家庭之中，但通过她海底天堂里心形和金质的沙具，Lenae 逐渐有意识地觉察到了自己的价值和心灵的中心。在沙盘 20 中，她继续着这样的意识化，Lenae 的家庭，尽管依然躺在沙滩上，但现在是注入了她的自性之心的。

Ivy

在沙盘 10 中触及自性的中心后，Ivy 在沙盘 11 和沙盘 12 中通过自我发展的两个阶段迅速同化了她对健康的女性能量和男性能量的萌芽觉察。在宁静的山顶上，Ivy 自豪地摆放了一个手握着珍珠的小美人鱼宝宝。沙盘 11 同时蕴含着自我发展的后续阶段。远方的图腾柱和显眼的葬礼器物证明了原生家庭的原教旨主义宗教所赋予她作为女性的价值，及其给 Ivy 带来的挣扎和困惑。

诺伊曼理论自我发展的第三个阶段：魔力—战争阶段

诺伊曼（1973）指出，在这一阶段自我开始克服对母性的依赖。这是男性能量从女性能量中分离出来的早期阶段，在此过程中意识的自我开始认同男性能量。

诺伊曼（1973）认为，掌控大自然或外部世界的心理需要通过狩猎这一象征体现出来。在这一活动中猎手会征服野生老虎、狮子等代表着糟糕母亲的象征物。从象征视角来看，在这一发展阶段男性力量超越了女性的吞噬性力量。诺伊曼把这一阶段描述为意识的初期形式，当接下来自我从母亲原型的主导支配中解脱出来时，这一形式就被取代了。

诺伊曼（1973）指出对自我而言，整个原型领域是以大母神的形象出现的。需要征服的每一阶段都以龙为象征，它威胁着心灵退回到更低层次或不那么有意识的维度。作为男性能量，逐渐成长的自我必须与龙进行搏斗以保持自身继续向前的发展。这是神话故事中经典的英雄旅程，是关于婴儿意识能力初始发展的神话故事，也是关于我们每一个有意识觉察的历程的故事，它从潜意识的黑暗中浮现，进入觉察的光亮之中。

如果在这一发展阶段受创或受阻，意识的自我将依然依恋着女性力量的主导。诺伊曼（1973）把这一现象描述为从"母系"向"父系"过渡的失败或者是从潜意识状态到完全发展出意识状态的失败。诺伊曼指出，如果在自我形成的这个阶段心灵受创，那么就会导致对男性力量的永久性幻想，也就是他说的将"上层或太阳似的男性气概"与"底层或生殖崇拜的男性气概"混为一谈。诺伊曼发现，他称之为"唐璜"类的男人就是这种状态的明显表现，他们会乐此不疲、永无休止地去征服许多女性，然而却因恐惧被征服而缺乏建立一段真正意义上的情感关系的能力。

尽管诺伊曼（1973）举的例子适用于男人的发展，但相应的动态过程也会出现在受创的女性身上，她们拒绝彻底发展自己意识的自主性。与唐璜综合征一样，这会导致女性对男人的依赖和补偿性的幽怨。在这一阶段上心理发展的受阻，由于内心深处对被征服的恐惧，会导致个体对主导权的持续性争夺。同样，在这一阶段心灵内部对于浮现出来的任何心理内容的抵制，也体现了类似的内在挣扎。

诺伊曼理论自我发展的第四个阶段：太阳—战争阶段

在这一发展阶段，诺伊曼（1973）认为自我已经完成了与潜意识、女性能量的分离过程。他解释道，自我现在可以从对母亲原型的认同转向对父亲原型的认同。在这一发展阶段，自我被确立为独立的、有意识的实体。

诺伊曼（1973）认为，在自我意识的发展与心灵处在某一位置后固守不变的惰性之间存在着一个根本性的冲突。这是因为自我觉察的最初目标之一就是掌控外在的世界。而与此同时，成长中的自我依然被内心世界中的潜意识内容所掌控。诺伊曼认为，在象征意义上，这体现为对母亲原型的依恋。他认为这是源自每一个发展阶段的主导原型都具有试图紧紧抓住自我的倾向。下一阶段的原型倾向于展示自己好的或光鲜的一面，而被超越了的阶段的原型则呈现出黑暗、恐怖、固着的一面。

卡尔夫的自我发展阶段：战斗阶段

朵拉·卡尔夫（1980/2003）指出，在意识发展的这一阶段，象征性的场面呈现出战斗的特点。这是沙盘游戏中意识的浮现阶段，在这里战斗势力直面对方。在这一心灵发展阶段，自我已经与潜意识的母性能量分离开来。现在作为一种成长的有自主性的心灵实体，自我将自己视为意识的男性的能量。这就建立起了一种两极对立的情况：女性与男性，黑暗与光明。涌现出来的心理内容之前被归为属于阴暗的模糊的潜意识领域——女性能量。当这些内容进入到光明之中，并区分出自己的意识领域时，它必须抛弃先前的黑暗中的家园。从能量的角度而言，进入到意识的内容变得具有阳气，即男性力量。由于它的出现，在男性与女性、光明与黑暗之间建立起了对立的两极。

先前在潜意识浩瀚之海中没有形态的内容，开始以成对的对立能量的形态涌现，这些能量彼此相互作用。这是有意识觉察，具有自身的反思能力。在象征形式上，它表现为成对内容的一极与另一极的针锋相对。在沙盘游戏中，这一发展阶段的意识通常表现为势均力敌的双方的面对面。通常是好人团队与坏人团队的对垒。这一阶段的内容还可能表现为沙盘里光明面与阴暗面的对立。

朵拉·卡尔夫（1988）在沙盘游戏工作中发现了在自我发展的战斗阶段女孩和男孩在沙盘内容上的差异。男孩的沙盘中大多是作战的场景，而女孩的沙盘中则通常会出现马的形象。卡尔夫推测，性别差异会影响关系的主导风格，男性更倾向于冲突，女性则表现为抚育或照料。

战斗阶段映射出了在心理发展的前意识阶段中的前身，成对的沙具呈现出彼此之间的关系。前意识发展的早期关系阶段与自我发展的战斗阶段之间的差异就体现在两极对立过程中意识的突出作用上。在象征维度上，当意识充分认识到自身的对立面时，它就意识到了这些内容。当黑遇到了白，黑才"认识到"它们之间的不同。当好人面对坏人，他们才会"承认"彼此之间的差异。这一发展阶段的元素都处于有意识觉察的认知之中。

Ivy

当 Ivy 开始有意识地将自己新发现的内在女性特质和身体意象整合起来时，在她的沙盘 9 里出现了精力充沛的马群。在宁静的美洲印第安人村落的生活背景中，新的心理品质进入到 Ivy 的意识之中。随着觉察的不断向前推进，这些内容借由动物的本能清晰地体现出来。

Aaron

Aaron 的沙盘 6 和沙盘 7 都反映了心灵向着有意识觉察的推进。沙盘 6 中对立双方的士兵摆出自卫或进攻的架势。Aaron 宣布："我要做一场正在进行的战争"。他新形成的意识在清晰地面对着对立的一面，这是男性来访者内在男性特质发展的特征。与 Ivy 的印第安村庄一样，在沙盘 7 里 Aaron 把新的意识产物带到了自己宁静的房间之中。

超越功能中的两极对立

在荣格人格理论的讨论中，我们也谈到了超越功能中两极对立的象征性经历。我们必须注意不能把它与意识浮现时出现的两极对立混为一谈。在某种意义上，超越功能中的两极对立是逆向推进心理发展的过程的。当业已形成的自我无法继续坚守在自己的位置上时，就出现了超越功能中的两极对立。心灵发现了意识已经无法稳定存在的状态，迫使其重新回归到潜意识之中，从而继续成长与发展。两极对立就发生在自我的象征被迫分离成了其原型的对立元素之时，导致心灵处在被折磨的停顿状态，迫使心理能量下沉至潜意识去获取新的资源。而新获得的心理品质又必须继续向上推进，通过发展的阶段进入到意识水平。我个人的工作经验是，超越功能有时会以明显的两极对立的形式在沙盘中出现，但不是所有时候都会出现。我觉得超越功能的两极对立会出现在象征性的母体之中，沉淀冲向潜意识的心理能量，但并非总是如此明显。

我们是否能够区分沙盘游戏中转化和发展的所有这些阶段，依然尚没定论。沙盘游戏治疗师也未必会按照理论框架的顺序来看待它们。我们必须谨记，理论是来自于对经验的抽象总结，是为理解沙盘内容所提供的方法。沙盘游戏的神秘和美妙之处就在于其丰富的象征性过程，在这一过程中，来访者的心灵得以展开并以各种各样的方式展现自己。我们在一些个案中发现心灵发展的步骤和阶段有时会次序颠倒、重复或同时发生。比如在 Aaron 的沙盘 4 中，母子一体性、与母亲建立关系以及自性的群集同时出现。我们必须记住，每一个个案都是独一无二的，我们要让沙盘自己向我们讲述它独特的故事。

诺伊曼理论自我发展的第五个阶段：太阳—理性阶段

发展的第五个也是最后一个阶段是有意识的充分发展的自我，它一方面可以在世界中存在并维护自己，另一方面又同时不断朝向自性完善成长。在发展的这最后一个阶段，自我开始形成相对自由的意愿和独立于潜意识运作的功能。

诺伊曼（1973）反思到，在发展的每一个阶段，自性都体现在引导发展过程的原型之中，但并不完全停留在此原型上。诺伊曼把自性称为至高的指引，它指引着每一个发展阶段的方向。诺伊曼重新解释道，在整个发展过程中，自性首先作为母亲原型出现，随后是父亲原型，接着是群组的自性，最后是个体的自性。我们也可以这样来理解，首先是个体的心灵在黑暗之中与母体的潜意识相融合，然后逐渐进入到光明的男性特质的意识水平。在到达了意识水平后，成长中的个体性，或涌现出来的心理品质能在个体身上发挥作用。随着持续的发展，人的个体独特性或心理特点就逐渐形成并被包容在集体之中。

诺伊曼（1973）提醒我们，自性在不同发展阶段上的转化就是在迫使发展中的自我不断突破每一阶段的至高统领。对于有意识的觉察，这会导致焦虑、负罪感和痛苦。所有的人类发展，不论是内在世界还是外在世界，都有赖于一个富有创造性的开放状态，这让个体英勇创新的同时也经受痛苦。

自我—自性之轴

诺伊曼（1973）设想了一条连接着自主性的自我与完整性的自性之间的线段，称为"自我—自性之轴"（ego-self axis）。诺伊曼将它想象为人格之轴，连接着作为全部心灵中心点的自性与作为较小意识之圆的中心的自我。通过上文探讨过的心理发展阶段，我们可以看到自我是如何以衍生物的形式与自性进行分离的。自我—自性之轴具有其独立性，把自己与自性的统一的现实分离开来。然而这两个圆合为整体，自性是自我的根源。个体后半生整合性的成长目标就是发展并保持两者之间的有意识沟通。

自我—自性之轴是平行与对立过程这一复合体的中心。它一方面在自性中心指引着整个心灵，另一方面它又是意识中的自我。自我—自性之轴在个体的前半生形成，这时心灵分成意识与潜意识的部分。健康的自我—自性之轴或者说健康的自我和自性之间的关系，在日常生活中是很重要的，它会进入潜意识之中带出其中的内容，如梦境和意象等。

诺伊曼（1973）认为，在母子关系中经历的不安全感会导致不安全的自我—自性联结。在这种情况下，自我会过度防御，拒绝与自性的交流。这会导致个体不愿意听取或抵制来自于自性内在真实的信息。脆弱的自我—自性之轴还可能会造成负面的自性意象，以及随之产生过度的意识防御机制。脆弱的自我—自性联结还可能过于强调潜意识的指引，会导致精神错乱。

值得注意的是，诺伊曼指出力量的问题大多是与自我及其衍生物有关。他提醒我们，力量其实与真正的人格结构从未相关，更可能存在于与自性的健康关系之中，自我要一直对自性保持开放的态度。这并不是关于力量过多或无力的问题，而是关于自我与中心原型的自性联结之前的赋权问题。在自性化的过程中，自我让位于自性，但是自我并非不再工作。相反，它成为了整体的人格，而不再是其衍生物。

卡尔夫的自我发展阶段：适应集体阶段

在沙盘游戏中，这一自我发展阶段出现的意象是朵拉·卡尔夫（1980/2003）所谓的"对集体或集市的适应"。这是自我发展的最后阶段，在这里，被意识化的新的心理特质在日常和外部生活场景中得以呈现。在自我发展的这一阶段，自我产生了一种完整的感觉。已经形成了有意识的觉察。它知道自己是谁及其来龙去脉，因而松了一口气，暂时进入平稳状态。

日常生活场景的出现似乎宣布了新的意识化的内容被同化到日常的觉察之中。新的心灵产物让我们意识到我们是谁、我们在哪里等问题的真相。在沙盘中这可能表现为村镇的场景，人们像往常那样做着生意。心里的纠结已经结束，心灵的原型成分转入了地下。在沙盘作品的这一完成阶段，所使用的沙具和象征意象通常都是当代的，或者是日常普通的。

在儿童早期，第一次实现这一自我发展阶段会令儿童成为一个有思想、有情感和有自我意志的个体，同时也会拥有对外部世界的归属感。

在意识接下来的成长中，会越来越多的整合对自性（心灵的中心与源头）的有意识觉察，而这也是内在心灵工作的重要内容。先前未知的、潜意识中的内容会开始逐渐积累进入到已知当中。自我会暂时进入一种休息状态，直至受到源于自性的进一步发展的自在压力的召唤。

Ivy

Ivy 的最后一盘，即沙盘 13，是回归集市的很好范例。它展现出一个村落的画面，传承自她潜意识中美洲印第安人的血统。土砖结构的建筑物构成了一个别致的小镇广场，安静祥和，等待着村民们的到来。

Aaron

Aaron 的沙盘 15 展示的是在小河右岸回归到日常的生活场景；左岸，陈列着已经被他抛到身后的曾经战斗过的残骸，如今的他已经到达了新的意识水平。

Harold

Harold 的最后一盘象征性地回归到日常生活，庆祝自己发现了内在爱的源泉与全新的开始。当一位筋疲力尽的老人准备休息时，一位欢呼的拉拉队长欢迎着一队大象的到来。大象是强大的道路清洁工，也是尽心尽力的母亲。他毕生追求的理想化女性的复制品就站在他的附近。强大曼妙的女性沙具反映出他对自己徒劳追求的虚荣心的反思和幽默感，维纳斯作为一尊雕像被放置在小树林中若隐若现。

第五章　小结

在上文中，我们借鉴埃里希·诺伊曼与朵拉·卡尔夫的心理学理论，追溯了心灵成长的整个过程以及心灵发展和转化的所有元素所历经的健康发展过程。希望这些内容可以深化我们对沙盘游戏疗法治疗机制的理论基础的理解。

朵拉·卡尔夫（1980/2003）认为在充分容纳的环境下，沙盘游戏可以消除所有阻碍心理健康发展的环境性因素。卡尔夫提出的自由与受保护的空间再次创造了一个初始母子一体性的原型性情境。这一点是具有极其重要的意义的。这也令来访者可以通过沙盘游戏疗法实现心灵的全面疗愈与发展。沙盘游戏自由与受保护的本质特点可以让来访者回归到最初的心理状态，所有的成长与发展都在这里起步。作为一个安全的容器，沙盘游戏疗法创造了一个环境，促进重整的心灵内容经历所有的心理发展阶段直至最终成熟。

在自由受保护的空间中，来访者的潜意识可以进入到这一原型水平上的心灵工作。此时，也就发生了心理的融合。诺伊曼（1973）指出，每一次进入原型领域都会导致心智水平下降。在原型维度中，意识水平是放松下降的，主客体之间的边界变得模糊。在这一过程中，内心统一的现实取代了意识觉察到的日常现实。这是一种神秘的参与过程。在沙盘游戏过程中，来访者与治疗师两者的心灵在前语言、象征性的环境中进行了融合，再次创造出了母子一体性的环境。沙盘中象征性意象的活动与运动让来访者可以从母子一体性这个起点开始沿着我们之前讨论的整体心理发展阶段，再次体验心灵成长之路。

在沙盘游戏中，来访者的心灵可能会回溯到非常早期的发展阶段。我们从诺伊曼提出的幼儿神话虚幻式感知来理解来访者的体验是至关重要的。当我们在陪伴过程中有意识地觉察这些信息时，我们可以更好地理解和把控这些在沙游历程中出现的原型维度。当我们能够从心理进化每一个阶段的神话式经历的角度来理解沙盘作品时，我们的容纳能力也就得到了极大的增强。

　　并非每一个沙盘游戏历程都遵循着我们所提到的整个发展过程。心灵发展的阶段也不一定会以清晰、连续的形式出现。实际上，大部分沙盘作品只会出现完整发展过程中的些许片段。尽管这样缩减的形式并没有涵盖心灵发展的全部内容，或许也不能构成一个完整的案例，但我个人认为这依然是一个合理、有价值的历程。治疗师要一直将来访者的作品视为一个完整的整体来包容接纳，并不断发现其心灵独特的工作方式。

第六章　沙盘游戏疗法与其他发展理论

在各种发展理论的经典著述中，都可以发现与诺伊曼和卡尔夫关于婴儿早期发展观点的相似之处。在对诺伊曼和卡尔夫的理论进行了一番探讨后，现在我们来简要回顾一下其他重要的发展理论以及这些理论与沙盘游戏的关系。

裴斯泰洛齐

19 世纪末，教育学家裴斯泰洛齐（J. H. Pestalozzi，1895）的著作在儿童发展心理学中具有开创性的意义。他认为儿童早期教育的内容应该促进儿童观察与感知的心理能力的发展。鉴于当时的主流观点认为儿童生来是一个空瓶子，需要通过死记硬背来灌输信息，因此裴斯泰洛齐的理论在当时显得振聋发聩。

裴斯泰洛齐认识到，儿童会在安全与自由的探索环境中进行学习。他的理论导致了幼儿园的激增，同时拓展了对儿童早期发展和学习过程的研究。沙盘游戏中自由与受保护的空间反映了裴斯泰洛齐的观点。朵拉·卡尔夫（1980/2003）盛赞裴斯泰洛齐简练而又富有洞见的观点：

> ……正是通过母亲真正的爱，儿童发现了通往内在统一的道路，进而接触到灵性。

赫尔巴特

赫尔巴特（J.F.Herbart，1901）也在儿童发展方面进行了研究，他指出儿童会经历一系列的发展阶段，每个阶段都有自己独特的挑战和成果。尽管时至今日这已被视为是理所当然，但赫尔巴特与裴斯泰洛齐关于儿童发展的见解在当时却具有革命性的意义。他们的论述为后续的研究、为理解儿童心理的发展以及了解促进其发展的环境性因素开创了先河，并且他们的著作也激发了后来对成年人心理发展过程及其特点的研究。

让·皮亚杰

在 20 世纪初期，让·皮亚杰（Jean Piaget）（1928/1976，1929/1975）研究了儿童认知过程的本质与过程。他强调经验在成长和质性变化中的重要性，皮亚杰的观点对沙盘游戏有着重要的影响。

皮亚杰（1928/1976，1929/1975）指出发展就是对现实的渐进性建构，这一建构源自儿童与环境的积极互动。皮亚杰认为认知结构上质的改变来自对环境的"平衡"（equilibration）。平衡是一个自我调节系统，儿童以此来保持现有的心理能力与外在体验之间的充分平衡。

皮亚杰指出，在成长过程中儿童采用两种基本策略来保持心理的平衡（Flavell，1963）。一个是"同化"，儿童采用现有的认知策略来理解外部体验。在某些情况下，儿童现有的能力足以理解这些经验，解决他们遇到的困境；而在某些情况下，儿童的心理技能不足以应对环境中所面临的任务，这时儿童就会在心理上调整外部刺激，将它与自己的现有认知结构进行同化。而当现有的心理能力和外在体验之间的冲突过大，儿童就会调整自己的认知结构，让自己能够理解来自外部的这些信息。皮亚杰把这一过程称为"顺应"。新形成的认知能力会化解冲突，恢复内心与外在体验间的平衡。在发展过程中，通过顺应和同化的相互作用，儿童依次经历四个认知阶段。

皮亚杰（1970）认为"关系与行动"是认知发展过程中所必需的，儿童在自身发展中发挥着积极的作用。皮亚杰（1970）说道：

> ……要认识客体，主体必须作用于它们进而转化它们。主体必须对客体进行置换、连接、合并、拆分再重组。

皮亚杰理论中提出的对外部客体的操作与内部心理的转化之间的关系在沙盘游戏疗法中体现得十分明显。在沙盘游戏中，来访者作用于外部世界的元素——沙与沙具——继而推动和转化其内在的心灵世界。在沙盘游戏中，对外部客体的操作被设定在游戏的框架下，所以不存在现实世界中的各种限制，继而有可能激发来访者新的认知或扩展已有的认知。

当代研究者 L.E.Jones（1982）直接深入观察在沙盘中体现出来的皮亚杰定义的认知发展阶段。Jones 使用 Bowyer Pickford（1970）用于测量沙盘中标准发展状态的量表——个体发展沙盘评估量表（*the Sandtray Assessment of Development*）——来测量个体的发展水平，再结合皮亚杰的认知发展理论，来研究沙盘中的发展结构。Jones 认为这项研究展示了一种分析沙盘的认知发展方法。Jones 的研究为针对沙盘的认知性评估做出了有意义的贡献。

西格蒙德·弗洛伊德

西格蒙德·弗洛伊德（Sigmund Freud）（1933）强调个体的童年经历对其人格的塑造有着重要的影响。这一观点在儿童心理学领域产生了强大的影响。弗洛伊德、克莱因和埃里克森均强调婴儿早期经历的重要性。

弗洛伊德在探究人类意识水平之下的心理内驱力方面做出了开创性的工作。在他的众多观点中，弗洛伊德提出两大相互对立的心理内驱力推动着人类的心理活动，一个是性本能，趋向生命、爱与联结等，另一个是死本能，远离生命、爱与联结，趋向死亡。

弗洛伊德的著作为心理学的领域打开了大门，为人们了解心智与大脑是如何构成健康或病态的人类心理提供了丰富的洞见。他对深度心理学领域的贡献为后来他的学生卡尔·荣格发展的潜意识的象征性工作奠定了基础。这些早期理论已经为后来对象征性过程中的能量两极化研究做好了铺垫。

安娜·弗洛伊德

西格蒙德·弗洛伊德的女儿安娜·弗洛伊德（Anna Freud）是儿童治疗领域的先驱。早在 1923 年安娜就开始对儿童进行心理分析。在她成果卓著的职业生涯中，安娜调查、撰写并教授心理分析理论在儿童治疗方面的应用。安娜·弗洛伊德与另一位早期的儿童心理分析学家梅兰妮·克莱因在理论上存在着差异，二者在儿童发展阶段和进程的具体时间方面的观点也有所不同。安娜·弗洛伊德和克莱因随后按照他们各自的方法对儿童进行治疗。

梅兰妮·克莱因

梅兰妮·克莱因（Melanie Klein，1932）是最早把游戏作为一种对儿童进行精神分析治疗方法的临床医生之一。克莱因提出，在幼儿时期，个体正常的发展通过自我毁灭与自我保护这两个彼此对立的本能之间的互动得以实现。这些本能形成了投射、内射以及分裂等防御机制来处理内心的冲突和焦虑。

克莱因指出，发展是基于产生在儿童早期对客体好与坏之间的区分的。当这一分化足以创造出差别，但又不过度的时候，儿童就形成了稳定的心理基础。同时，与诺伊曼和卡尔夫一样，克莱因指出在个体发展的早期，以及在所有心灵变化的过程中，都会出现能量的两极对立。

艾瑞克·埃里克森

艾瑞克·埃里克森（Erik Erikson）是著名的发展心理学家，他（1950/1963，1959/1980）发现个体必须克服一系列危机才能逐步实现八个不同的发展阶段。与弗洛伊德和克莱因一样，埃里克森也提出，两大对立的基本内驱力会导致前行与倒退的心理力量之间持续的抗争，正是这抗争及其解决促进了个体的不断发展。

埃里克森认为，个体的变化与发展是通过完成一系列越来越复杂的发展性的挑战或"任务"来实现的。他（1950/1963）把这一过程称为"渐次生成"，心理任务的逐步发展是人类的固有潜能。下一阶段的发展取决于前一阶段任务的顺利完成。但是埃里克森强调，每一阶段发展性任务的完成并不意味着被克服的消极内容的消失。他告诫我们：

> 人格一直与存在的障碍处于交火状态，即使人至暮年也不例外。当我们来诊断相对稳健的状态和受损的症状时，才能更清晰地面对人类潜能中的矛盾与悲剧（1950/1963）。

埃里克森也提到游戏是早期发展的重要因素，因为它能让儿童组织自己的个体经历。

温尼科特

温尼科特（D.W.Winnicott，1958/1992）把母亲与孩子之间早期的情感联结称为"原始母性关注"，是指母亲把全部精力投注到新生婴儿身上。温尼科特指出，这是发展过程中暂时的、正常的并且十分重要的方面。用他自己的话说：

> 形成我称为'原始母性关注'的状态后，母亲为婴儿提供了一个适于生命早期阶段的良好环境，让婴儿开始发展自己，开始呈现发展的趋势，令婴儿体验自发性的运动，成为自己情绪的主人（1958/1992）。

温尼科特（1958/1992）强调了在随后发展过程中母子联结的重要性。他将自己对儿童早期发展的观点运用到心理分析的领域。他还特别研究指出在传统心理分析疗法中，是否形成充分的自我是移情性神经官能症形成的一个前提条件。他指出当有"足够好的妈妈"时就会形成自我。自我发展的后续特征都基于这一最初的环境，如果没有对婴儿给予充分的照顾，那么婴儿的真实的自我就无法得以发展。真实的自我会保持隐藏的状态，而形成的温尼科特所说的"虚假的自我"会与环境互动、对环境做出反应。出于自我保护，真实的自我处于休眠状态，而虚假的自我逐渐发展出行为模式来应对外部现实。温尼科特指出，尽管虚假的自我看起来连续完整，但他并不能真实地体验生活。

温尼科特（1958/1992）发现，传统的心理分析方法并不适用于这类个体，但他们可以通过他提出的"情境"来实现治愈。在本质上，环境就是治疗师在咨访关系中的状态。温尼科特说道：

> 在我所说的'情境'中，分析师表现出来的行为，如果能够充分满足来访者的需要，就能够逐渐令来访者产生一种希望，希望真实的自我最终能够冒着风险开始体验生活。
>
> 最终，虚假的自我让位于分析师。而这一时期来访者会具有很强的依赖性，这也确实存在着风险，来访者自然而然地处于一种退行状态。
>
> ……在这个阶段移情的一个特点就是，我们必须允许来访者的过去呈现出来。……而在移情性神经官能症的治疗中，过去呈现在咨询室之中，在这一工作过程中，这样说更为贴切——当下穿越到了过去，并处在过去的状态中。因此，分析师会发现自己面对的是来访者在情境中的原始状态。
>
> 如果分析师能够很好地适应，就会产生所期待的效果，即来访者实现从虚假自我到真实自我的转变。

在沙盘游戏中，象征承载着来访者的过往经历，而来访者与治疗师共同接纳并包容着这些象征性的内容。沙盘游戏疗法的象征性本质提供了一个理想的"情境"，在这一情境下来访者的内在与外在经历被安全地以非理性、前语言的形式所接纳。根据我的个人经验，温尼科特提到的依赖性移情会在沙盘游戏相互共享的象征性背景下被消除。象征推动着来访者的心理，这大大减少了来访者直接对治疗师的移情。

约翰·鲍比

1969 年，发展心理学家约翰·鲍比（John Bowlby）在他的著作

《依恋》（*Attachment*）中深入探究了早期母子之间的核心关系。鲍比提出了依恋行为理论，并断言儿童早期的发展并非依赖于内驱力，而是婴儿通过与母亲的互动激活了自身的行为系统的结果，这一论断开辟了一个全新的研究领域。鲍比指出在这一过程中的行为系统的目标就是亲近母亲。这些行为系统具有高度的组织性并通过这种方式让儿童借助与母亲的亲近得以持续发展。鲍比的理论为后来的神经生物学研究奠定了理论基础。他的著述强调了母子关系的重要本质及其与个体未来发展之间的关系。

卡尔夫（1980/2003）在沙盘游戏中所观察到的心灵的母性层面的激活，有力地证明了鲍比对儿童发展早期阶段中母子互动的重要作用的论述。卡尔夫认为在自由与受保护的空间里，沙盘游戏有可能直接激活早期发展过程中的行为系统。她认为即使是中老年来访者也可以再次面对并修复自己早期发展过程中的创伤与不足，从而愈合心灵的伤痛，防止其影响自己的余生。

玛格丽 · 玛勒

当玛格丽·玛勒（Margaret S. Mahler）尝试去理解自己所观察的精神病患儿的发育迟滞、退行性行为和共生性行为时，她（Mahler，Pine & Bergman，1975）意识到自己首先要了解儿童早期个体化的健康模式。这开启了她著名的正常母婴互动的研究，这一研究极大地丰富了儿童发展心理学的领域。

玛勒与同事研究发现，在婴儿的早期生活中，从出生到 18 个月，母亲与孩子经历了一个"共生阶段"（Mahler，et al.，1975）。在这段时间内，母亲充当了孩子的自我，设定边界并调解挫败感。母亲充当了婴儿内在和外在刺激之间的缓冲器，帮助孩子处理这些刺激。在这一共生阶段，母亲承担了孩子后来会自己完成的任务。

玛勒指出，在大约 18—36 个月之间，儿童会经历一个分离—个体化的阶段，在此其间儿童开始以越来越复杂的方式来经历他（她）与母亲的分离（Mahler et al.，1975），婴儿最先通过身体感知到纯粹的运动刺激，然后逐渐意识到自己是独立的客体，最终与母体分离。玛勒认为当孩子开始学习走路时，分离—个体化就开始了。

大约在 3 岁时，继分离—个体化之后开始出现心灵内在的分离，这促使孩子形成自我认知，从而与母亲分离（Mahler et al.，1975）。玛勒强调儿童首次成功地完成分离—个体化的过程具有重要意义，这引发个体心理的诞生，并对其后续的顺利发展至关重要。

荣格的理论从原型的角度讨论了心灵中心化的内在过程，这一过程发生在儿童 3 岁左右与母亲分离的时期。这与玛勒提出的儿童发展早期的共生阶段与分离—个体化阶段不谋而合。在这一时期，儿童的心灵经历了自性群集的中心化过程。

第六章　小结

在这一章，我们回顾了一些儿童早期发展理论，尽管它们很简短却也展示了它们与诺伊曼和卡尔夫所提出的观点的诸多相似之处。我们所回顾的这些理论学家关注儿童内在能力和外部技能发展的方方面面，及其对后续生命发展的影响。

而诺伊曼与卡尔夫主要关注的是心灵内部的成长与变化。他们的著述突出强调了，在人的一生中，每一次心灵的成长都会回归与重复个体的早期发展阶段。通过学习不同领域的理论内容，会深化我们对沙盘游戏疗愈与转化过程的理解。

第七章　沙盘游戏中的年龄发展模式

在考察了心灵发展的内部因素之后，现在我们把目光转向不同年龄阶段儿童的沙盘作品中的发展性差异。

依据来访者年龄大小排序，儿童的沙盘作品呈现出一定的可预测性的特点。苏格兰心理学家 Laura Ruth Bowyer 是较早开始针对这一领域进行研究的学者。她（1970）对沙盘中年龄与性别的发展范式的研究一直具有丰富的指导意义。

Laura Ruth Bowyer 的儿童发展范式

在玛格丽特·洛温菲尔德的鼓励下，Bowyer（1970）满怀热忱地对"世界技法"进行了深入的研究。她在著述中系统地介绍了世界技法的历史与应用，对这一领域做出了突出贡献。

在 Bowyer 对世界技法的诸多研究中，有一项调查是随着个体正常的发展，研究沙盘内容与过程中的变化（Bowyer，1970）。Bowyer 得出的发展范式准确地总结了我在临床工作中所观察到的年龄差异，并且帮助治疗师去了解特定年龄段的儿童的"常态"作品的特点。尽管沙盘游戏疗法本身在许多内容上不是绝对的，但沙盘中的确会有偏离常态或偏离典型的内容出现。请记住，为了正确地包容和接纳沙盘作品，作为治疗师的我们必须要了解年幼和年长儿童在沙盘构造与内容上的不同。了解这些典型沙盘作品的特点，还可以帮助我们在与较大的孩子和成年来访者一起工作时，通过他们的沙盘内容判断出他们发展受阻或发展停滞在哪个年龄阶段。为了便于参考，我在下表中

（见表 7-1）总结了 Bowyer 的儿童发展范式。

表7-1 儿童随年龄增长在世界技法作品中内容与过程的变化——Laura Ruth Bowyer 的总结

Bowyer 的儿童发展范式

2—4 岁

· 只使用沙盘的部分空间
· 把沙具戳进沙子里或者散乱地扔在沙子上
· 混乱无序的场景
· 使用动物沙具而不是人物沙具
· 不同儿童之间所创造的作品具有较大的相似性
· 沙盘周围会散落沙具
· 倾倒沙子或掩埋
· 重击沙子

5—7 岁

· 有秩序的岛屿
· 逐渐增加对沙盘空间的使用
· 主要使用动物沙具
· 表演与自发的游戏
· 食物与抚育的主题
· 开始出现有围栏和边界的场景
· 向人与沙具上倒沙子
· 开始出现战斗场景（7 岁）

8—10 岁

· 继续出现战斗场景
· 围栏与边界场景的出现在 10 岁时达到顶峰
· 越来越多的现实场景
· 主题的发展
· 对沙子的使用更具有建设性

> **11 岁及以上**
> · 所有内容形成了一个场景
> · 内容具有组织性，各部分之间相互依存
> · 人们日常生活的场景
> · 对小镇或村庄的概念性和象征性呈现
> · 丛林动物再次出现，更具有现实意义（11 岁）

Bowyer 对儿童沙盘的研究依然具有重要的文献价值，并得到了当代研究的支持（Pennington，1996）。尽管她的大部分工作是将沙盘作为一种临床诊断的工具，但 Bowyer 的发展范式的确为沙盘游戏治疗师提供了实质性的指导。

Martina

Martina 的沙盘作品很好地呈现了随年龄增长儿童在沙盘建构上的发展性变化。Martina 5 岁时开始自己的第一个沙盘，12 岁时结束自己的沙游历程。15 岁时，已经是少女的 Martina 再次前来进行了短期咨询并制作了一个沙盘。当我们按照时间顺序回顾她的所有作品时，可以清晰地看到沙盘内容越来越具有组织性与关联性。Martina 的初始沙盘具有 5 岁儿童作品的典型特点。稀稀落落、几乎没有整体感。而她的最后一盘呈现了完整的人格结构并流露出深刻的精神气质。

儿童在沙盘游戏中的互动游戏

3—5 岁的儿童经常会进行我所说的"互动游戏"（interactive play）。这是一种自发的游戏状态，儿童会用沙具表演出主题与场景，而不是乖乖地把沙具摆放在沙盘里。在互动游戏中，儿童会拿着猫的沙具，放向空盘子同时喊着"喵，喵！我饿了"，接着就会把猫放在

空碗边上，因为它"饿"了。这些游戏中的变化源于儿童逐步发展的认知能力。由于在沙盘游戏过程中幼儿的这种互动游戏非常普遍，所以我们来详细探讨一下这个现象。

在 1940 年初，发展心理学家 Heinz Werner（1940/1973）开始研究他所说的童年"相面期"（physiognomic period），在这一时期，儿童的心理体验是人与物、主体与客体的高度融合。Werner 发现，3—6 岁的儿童主要是通过运动和情感来体验周围的世界。在这一发展阶段，心理没有边界来区分和分离主体与客体。Werner 认为，处于相面认知模式的幼儿把所有事物都感知为是有生命的。对于他们来说，所有事物都是有生命、有感觉、有意图、有愿望的。Werner 指出，相面认知模式的特点就是用身体—情感对客体进行直接、深刻的感受。很重要的是，相面认知发生在对客体拟人化之前，而拟人化的过程包括了对客体属性的觉察。

幼儿的这种相面认知导致其完全沉浸于游戏之中，无法将自己与客体分离。幼儿深深地沉浸在自己的游戏里，通过身体产生强烈的体验。在幼儿早期，大约 18—45 个月之间，儿童的游戏就是将自己的心理体验移情至游戏客体上的过程。随着儿童的发展，这种内心体验真实移情到玩具上的过程逐渐被虚构的、"拟人化游戏"所取代。总的来说，Werner（1940/1973）提出，在儿童 3—4 岁时相面认知明显减少，儿童对玩具的相面体验转变为拟人化的游戏。在拟人化、虚构的游戏中，儿童逐渐意识到自己是在假装。

拟人化的游戏保持着儿童对游戏客体身份的高度认同，随着他（她）意识的继续发展，他（她）会知道，玩具躺下也并不是真的病了。这种变化是逐渐发生的，而且两种类型的游戏之间也并没有一个清晰的界限。尽管稍大的儿童知道沙具中的闪电根本不是他（她）昨晚在暴风雨中所见到的恐怖闪电，但这一沙具的确在游戏中承载着相同的恐惧与力量。

Werner（1940/1973）的研究显示，从 18 个月开始拟人化的游戏会一直贯穿整个儿童早期，大约在 6 岁时会逐渐停止。在 Werner 的著作中引用了 Charlotte Buhler 的一个图表，介绍了儿童从 18 个月到 6 岁期间拟人化游戏的渐进过程。Buhler 指出，随着时间的推移，幼儿对物理实体的拟人化逐渐减少，对动植物的拟人化游戏逐渐增多，而对自然事件的拟人化有起伏，在 3 岁半时达到顶峰。

谈到儿童的绘画，Werner（1940/1973）发现：

儿童绘画表达的不仅仅是视觉所见，而应该说，是对所画客体相面感知的浓缩表达。

在这一感知方式中，任何动作都是一种情感的表达，或者是有意图的行为和姿态。在沙盘游戏历程中，儿童互动游戏中拿着沙具的所有动作都饱含着他们的情感、情绪和内心体验。

Werner 通过对幼儿的观察发现，儿童对客体的相面体验与他（她）从客体获得满足的心理需求，二者相结合引发了儿童拟人化能力的逐步发展。Werner 说道：

一旦有了心理需要，事物就变成了人。（1940/1973）

这一感知体现在沙盘游戏中，就是幼儿情感和心灵的需要导致了儿童对具体沙具的选择，并在沙盘的互动游戏中赋予了沙具生命。基于儿童疗愈的心理需要，心灵内在疗愈与发展的力量激发了儿童对沙具的选择。而通过所选择的沙具，儿童自发积极地面对并修复创伤，从而实现疗愈。

除了稍微年长一些、处于性萌芽期的男孩会在战斗场景中模拟炮火隆隆和枪声，通常儿童赋予沙具生命、与沙具之间的互动游戏会在

6 岁时减退。

沙盘游戏中的性别差异

　　沙盘游戏还涉及个体发展的另一方面内容，就是自我与他人或事物之间建立关系的能力。在这部分我们来重点讨论这一主题，考察来访者与外在世界之间关系的形成，以及性别在这一发展中的作用。

　　卡尔夫（1988）将自我发展的第二阶段定义为战斗阶段。在健康儿童的正常发展过程中，这一阶段大概出现在 7—9 岁。卡尔夫注意到此时女孩和男孩的沙盘内容出现了差异，在这一发展阶段男孩的沙盘突出特点表现为战斗主题与攻击性，而女孩则更多地出现滋养和抚育的主题。卡尔夫提到，她在这一阶段女孩的沙盘中看到过许多照顾、关爱马的场景。

　　卡尔夫有关在这一发展阶段儿童沙盘中存在性别差异的观点，也得到了两位当代学者的论证：V.J.Burke（1996）和 D.P.Cohn（2000）。Burke 研究了 7—11 岁的儿童沙盘作品来区分男孩和女孩作品之间的主题性差异。Burke 发现在儿童作品的关系主题上存在着显著的性别差异。攻击性的互动主题在男孩的沙盘中很常见，而成双成对或家庭关系的主题则在女孩的沙盘作品中占主导。

　　Cohn（2000）调查了处于战斗阶段的儿童的沙盘主题与其行为之间的关系。研究发现，在这一阶段的沙盘制作中男孩通常会用言语描述其攻击性和冲突的主题，并且，他们会表现出亲社会行为与解决问题的倾向。而这一阶段的女孩则很少用言语描述沙盘的主题，她们的沙盘中会出现好奇、探索和想象的内容，受欺负与被动观察的主题也会经常出现。

　　依据诺伊曼（1973）的理论，在原始关系阶段女孩与母亲形成认同，她们的这一关系是具有身份认同的特点的。男孩则不同，由于他们与母亲存在性别差异，所以他们之间的关系在本质上是具有对抗性的。

当我们从建立关系的角度来考察这一发展过程时，卡尔夫所观察到的沙盘中的性别差异，可能可以被理解为是男性与女性建立关系方面风格差异的内在心理构成。在健康发展过程中，这一阶段发生在青春期之前，紧接着就会出现个体性功能的成熟，以及基因与社会文化力量对男性与女性的影响。

男性和女性沙盘作品中象征性内容的差异，体现了男性和女性与内外世界建立关系的本质性不同。我们在沙盘中所看到的，是男女在处理与外界和内心世界的关系上方式的不同。女性以合作抚育的方式来面对她们的世界，而男性则是为了地盘与权力进行竞争。

针对这一课题，当代的性别差异理论可以提供大量丰富的信息，在自我发展的这一阶段，沙盘中出现的关系象征性的差异也值得我们进行深入研究。目前，在沙盘游戏的实践中，我们主要关注的是在自我发展过程中涌现出来的象征性内容。

第七章　小结

行文至此，我们从心理学理论的角度，考察了沙盘游戏疗法中疗愈与转化的发展过程。现在我们将把目光转向神话研究，从一个完全不同的视角来理解这一过程。

第八章 沙盘游戏中的神话式发展模式

——宇宙树

引　言

在心理学理论的基础上，我们现在直接借助心灵的语言——神话，来探讨心灵改变与转化的过程。我们以宇宙树（尤克特拉希尔）（Yggdrasil）这一神话故事为例，来阐述沙盘游戏作品中一些微妙的改变过程。

世界之树，又称宇宙树的故事，源自《散文埃达》（*Prose Edda*）这一古老的冰岛神话，最早由 Snorri Sturluson（1954/1984）于 12 世纪根据口口相传的传说记载而成。以诗歌体记录了在国王古鲁菲（Gylfi）与三位智者之间一系列的问与答，《散文埃达》是早期北欧神话的文学经典。

作为潜意识的原型语言，这一关于巨人和神灵的魔幻故事，就像一把钥匙可以开启我们神秘的内心世界。世界之树的枝干和树根呈现着心灵成长与改变的方法（Metzner，1994）。这一美轮美奂的神话故事讲述了由两棵树（一棵白蜡树，一棵榆树）所形成的世界上的第一个男人和第一个女人。主神奥丁（Odin）和他的妻子弗丽嘉（Frigg），与阿萨神族（Aesir）的诸神一起住在仙宫阿斯加德（Asgard）。奥丁被称为"众神之父"，是所有神灵与人类的父亲，而弗丽嘉，被看作是大地，是奥丁的女儿也是他的妻子。

故事中的那棵白蜡树就是宇宙树，是众神的圣殿。世界之树，宇宙树屹立于世界的中心。它的枝干笼罩着整个世界，覆盖了苍穹。一只智慧的老鹰在树梢顶端，在它的两眼之间有一只秃鹰。

宇宙之树同时承载着生死的轮回。它遭受着巨大的痛苦。鹿啃咬着它的叶子，毒龙尼德霍格（Nidhogg）吞食着它的根部，树干开始腐烂。它的消亡并非没有收获，成长的同时就会有苦痛与失去。一只松鼠沿着树干上下攀爬，在树梢的老鹰和树根的毒龙之间传递着彼此仇恨的信息。天空之鸟的老鹰与大地生灵的毒蛇之间上演着如同男性特质与女性特质之间一般的争斗。世界之树的意象蕴含了跨越时间与空间的整个死亡之路。同时，它也代表着个体生命过程中所固有的永恒整合的潜能。宇宙树涉及了时间与永恒的交错。这让我们思考作为一个个体，要如何利用日常生活中的环境尽最大可能地去实现自性。这一神话提醒着我们，自性的显现必然伴随着一段内心持续的挣扎与痛苦。

就如宇宙树上所显现的，阳与阴的两极能量在平衡与不平衡的变换混合中彼此对抗。它们之间的争斗即将毁灭大树，好在整个过程中还有来自树根深处的滋养，让宇宙树得以维持存活。世界之树因而成为了一种整个世界循环往复、不断重生的象征。它一直在生长，也一直被摧毁。它源于自性，不断被自性所指引，并最终要回归到自性本初的整合。荣格（1956/1976）指出，宇宙树是生命之树，也是死亡之树。宇宙树的故事提醒着我们，生命的航行必然蕴含着苦痛。终有一死的人生不过是一场经历，但它被永恒的自性滋养支撑着，而自性超越了时间和形态的界限。

宇宙树（Yggdrasil）意为"奥丁之马"（Ygg's horse），Ygg 或 Yggr 就是奥丁，是"令人害怕"的意思，奥丁是战神、死神、权利之神、魔法之神。宇宙树是"令人害怕的马"，在现实的领域，意识与潜意识之间，穿梭驰骋。宇宙树就像是一种交通工具，人们可以通过它到达潜意识的深处，也可以返回到意识的水平。

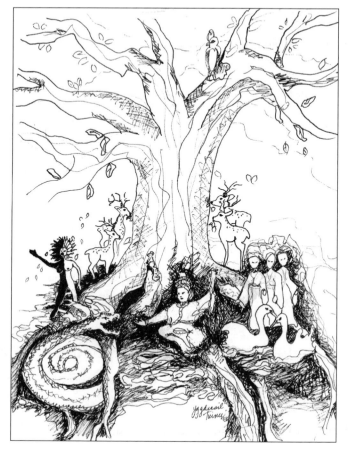

图 8-1　宇宙树的三大树根

钢笔画（Barbara Turner，2003）

荣格（1967/1983）指出，从横向的视角来看，曼荼罗是一个自性的意象，而其实它的外形是一棵大树。也就是说，宇宙树是成长和发展过程中的自性。根植于大地，长向苍天，宇宙树本身蕴含着对立统一的意义。这一神话的出现也预示着人类本身实现对立统一的可能。从原型的角度来看，我们都来自世界之树。通过它，作为自性化身的我们寻找到回归意识之路。

因此，宇宙树提供了一个生命发展的神话式模板。作为一幅隐喻着自我与自性之间关系的地图，它指引着我们越来越多地对自性进行有意识的整合。正如我们在之前心理学理论部分所探讨的那样，宇宙树的根基有三口泉水，分别代表着改变与发展的三个主要阶段。另外，滋养着宇宙树的这三口泉水还定义了进入自性化过程的三个主要模式。

宇宙树的三根树根及其泉水

宇宙树由三根巨大的树根支撑，而这三根树根由三口不同的泉水所滋养（Davidson，1964；Hveberg，1962）。第一根树根深入阿萨神族的国度，是众神与人类的领地。这里有兀儿德之泉（well of Urdr），"命运之泉"，由诺伦三女神主宰，分别是兀儿德、薇儿丹蒂、诗寇蒂。第二根树根深入尼福尔海姆（Niflheim），这里是死人的疆域，是地狱或者说是黑暗之所。赫尔这位死亡女神掌管着尼福尔海姆，她上半身是一个正常健康的女人，腰部以下却溃烂发黑。毒龙尼德霍格居住于此。这一树根的泉水是"赫瓦格密尔"（Hvergelmir）。第三根树根深入金伦加（Ginnungagap），这里是原始的深渊。密米尔（Mimir）之泉就位于此，由巨人密米尔守护，这是智慧与知识之泉。

正是借助这三根树根和滋养着它们的三眼泉水，宇宙树的神话暗喻着人类心灵转化的三个主要阶段，直接对应着诺伊曼（1973）与卡尔夫（1980/2003）理论中提出的三个心理发展阶段。并且，不同的树根与泉水也描绘出在沙盘中出现的主要转化方式。

诺伊曼（1973）的理论描述了心灵发展的全部过程，从一个新的心理品质的形成开始，通过每一阶段的成长，到最终完全的意识化。宇宙树根基里的这三口泉水代表着心灵发展的三个前意识阶段，可以被比作诺伊曼和卡尔夫所提出的心理早期发展的三个阶段，如下表（表8-1）所示。

表 8-1　心理发展早期阶段对比表

心理发展的早期阶段		
诺伊曼	卡尔夫	宇宙树的神话
与母亲的原始关系	母子一体性	尼德霍格之泉
与父母的分离	与母亲建立关系	诺伦之泉
趋中性	自性的群集	密米尔之泉

在沙盘游戏疗法的临床实践中，我发现来访者心灵疗愈与转化的过程并不总是遵循着诺伊曼（1973）与卡尔夫（1980/2003）所提出的发展阶段的顺序来进行。通常这一过程会在各个阶段之间多次穿梭，来回往复。我也见证过一些沙盘作品并不会经历所有的发展阶段。然而，这些来访者也在不断地疗愈变化，过着更完满的生活。在我们考察宇宙树的神话时，会强调其中与诺伊曼（1973）和卡尔夫（1980/2003）的理论之间的相似点。我们主要关注每一口泉水所代表的心灵疗愈或转化的方式。

宇宙树的三根树根呈现了心灵改变的整个过程，每一口泉水都邀请着我们来品尝，或许是一次一口泉水，或许是混合在一起品尝，并无顺序可言。这一古老的神话寓言暗示着心灵转化过程中的三种主要形态，任意一个形态都是进入这深刻转化过程的切入口。这就意味着，心灵深层秩序的改变可以从三种形态的任意一种开始，并从这不同的起点开始经历整个内在的转变过程。这一神话也暗示着，在一定条件下，心灵并不是必须要经历前意识改变的三个阶段。

地狱之泉：沙盘游戏历程中的超越

沙盘游戏历程中的第一个形态就是超越功能的出现。这是心灵最黑暗的起点，也是个体心灵与母体潜意识融合的阶段。诺伊曼（1973）

称之为"原始关系",卡尔夫（1980/2003）则称之为"母子一体性"。在宇宙树中，这种形态的转化发生在尼福尔海姆这个根部，又称"黑暗之所"。这是地下、地狱或亡灵之国。供养这根树根的泉水叫赫瓦格密尔。拥有一半正常、一半腐烂发黑的身体的女巨人——赫尔，统治着这一领域。宇宙树的故事中有一条名叫尼德霍格的毒龙（又称"毁灭者"）啃噬着树根，与栖息在树顶的老鹰作战。这条毒龙，代表着黑暗的女性力量，与端坐在光明之中的位于意识水平的男性力量相对立。尼德霍格，处在潜意识之中，为了引起意识的注意而不眠不休地吞噬着树根。潜意识不断向意识水平的自我发力，促进其成长与发展。

在故事中，尼福尔海姆早在大地出现之前就已经被创造出来了。宇宙树的神话中对这里的描述就是指人类心灵最深处的潜意识（Metzner，1994）。它存在于意识之前，并从中形成了意识。心灵中这一领域的一大功能就是对意识的补偿。尼福尔海姆容纳着人类集体潜意识的智慧。通过毒龙尼德霍格，潜意识不断侵扰着意识，令其与自性相协调，并不断越来越多地将自性整合进意识。我们并不愿喝下赫瓦格密尔之泉的水。除非当自我的状态不再稳定，必须发生改变时，我们才会被拖入潜意识的黑暗深处。

赫瓦格密尔之泉的转变方式就是超越。超越，顾名思义就是超过、越出。它的词根 trans 就是跨过、跨越的意思。因此，超越就意味着超过事物的极限。在荣格理论取向的心理治疗方法中，我们所提到的超越就是指通过将来自潜意识的新的心理内容整合进意识，从而突破原有自我的极限。在象征性过程中我们讨论过，自我会抵制这一改变。因此这种改变方式的特点就是根本性的瓦解，是突然发生的并通常会带来深深的恐惧。尽管超越功能发生在潜意识的深处，但是意识也必须参与到这一转化过程中来。自我会意识到自身的失败与迫近的瓦解。

赫尔女神掌管着这一变化的维度。我们在其他文化中也能找到类似的形象，比如印度神话中的卡莉（Kali）和让特（Rangda）。赫尔一半的肉身是健康的、正常的，属于现实的世界，但同样，她也不可改变地由潜意识最深处的黑暗内容所组成。赫尔通过消磨意识，将意识拉入潜意识的腹地，来维持滋养着自己那一半的肉身。她通过消融受限的意识，用先前未知的、来自潜意识的心灵内容滋养它，从而令意识得到不断的扩展。

在赫尔的引导下，毒龙尼德霍格抓住我们并把我们拖入地狱之泉。如果我们能够幸免于难，那么我们将会经历一场彻底的转化。神话中尼德霍格的残暴其实是对象征性历程中这一激烈瓦解的心理过程的描述——当自我停滞不前时，心理能量被迫沉入至潜意识去寻找核心原型。这种改变通常是偷偷接近我们而并不是我们自愿开始的。这一历程既危险又暴力，会颠覆我们以往的认知，硬生生地将我们的意识敞开去整合更多的自性。这是对我们意识中关于"我是谁，我的使命"这些内容不可逆的改变。

沙盘游戏中的地狱之泉

当来访者进入尼福尔海姆的地狱之泉，他（她）的心灵便开启了超越功能。这一改变过程具有深远的意义，并具有混沌的特点。这是对来访者的自我进行激进重整的过程，会剧烈地突破个体认知的边界，扩展意识的范围，并调整意识的内容使其与自性的中心原型相一致。

在沙盘游戏历程中这一阶段表现为下沉至潜意识的深处。这下沉也可能会出现在间歇性的返回至更舒适的意识水平的过程中。由于象征的两极力量之间高度紧张的对立达到顶点，所以该阶段会在沙盘中表现出极度的黑暗和巨大的能量。在这一过程中心灵会意识到自我的局限。随着自我的停滞与最终的分解，源自原型的新的心理内容可以解决目前的心理困境，且渐渐被意识化。由此，自我得到了新生、扩展，并与自性之间更协调一致。

治疗师一定要留意来访者在这一突然转化过程中的表现。来访者需要足够的时间和细心的治疗性容纳，让他的心灵以有效的方式来有意识地整合这些剧烈的变化。就如同潜意识与意识一样，混沌与创造也是一种互补的关系。彼此对立的冲突是心理成长的一个前提条件。因此，内心的混沌感是必要且不可避免的。这种混沌预兆着内心的有序和意识化。从这个意义上来讲，这种混沌是神圣的，它包罗万象。心灵的阴暗面带来心灵的成长与整合。在自性化的过程中，尤为重要的是在自我与未知（即混沌）之间建立起协调的关系。心理障碍通常是由于自我无法与心灵的黑暗面之间建立起有效的关系所导致的。

如上文所述，在宇宙树的树根部位发生的改变通常是突然、危险和令人恐惧的。当来访者进入了赫瓦格密尔之泉的混乱阶段，是对治疗师治疗性容纳能力的考验。治疗师一定要能够从心理上承载包容来访者心理历程中涌现出来的各种未知。治疗师必须保持自身的稳定，就像在黑暗的海上风暴中坚定航行的船只。

心灵在这一改变阶段中出现的剧烈瓦解，需要通过心理逐步的发展进行整合。那些被解构的心理内容，需要被容纳并调整为新的心理产物整合进心灵。从尼德霍格之泉开始的沙游历程是一个深层重整内心秩序的过程，必然会按照随后的发展阶段逐一进行下去。

Cary

Cary 的沙盘游戏作品是从尼德霍格之泉开始的。她的沙游历程的特点表现为在上升至接近意识水平的波动中，猛然下沉至心灵的黑暗里。比如，在 Cary 的沙盘 7 中，她快速地制作了一个呈辐射状的三角形岛屿群，呈现出紧迫的、近乎狂乱的特点。尽管 Cary 说自己的沙盘就好像"……四周围满了钻石",但它依然传递着一种凄惨阴暗的氛围。在制作过程中,Cary 默默地掉泪,她说自己没有什么特别的感受,只是觉得冷。

    Cary 的沙游历程经常令我们的心理承受能力达到极限。她每一次心灵的下沉都令咨询室中充满了黑暗与恐惧的氛围。在这些沙盘的制作过程中,Cary 的双手触碰到沙子都会不自觉地颤抖。就如同在沙盘7 中的表现,她经常会陷入莫名的哭泣中。Cary 在尼福尔海姆树根处所经历的改变是剧烈的,也是深刻的。

命运之泉：沙盘游戏历程中的疗愈与回忆

    世界之树的这个树根深入阿萨神族的天界,这是神族与人类的领地(Davidson,1964；Hveberg,1962；Sturluson,1954/1984)。滋养着这个树根的泉水被称作"兀儿德之泉",即命运之泉。它对应着心理发展的第二个阶段：开始出现发展变化,孕育着的新内容开始呈现出来,也就是诺伊曼(1973)提出的"与父母分离"的阶段,以及卡尔夫(1980/2003)提出的"与母亲建立关系"的阶段。

    两只天鹅在由诺伦三女神所管辖的泉水中嬉戏。诺伦女神是三位年轻的少女,她们能够决定人类和诸神的命运。在象征意义上,由于天鹅具有像男性生殖器外形的脖子以及带有女性特质的圆润的身体,因此它们代表着阴阳结合、对立的统一(Eliade,1964/1974)。由于其代表着男性能量与女性能量的平衡融合,所以天鹅是一种心灵神秘中心的象征物。在一些传统文化中,天鹅作为一种神奇的大鸟,是唯一可以与鹰抗衡的鸟类。在一些神话中诺伦女神会把自己变身成天鹅去完成自己的任务。值得注意的是,在命运之泉中戏水的是两只天鹅。二——作为数字或者二元性,出现在决定着人类命运的泉水之中。这样的两只天鹅代表着心灵中对立统一的可能。这样一对神奇的大鸟，提醒着我们心灵发展的目标之一就是心灵的内在平衡。

诺伦女神与人生的三个方面息息相关，包含着人生的过程。她们经常被比作是希腊的命运三女神：代表着过去、现在和未来（或出生、活着和死亡）。然而，这样的比喻往往将诺伦女神的寓意限定在时间的维度里。作为沙盘游戏治疗师我们所关注的是在这些时间历程中的心理意义。就如同我们是如何看待尼德霍格与宇宙树顶端的雄鹰之间的争斗一样，我们要考察的是诺伦女神所统治的这一心理领域中的关系问题。两只天鹅在命运之泉中嬉戏，三位诺伦女神共同晓谕着我们自己的命运。

诺伦三女神还致力于将我们的命运具象展现出来。诺伦三女神所掌管着心灵领域中时间的发展和内容的呈现，与意识到的生活事件有关。命运之泉的泉水关联着我们的起源和祖先，蕴含着古老的集体潜意识深处的记忆，它涉及在自性化的过程中将这些记忆整合成个体意识的一部分。

命运之泉的作用是回忆，与疗愈创伤有关，还涉及我们生而为人的根本，涉及我们来自何方。这便是我们的生命时间轨迹：即我们的基因、家族和文化遗传。在宇宙树的故事中众神骑着马沿着"彩虹"之桥从大地至天庭伸张正义。神话故事中这一树根部分所代表的心灵功能就是将人生的阶段和经历与完整的自性连接起来。这是一种补偿功能，动态调整着自我与自性之间的关系使其保持协调一致。

诺伦三女神用取自命运之泉的白黏土涂抹宇宙树，令其枝干继续生长。因此，"……宇宙树在命运之泉上永葆常青"（Sturluson，1954/1984）。由于有四只小鹿不断地啃咬着宇宙树的树皮和树叶，所以命运之泉的滋养是十分必要的。这个神话告诉我们，命运之泉提供的滋养是一种安慰与抚慰。这滋养支撑着现实的生命历程不断延续。它缓解着两极对立的痛苦，并提供了足够的抚慰让我们可以忍受男性力量与女性力量之间的巨大冲突。

三女神之中，兀儿德掌控着命运，这代表着在强大的自性之下每一个个体的独特性。兀儿德所掌管的是每一个个体的独特潜能。这潜能并不是世俗意义上的伟大，而是自性的独特化身。就像印度教中对达摩的定义，"……那些容纳在一起，或一起支撑的（Reyna，1993）。"我们的达摩就是真我的具体呈现，是现象背后隐藏的本质，是以独特的形式呈现出来的最高普世真理。

兀儿德与疗愈有关，处理着个体的记忆。这包括再次体验到个体的达摩，就像传统意义上回忆起已忘记的个人历史和过去一样。

兀儿德的提问：在这样一个独一无二的肉身之中，我到底是谁？

兀儿德致力于确保每一个个体都可能拥有独特的天赋和才能，当这些天赋和才能被发现和表现出来时，它们就是每个个体的具体特征。换句话说，通过不断发掘、探索、接纳和尊重自己内在的真我，每一个个体的生命都具有其独特的意义。留意兀儿德的指引的个体会知晓自己生命中神秘的核心———自性。

薇儿丹蒂掌管着当下与形成。她所掌控的就是让个体的行事符合自身独特的命运。薇儿丹蒂监管着整个生命历程，对期间所有的需求进行回应。她关注个体的转化潜能，并关注个体对遵从于自性的有意识觉察。就像印度教中对因果报应的定义。因果报应常被误认为是"由于个体行为所导致的命运"，因果报应实际上是行为本身，是与个体达摩所一致的行为，是在特定环境下对内心需要的恰当回应。当一个个体的行为偏离了内心的达摩，即自性，并执迷于这样的行为结果时，就为自己制造了未来的困难和报应。这就是所说的"因果业报"。薇儿丹蒂关注的是利用生命中的挑战来实现更多的自性。这是一个动态适应的过程，我们在之前的心理动力部分讨论过。薇儿丹蒂聚焦于通过采取正确的行动来进行疗愈。通过在各种情景下对自性的尊重，建立并保持内在与外在世界的秩序。在时空之中调整我们的生命历程与自性相整合，并尊重个体当下的存在。

薇儿丹蒂的提问：**知晓了真我后，现在，我该如何正确地反应？**

第三位女神是诗寇蒂。她掌管着生命中的必需品——亏欠与内疚。这些我们生命中的亏欠来自自己的行为、来自我们的祖先或者来自我们的前世。这也是我们刚刚提到的"因果业报"，是我们必须要偿还的，是我们必须要学习的经验教训。诗寇蒂监管着人生的这一部分：我们必须对自己犯下的错误负责，并将它们作为自己人生的课业，重整自我与自性一致。诗寇蒂与疗愈有关，处理的是个体的哀伤、宽恕和承担责任。

诗寇蒂的提问：**还有什么未完成？**

沙盘游戏中的命运之泉

在沙盘游戏中，当来访者进入到兀儿德泉，他（她）将经历回忆与疗愈的改变过程。这一过程将回溯来访者以往的经历，并修复创伤或适应目前的现实境况。在这一过程中，来访者将摆脱心理的痛苦或不安、重获健康安乐。滋养这一树根的泉水在沙盘游戏中将通过恢复来访者对过往的有意识觉察而实现疗愈，因此会产生疗愈所必需的悲伤与宽恕。这一过程让我们回忆起曾经被遗忘的过去，让我们去哀悼，并将这些曾经的经历重整进自性之中。而这一疗愈的过程也会恢复我们过去的部分意识内容，修复那些已经被压抑或被否认的、待解决的那些情结。

很显然，这种形式的疗愈与我们在超越功能过程中看到的深层心理秩序的转化不同。但这是自性化过程的一个重要特征，并且是我们在沙盘中经常会见到的情境。沙盘游戏疗法的学者们通常会区分沙盘中的这两种形式的变化。Weinrib（1983/2004）称其为"疗愈的过程"与"意识的扩展"。Ammann（1991）也区分了沙盘游戏中的"疗愈"与"转化"。Ammann指出，疗愈是指对影响心灵进一步发展的、受损的心理内容的修复过程，疗愈的结果是形成一个健康的自我。而转化的特点是在拥有稳定的自我的基础上，在自性化的过程中，进一步深化并拓展自我与自性之间的关系。Bradway 与 McCoard（1997）将这两个改变称为"疗愈"与"成长"的过程，不过她们强调这两者可能会同时发生。

回忆与疗愈的过程可能会结合着转化的经典超越过程一起发生。实际上，在沙盘游戏历程中这种情况会频繁出现。重点是当一位来访者的系列沙盘中只出现了回忆与疗愈这一种模式时，这依然是一个正常的治疗，是一个有效的沙游历程。

在沙盘中回忆与疗愈的过程会呈现为多种形式。它可能呈现为对过往被虐待或缺失所导致的心理伤痛的回忆。我还记得自己第一次接触沙盘游戏的经历，那时我在旧金山做临床实习生。在咨询中心，我每周与来访者的咨询会根据咨询室的使用情况安排在不同的房间。一次偶然的机会，我被安排在沙盘游戏咨询室里进行咨询。我的来访者，一位 30 多岁就读于法律专业的女士，问我她是否可以做一个沙盘。尽管那时我还对沙盘游戏疗法知之甚少，但我同意了她的想法。我完全忽略了标准的操作流程，结束后没有拍摄照片。在下一次咨询中，来访者告诉我她制作的沙盘深深留存在了她自己的心中，并触及了她内心深处一些久远的记忆。她回忆起自己年幼时曾遭到父亲的性骚扰。幸运的是，我们两人都可以承受并应对由沙盘唤起的这些回忆，并最终令来访者真正地放下伤痛、疗愈，重新赋予了她内心的能量。而对于咨询师的我来说，自此开启了我在沙盘游戏疗法领域的事业！

回忆与疗愈的过程还可能缓解身体上的疾病和其他躯体性的压力。回忆与疗愈还可能表现为回忆起宗教传统、家族祖先或文化血脉。回忆与疗愈的过程还可能涉及承担起责任、哀悼过去的伤痛，Elizabeth 的个案就是一个例子。

Elizabeth

Elizabeth 的沙盘 6 展示了在沙盘中哀悼通常会伴随着疗愈一起发生。在这个沙盘里，一条河流将右下角的日常生活与左上角的遥远村落分隔开。一个装有七只小猪仔的棺材被摆放在泉水旁神圣的花丛中，而这泉水正是河流的源头。

Elizabeth 是一位 40 多岁的职业女性。尽管她十分喜爱孩子，却没有一儿半女。在回顾自己的咨询过程时，她意识到在这一盘中她在哀悼自己此生不会有孩子的遗憾。

在这一过程中，疗愈与宽恕在同时发生。在这一盘制作完成后，Elizabeth 指着泉水处说，"……在这伤痛之地，生活在继续"。许久之后，当我们一起回顾她的沙盘作品时，Elizabeth 充分意识到这种缺憾的意义及其对自己的疗愈。

Cary

Cary 的沙盘 6 也呈现出强烈的哀悼与疗愈。Cary 曾因职业需要对数百只动物实施了安乐死。在这一盘中她制作了 12 个小坟冢，期间摆放着神圣的沙具，包括天使和宝石等。Cary 又在沙盘内分割出完整的边界，将所有坟冢包围起来，似乎要格外保证这里的安全。她放入沙盘的最后一个沙具是一颗破碎的心，她小心翼翼地将其摆放在沙盘的左下角。尽管此时 Cary 的意识仍然对此一无所知，但她的心灵依然记挂着那些经她之手死亡的生灵，并期望这些小动物的灵魂能得到神明的庇佑。随着 Cary 心灵疗愈历程的开始，是她内心深处深深的哀悼。

疗愈与回忆之泉的呈现方式多种多样。在我的临床工作经历中，曾出现过一例不同寻常的疗愈与改变的沙盘模式的个案，这是一个 8

岁的小男孩，一场车祸导致他出现了创伤后应激障碍。

Charlie

8 岁的 Charlie 被他的主治医师转介到我这里，因其有明显的焦虑症状和创伤后应激表现。Charlie 的初始沙盘呈现了一场车祸，就在沙盘中央的高地上。在他较短程的系列沙盘中，接下来的沙盘几乎都是彼此对立力量的各种对峙。在沙盘 2 中，是两个足球队正面对面准备开赛。在沙盘 3 中，恐龙围绕着中心的小树，形成一个圆圈。沙盘 4 里，身穿白色队服的足球队与红队正在激烈角逐。沙盘 5 里，各种各样的野生大猫环绕着沙盘中心的一只幼崽，幼崽正四脚朝天嬉戏着蠕动身体。沙盘 6 中，Charlie 坚定地将自己的手印印在沙子里。在最后一盘——沙盘 7 中，Charlie 在沙盘中央的拳击场内摆放了很多的拳击手和空手道武士。我询问他是否已经做好了，Charlie 接着向拳击场撒沙子并用手指戳拳击场里的选手们。

Charlie 的个案就此结束了。他喜爱沙盘游戏，并通过沙游寻找到内在的力量，实现了心灵的疗愈。但是在他的历程中并没有显现出自性或超越功能。十次咨询过后，他结束了治疗，他已经能够整夜安眠，并在骑车时不再焦虑。所有症状都已好转。

正如我们在以上案例中所见，沙盘游戏可以以诺伦之泉为切入口开始。并且，实际的疗愈并非必需要经历潜入尼德霍格的深渊或按照理论中相应的发展阶段依次进行。作为沙盘游戏的容器的治疗师，了解记忆沙具的象征意义并在心灵的运动与自性之间建立起联结，这将构建真正的疗愈和抚慰。尽管一个完整的自性的群集或自性的展现并没有出现在系列沙盘中，但十分重要的是新的心理内容一定要以某种形式与心灵的中心建立起联结。被疗愈的内容必须与心灵的中心有关联。作为心灵的试金石或大本营，心灵的中心必须被认可，并且所有被整合的内容都与其息息相关。这在沙盘中有无数种呈现的方式，代表着一个开始的辐射点、一个资源点或中心点。在 Charlie 的案例中，在初始沙盘里中央的车祸代表着心灵知晓着自性的中心成序原则，同样在沙盘 3 中中心树木的成长以及沙盘 5 中在沙盘中央安全并玩乐着的幼崽都代表着相似的意义。

尽管从疗愈与记忆之泉开始的沙盘工作具有明显的局限性，缺乏从开始到结束的完整心理发展过程，但是经验表明，疗愈与记忆本身有时就是一位来访者所需要做的一切。在许多来访者的沙游历程中都会出现疗愈与记忆的形式。尽管缺少经典沙游历程的许多特点，但来访者的确得到了疗愈与转化。本着尊重容纳沙游历程的目的，治疗师知晓并理解这一点是十分重要的。

智慧之泉：沙盘游戏历程中的祭献

沙盘游戏历程的第三种形式就是祭献。与尼福尔海姆树根处发生的非自愿的改变不同，这种转化形式的特征就是自愿地、有意识地进入潜意识。在宇宙树的神话中，这种形式的转化发生在第三根树根——约顿海姆——这是巨人和冰霜食人魔的处所。约顿海姆存在于无尽的虚空之中，在古老的北欧神话里，这一区域被称为金伦加，也就是太古空隙的意思（Hveberg，1962）。滋养着这根树根的泉水被称为密米尔之泉。泉水由巨人密米尔掌管，密米尔每天都会饮用这里的泉水，并被认为是宇宙间的第一智者。这是前意识发展的第三个阶段，也就是诺伊曼（1973）所说的趋中性和卡尔夫（1980/2003）所说的自性的群集。

在密米尔之泉获得的滋养是隐藏在智慧和领悟之中的。从心理学的角度来讲，饮下密米尔之泉的泉水，让个体可以透过现象的表面看到事物的本质。世界树这一根树根所描述的心灵领域是开放的虚空之境，也就是被看作是万物之源的自性的所在。这是早于物质世界存在的原始深渊。这里所描述的内容超越了意识的范围。在儿童发展的这一阶段，就是心灵自性中心化的阶段。在随后的发展中，个体将更多地意识到自性。在密米尔之泉，这一转化形式的功能就是有意识地进入潜意识之中。

在世界树的树干上，上下穿梭的松鼠代表着可以自由穿梭于各个生命阶段的能力。在其上下穿梭的过程中，松鼠有意识地往来于天堂与地狱之间。松鼠在树顶代表着意识、男性能量的老鹰，与在树根代表着潜意识深处、女性能量的毒龙尼德霍格之间传递着信息，它象征着人们有意识地与自身潜意识进行对话的能力。在约顿海姆树根处的这一种改变是在有意识地、自愿地与潜意识建立联系。

在北欧日耳曼的宇宙观中，宇宙树有三个王国，每一个王国又各自包含三个层级，因此共计有九个空间，神明、巨人、矮人、精灵和人类分别居住在不同的领土上。只有那些拥有非凡智慧的人——先知、智者——才会如松鼠在树干上上蹿下跳，自由地在各个世界之间穿梭。

传统萨满教就是这类心灵转化的强有力的示范。尽管现代西方社会对萨满教知之甚少，但其拥有悠久的历史和跨文化的特点。著名神话学家、宗教史学家米尔恰·伊利亚德（Mircea Eliade，1964—1974）记录了全球萨满教的历史。就如同进入了密米尔之泉一样，萨满巫师通常会放松自身对现实的有意识的控制，让心灵在意识与潜意识之间旅行。对于他们来说这并非易事，因为在这过程中经常会遭遇到危险和困境。这类心灵之旅的目的就是为了获得更深刻的智慧，获得疗愈个体或解决社会问题的良方。另外，萨满巫师还经常挽回迷失的灵魂，或者陪伴个体的灵魂走向死亡之路。

有趣的是，在萨满教中宇宙树具有十分重要的意义。伊利亚德（1964/1974）指出，在萨满教中，宇宙树是随着第一位巫师的诞生而出现的。宇宙树在哪里，哪里就是宇宙的中心。因此在萨满教徒通往天庭的神话中，宇宙树被隐喻为将天地集合起来。基于特定文化的地域及特点，通常一位萨满巫师就代表着一棵宇宙树。在一些文化中，有台阶可以到达的高处的顶点也代表着宇宙树，在那顶端处有一位萨满祖先。有时在萨满的驻地，特定的一棵小树代表着宇宙树，巫师可以爬上这棵树进行心灵之旅。在以水为尊的马来西亚，萨满巫师通常会在自己小船的船头放一小棵世界树代表着同样的寓意。

密米尔之泉与萨满之旅都从神话的角度提供了一个将天地结合的模式。在心理学中，我们将这描述为对自性整体的意识化的发展，并贯穿人的一生。这种形式的转化意味着自愿、有意识地接受来自潜意识的信息。这是一种持久的承诺：为了与自性保持一致的成长而不断地改变。

饮用密米尔之泉的水隐喻着一种牺牲、祭献。作为开悟的一种方式，自我必须自愿放松对现实的把控。萨满教式的转化特点就是在尊重、感激自性的前提下，放松个体的意识水平。这是一种彻底倾听的行为，是个体与自性、与他人、与自然之间一种神秘的调和，也只有在意识水平中各种"已知"下降的情况下才会产生。"牺牲"一词的意思是向神灵的供奉，词根来自于拉丁语的 facere，意为"做"和"祭献"，即祭祀活动（OED）。祭献是一种为了获得抚慰或表达敬意的妥协，是为了得到更有意义的东西而放弃一些有价值的拥有物。

尽管这种转化是出于自愿的，但依然存在危险。选择这种改变形式的个体，都是因为他（她）意识到为了继续在自性中成长必须要突破自我的局限。这种形式的改变会发生在有充分自性化经历的个体身上，因为他理解需要放松自我对现实已知的把控，并能够有意识地将自我搁置在一旁。挪威神话中对于密米尔之泉的转化有很多种描述。在一个故事中，主神奥丁为了要喝一口密米尔之泉的水，挖掉了自己的一只眼睛，奥丁也由此被称为"杀戮之神"（1954 /1984）。他不得不牺牲掉自己的一只眼睛，牺牲一个纯意识的状态来获取深邃的智慧。最终，奥丁牺牲了双目的视力换来了非凡的洞察力。另一个故事中，地神华纳神族在与天神阿萨神族的战争中感觉自己受到了愚弄。华纳神族砍掉了巨人密米尔的头，并把他的头颅送给了阿萨神族。看起来，似乎大地之神知道他们在天庭中的对手更为聪慧。也许他们太固着于自己的头脑，需要从更阴暗的深处获取更多的信息。传说中，当奥丁有什么疑难和困惑时就会向被砍下来的密米尔的头讨教。

在诗歌《贤者之歌》（*Havamal*）中，奥丁将自己倒吊在宇宙树上九天九夜，为了获得深奥的知识他自愿刺瞎了自己的一只眼睛（Davidson，1964）。他说道，

> 我知道，
> 自己九天九夜被吊在狂风飘摇的树上，
> 身受长矛刺伤；
> 我被当作奥丁的祭品，
> 用自己献祭自己……

在这首古老的诗歌中我们看到了，一个男人——奥丁，将自己献祭给天神奥丁。作为相对低级的元素，意识中的自我将自己献祭给自性。而当奥丁从树上被放下来时，他发现了如尼文（runes）——北欧文化中知晓神谕的占卜工具。在经历了这一过程后，奥丁发现了未见的真相，获得了他所寻求的智慧。奥丁在宇宙树上的牺牲就是一种仪式性的死亡。这是一种萨满式的死亡与重生的过程。奥丁通过祭献自我来有意识地接触未知。他对如尼文的发现就是他新形成的能力，这能力令他可以发现真理，让自性借助存在的肉身工作。

如同在宇宙树的神话故事中一样，神灵被吊在世界之树上的情景在许多跨文化的萨满教式的心灵之旅的故事中经常出现。奥丁将自己

吊在宇宙树上就像基督教中耶稣基督将自己钉在木质十字架上一样。像宇宙树一样，十字架是另一个木质的工具，象征着各个维度空间的交叉，代表着物质世界的横向与代表着神圣空间（潜在的自性）的竖向相互交叉。在十字架上个体可以在意识与潜意识之间穿梭，将自性的智慧带入到现实物质生活中去。

荣格（1956/1976）将生命之树看作是大母神，并认为在树上发生的献祭是具有转化性质的。当树上发生了祭献时，荣格说：

亡者被送回至母亲的腹中，得以重生（1956/1976）。

这种在树上的献祭导致了个体脱离自身的动物本性，成功地将心灵的能量重新导向大母神。荣格认为，这并不是一种退化，而是对心灵能量的净化。

沙盘游戏中的智慧之泉

在沙盘游戏中，当来访者进入了密米尔之泉，他（她）便开始接受来自神秘潜意识的信息。来访者将自我搁置在一边，有意识地去接近潜意识，更服从于自性。这类来访者十分熟悉自己的内心世界并了解心灵的工作过程。他们已经在意识中认识到自性是指引个体生活的源头。还有一种可能是来访者已经熟悉沙盘游戏的工作领域，并对这一种转化的工具怀有深深的敬意。绝大多数的来访者都不是这样的，儿童更加不会，因为他们的认知发展水平会阻碍自身有意识地进入到心灵的抽象领域。

在智慧之泉，意识会献祭式或萨满式地进入到潜意识之中，自我会主动放松对现实的把控。以这样的形式与潜意识相遇，需要来访者做好充分的心理准备，且自身心灵需达到一定的发展水平，熟悉心灵的工作过程，有探索内在心灵的体验。在这里，我们需要区分意识有目的地进入潜意识与在尼德霍格之泉中发生的无意识陷入到潜意识当中。

尽管密米尔之泉的转化需要个体的心理和精神发展到一定的水平，但这绝不意味着这种形式的转化就优于沙盘游戏中其他形式的转变。它们之间只是不同而已。在这个过程中，对立的能量彼此相遇并整合，自我被调整成与自性更加协调一致。荣格（1967/1983）将萨满式的心灵之旅比作自性化过程的投射。就像炼金术一样，萨满式心灵之旅的神话故事描述了心灵内在发展的过程，即使个体是自愿开始的，但这些过程也不受个体意愿和意识的支配。就如同在炼金术中一般，荣格发现这些过程通常包括了对立内容的结合统一，比如较高级的元素与低级元素的结合，右与左的结合。荣格还注意到，任何与潜意识的成功相遇都必然包含了这样的对立统一。

这种形式的转化与超越功能中的转化最主要的区别就在于自我的状态。在超越功能过程中，在象征的两极对立的压力之下，意识中的自我是被迫处于一种停滞状态的。在外在压力的作用下，意识被迫放弃自己的主导位置。导致个体出现了心理困扰的象征性内容的两极力量，令自我屈服并最终放松对意识的把控。来自潜意识、在自性的力量中产生的新的心理内容，逐渐被意识化，并最终扩展了自我对现实的把控。

而智慧之泉的转化是主动自愿的，但这并不意味着毫无危险。任何时候与潜意识的相遇都充斥着恐惧害怕。任何对自我的释放，无论是被迫的还是主动祭献式的，都对自我产生着威胁。我们只需要想象一下这些画面——奥丁用自己的剑将自己钉在宇宙树上，或者为了获得更通透的智慧刺瞎自己的一只眼睛——就能知道在这样的过程中需要心灵发展到何种程度。

祭献也意味着需要有一个摆放祭品的祭坛。沙盘在某种意义上就像是这个祭坛。为了获取更深邃的心灵内容，个体有意识地投入到沙盘游戏中来，就像在经历萨满式的心灵之旅，在意识与潜意识之间穿梭。这种有意识的、主动投入的过程，需要巨大的牺牲，可能会遭遇巨大的危险，个体也将发生不可逆转的改变。有意识地投入到沙盘游戏之中就是有意识地臣服于伟大的自性。在某种程度上，这种方式是在对支撑和供养我们心灵的自性表达着敬意。

祭献式的沙盘作品的一个案例，来自于我的一位沙盘游戏治疗师同行，她在撰写一篇重要的学术论文过程中遇到了很大的困难。她本人之前已经体验过大量的个人历程，这次她决定再制作几盘沙盘来处理那些导致自己学术研究停滞下来的、不可见的、心灵深处的阻碍。她意识到自己目前处于一种停滞的状态。意识的局限性阻碍了她继续向前推进自己的学术研究。她需要一个"祭献"，尽管她还不清楚到底需要祭献的是什么。就是带着这样的觉察，她再次开始了自己的沙盘游戏历程。在制作完一盘沙盘后不久，她茅塞顿开，并以巨大的热情再次投入到自己的工作中去。

Elizabeth

另一个例子是 Elizabeth 的个案。她已经制作过大量的沙盘作品。在她 40 多岁的时候，她陷入了职业发展的瓶颈期，一直努力工作的她发觉看不到自己职业发展的未来。在距离上次咨询中制作的最后一盘七年以后，Elizabeth 再次开始了沙盘游戏治疗。

在接下来的三年里，她每年制作一个沙盘。Elizabeth 知道自己意识的局限性，并逐渐意识到自己必须牺牲掉重要的职业身份以换取新事物的出现。在沙盘 10 里，作为医生角色的 Elizabeth 躺在沙盘的中央死去了。她被一个金光闪闪的星星盖着，就像棺材一样，一串代表着她重要职业经历的珠宝现在完整呈现出来。一些新的内容出现在这珠宝之路上，引领着这一场景趋向整合。尽管这过程对她来说是十分痛苦的，但沙盘中耀眼的内容导致了 Elizabeth 内在心灵与外在世界之间关系上的巨大转化。

第八章　小结

　　在这一章，我们借助神话的语言，探索了沙盘游戏疗法中疗愈与转化的发展过程。现在，我们再转换一种视角，从神经科学的角度来考察一下这一心理过程。

第九章 沙盘游戏中的神经生物学因素

引言

从心理学理论和神话的角度入手我们考察了心灵内部的发展过程，现在我们转向神经生物学领域，当代学者通过研究神经化学过程中细胞内的世界来深入了解心智是如何在物质基础上形成的。相信我们将在心理学理论、神话传说和神经生物学这三大领域中发现许多相似之处。综合考虑、跨学科来探讨心理的发展将强化我们对沙盘游戏中疗愈与转化的关键性特征的理解，并会形成更加平衡的洞察力来滋养心理和灵魂。

沙盘游戏中的母子一体性与脑结构的发育

当代神经生物学的发展让我们了解了人类大脑发育过程中生理性因素间的各种关系。加州大学洛杉矶分校医学院精神医学与生物行为学系神经精神病学专家 Allan N. Schore（1994，2001a & 2001b）就主要看护人对婴儿情感的调节与高级脑结构发育的遗传学触发因素之间的关系提出了著名的观点。Schore 整合了各个学科的大量研究，发现在幼年的发展关键期，儿童与母亲之间的关系对儿童的脑结构有实质性和永久性的影响。

Schore 的研究结果对于我们在沙盘游戏中的工作有着直接的影响，尤其是关于 0—3 岁间母子互动的意义及动态过程与大脑发育之间的关系。朵拉·卡尔夫（1980/2003）提出，所有的疗愈与转化都发生在母子一体性的心灵层面。在朵拉·卡尔夫（1980/2003）留给我们的唯一著作中，她主要关注的就是个体发展的早期阶段在疗愈与转化过程中不可或缺的作用。卡尔夫简明地指出，改变是在心灵的母系水平上发生的。她强调，为了实现心灵的疗愈，就必须回归到心理早期发展阶段中。Schore 对相关神经生物学发展的研究证实了卡尔夫的观点，并让我们更加深入地理解沙盘游戏历程中容纳关系的作用机制。

最新的研究表明，在母婴关系中，母亲的适应性调节作用会激发婴儿的生理性发育，也就是会促进细胞的重组和生长（Schore，1994，2001a & 2001b）。Schore 的核心观点是婴儿在与母亲的互动中激活了自身的神经激素和神经递质，这会控制并影响着更为复杂的脑结构的逐步发育。Schore 指出：

……通过传递并调节环境性信息的输入，主要抚养人为结构系统的经验依赖性成熟提供了'经验'，而这一结构系统主要负责调节个体的社会性情感功能。通过提供调节良好的社会性情感刺激，母亲会促进婴儿大脑皮质边缘与皮质下边缘结构之间连接的生长，而这在神经系统中会调整自我调节的功能（1994）。

Schore 发现是母子之间的"非言语情感交流"，主要控制着这些发育过程中的神经化学和神经生物学机制。

Schore 的同事、UCLA 的精神医学教授 Daniel J.Siegel（1999）提出，人的大脑和心理都是在关系中形成的，他称其为人际神经生物学。Siegel 说：

……人的心理是在神经生理过程和人际关系的相互作用下发

展起来的。人际关系的体验对大脑具有重大影响，因为负责社会认知的神经回路与整合那些控制着意义生成、身体状态调节、情绪调整、组织记忆和人际交往能力的重要功能的神经回路是基本一致或紧密相连的（1999）。

与 Schore（2001a）一样，Siegel 在著述中也主张母婴之间的关系决定了婴儿大脑的"结构与功能"。Siegel 研究了大脑的产物也就是通常所说的人的心理，他认为母婴关系与神经系统相结合产生了人的心理。有趣的是，就像在沙盘游戏中一样，Siegel 认为心理起源于大脑中的能量模式和"两个大脑之间的关系"。他指出：

> ……即使有一定的物理距离，一个人的心智依然可以通过能量和信息的传递来直接影响另一个心智的活动与发展。通过言语和非言语行为的反应，建立起这样的链接，在两个个体之间传送着心理的信号。用词、语音语调，以及表达中的非言语信息，在信息接收者的心智中都形成了基本认知过程（1999）。

在来访者与治疗师之间不可见的大脑能量之间的交换会极大地影响在沙盘这一共享区域中的两个心智，这一观点具有重大的意义，也可以解释为何包容接纳是沙盘游戏过程中的关键性因素。在沙盘游戏中，来访者与治疗师同时进入了来访者大量的潜意识象征性过程之中。来访者与治疗师之间的关系连同他们对象征的相互体验共同作用产生了一个关系场，这关系场中既包含了治疗师对来访者情绪状态的微妙的调节作用，也包括了来访者与治疗师之间大脑能量不断的互换。所有这些都发生在来访者制作沙盘作品的象征性过程中。我们很难想象在来访者、治疗师与沙盘这三者之间互动过程中的具体交流顺序。鉴于象征的特点，它们同时影响推动着来访者与治疗师的心灵。

这激发了来访者与治疗师之间深层心灵的交流互动，二人之间大脑的能量彼此影响、运动，并进一步不断地彼此交换，与此同时，治疗师在一个安全的容器内要承载容纳整个过程。Siegel 的研究有力地证明了，在沙盘游戏治疗中所发生的肉眼不可见的过程是具有非凡的意义和作用的。

大脑边缘系统的早期发育：沙盘游戏中的情感与关系

从在子宫内的第三个月开始直到出生后的 18—24 个月，婴儿经历了大脑边缘系统的快速发育，而大脑边缘系统会影响社会认知、身体与情绪的调节以及依恋行为（Schore，1994，2001a & 2001b）。直到三岁左右，边缘系统在儿童的成长发育过程中都起着主导支配的作用。

边缘系统的发育成长很大程度上受到与主要抚养人互动关系的影响（Schore，1994，2001a & 2001b）。婴儿与主要抚养人之间形成的"情感同步"，切实影响着婴儿的神经系统发育。在临床研究中发现，在游戏过程中婴儿与母亲的心率是同步加速或减慢的。互动游戏与母亲对婴儿唤醒水平的适当调节会促进脑结构的发育，继而促进儿童最终形成对情绪的自我调节能力。因此，通过游戏和愉快的互动，幼儿的大脑边缘系统得以发展直至成熟的水平。

在这种互动的关系中，婴儿与母亲都在发生着改变。随着孩子的成长，母亲在与孩子的互动中会做出相应的改变。随着婴儿能力的增长和变化，出现了新的情感。反过来，母亲会适应并回应儿童不断出现的新的情感，同时继续承担着包容或调节的作用。

在沙盘游戏中，卡尔夫（1980/2003）所提出的母子一体性条件下产生的心理发展，可以被理解为是相应的大脑边缘系统的发展。通过治疗师的潜意识调节以及与来访者的心灵进行积极的互动，来访者与治疗师之间点点滴滴的情感交流，最终会导致心灵的发展，从与原型母亲无意识的融合，发展到开始与其建立关系。通过沙盘，治疗师的心灵与来访者的心灵进行着互动，并提供着来访者心灵成长所需的反馈，而这些发展性的改变会以原型的形式影响着来访者的心灵。

早期的情绪调节与沙盘游戏中自由与受保护的空间

朵拉·卡尔夫（1980/2003）认为，所有的疗愈与转化都源自心灵的最深处。她指出为了进入这一前意识的状态，来访者必须让意识彻底放松，进入一种游戏或意识"溜号"的状态。尽管沙具和沙盘本身就有助于意识的放松，但卡尔夫认为来访者还需要确认心理环境的安全与稳定，从而可以让自己成功地跨越意识的门槛进入前意识"母系水平"。因此，卡尔夫定义了沙盘游戏中两个不可见但十分关键的元素：自由与保护，它们的存在并不依赖于任何模式或训练，而是取决于咨访关系的质量。

Schore（1994，2001a & 2001b）关于母婴关系在大脑发育中的重要作用的观点，促进了我们对沙盘游戏中包容与接纳关系的深入理解。沙盘游戏是来访者与治疗师之间深刻、富有力量、非言语的沟通。就如同成长中的婴儿与母亲的关系一样，沙盘游戏的来访者被容纳在富有情感、高度融合的心灵氛围中与治疗师进行交流。

在我们所说的"容纳"中，治疗师的心灵在"自由与受保护的空间"中起着调节的作用。通过适应来访者沙盘作品中所需的改变，治疗师的包容与调节同时激发并促使着来访者疗愈及继续发展所需的心灵的解体与重组。或许可以这样说，沙盘游戏中心灵经历的改变过程，与脑结构的发展性重组，这两者从母子关系的角度来看是大致相同的。

大脑分层结构的发展与沙盘中的心理创伤

Schore（2001a & 2001b）主张儿童的发展依赖于其越来越复杂的脑结构的渐进式发展。这种脑结构的越来越复杂导致了儿童行为与能力的进步，也就是我们常说的儿童的发展。在发育中的婴儿大脑中，神经系统的结构在不断地形成、分解、再重组。这与我们所熟悉的沙盘游戏中象征和超越功能的过程相类似。Schore 提到，早在 1931 年 John Hughlings Jackson 就提出大脑水平分层结构的理论。这一早期推测得到了当代研究的证实，随着大脑的发育，脑结构的确是比之前更早期的原始结构要复杂得多。婴儿大脑的发育会经历一系列阶段，后发育的皮质结构会调节控制先发育的皮质下结构。低层结构之间不断增加的联结，导致了高层结构中的信息加工。高级结构统一管理，各个结构之间都有密切的联系，从而形成了更发达的调节管理情绪的能力。

神经学家 Paul Maclean 博士提出了一个他称为"三位一体"的大脑模型（Cory & Gardner，2002）。人类的大脑不断进化发展，处理越来越复杂的任务，Maclean 认为大脑实际上是由三个脑构成的。包括：脑干（处理基本生存任务）、边缘系统中脑（较为进化的情绪中心）和进化程度最高的大脑皮层（更发达的认知功能）。

我们用图片来呈现这些依次越来越复杂的大脑分层结构，如下图和表（图 9-1、表 9-1）：

为了讨论方便，我们在这里将高度复杂的大脑结构简化成这样的简单结构。我们可以看到大脑按照复杂程度由低到高的顺序依次发展。生存所必需的大脑结构在出生时就已形成，是位于杏仁核和脑干区域的低层次的自主功能。随着个体的发育，较为复杂的大脑功能继续进化并多元化。相比于在它们之下的脑结构，此时发展中的大脑结构具有更复杂的功能。大脑的发育并非简单的取代低层功能，而是在已形成能力的基础上整合更复杂的能力。随着到达更高的发展水平，我们再次面对发展的低层，用新发展的心理能力增强低层结构的功能。

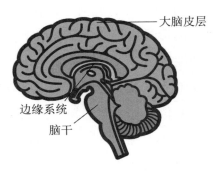

大脑皮层

边缘系统

脑干

图 9-1　大脑三个主要区域

表 9-1　大脑三个主要区域的构成与功能

大脑层次	结构构成	功能
大脑皮层	前额皮质 视觉、听觉、感觉皮质和联合区 语言、运动皮质和联合区	复杂思维 智力 人格 感知冲动解释 运动功能
边缘系统	杏仁核 扣带回 海马 下丘脑 丘脑 嗅觉皮质	情感 情感反应 激素调节 痛苦 快乐动机 心境
脑　干	中脑 延脑 脑桥	自主功能 呼吸，心跳 血压 消化 警戒、觉醒

我想知道大脑这种分层进化的特性是否能部分地解释成长与发展的螺旋式原型。新发展的更高层次的能力能够再反映先前的结构，这种形式有点类似螺旋式上升。另一个有趣的关于螺旋式原型图案的神经学推论是，神经细胞外膜具有加速信号传输作用的"髓鞘"，在轴突周围就是以螺旋运动的形式生长的。螺旋似乎就是神经系统信号传输和联结过程中的生理性运动方式。

Bruce D.Perry（2001，2002）专注于研究创伤对大脑发展的影响，他发现所有接收到的感知信息都要与已知"模式"或在大脑组织中对先前经验形成的记忆相比较。新事件与已知模式或前期经验模式相比较，就形成了我们以愈发复杂但又连贯的方式来组织个体经历的能力。同样，当接收的信息持续被感知为创伤性的危险时，也就很容易理解为什么创伤性的经历会阻碍大脑的继续发展。因为受到创伤的个体依然处在害怕和警觉的状态中，这妨碍了激发更高层次脑结构发展的安全感和关系的形成。

大脑依赖经历体验来发展和组织自身的结构。缺失的体验会导致神经轴突和突触的死亡与减少，这被称作"修剪"，是幼儿时期细胞的自然选择过程，那时大脑中有比其所需更多的神经联结。基因为脑结构的生长设定了大纲，而经历则决定哪些基因被激活，以及这些基因如何影响神经突触联结的生长。家庭经历、文化背景等，决定了儿童在特定环境中生存发展所需的神经通路，修剪掉那些未被激活的神经通路。而在有缺失的环境中，神经通路的生长未被经历激活，缺失的经历导致了重要的神经通路被修剪掉。

出生时，大脑是人体中个体差异性最小的器官。因此，个体童年的早期经历对大脑的发育有着巨大的影响。大脑的早期发育掌管着个体调节基本生存情绪的能力，比如恐惧和愤怒。尽管在人的一生中，个体的经历会持续影响大脑的运作方式，但核心的自我调节模式是在生命早期形成的。早期发展过程中的创伤可能会对这些深层的大脑结构产生重大的影响，会严重损害个体未来的抗压能力（Perry，2001，2002）。

在0—9个月期间，发展中的母子关系的创伤或受损会直接影响婴儿大脑杏仁核与其他边缘系统的发育，这会导致对皮质下功能的调节较弱以及较差的自主调节能力。这种情况可能会产生以下后果：体验积极情绪能力的降低，以及调节情绪能力的受损。带着这样的创伤的儿童成年后可能会表现为情感功能障碍和人际关系困难。在婴儿9—18个月，这期间发生的创伤会导致皮质—边缘系统不同层次之间较弱的整合，进而导致管理和调节抗压能力的发展受限。Schore（2001a & 2001b）指出，以上任意一种创伤体验都会导致不安全的依恋关系，而经历这两种创伤均会产生紊乱型依恋。

Schore（2001a & 2001b）发现起到整合功能的大脑区域，如建立社会关系、意义生成、自我意识和情绪的调节与反馈，会一直发展至成年期。这一区域就是眶额叶皮层，Schore指出这是低层皮质功能与高层皮质回路会聚之处。Schore认为创伤经历会导致皮质—皮质下区域过度的神经修剪，并导致自我调节能力的受损。

在严重创伤的情况下，深层大脑结构的受伤有可能导致大脑发展的严重受限。不过有些时候，成年后形成的安全的人际关系可能会培养出健康的依恋体验，从而再度激活大脑结构的成长与组织（Perry，2001，2002）。

神经解剖学家Marian C.Diamond博士（1988）发现，只要对神经细胞形成足够的挑战，大脑的成长和发育可以发生在任何年龄段。Diamond强调，在个体后续发展过程中，刺激神经细胞的关键性因素是积极参与到周围的环境中去。

这一当代研究为以下的工作开创了广阔的空间：既然大脑依然有可能疗愈与成长，沙盘游戏中的来访者就有机会再次面对和重组婴儿期产生的神经系统结构性损伤和缺陷（Shore，2001a，2001b；Perry，

2001，2002）。不难想象，在沙盘游戏治疗师创造出来的自由与受保护的空间中，来访者能够在原型的母子一体性中，再次建构健康的依恋关系。通过身体积极参与到沙子和象征物中，来访者的神经系统可能得以激活成长，修补受损的区域，从而继续大脑的渐进发展。

情感调节模式与自性的发展

Schore（1994，2001a & 2001b）提出，在心灵结构的进化过程中是将自我认知为一个整合的整体，这为荣格（1954/1981，1959/1980，1960/1981）提出的"自性"概念提供了科学的解释。我们之前提到，儿童与母亲之间的关系是个体早期发展的重要因素。诺伊曼（1973）与卡尔夫（1980/2003）都指出，母亲承载着婴儿的自性。Schore 引用了 Diamond 的早期研究，Balvin 与 Diamond（1963）研究发现母亲充当了儿童辅助的大脑皮质。这些研究者指出婴儿就像是一个皮质下阶段的生物，处于被危险惊吓或被环境中的强大刺激过度刺激中。由于婴儿自身缺乏调节输入信息所需的大脑结构特征，母亲在此时就替代婴儿去完成了这些任务。

Schore（2001a，2001b）指出，最近的研究已经表明：母亲与婴儿之间积极的互动会调动婴儿皮质下边缘系统与皮质边缘结构之间关联的成长。这些关联将边缘系统中深深的感性体验与定义和分化的理性能力结合了起来。因此，这些结构促进了婴儿自我调节能力的发展。

儿童自我感知的形成源自情绪调节的模式，导致在情绪状态的起伏波动中形成对个体较为稳定的感知。源于与主要抚养人之间的情感关系，儿童稳定的自我感知的形成是一个既渐进又倒退的过程。在母亲与儿童之间情感联结与情绪调节的背景下，这一过程蕴含着儿童大脑结构的形成、紊乱与重组这一反复出现的模式。

　　有趣的是，沙盘游戏中成长与改变的主题印证了这样一个事实：负责意义生成、组织记忆和情绪自我调节的前额皮质，与促进社会认知的大脑结构紧密相连。这一神经生物学发现在荣格人格理论中就是指"在社会认知中产生的持久的自性中心化"。因此，对自性的体验，就是生而固有的充满意义和目标感的整合的生命。对自性的第一次体验发生在 3 岁左右，此时儿童的大脑已经充分发育，发展中的更高功能的大脑结构可以呈现出儿童的自我认知，即自己作为一个整合的富有意义的系统的核心，与世间万物都紧密相关。

　　鉴于情感在大脑组织和学习过程中的重要作用，沙盘游戏中的关系和象征性过程启动了大脑非理性、右半球的边缘系统。这基本就处在心灵发展的早期阶段，随着越来越理性、更多意识化的整合，新发展的内容逐渐出现在大脑左半球中。

关系中产生的心理与沙盘游戏

　　Siegel（1999）研究了神经系统和人际关系之间的关联性，集中在三个核心观点上。用 Siegel 的话说：

　　1. 人类的心理源自大脑内部以及大脑之间能量与信息的流动模式。

　　2. 心理是在神经生理过程与人际关系体验的相互作用中产生的。

　　3. 大脑结构与功能的发展取决于个体的经历，尤其是人际关系的经历，这塑造了由基因设定的神经系统的成熟。

　　在我看来，沙盘游戏中自由与受保护的空间促进了 Siegel（1999）所说的心理的交换。另外，象征性内容的交互体验，增强了在关系中创造出来的疗愈与转化的能力。Siegel 指出，心灵之间相互作用，彼此影响，一个心灵向另一个心灵发出的信号，会直接影响接收方心灵中的能量流动。Siegel 假设，心灵间的相互重叠可能会形成一个心理的"超级系统"，在这个系统中每个心灵功能都得到了增强，或者将对方耗尽（1999）。沙盘游戏中这一心灵的重叠领域，正是这样一个相互增强心理能力的区域，不断支持巩固来访者新涌现出来的心理内容。

Siegel（1999）提醒我们，为了生存，即使是一名成年人，我们不仅需要爱与关怀，而且需要"……有另一个个体同时经历与我们相似的心境"。他指出，正是这种关系中心灵上的和谐一致，赋予了生命目标与意义的完整感。

在沙盘游戏自由与受保护的空间中，来访者的象征性创作在静默中被见证分享着，来访者与治疗师之间的关系是 Siegel 所描述的意义生成的深刻体验。来访者与治疗师观察的态度，在沙盘游戏的象征性过程中共同作用，形成了深刻稳定的心灵。治疗师对来访者沙盘游戏历程的共同经历提供了最大范围的心灵共享的可能。不难想象，象征所具有的宽泛意义及其同时对心灵各个层面的激活可能会创造出超越我们自身能力的心灵共享的环境。尽管在沙盘游戏象征性过程中的共享体验对来访者来说大部分都是无意识的，但最为重要的是，这是依据自性进行的调整。由于锚定在自性的中心原型上，因此在沙盘游戏里，心灵在实时共享的内容中形成了个体核心的生命力、心灵的整合以及深远的人生目标。

神话形成与神秘体验

自性的神经生物学基础又通过对神秘体验的心理功能和神话创作的心理运作过程的研究，得到了进一步的阐述。医学专家 Andrew Newberg 与 Eugene D'Aquili（2001）研究了神秘体验过程中大脑的运作。他们的研究从科学的角度进一步解释了我们所说的自性的生理性特质。不幸的是，在他们这一课题的著作完成之前 Aquili 就去世了。不过，Newberg 还在继续他们的研究。作为宾夕法尼亚大学核辐射学与宗教研究系的医生和教授，Newberg 描述了宗教与神秘体验过程中的神经机制。

大脑中趋向整合的动力

Newberg（2001）得出了以下研究结论：人的神秘体验是有神经学基础的，并被建构进个体经历中。他还发现，人天生就具有趋向这种统一体验的动力，在生物学上这是人类大脑的固有功能。Newberg 在神经生物学领域提出的这一内容就是荣格在心理学理论中提出的"自性"。

Newberg（2001）研究了处于神秘状态体验中的几位被试的大脑活动。他对被试进行了脑电图研究，被试是来自信奉不同宗教信仰的男性和女性神职人员。所有的被试都十分虔诚，深信自己的信仰，他们所描述的自己神秘状态的高峰体验在 Newberg 的脑电图中得到印证，这些体验或者是意识到世间万物是不可分割的统一的整体，或者是完全沉浸在无所不在的神灵显现当中。Newberg 指出研究呈现了在这一神秘体验过程中人类神经系统发生的波动变化，这一过程为个体敞开了觉察真理之门，既可以巩固个体日常的有意识觉察，又会将世间万物都联结起来。Newberg 说道：

> 这种神秘的现实，与神经学并不抵触，蕴含在心理对思维、记忆、情感和客体认知以下的内容，在我们对自我的主观认知以下，还有一个更深层的自我，是一种纯粹的意识状态，超越了主体和客体的局限，存在于浩瀚宇宙间，万物一体。

Newberg 的脑电图研究揭示出的更深层的自我，与荣格所定义的自性相一致。在 Newberg 的研究中，神经生物科学支持了这一心理学理论以及各种宗教文化中经久不衰的神话和史诗教义。

神秘状态下的大脑活动和象征性过程

大脑分为左脑和右脑。每个脑又划分出四个区域，即"脑叶"。尽管人类大脑在功能上十分复杂又相互整合，但通常认为左右脑有各自擅长的认知方式。左脑更擅长理性分析，右脑更擅长形象思维（Newberg，2001）。不同脑叶的功能也因它们在左脑或右脑而有所不同。下表（表 9-2）是对各脑叶主要功能的概述。

表 9-2　各脑叶的主要功能

大脑皮质中的四个脑叶	
名称	**主要功能**
颞叶	语言、概念思维
枕叶	视觉
顶叶（定向联合区）	感官感知 视觉—空间任务 身体定向
额叶	注意力、推理、辨别力 人格 启动肌肉活动

Newberg 与同事致力于研究宗教体验过程中的神经生物学基础，他们发现在超越过程中或意识的神秘状态下，大脑的顶上回后部活动减退。为了方便讨论，研究者将这一区域称为"定向联合区"或 OAA。大脑这一区域的主要功能是确定个体在与他人或事物的关系中

的界限。即，OAA 界定出意识中的我与非我。大脑的这一区域帮助我们确定自己在时间与空间中的定位。

Newberg（2001）定义了许多高级认知过程，称为"操作"，在自性的体验中会出现这些认知过程，并发挥重要的作用。这些操作具有各种不同的功能，借助统一体验中的潜在神经系统，这些操作共同起效令个体的有意识觉察超越目前的局限。在个体确认遇到困境并开始寻找解决之道的心理过程中，都包括了这八个操作。而这些解决之道是超越个体当下的理解能力的。我们将 Newberg 的研究发现与荣格心理学相结合，会发现神秘体验过程中的操作与我们所说的"象征性过程"的工作机制是类似的。

神秘体验中的八个操作与象征性过程

Newberg（2001）主张，尽管大脑中有许多认知操作或功能，形成了人类的思维、情感、理解力等，但是有八种特殊的认知操作存在于神秘体验过程中。

整体操作：发现两事物之间关系的能力，以及整体感知事物的能力。

分解操作：从成分和元素的角度看待事物的能力。

抽象操作：吸收同化彼此分离的信息，从中概括出概念。

量化操作：识别时间和空间中抽象模式的能力。

因果操作：能够以因果关系理解个体经历的心理能力。

二分操作：能够将经历的所有内容简化为一对彼此对立的成分的心理能力。

存在操作：将对事物的认知变为现实的心理能力。

情感操作：认知过程中的情绪（2001）。

Newberg（2001）认为神话的形成也是有神经生物学基础的。他推论，通过以上神经系统操作的共同作用创造了神话内容，用以解答人类的困惑和恐惧。Newberg 认为，人类对复杂环境中威胁的感知能力激发了去理解这些威胁的心理需要。对威胁和无法解释的情况（如生死）的感知产生了焦虑情绪，驱使着高级的认知操作去寻求意义和目标。Newberg 指出这种寻求意义的"认知命令"驱使着心理去寻求解决之道。

心灵借助创作神话寻找到了一种可以解释神秘体验的方法。在体验中逐渐演化出的神话故事，缓解了焦虑情绪，对困惑和威胁的情况有了解释。传统的神话故事脉络大多开始于存在的无法解释的困惑，比如生命的起源、死后会如何等。神话故事从各种文化体验中吸取元素，以两极对立的形式来讲述困境。接着，在神话里由于神灵或超能力的出现与介入而解决了困境。

神话故事就像一个模式，容纳着我们的焦虑，与此同时也指明了解决的方法。神话故事复制了个体在成长、发展和学习过程中大脑所经历的加工过程。而神话和象征在不同文化中的相似性也是源自现实存在的基本脑结构及其组织特征。也许，荣格所说的原型就来自这些相同的脑结构成分。

八个操作中有两个认知操作、因果操作和二元操作，在神话形成过程中尤为重要。Newberg（2001）发现所有未知或无法理解的内容都会引起人的恐惧。认知命令就会要求心理去解释未知的事物，从而消除内心高度紧张的状态。他指出因果操作会为无法理解的情景寻求原因。但由于并没有答案，二元操作就会将困惑的成分一分为二，形成两极对立。两极之间能量的均衡会中断高度焦虑的状态。两极能量的动态平衡激发了左右脑的同时工作，并各自寻找解决未知困境的方法。左脑面对困境，寻求理性或知识类的解决方案，而右脑则以整体、直觉、情感、丰富的形象思维来寻求解决方案。Newberg 指出，为了解决问题，左右脑同时处于高度活跃的状态。当左右脑中涌现出的新内容相互结合形成了匹配的新元素时，问题就得到了解决。新形成的理解引发了神经共振，从而产生了愉悦和平静的感受。Newberg将这一体验描述为"入定与敬畏的涌现"（2001）。

Newberg（2001）对神话创作的神经机制的描述与荣格（1960/1981）提出的超越功能，以及沙盘游戏中我们常说的象征性过程是十分相似的。左右脑对话的停顿产生了新的心理产物，也就是超越功能的产物，即心灵所选取的象征。荣格理解的超越就是"跨越"。很奇妙的是，神经生物学描述了左右脑交流的暂时停顿，而这种停顿随后又借着新的心理内容的涌现重新建立了连接。

在 Lilly 的沙盘个案中，我们就可以看到这样重新建立连接的场景。Lilly 是一个被母亲遗弃的小女孩。

Lilly

在 Lilly 沙游历程的早期——在沙盘 2 里，她聚集了所需的心理元素来连接自己曾遭受的深深的创伤。此时，桥完全在水中。新的连接刚开始形成，在 Lilly 得到进一步发展之后才会呈现出来。一条鲨鱼就在附近游泳，代表着摆在她面前的需要跨越的危险。海豹妈妈和海豹宝宝、蜗牛一家和一对海马准备开始跨越小桥之旅。两条美丽的金鱼坐在一大块脑珊瑚上。大脑需要以全新的方式建立连接，从而引发 Lilly 内在心灵家园的联合以及家庭原型的联合，这也是 Lilly 内心整合所急需的。在沙盘 10 中，笼子中的鹈鹕安全地照料着老虎幼崽，代表着 Lilly 的心灵实现了彻底的连接。

第九章　小结

对神经生物学的概述让我们熟悉了脑结构发展的一些内容，这些发展导致了心理能力的变化。人际互动中大脑活动的共享以及这些共享对人类心理疗愈和发展的影响，为理解沙盘游戏疗法提供了神经生物学的基础。我们了解了象征性过程和超越功能中神经系统是如何运作的。我们还回顾了脑结构的发育过程，解释了我们在沙盘游戏中所见到的心理能力的变化与成长。我们还考察了心理现象的神经生物学机制，及其对沙盘游戏中咨访关系的深刻影响。

作为沙盘游戏治疗师，对我们来说最重要的是神经生物学研究中发现的、在心灵内部成长与转化的各个阶段中人际关系的重要性。了解了人际互动是如何促进神经系统的发展，也就突出强调了在沙盘游戏的咨访关系中所创造的潜在治愈作用。沙盘游戏咨访关系中创造的自由与安全的空间，再造了一个母子依恋的心理环境，进而促进心灵回溯到母系意识的最早期阶段。沙盘游戏中象征性内容的共享，为共同体验来访者富于图像的前意识语言创造了条件。在建立的咨访关系中，来访者与治疗师同时直接经历着来访者心灵深处的内容。沙盘游戏中，象征物（沙具）的具体有形使得来访者可以直接操作与重整心灵的结构，促进情感的共鸣，促进相互的心理转化，这将在根本上促进来访者的适应性成长与转化。

第一篇　小结

跨学科的学习会深化我们对沙盘内容的理解。我们使用了三个范式来考察心灵成长的过程——心理学理论、神话故事、神经生物学，三者在方法论和专业表述上都有着很大的差异，然而对于心理发展过程的描述却极其相似（见下页表格）。

心灵转化的三种范式

卡尔夫	宇宙树	神经生物学
母子一体性	赫尔之泉，毒龙尼德霍格 / 地狱最黑暗的地方 没有分离	皮质下区域 杏仁核与早期边缘系统的发育
母亲承载着儿童的自性功能	超越功能中的转化	养护人承担了婴儿的高级大脑皮层功能
与母亲建立关系	诺伦之泉 / 命运之泉	边缘系统的成长 / 组织
儿童与母亲的关系	两极对立力量的出现 治愈与记忆中的转化	自我调节能力的逐渐增长
自性的群集	密米尔之泉 / 智慧之泉 与神性的连接	大脑皮层—边缘系统联结
儿童心灵中心化	智慧与祭献中的转化	波动的情绪状态中稳定的自我认知

正如朵拉·卡尔夫教授我们的，宇宙树这一史诗持续提醒我们的，以及当代神经生物学研究论证的，在沙盘游戏中存在着心灵疗愈与转化的巨大可能。

朵拉·卡尔夫不仅发现了在沙盘游戏中个人转化的可能，也发现了文化转变的可能。与来访者一道进入沙盘游戏治愈性的空间是一个私密的个人转化经历。尽管看起来沙盘游戏疗法每次只是与一位来访者工作，是如此不起眼，但我们必须谨记，关系的亲密才是转化过程的核心因素。无论是我们自身，还是来访者，来访者的家庭，社区，文化和世界，转变都开始于关系。正如朵拉·卡尔夫明确指出的，转化开始于亲近的关系，没有亲近的关系就没有转化。

在这部分我们考察了沙盘游戏中的心理发展过程，或者说在沙盘游戏疗法中心灵的成长与改变是如何发生的。接下来我们将介绍沙盘游戏中的主题特征，这可以深化我们与来访者沙游过程的关系，深化我们对这些过程的理解。

第二篇　沙盘游戏中的主题

引言

为了在临床工作中追踪来访者心灵疗愈和转化的过程，治疗师需要摸索开发出一些帮助自己更好理解沙盘象征性意义的方法。朵拉·卡尔夫指出，作为治疗师需要给来访者的心灵提供充分的容纳，同时，还必须积极"投入到准备理解"沙盘内所展现的神秘内容的过程中去。

一个可以帮助治疗师不断理解来访者沙游历程的工具就是判断其每一盘的主题模式。尽管我们不可能在沙游历程中套用任何固定的公式，但对主题模式的追踪可以帮助治疗师大致了解来访者的心理历程以及他（她）接下来大致的心灵工作方向。我将主题模式归为以下四个大类：

内容主题

空间主题

运动主题

情感主题

当我们考察沙盘内的这些主题时，请谨记这些分类并不是绝对的。你可能会在工作中发现更符合你自己习惯的一些额外的类别。不论采取哪种方式，我们的目的就是为了可以更好地理解来访者沙游历程中大量未知的信息。同时，为了更好地容纳整个历程，我们也必须找到可以运用象征性语言与其进行对话的方法，从而在这个过程中获得潜意识的信息。

　　提到象征，虽然在沙盘里它们仿佛就是些单个小巧的小沙具，但我们必须时刻谨记整个沙盘游戏过程就是一个象征性的过程。通过判断主题模式，我们试着梳理象征性过程中的部分元素，以便理解个中要义。当我们探索这些主题模式时，尽量将它们可能的象征性意义留在心里，而不要在任何沙盘中去生搬硬套。

第十章　沙盘游戏中的内容主题

引言

　　考察沙盘中的内容主题不仅是一种帮助治疗师了解整个沙游过程的方法，还可以促进治疗师对来访者沙盘作品的理解和容纳。当我们在沙盘中观察以下内容时必须谨记，它们既是每个沙盘中的内容，又是整个沙游历程的一部分。

制作过程中使用的沙具

　　来访者所选择的沙具是治疗师在理解沙游过程时关注的一个焦点。从众多范围广泛的沙具中挑选出某些特定的沙具，这选择本身就具有重大意义。在囊括了生活及幻想的全部内容中，选择某一个沙具或一些沙具的组合，是一种独特的、非同寻常的活动。

　　在静默的氛围中，来访者的心灵推动他去发现并选择那些他自身所需的蕴含转化特性的实物沙具。在无意识或意识较为放松的情况下，来访者的心灵浮现并推进着自身的发展。囊括了几乎所有可能范畴的沙具以及可活动塑形的沙子，在来访者和治疗师的共同见证下，促使着心灵展现一段具体有形并有身体同时参与的过程。来访者与治疗师之间意识与潜意识的共同作用，为心灵遵循其天性的发展提供了必要条件，那就是自我不断趋于整合并为核心原型自性所服务。

　　在来访者观察和挑选沙具时，我们需要秉持着这样的观念：即使选择的是简单的石头或小树，那也是心灵的展现。我们要尊重她的展现，并接纳她的改变与调整。

我们可以采用多种不同的角度来观察沙盘里使用的沙具。下面提供了一些基本的参考和建议。在这里，我们关注的并不是每一个沙具的具体象征意义，而是通常情况下来访者如果选择了这一类沙具可能具有哪些意义。我们将沙具分为：现实世界类、幻想世界类和具有原型内容的沙具。

现实世界类的沙具

日常生活类的沙具

此类沙具是来访者沙盘作品中较为典型的沙具和场景。它们可能代表着所呈现的是更接近意识水平的内容。这类沙具包括来自于日常生活的事物，比如动植物、常见的人物、事物、装饰物以及建筑物等。

在临床工作中，除了考虑沙具本身特有的象征性含义，我们还必须要考虑来访者与所选沙具之间的特殊联结。对这类沙具的大体划分反映出它们可能与心灵发展的不同方面有关，比如动植物就可能与本能有关。重点还要看沙具是野外野生的还是日常家养的。沙盘里一系列野外与日常场景之间的变化可能反映了来访者人格中更深层本能的涌现与抑制，还可能反映了对心灵中失控内容的理解和抑制本能的需要。对自然界沙具的选择必须要根据每位来访者的具体情况具体分析。

沙盘作品中会描绘出日常的生活场景，如房屋、城镇、平民百姓的日常活动，这种沙盘是典型的"集市"（marketplace）沙盘。集市沙盘通常会在沙盘游戏历程快接近尾声的时候出现。此时，来访者的心灵在沙盘中已经经历了下沉至潜意识，接触到自性，并将心理内容依照自性进行调整重组的过程。集市沙盘的出现表明了心灵向意识水平的回归。集市沙盘代表着来访者已经为结束沙盘游戏历程做好了准备，并有能力将新整合的心灵内容应用到外在世界中去。这种日常生活的场景还可能发生在历程的过程中，通常代表着此时某些重要的心理内容得到了整合。

Aaron

Aaron 在沙盘 7 中创作的卧室，就是发生在历程过程中的集市沙盘的示例。这是整个 15 个沙盘中的第 7 盘。它的出现代表着 Aaron 男性特质内在冲突的和解。在短暂回归到意识水平后，Aaron 的心灵又继续沉入到自身潜意识未知的领域中去触碰他更深层的灵性。

除了可能代表着在更深层有意义心灵工作的结束，沙盘中日常或集市内容的重复出现也可能是一种对心灵下沉至潜意识的防御，所以必须要根据案例的具体情况具体分析。

如果来访者在沙盘中选择的人物沙具反映了自身的文化种族特点，那么它们可能代表着日常生活和集市内容。但是，如果来访者使用的人物沙具的肤色与他（她）自己的肤色很不同，那么这种特别内容的含义就可能与典型的集市场景有所不同。选择与自身肤色差别很大的人物沙具需要从潜意识象征的视角来更好地理解，而不能将其视作如上述所说的更接近意识水平的集市场景。

人物沙具的性别和年龄也可能是象征性过程的重要内容。治疗师要注意观察沙盘里是否出现了某一性别的主导优势或极度缺失。当沙盘中同时出现男性人物和女性人物时，我们要注意观察他们之间的关系如何，是和谐的还是不和谐的。当人物沙具表现的年龄与来访者的实际年龄差别较大时，我们也要留意这在来访者心灵工作中的可能含义。

远古时代的沙具

沙盘里出现了来自历史、古代或原始文化中的内容，则可能暗示着在来访者、来访者的家庭系统，或二者兼有的心灵中某一心理问题存在的时间。这种情况的典型场景是沙盘里遍布身穿盔甲战斗的骑士或者是古代骑士与当代士兵作战。沙盘中出现了有年代感的沙具，提醒着我们不仅要关注沙具本身的内容，也要关注这一心理问题有多久远。对心理问题发生时间的考虑，可以从心灵内部的视角出发，看创伤发生在来访者的哪个发展阶段。以打斗的骑士为例，这可能代表着心灵的旧伤或者说创伤发生在很久以前。而古代骑士与当代士兵的混战，则要重点考虑战士之间的年代差别所隐含的重要意义。这有可能是以往的创伤在与当前的发展进行对抗，也可能是当前的纠结挣扎再次引发了过往的创伤。同样，来自不同历史时期的内容在沙盘里出现，也可能反映出来访者对问题本身的困惑，或者对问题混乱、不确定的立场态度。另外，对不同历史内容的混合也可能代表了来访者对由来已久的问题的整合。我们需要从多种不同的角度去考虑这些情况。

当沙盘里出现恐龙或其他远古生物时，我们同样必须考虑时间在来访者心理创伤中所起的作用。有可能心灵在呈现一个发生在来访者早期发展过程中的创伤，而恐龙沙具处于主导状态则可能暗示着一个家族传承下来的心理伤痛和障碍。尤其是规律性地出现家庭群体恐龙时，这种暗示会更加强烈。

来自远方的沙具

对来访者来说，来自未知遥远地域的沙具的出现往往带有神秘的特质。朵拉·卡尔夫（1980/2003）指出，当来访者触及了精神层面的内容，但还未达成意识化时，此时所选择的沙具将会具有灵性精神性的特点，并与来访者已知的事物大大不同，就好像它们是来自世界的另一边。在这种情况下，我们可能会看到西方人在沙盘里建造出东方的寺庙，而在意识层面他根本不了解东方的传统文化。

我们经常可以看到天真无邪的西方孩子会在沙盘里使用遥远的印度或中国的建筑物或宗教沙具。当发生这种情况时，我们知道来访者正到达了心灵中深远的疆界。有魔力的心灵富含着可以滋养来访者继续成长和转化的内容。心灵展示出这些象征物的能力正是其美妙和魔力的本质，尽管对来访者而言这些内容是完全陌生的，却充满了唤醒心灵整合的能力。

Aaron

在 Aaron 的沙盘 9 里，他从宁静、虚幻缥缈的中国归来。在一条蓝色大海豚的引领下，他的小船开启了回家之路。他的下一个沙盘，即在沙盘 10 里，他回到了教室和校园这一日常世界。这个小男孩的沙游历程把他带到了尽可能遥远的心灵领域，然后将他带回家，在集市沙盘中他将在心灵深处获得的新内容整合到意识当中。

Ivy

另一个例子来自一个 9 岁女孩的作品。她来自一个严苛封闭的西方教派家庭。Ivy 的沙盘 8 中有一个中式佛像和在印度史诗故事《罗摩衍那》中出现的面具。这些完全是她意识里未知的，是她的心灵挑选了这些意象，它们具有心灵所需的品质，并以一种神圣恭敬的方式呈现出来。当将佛像说成是个"胖家伙"时，她完全没有意识到自己将这一整合的意象放置在了古印度神话人物的顶上，而这印度神话就是关于女性特质失而复得的故事。这些都是她要面对的深层的心灵问题。在她的信仰环境中，女性身体和女性性别都被贬低和压抑。在沙盘游戏这一安全的环境里，她的心灵能够触及和呈现出继续成长和发展所需的特质。

与来自远方的沙具蕴含着深远的心理内容一样，来自银河系的沙具和那些代表太空旅行的沙具也表明了与心灵中"真空地带"的连结。当从其他星球来的宇宙飞船或太空人着陆在沙盘里，我们可以肯定，来访者内心世界里很遥远的内容正在展现出来。当我们见证着这些内容的出现时，最重要的是我们要对可能出现的新的心灵内容保持开放性的心态。我们要以一种欢迎到来的心情来容纳它们。同时，宇宙飞船和火箭也可能代表着更强的防御或者是对现实的逃离。

Aaron

在 Aaron 的沙盘 3 中，两个身着美国宇航局太空服的男子在欢迎刚刚着陆在沙盘右下角的银色宇宙飞船。这个例子很明显地呈现了一些心理内容，以来自外太空的飞船的形式出现在这个儿童的心灵当中。在这个沙盘里，同时还出现了死亡和征服怪兽的场景，紧随其后的沙盘 4 中 Aaron 的自性得以展现。

幻想世界类的沙具

幻想世界类的沙具通常是儿童想象中的朋友和伙伴。在儿童的世界中，电视节目或电影中的卡通人物都具有超凡的能力。他们通常拥有坏人、英雄或怪物的内在和外在能量，这些人物构成了孩子的一些心理体验，并帮助他们适应生活。

相同的幻想类沙具出现在成人的沙盘作品中则可能表明逃避或缺乏心灵的根基。当成人的沙盘中幻想类沙具占据主导位置时，我们需要考虑来访者对现实的理解是否过于脆弱、过于理想化，或者是不愿意承担更成熟的责任。由于象征本身兼具着积极和消极的方面，所以它们也可能在传递着急需欢快的幻想，以此来平衡一个一丝不苟的成年人过度负责的状态。

具有原型内容的沙具

　　具有原型内容的沙具是那些体现着非现实世界的形式或能量的沙具。原型沙具可能是来自自然界的物体，可能是熟知的动物或人，但他们散发着超凡脱俗的特质。以原型形式出现的动物通常是神话中的生灵，比如龙、萨堤尔（希腊神话中的森林之神）和凤凰。人物的原型沙具大多是男女神灵、恶魔和英雄等，他们通常都出现在神话这一深层心灵语言中。一些特别的形状，如蛋、水晶球、星星和珠宝等都具有原型的内容。

　　在沙盘游戏中，原型沙具都源自心灵的最深处。它们可能代表着更阴暗或更光明的心灵特质。当在沙盘中出现时，它们承载着神圣或神秘的能量。原型内容是富有力量的，它的出现表明了来访者正触及某一特定心灵品质的核心。

Aaron

　　Aaron 的沙盘 14 里闪烁的冰雪焕发出晶体的原型能量。尽管沙盘里使用的沙具均来自现实生活，但除了滑雪者之外全部为白色或水晶状物体。Aaron 称这里为"冬季大地"，这一遥远静谧的作品中承载着大量的原型内容。潜意识中圆与方的融合，突出了这一盘中小男孩所使用的核心能量。

　　在沙盘中，原型内容还可能被使用在抵制更杂乱的心理秩序、或是抵制对真实心灵内容的探索中。在这种情况下，原型的力量就不复存在。整个沙盘看起来或许非常深暗或非常闪亮的，但整体感觉平淡沉闷。此时，治疗师有必要自省是否错失了沙盘游戏过程中的一些信息，需要去理解阻抗是由何而起的。

沙具的象征意义

要阐释沙具的象征性主题绝非易事。究其原因，是因为沙具的象征意义包含在沙盘游戏过程中我们所要探究的所有内容里。沙具及其传统的象征意义不可以脱离开整个沙盘游戏历程而被孤立地考虑。我们都知道沙具在沙盘游戏疗法中发挥着极其重要的作用。沙具的象征意义会构成整个沙盘的重要特征，我们不能固化其意义。以一种过于教条的方式来理解或定义一个沙具的象征意义，会极大地限制象征所承载的可能性内容。对某一沙具赋予固定的象征意义，也会极大地限制其所处的象征性过程的广阔含义。

要理解沙具的象征意义有一系列的信息来源，从沙具在自然世界中的本质特征或惯常作用，到在神秘的神话传说中的各种形象内容。对自然界中意义的理解大多来自观察，对更深层的心灵内在意义的理解来自跨文化的神话主题，这与人类共有的心灵体验是一致的，也就是荣格（1954/1981）所说的"集体潜意识"。象征的意义还可以从文学、艺术品、历史、宗教、地理、文化习俗等方面获得。当我们意识到沙具具有同时连接积极和消极意象的象征性作用时，我们就会理解对某一沙具赋予固定的象征意义是远远不够的。

市面上有许多不错的象征字典，连同神话和民间传说大全一起都可以为我们理解沙具的象征意义提供参考，但这些不过是二手资料。它们是对原始资料进行选择、缩减和编辑后形成的参考文献。为了更深入地理解以及为了研究的目的，直接阅读原始资料是更重要的。比如，象征字典里就某个沙具的象征意义提到一篇文学作品，那么我们就很有必要直接去阅读这篇原著。

对不同文化中的民间故事、寓言和神话的研究也可以帮助我们更深入地理解沙具的象征意义。古老、遥远国度的艺术史可以提供关于其文化中所特有的象征的丰富信息。宗教经文盛典往往也能够为涉及宗教内容的沙盘游戏作品提供参考信息。对不同区域和气候的动植物的大自然编年史也同样极富信息性。

来访者的文化背景和社会经济状况会极大地影响其沙盘中沙具的意义。同样的沙具对于一名贫困家庭的移民儿童和一名中产阶级家庭的美国儿童而言，意义上可能会大相径庭，后者的个人经历会被局限在只接触某种单一的文化形态中。

另外，来访者关于沙具所说的话对于理解其在沙盘中的象征意义至关重要。我们知道某一沙具本身是女性形象，但来访者可能会称之为男性。比如，在 Cary 的系列沙盘中，她经常使用一个埃及狮头女神塞克荷迈特。每次她提到这个沙具时，都称其为"狮子男"（The Lion Man）。在 Cary 的沙盘作品中，这一沙具始终是男性的身份。在这个例子中，沙具本身的性别特点并不那么明显。如果一位来访者把明显是女性的沙具称为"他"，情况就完全不同了。在这种情况下，就需要将沙具本身的身份和来访者赋予它的意义综合在一起进行考虑，深入理解该沙具在整个象征性历程中的意义。

来访者放入到沙盘中的个人物品或者亲手制作的沙具格外强调了它们的象征意义。来访者手工制作的沙具融入了他的心灵能量。这些沙具或者是仔细临摹的，或者是出自来访者自己的设计。它们在来访者的象征性心灵历程中发挥着重大的作用。来访者放入沙盘的沙具具有强烈的心灵能量。如果这是来访者已拥有了一段时间的东西，比如照片，那么这一象征可能已经在来访者的心灵中存在和工作有些时日了。如果是他（她）刚刚发现的东西，那么它毫无疑问在来访者的沙游历程中拥有强大的同步作用。

在之前针对象征的讨论中，我们知道象征性过程并不局限于单个沙具，而是多层次的，还可以是由一组沙具作为一个整体来发挥群体的象征性能量。成组的沙具就会作为一个更大的象征性内容族群。整个沙盘以象征的形式发挥作用，整个沙盘游戏过程也是一个象征性的过程。

研究单个沙具的象征意义很重要，同时，在沙盘游戏中从不同层面来研究象征性内容也是至关重要的。探讨不同沙具组合之间、每一个完整的沙盘内容以及两盘之间内容的共性与差异，都是理解沙盘游戏历程的关键因素。

沙具的摆放顺序

沙具的摆放顺序也是沙盘游戏内容的重要组成部分。在沙盘里哪个沙具先出现，哪个沙具后出现通常具有特殊的意义。同样，在完整的沙盘游戏历程中最先与最后放入的沙具也具有十分重要的意义。在摆放过程中哪些沙具是新出现的，哪些沙具重复出现都具有重要意义。

我们要按照整个历程的制作顺序一个沙盘接一个沙盘地考察。比如，如果一位来访者总是排兵布阵，从摆出两支军队开始构建每个沙盘，那么我们可能要格外关注他每次创作沙盘过程中的任何变化或不同，哪怕是一些微小的变化都可能代表着重要的象征性内容。这样做可以帮助我们更好地接纳任何细微的心灵变化，否则这些变化可能就会被忽略掉。因此，为了可以有效地反思来访者的沙盘，我们必须准确地记录沙具的排放顺序及相关内容。

沙具摆放上的变化是我们需要关注的另一个重要内容。在制作沙盘的过程中，当一个沙具被从危险的地方移动到安全地带，或者从沙盘的边缘位置被移动到沙盘的中央位置时，这种摆放上的变化就成为理解沙盘内容的关键点。

沙具的摆放可能会有不同的层次，一个放在另一个上面或者一个放在另一个旁边等。摆放的顺序——哪个在先、哪个在后——都可能具有重要意义。

Martin Kalff（1993）建议治疗师要记录观察那些摆放在不合理位置上的沙具。比如，放在陆地上的船或水中生物、放在水中的小汽车或大卡车都可能在暗示着一种不稳定的分化能力，或者暗示着来访者对外部和内部世界之间的关系缺乏清晰的概念。同样，在不合理位置上摆放沙具的意义也必须要放在整个沙游历程的背景中进行考察。

Larry

Larry 是个 5 岁的小男孩，由养父母带他前来接受治疗。在原生家庭中，他被严重忽视、虐待并遭受创伤。Larry 的沙游历程在初始沙盘中以很粗略的形式开始。在沙盘里加入水后，Larry 草草地将沙水混合，并在靠近沙盘中心的位置塑造了一个山丘的形状，背景是一个湖一样的区域。他将这盘称为"沙堡"。

Larry 心中的英雄——蝙蝠侠——出现在沙盘 2 的中心位置，这使他可以在沙盘 3 中展现出一些零散的沙具。在沙盘 3 的最后，Larry 在水域中的钟表前面放置了一部留声机和一个小唱片录音机。这样的摆放肯定与日常概念格格不入，而这令我们猜想 Larry 是否要开始倾听他心灵深处的曲调旋律。在沙盘 5 中，Larry 随意地在大湖中摆放了人物沙具、小鸟和鱼儿。在充满热情的互动游戏过程中，他胸有成竹地宣布自己正在埋"那些鹅、小孩以及婴儿和妈妈"。完成这些动作后，Larry 说他对自己的"作品"很满意，并挖出这些沙具，把它们整齐地排列在湖的尽头。与 Larry 早期生活和心灵发展的状态一样，这些沙具没有被摆放在合理的位置。而在他的沙游历程中，Larry 面对、归整和重新排列它们的能力得到了提高。

Aaron

关于沙具不协调摆放的一个不同寻常的例子来自于 Aaron 的沙盘 14。在这个沙盘中 Aaron 故意把东西摆放得不协调,之后他就做了第 15 个也是他的最后一个沙盘。他把这个沙盘叫做"疯狂大地"。与上一个例子不同,Aaron 终于能以全新的、幽默的积极视角来看待事物。他笑着描述在河流中骑行的自行车手、沿山而上的滑雪者和怀疑高尔夫球是炸弹而对其进行检查的人们。他说这个地方"……不太安全。但你不会受伤,不过也不能指望有任何保证。"

完成这个沙盘五个月后,在下一次咨询中 Aaron 自己主动提及了它,并将它与自己的生活进行了对比:"那就像我的生活一样,我不能指望事情处处都按照我认为的那样发展。"

Larry 沙盘中摆放不协调的沙具反映着他内外环境的不稳定,而 Aaron 在疯狂大地上的故意不合理摆放则展示了他稳定的自性中心化以及灵活的自我力量,他能够处理应对来自外部世界的各种挑战。

沙盘游戏的另一个有趣现象是来访者会突然第一次注意到某些沙具,并问它们是不是新放到沙架上的。就在这周,一个 12 岁的男孩在我的沙盘游戏咨询室中发现了几架子的动物,他非常激动兴奋:"哦,喔! 你新加了这些啊! "。其实这些动物一直都在那里。重要的是对他来说它们是新的。在咨询室中第一次发现了这些动物,那一刻在这个男孩的心灵中,对天性和本能的表达开启了新的可能。

当来访者评价他们第一次看到的那些沙具时,我会十分谨慎地回应。如果他们特别询问某一沙具是否是新的,我会说:"不。但它对你来说是全新的。"在上面那个男孩的例子中,我什么也没说,让他充分体验着这种新鲜感。这个男孩曾经被严重地虐待,导致他正常发展过程中的体验产生了很大的局限性。在沙盘游戏咨询室里的新发现是他成长过程中重要的一步。在静默中，我们一道来体验这种新鲜感。

另一种有趣的现象是，同一天中几位来访者会使用相同的一个或一些沙具。我并不清楚这说明了什么，但几位沙盘游戏治疗师都承认在他们的临床咨询实践中的确发生过这样的情况。曾经有两位我的来访者在同一天使用了完全相同的三个沙具组合，这让我感到很吃惊。除了确定我们并没有在推销某些沙具，或者是对其投入了很多精力进行研究外，我无法解释为什么会发生这样的情况。我觉得这会是一个很有意思的研究领域。

数字和色彩

数字

不只是沙盘中用到的特定沙具可以传递象征性内容，所用沙具的数量也是如此。我们经常会看到沙盘中有些沙具成对出现，或者是三四个等成组出现。为了更深入地理解所涉及的动态性内容，研究数字本身的象征性内容也是很重要的（Eastwood，2002）。神话传说和文学作品中记载了大量有关数字特殊意义的内容。为了可以在一定程度上理解数字的象征意义，我们有必要深入研究这一主题。与所有的象征性内容一样，在考察数字的象征意义时需要同时考虑其象征特性的光明和阴暗两个方面。伊利亚德（Eliade，1987/1995）提出了一些普遍规律性的象征意义，记住这些内容对理解沙盘会有所帮助。

数字 1　1 代表着不可分割的整体或者是包含了所有可能性的统一体。如果用形状来描述，1 可以是一个圆点，其他的数字都自此衍生；1 还可以是一个空空的圆圈，包含着所有的可能。

数字 2　2 是对 1 的"一分为二"。正是二元性构成了所有事物彼此间的张力。用形状来描述，它就是一条线，象征着生命的流动。

数字 3　3 是 1 与 2 的组合，与多数性有关。它代表着大量内容的展现。暗示着时间，有开始、过程和结束，有过去、现在和未来。因此 3 与运动或动态性有关。在形状上它是三角形。

数字 4　4 在混乱中带来秩序。它既代表着现世今生，也代表着神圣的世界。物质世界由 4 个基本点排列构成。在各种传统文化中都将神圣的上苍描述为由 4 条河流或小溪构成。时间有四季的更替，或者有四个重要的转换阶段。形状上 4 是方形的。

数字 5　5 是代表人的数字，因为人的躯体有 5 个点：头、两只胳膊和两条腿。作为"人类"，人形的原型代表着对内在的指引，被视为自性完整性的具体体现。5 还出现在自然界的树叶和花朵中。在自然界里，5 与性和繁殖相关。用形状来描述，5 是星星或五角星的形状，被认为具有魔力和恢复活力的力量。

数字 6　6 是两个 3 或者三个 2，是精神与物质世界的结合。作为两个交织在一起的三角形或者六边形，6 同时反映了上苍与地下。

数字 7　7 通常被认为是个神圣的数字，它是由代表着多样性的 3 和代表着将多样性内容调整有序的 4 组成。

数字 8　8 是两个 4。作为经典的秩序，8 代表着永恒。

数字 9　9 由三个 3 组成，代表着完美。作为 3 的 3 倍，9 指向完整、完成。

在沙盘中数字的象征意义可能以成群结对的沙具群的形式出现。以这种形式使用数字的例子可能是一个农场的景象，在农场中，许多动物三四成群地出现。

数字的象征意义还会体现在沙盘的整体格局上。比如在沙盘的四个角放置 4 棵树。或者是以圆形或三角形来呈现一条路或一个连接。数字的象征意义也可能以在沙子中雕刻或描绘出的特别形状来呈现。来访者可能会在沙子上画出图形，然后把沙具放在它们顶端或摆放在其周围。当来访者雕刻某些形状时，比如在湿沙中雕刻出立方体或者五角星，那么他（她）可能也正沉浸在数字的象征性内容表达中。在沙盘中使用数字象征意义的例子不胜枚举。重要的是我们要关注到沙盘内容中的这一维度，让其帮助我们深化自己与来访者作品之间的关系。

Adrienne

Adrienne 的沙盘 26 是一个很好的例子，它体现了数字的象征意义是如何同时印证了所使用沙具的象征意义以及对沙子塑形的意义的。在这一盘中，Adrienne 把一位孕妇埋在了沙盘中央圆形的沙堆下，在沙堆上她摆放了 4 个婴儿，形成了一个方形，圣婴作为第 5 个成员被放在了 4 个婴儿的中央。这一场景的象征性内容表明，被埋葬的母亲沙具，正孕育着新的潜能，而她也被埋在了一个类似怀孕隆起的肚子形状的沙堆中。新的生命，4 个婴儿和位于中央位置的圣婴，一道点缀着沙堆的顶部。从数字象征意义的视角来看，将 1（母亲）埋葬，产生了 2（怀孕）。这一新生体现着内在的完整性（4），并随着第五个元素（神圣的潜能）的出现而完结。

色彩

沙盘中对颜色的使用或者颜色的缺失也是沙盘象征性内容的重要方面。有些沙盘里会有格外显眼的红色、白色、黑色、黄色等；而有的沙盘则完全没有色彩。主导性的色彩可能会突然出现在之前沙盘里完全没有颜色的地方。在沙盘个案中主导性颜色的出现和波动是另一个帮助我们加深对这些作品的理解的有益线索。

与我们之前讨论的数字具有共性的象征性意义不同，同一个颜色相关的象征意义则差别很大。比如，在印欧语言中，红色是所有色彩中唯一具有一致词根的词，即 rudhro（微红的）（Eliade，1987/1995）。在某些文化中甚至没有用来描述某些颜色的字词。而对爱斯基摩人来说，则可以根据雪的不同情况使用 15 个以上的词汇来表达白色。在几乎所有的文化中，都会区分白与黑，第三大被感知的色彩就是红色。同一颜色的意义因文化和历史而不同，因此个体对颜色的心理反应是有前提条件的。另外，色盲症来访者通常对颜色的感知是不正常的。从发展的角度来看，少年儿童更倾向于喜欢亮色，比如红色和橙色。综合考虑以上因素，与形状、空间和动作一样，色彩在沙盘游戏过程中帮助我们理解意象发挥了重要的作用。

色彩理论界定了三种基本颜色：红、蓝、黄。它们无法从其他颜色的混合中调配出来，因此被称为"三原色"。把三原色两两混合会产生新的颜色：绿色、橙色和紫色。在这些组合中增加或者减少三原色的量会产生这些颜色的变体。把白色和黑色增加到纯色中可以提亮或加深颜色的色调。黄色和红色范围内的颜色通常被称为"暖色"或"充满活力的色彩"，而蓝色系列则被称为"冷色"或"抚慰人心的颜色"。

为了展示色彩在沙盘游戏中的重要性，我们简要回顾一下东西方传统文化中不同颜色的象征意义。正如我们在对数字的象征意义中讨论的一样，对不同颜色的象征意义的研究既浩瀚如烟，又引人入胜。

早期旧石器时代的墓穴展现了人类对红色的大量使用。研究者认为这些小墓室的红色装饰象征着母亲生殖器官的红色，也象征着逝者回归到大地母亲的怀抱中（Eliade，1987/1995）。在犹太人的传统中，在赎罪日那天会使用白色来表达人性与永生。卡巴拉经文揭示了色彩复杂的象征性意义。伊利亚德（1954/1995）发现，鉴于西方传统宗教起源于荒漠之地，因此代表着植物、绿洲和避难所的绿色具有十分重要的意义。在伊斯兰教中将绿色视为清凉、宁静的庇佑。

中世纪时，大主教英诺森三世（1198—1216）设定了标准，对在西方的传统礼拜仪式中教堂色彩的使用进行了统一。白色专用于圣母玛丽亚、基督以及未殉道的圣人的节日。红色则用于殉道者、圣经信徒、受难节庆以及基督教的五旬节；黑色以及后来的紫色则用于四旬斋、耶稣降临节以及死亡丧葬的场合；绿色在其他所有场合都适用；黑色被废弃不用，因为神父认为它是邪恶的颜色。最新的改革是把红色也用于圣枝主日和耶稣受难日。

在哥伦布发现新大陆之前，美洲印第安人将地球分为四大区域，每一区域都有一棵特定颜色的树木。每棵树都被制作成十字架的形状，顶上落着一只鸟。阿兹特克人和玛雅人把东方的树看作是红色，西方的树是蓝色，南方的树是绿色，北方的树是黄色。而在这些传统文化中对色彩的解释也并不相同。例如伊利亚德（1954/1995）发现，玛雅人用太阳跨越地平线的运动来标记时空，他们用红色代表东方，黑色代表西方，白色代表北方，黄色代表南方。阿帕契族用颜色来标示方位：白色对应北方，蓝色对应南方，黑色对应东方，黄色对应西方。黑脚族则用红色象征着太阳，黑色象征着月亮。

西方传统的炼金术将普通金属向金子转化过程中的不同阶段都赋予了不同的颜色。最初是黑色，代表着消除原始的金属物质；然后是白色的提纯阶段；接着过渡到红色生成魔法石。

在东方传统文化中，我们在颜色的不同特性中发现了一些相似之处。在中国传统道教中，黄色是中心的颜色。第一位帝王黄帝，也是皇室的祖先，被认为居住在天庭四方的中心（Eliade，1954/1995）。以长生不老为目标的中国炼金术，用红色代表着炼丹的过程。中国传统文化中的"五行"构成了现实的物质世界，它们也被赋予了特定的色彩。"木"为绿色,"火"为红色,"土"为黄色,"金"为白色,而"水"则为黑色。不同的方向和季节也与这五行相对应。我们会在讨论沙盘游戏中的空间主题时进一步探讨这部分内容。在印度传统文化中色彩的维度被视作是心智的特性,即"心"(manas)的特性。逐渐增加的能量被描述为鲜红色,这种能量可以把普通的自我分解重组为整合的、不可分割的意识。

很显然,色彩的象征性意义是很广泛的。当探讨沙盘中"色彩"这一内容主题时,需要同时考虑整个系列沙盘的颜色模式以及在色彩使用上的明显变化。在对个案的沙盘进行初步观察后,沙盘内的其他内容特点会表明其下一步的发展方向,以此开始帮助我们更深入地研究沙盘中色彩的象征性意义。

沙具的缺失

在沙盘中不使用沙具可能暗示着来访者缺乏稳定的塑造内在世界和外部世界的能力。对于年幼的儿童来说这是发展过程中的必经阶段,我们经常会看到幼儿在沙盘中倾倒沙子和筛沙子等动作。而在稍大一些来访者的沙盘中沙具的缺失,可能是源于其早期的发展性缺失,也可能代表着来访者的心理能量非常低或处于抑郁状态。

另外,心理高度发展的健康的来访者也可能会在制作沙盘的过程中不使用沙具。这种情况下的沙具缺失,或许暗示着某些新的心理特征和心理能力正处于形成期,它们需要一些时间以更为确定的形式出现。

Regina

7岁的Regina的沙盘作品是一个逐步具象表达的很好的例子。她在第一次咨询的过程中完成了沙盘1和沙盘2。在前两个高度具象和情感唤起的沙盘后，Regina 开始在沙盘里进行烹饪行为。由于在早期经历中遭受了重大的发展性缺失，因此她需要在沙子里进行退行性的游戏。正如我们在沙盘 3 里所看到的那样，此后的一次次咨询中，Regina 做饭、倾倒沙子，搅拌"可口的食物"给我们俩品尝。当这些儿童早期的发展性任务得到了充分的满足时，Regina 的游戏变得更具代表性。在沙盘 7 中，在我的辅助下，一个城堡从沙堆中浮现出来。

Elizabeth

Elizabeth 的个案是在沙盘中较少使用沙具的另一个例子，在她的沙游历程中，心灵内部的议题以框架的形式表达出来。尽管沙盘里的风景和沙具内容极其简洁，但 Elizabeth 在沙盘 2 和沙盘 3 中进行了深刻的心灵表达。在沙盘 2 中，一个小丑穿过咬尾蛇，沿着珍珠之路通往沙盘中央的黄金王冠，在王冠旁边有一只看护犬和她的狗宝宝。沿途有一位死去的母亲和孩子。沙盘 3 展现了另一对母子，这一次他们是远古人的沙具形象。从旁边零星散落的石头与树木可以看出，他们显然是要穿过丛林，正走在前进的路上。

Elizabeth 的现实生活极其丰富多彩，她没有任何的扭捏或惺惺作态，直接快速投入到了沙盘游戏过程中。她的沙盘作品可能看起来内容很稀疏，但这不是因为内心的缺失，而是因为她急切地希望可以干净利落地处理自己内心的问题。

沙盘中的寓意内容

引言

在讨论了沙盘游戏中使用的沙具内容后，我们现在来探讨沙盘中的寓意内容。我们的目标是培养自己熟悉心灵表达及其在变化过程中所使用的各种声音或语言。在接下来的内容中我们先来看沙盘中的故事、主题和神话，然后探讨一些传统的转化模式：炼金术、基本元素和脉轮。

沙盘中的故事和主题

沙盘中的故事或主题能够促进治疗师对来访者整个沙游过程的理解。尽管寓意内容并不一定会出现在所有沙盘作品中，但它是我们应当谨记的沙盘中的一个重要特征。与已经讨论过的其他维度一样，我们不仅要考察单个沙盘中的故事或主题内容，还要考察在整个沙盘游戏历程中象征性表达的任何运动或变化。比如，旅行的主题、斗争和战斗主题、发现探险主题、迷失或迫害主题、出走与回归主题等都可能是某一个沙盘的寓意内容。同时，相同的主题还可能会夹杂着变化和不同出现在整个历程的几个沙盘中。

有时候来访者在制作沙盘的同时会口述着其中的故事。儿童，尤其是年龄稍小的孩子，大多会沉浸在游戏之中，会在口头讲述故事的过程中把自己内心私密的领域向治疗师敞开。而有幸被邀请进入到这一具有魔力的空间中，一道分享儿童的心灵经历是十分宝贵和神圣的。通过讲述自己在沙盘里的积极创作，在我们的见证下，孩子延展着他（她）的个体发展。治疗师必须认真倾听这些故事，因为这种口头叙述就是象征性过程的外化表达。通常这些故事并不是很连贯，会有前后不一致和彼此冲突的地方，听起来难以理解。我们必须带着"象征的耳朵"来倾听。这些故事就像是东一笔、西一笔逐渐勾画出的油画一样。它们不存在于现实的时空，而是虚构出来的。

有时，来访者也会在完成沙盘之后讲述相关的故事，描述沙盘里发生的内容。关注来访者在沙盘制作过程中及完成之后所说的内容是非常重要的，但同样重要的是，我们不可以以任何形式去干预来访者的进程，不可以暗示他们必须讲述一个故事。我们会在如何实施沙盘游戏疗法这个部分详细讨论这一问题。现在我们主要关注的是要追随来访者的指引。当他们讲述一个故事时，我们要认真做好笔记。

成年来访者并不太像孩子那样会讲述一些难懂的故事，当然也会有例外。不过更为常见的是，成年来访者会对沙盘里的沙具或场景进行解释。这些内容对治疗师来说同样重要。和儿童讲述的故事一样，成年来访者的这些解释也可能是源于意识的虚构，或者是对某些潜意识内容的有意识的反思。换句话说，成人的反应要么是象征性内容的部分表达，要么就外在于它，以评判或防御的形式做出回应。治疗师的仔细倾听和对整个过程的包容接纳，会帮助自己区分出成年来访者具体是哪一种反应。

在沙盘游戏中几乎所有情况都会有例外，有时孩子会说他的沙盘是一部自己刚看过的电影或电视节目。和成年人更有意识的反思一样，这是儿童对他（她）沙盘中制作内容的外在觉察。这些沙盘作品同样具有象征性的意义。正是儿童心灵深处力量的指引，导致他（她）为自己的沙盘选择了那一特定的故事或电影内容。

成年来访者在沙游治疗之外的言语咨询过程中，所说的话也可能会影响沙盘中的寓意内容。来访者言语治疗中的语言内容会对理解沙盘中的主题内容有所帮助。对治疗师而言，最重要的事情就是在过程中安静地陪伴，认真地倾听。

神话主题

神话主题在沙盘游戏中较为常见。在之前的讨论中，我们提到过神话是潜意识的语言或故事。神话是用来描述和解释心灵向更高层次不断整合，即自性化过程的线索梗概。作为对心灵的运动和变化可以进行三维描述的沙盘，神话主题自然会经常出现在其中。请注意，即使有时候神话主题在具体的沙盘场景中并不那么明显，但其实整个沙盘游戏历程就是一个"神话"故事，它承载着心灵向着整合不断地运动变化。

神话的主题繁多，在沙盘中经常出现的常常是关于生死、探寻、发现、重生、回归，以及面对黑暗、整合与中心化的主题。在一些个案中，人们熟知的神话、童话故事或者民间传说会直接在沙盘里呈现出来。而这通常是在来访者无意识觉察的情况下发生的。不计其数的案例让我充满敬畏之情，美杜莎刚刚离场，飞马珀伽索斯就登场，随后就进入了发展的新阶段，这完全复制上演着古希腊珀尔修斯的神话故事（Hamilton，1942）。Ivy 的个案就是这一情况的绝佳范例，她是一名 9 岁的女孩，来自原教旨主义教派。

Ivy

Ivy 在一个严格限制女性发展的压抑环境中与自己处于萌芽阶段的性意识做着斗争，在沙盘 4 中，Ivy 同时面对着具有吞噬性的黑暗面——两个珀伽索斯沙具跃起咆哮着。在接下来的沙盘 5 中马群所代表的新能量被释放出来，中央的沙丘上摆放着金质的乐器和金质珠宝，在沙丘顶端摆放着两个金色的王冠。

Ivy 并不知道美杜莎的故事，这一恐怖的蛇发女怪拥有神奇的血液，能创造和摧毁生命。她也并不知道这一神秘女神如此可怕，每个直视她眼睛的人就会变成石头。Ivy 对珀伽索斯的出世也毫不知情，这飞马是从美杜莎被斩断了头颅所流淌的血液中出现的，或者说是缪斯之泉的产物。然而 Ivy 的心灵选择了这些意象。在她沙游历程的转化过程中，在面对了这些女性特质的阴暗面后，Ivy 的心灵开启了新的能量。

故事或主题受阻

当沙盘中的故事或主题不停地重复保持不变时，我们就需要对沙盘的寓意内容进行重新考察。我们首先要考虑的，就是要更加仔细地观察个案的沙盘，看是否发生了变化，哪怕是细微的变化。尽管一开始并不易被发现，但当开始出现变化的迹象时，我们知道这一历程已经开始工作。而我们对其更加缜密深入的研究也会促进心灵进程的发展。同时，我们需要自问，如果是这样的话，来访者可能需要从我们这里得到什么，从而可以推动他们更快地前进。在这种情况下，对个案的督导是十分必要而关键的。当然，也可能是另一种情况，心灵正按照其所需的节奏进行工作。

当沙盘中的主题确实一直保持相同也没有可预见的变化迹象时，我们不得不考虑作为治疗师的我们在这一历程中是否有未看到的内容。当治疗师无法容纳沙盘游戏过程中的某些关键性内容时，沙游历程可能会受阻停滞下来。这就引发了一些有趣的思考。令人好奇的是，为什么有的沙游历程会进入煎熬的停滞状态而有的则快速发展，这两种情况下到底发生了什么呢。差别就在于不可见的容纳的复杂性。当治疗师陪伴见证来访者的制作时，如果治疗师本身的心灵与自性相协调一致，尤其对来访者沙游历程中所使用的特定原型有所了解，此时治疗师会充分地容纳整个历程。然而，如果来访者沙盘中的某些象征性内容触及了治疗师心灵的某个创伤，就会在观察的共享领域产生对容纳的阻碍。来访者的象征性作品继而会受挫停滞。在潜意识层面，来访者会感受到目前的治疗容器并不足够安全，他无法再自由地深入心灵进行工作。在这种情况下，触及治疗师个人发展中的阻碍，必须在继续推进来访者的工作之前，先被处理解决。治疗师必须通过督导和深度内省处理个人的这部分受阻的内容，或者是就这个问题进行治疗师本人的咨询治疗。

阻碍沙游历程的内容在本质上不论是对来访者还是对治疗师来说都具有重要意义。

我们必须谨记，沙游历程中缺失的部分是很关键的内容。整个沙游历程的进程会取决于这一内容，而它总是未知的，直到治疗师和来访者共同进入到来访者的相关潜意识领域中。

缺失部分的范围很广，从治疗师能看到但还尚未有意识地承认的内容，到治疗师自己心灵中的创伤或阴影。这一情况也强调了为什么治疗师本身内心的疗愈和发展是沙盘游戏准备工作中的一个关键性因素。

尽管接受过系统严谨的训练，沙盘游戏治疗师心灵中的伤痛还是会有碍于沙游历程，而这一伤痛会被来访者的沙盘作品激活。虽然我们希望借助对治疗师的严密训练和缜密准备尽量避免这一情况发生，但它依然还是会发生。当进行个案督导时，这种情况就会暴露出来。当沙盘游戏治疗师意识到是自己的问题阻碍了来访者历程的发展时，在尊重这一看法的同时需要及时采取补救措施。

传统的转化模式

除了神话主题，其他的传统转化模式也可能会在沙游过程中出现。在来访者的系列沙盘中，深层心灵的转化过程可能会以可识别的变化模式展现出来，也可能不会。而我们在这里的讨论就是要意识到有这种可能性：传统的转化模式可能会在沙盘游戏中以主题内容的形式出现。在众多不同的文化传统中，有许许多多的转化模式，我们这里只讨论炼金术、基本元素和脉轮。

炼金术的转化模式

炼金术的历史

炼金术作为内在转化的模式，在东西方文化中都颇有渊源。炼金术由于依赖实验设备和神秘的类似化学配方，通常被误认为是化学或科学的原始形式。炼金师的目标就是把普通材料或金属转变为金子。炼成的金子被视为长生不老的灵丹妙药。在荣格看来，炼金术包括了规则、实践和流程，指引着内心的航向通往永恒的自性。

有些学者认为炼金术最早可以追溯到公元前 500 年的中国，而其他人则把它的起源认定为古希腊时期的埃及（Multhauf，1983；Eliade，1978）。有趣的是，这一相似的过程在同一历史时期彼此迥异的文化传统中作为深层转化的寓意纷纷出现。在所有文化中，炼金师的目标都与神秘难懂的宗教传统有关。在中国，炼丹术是道教的核心特征；而在印度，炼丹也是密宗瑜伽传统的组成部分。在古希腊时期的埃及，诺斯替教派就从事炼丹活动；在伊斯兰文化中，炼金术与神话相关。在欧洲的中世纪和文艺复兴时期，炼金术出现在基督教神秘教派、赫尔墨斯主义以及犹太教的分支卡巴拉信徒中。在古印度佛教中，公元 700—公元 1600 年炼金术活动繁荣蓬勃。公元 1100 年，伊斯兰的经典译著把这一艺术引入了西欧。在欧洲，炼金活动以 19 世纪的科技革命告终。

与西方的炼金一样，中国历史上的炼丹师把红色矿物质——朱砂或硫化汞——视为可以令人长生不老的物质。时至今日，中国的道士依然在进行内在炼金术的活动。最近我有幸参观了一座中国的道观，在那里道士们依然在从事这种活动。这是一次令人难忘的经历，听着道士们和着竹笛、锣鼓演奏古老的曲调、诵经，看着他们站在一个巨大的曼陀罗上（就是《易经》里的八卦图），并按照规定的动作移动胳膊和身体，恭敬地焚烧道符，令身在其中的我感受到了他们法事

（内坛或内在炼金术）的深刻内涵（见图 10-1）。

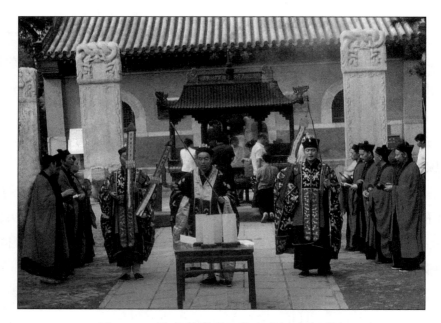

图 10-1　北京某道观里道士进行法事活动
（Barbara Turner 博士拍摄于 2003 年）

在做这些法事的时候道士将自己的身体视为一个容器，在内心将普通物质转化为了所谓的"教"（Chiao）即"圣胎"（immortal fetus）。"教"就像西方的魔法石，纯洁、神圣、不朽。当代道士以这种象征性的形式继续进行着这种转化的活动。

"炼金术"这一术语来自古希腊语的"炼金术"（chemeia）一词，意思是变化的艺术。伊斯兰文化发展了术语"炼金术"（alkimiya），这要么是从希腊语要么是从中国南方方言"炼金液"的拼音（kimiya）演化而来。伊利亚德（1978）认为炼金术的象征意义最早开始于金匠，他们锻造并炼制金属。在他们的工作过程中观察到，在普通金属的融化过程中出现了物质受苦和救赎的象征性意义。在欧洲，炼金师渐渐认为所有物质都是有生命的，并都在努力完善自己。他们认为随着时间的推移，普通物质最终会达到完美的境界。借助炼金的产物，即"魔法石"，普通物质能够实现自身的完善。

炼金术的哲学

炼金术的根本目标是克服物质与时间的局限，进而把污浊的物质世界引向完美。不论炼金师的实践形式是外在的还是内在的，实践本身比其产物具有更重要的意义。

在印度，长生不老被比作是金。婆罗门（the Brahmanas）古代经文记载，人体能获得金子的不变本质（Eliade，1979）。与道教的法事一样，印度的炼金术注重内在的聚焦。而佛教的炼金术则使用外化的化学物质。印度炼金师的目标是三昧，即回到绝对（the Absolute）。道家的目标是与"道"合一。在古希腊时期的埃及，炼金师通过炼金这一行为希求心灵从物质世界的枷锁中解脱。与我们前文讨论过的萨满教的做法一样，这些炼丹师通过"神秘的梯子"寻求灵知，即上帝的知识，这个梯子能把它们从世俗的枷锁中解脱出来，将它们带至神圣的上苍。古埃及的炼金师是内外实践相结合的。向外，他们把物质都染成金色，而不是把它们做成金子。他们认为这样做代表了一种从身体到精神和灵魂的并行转化。

Maria Prophetissa 也指出了人类世界中的物质和精神与金属中的物质和精神之间的关联（Haeffner，1994）。早在公元前 5 世纪早期的古埃及，Maria Prophetissa 是尽人皆知的"炼金术教母"，她扬言自己是从上帝那里直接获得了炼金术的秘诀。Prophetissa 的炼金术带有诺斯替教徒的心物二元性特征，后者把精神与物质相对立起来。她将自己实验室里的金属赋予了男性和女性特质，比如湿与干，大地与空气，水与火，冷与热。荣格（1953/1977）很喜欢 Maria Prophetissa 著作中这种对立的对子，并在它们中发现了心灵转化的过程。荣格引用了 Prophetissa 最著名的话语：

　　一中有了二,二中有了三,三中有了万物;因而二只是一……将阳性与阴性相结合,你就会发现所追寻的东西(Jung,1953/1977)。

　　荣格(1953/1977)在 Prophetissa 的早期著作中发现了对立原则。他采用这一术语用以形容在现实世界中出现的彼此对立的结合,而这些结合的来源和目标都是自性的整合。因此,荣格将炼金术视作内在心灵体验在物质上的投射,其目的是为了实现自性化和对自性的回归。

炼金术的过程与象征

　　在不同的文化中,炼金术的过程大体相似,都是将普通物质最终转变为长生不老药。阿拉伯—伊斯兰的炼金师描述了金属变化的顺序:铅、铜、锡,最后是金。在印度文化中则是铅、锡、铜、银,最后是金。雅典的 Antiochus,希腊的炼丹师把整个过程描述为从身体到精神再到灵魂,正如在金属中从铅、到银再到金的顺序,在色彩的顺序上是黑色、白色和黄色。埃及的诺斯替教徒 Valentinus 将炼金术的过程定义为,开始于"灵魂元气"(pneuma),升华提纯的产物;然后是"沸腾"阶段(ebullient),用来分离杂质和纯净物;最终阶段的结果是获得种子(sperma),真知的种子。

　　在西方,炼金师则一致同意,颜色的进程是从黑色到白色再到红色,但是从普通金属到纯金属变化的层级上观点会有所不同(Edinger,1991)。他们赞同,炼金术的产物是神秘的"魔法石",具有提纯杂质的能力。颜色的变化与转化的阶段相关。黑色是第一阶段,在这个阶段普通物质被煅烧或抵消中和,此阶段被称为"煅烧"。白色阶段被称为"分离",在这一阶段进行对上一阶段剩余物的精炼与提纯。这是净化的过程,也是心灵或精神从物质中释放的过程。最终是红色阶段，即"发酵"和"投射"，纯粹的精神以物质的形式被强化，变成魔法石。而这一提纯后的产物具有转化其他非纯净物质的能力。

沙盘游戏中的炼金术

到目前为止，我们已经对炼金术做了简要的介绍，作为一种模式它象征性地代表了转化的整个过程。当然与其他模式一样，这种模式可能对一些沙盘游戏治疗师具有格外的吸引力。而作为治疗师，精通炼金术的各个阶段和过程是非常重要的，这些知识可能会是一种有益的工具，可以帮助我们追踪某些个案在沙游历程中的转化过程。比如，深层秩序的改变是开始于燃烧和死亡的，如何理解这句话在心灵内部的意义是十分重要的。以及，在此之后会出现分类和提纯，之后才会有新品质的产生。牢牢把握炼金术这一过程的本质是治疗师见证来访者沙游历程中必不可少的素质。

在沙盘游戏中炼金术模式的转化可能会出现在燃烧和死亡的主题中，而后是整理分类和摒弃心灵不再需要的内容。接着是神圣化或提纯的发生，自性的展现。在这一转化阶段之后是新的心灵产物的整合。转化的特质融合进来访者的自我，成为自我的一部分，接着来访者会回归到日常生活。

炼金术模式的沙游历程可能会以故事的形式出现。比如，燃烧和死亡的主题经常以尸体和墓地的形式出现，死亡还可能会表现为摧毁沙盘里的某些内容。色彩上，黑色是转化开始阶段的重要特征，就像未加工的原始金属或普通物质。

提纯与分离阶段可能会表现为洗礼主题的内容，比如浸入水中、喷洒沙子或洒水等。这一转化阶段的沙盘内容，可能会表现为沙盘里被会使用魔法的天使、女巫或者仙女所把控。色彩上，提纯净化的阶段在沙盘里会表现为对白色的大量使用，或者说加工至一种更精细的金属——白银。

自性的展现就相当于炼金师最后获得的神圣的魔法石。作为一切存在的源头，自性在这个过程中表现出来。炼金术在这个阶段会过度强调神圣与光明。而与之不同，在沙盘游戏中自性的展现同时也包含了阴暗面，它也是整体的一部分。在自性展现的沙盘里，我们通常会发现某些阴暗的代表，可能是黑色的珠宝或者是一个具有威胁性的沙具，它们一起来见证着心灵的完整，并与一切建立起内在的联系。

正如我们上文提到的，在自性的展现过后是重新整合进日常生活。这会表现为沙盘里出现现实生活的人物形象、日常生活的场面、日常的小镇或村庄。不论来访者的沙游历程是否表现为具有明显的炼金术模式的象征性过程，在某种意义上，所有的沙游历程都是具有炼金术意味的，因为它是连接人性与神性的转化过程。

基本元素的转化模式

元素也可能会暗示着沙盘游戏中的转化过程。土、气、火、水、金（属）和／或以太的各种混合可能代表着心灵平衡或失衡的特质，也可能代表着变化过程中的不同阶段。

基本元素以及四位一体

在世界各地的不同文化中，我们都可以发现人们对一些基本元素的描述。这些元素，不论是四个还是五个，通常被认为是所谓的"四位一体"，这种四重结构构成了物质存在的基本模块。这些基本元素是：土、气、火、水，和／或金（属）及以太，通常与四个方位相关联，在某些传统文化中，还与方位的中心相关联。这些基本元素因而也被视为是构成生命的元素。正是这些元素在大地上的相互作用构成了我们所看到的真实世界。尽管这些元素构成了物质世界，但它们同时反映着超越有形世界本身的内容。这些元素还与四季和时间的流转有关，与所有有形存在的特质有关。因此，这些基本元素是在时空的各个维度中运转的。

亚洲传统文化中的基本元素

四元素的概念最早出现在古印度的摩亨佐－达罗（Mohenjo-Daro）文明，位于当今的巴基斯坦。学者认为对元素的定义最早出现在公元前 2500 年的这里，也就是印度教的发源地（Rao，1914/1985）。在印度教的传统中，共有三位神灵：梵天、毗湿奴和湿婆。梵天是创造之神，而湿婆是毁灭之神。毗湿奴维持着生死之间的平衡，是保护生命之神（见图 10-2）。毗湿奴有四只胳膊，代表了他对四方的管控。他一只手抓着海螺壳，这是印度传统文化中五种基本元素的象征。随着海螺壳的增长，海螺的生命不断成长进化，代表着毗湿奴掌管着现实世界中的循环往复。毗湿奴另外的手中还握着一个神杵和一朵莲花，代表着宇宙变化的本质。印度教认为基本元素并不是物质，而是过程。它们承载着变幻的宇宙。在印度教中，生命的目标是剔除那些不断变化中的虚假，揭示它们背后绝对的完整真实，继而通过这些基本元素走向神性之路。

在中国早期的道教文化中（约公元前 500 年）描述了五个基本元素金、木、水、火、土，人们认为是它们构成了整个物质世界。这五个基本元素源于两大基本特征：阴与阳（女性的阴柔和男性的阳刚），在不断变化的状态中彼此影响、相互关联（Major，1995；Baldrian，1995）。在公元前 4 世纪，中国人发现"五行"（五种元素）是按照一定的规则运动变化的，并具有一定的可预测性。由于五种元素两两之间的不同组合关系，五行的运作模式非常的复杂。在中国著名的五经之一——《易经》，也就是《周易》一书中，对这些变化轮回有着详细的描述，这本书大约可以追溯到公元前 1000 年的周朝（Ebrey，1993）。

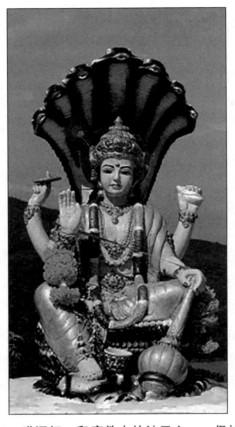

图 10-2 毗湿奴，印度教中的神灵之一，保护之神，
象征着元素的转化过程以及对宇宙万物的
改变。

五个元素之间的变化关系基本遵循以下两种过程：一种是相克（征服或衰退），另一种是相生（生产与再生）。这些轮回解释或展示了变化的过程。五行主要与以下内容有关联：星象、数字、颜色、方位、季节、动物、器官和味道等（见表 10-1）。

中国传统文化中的五行同时考虑了时间和空间的特质，而不仅仅是物质世界呈现的元素。

在最初起源于印度的佛教文化中，有四大元素被视为物质的基本特征或特性。在佛教徒看来，世间万物本身并不存在，只是以其功能和表象来进行描述。在印度传统文化中，四大元素的运化总是不断变化的。

表10-1　五行与其他特质之间的对应关系

道家文化——五行与其他特质之间的对应关系									
相	阳／阴	方位	季节	星象	颜色	数字	动物	器官	味道
木	阳	东	春	木星	绿	3	青龙	肝	酸
火	阳	南	夏	火星	红	2	朱雀	心	苦
土	平衡	中	仲秋	土星	黄	5	无	脾胃	甜
金	阴	西	秋	金星	白	4	白虎	肺	辛辣
水	阴	北	冬	水星	黑	1	玄武	肾	咸

小乘佛教的圣典文献——《巴利文大藏经》——记载了佛陀的教义，该经文被认为是写作于公元前1世纪，即佛陀去世后的五百年。其中提到了六种元素（Collins，1995）。除了土、水、火和风外，又增加了空间和开悟。这一概念由建立于公元794年至1185年间的日本佛教的真言宗一派所传入。真言宗将物质世界中的五种成分（土、水、火、风和空间）称为"已知"，而将第六种元素称为"知者"。

西方世界中的元素

西方世界的众多传统文化都讲到了基本元素。拜火教教徒认为神性就是通过五大基本元素所展现的。公元2世纪后期，在基督教的诺斯替教派中，克莱门教派的教义认为天使控制着恒星和其他天体的运行，同时控制着它们的基本成分、四大元素。克莱门教派将神谕与物质世界之间建立了连接。

希腊人也把四大元素视为物质的基本构成。与中国人一样，在公元前 5 世纪 Empedocles 发现，物质世界中没有什么东西会永远被创造或者被毁灭。相反，它只是在经历土、气、火、水这四大元素之间不同关系的变化。在亚里士多德的硫—汞理论中，他将物质的基本属性分为阳性与阴性。硫为阳性——热与干，与火和土元素相对应；汞为阴性——冷与潮，与气和水元素相对应。

公元 5 世纪，希腊人在元素和字母之间建立了有趣的联系。希腊人认为在词语或字母和物质世界与命运之间有着某种神秘的联系。在这一时期使用的埃尔尼亚字母似乎的确具有强大的特性。它既可以拼写单词，又可以书写交流复杂的非物质思想，看起来很像是神灵所赋予的字母。这也就可以理解希腊人是如何将他们字母中的 7 个元音和17 个辅音与神性和世俗世界联系起来的。对希腊人和一些埃及人而言，元音被视为具有强大的力量。这一力量是如此强大，以至于在一些希腊语和埃及古语的著作中都指出对元音的使用不仅能唤醒神灵，也能创造神灵。7 个元音被比作是七大行星，均来自命运之神。与行星一样，元音也因此对人的命运产生影响。辅音被视为拥有十二宫的12 个符号和 5 个元素（气、水、火、以太和土）。24 个字母与一昼夜的 24 小时相对应，是一年 12 个月的两倍。在这一思想体系中，我们看到了神性是如何通过时间物质体现出来的。

美洲印第安人文化中的元素

在美洲印第安人的传统文化中，土、气、火、水四元素与四个方位相对应。它们体现在药轮（medicine wheel）的图像中，药轮是一个在中心被十字分割的圆圈（Storm，1972；Thomas et al.，1993）（见图 10-3）。个人的心灵或家园就位于药轮的中心。

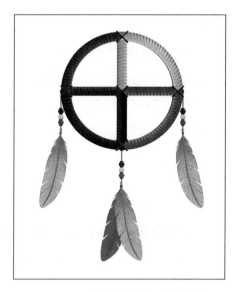

图 10-3　美洲印第安人的药轮

药轮可以反映所有的现实。在药轮中，所有事物彼此之间都处于一种动态的关系。因此，药轮是一种质变和转化的模式。健康整合的个体追求一种和谐平衡的药轮状态。每个人出生时都处在药轮的某个特定位置，因而具有各自的优点和不足。药轮以这种方式暗示着每个个体生命的成长和改变的路径。药轮的每个象限都对应着一种动物之神和一种颜色（见表 10-2）。

表 10-2　美洲印第安传统文化中的四元素

美洲印第安传统文化——四元素				
方位	元素	颜色	特质	动物神灵
北	气	白	智慧	水牛
东	火	黄	启迪	鹰
南	水	绿	纯真	鼠
西	土	黑	内省	熊

举例来说，一个出生在药轮中东南方位的人，天生具有深刻的见解和纯真的个性，具有火与水的元素，而为了可以利用他（她）天生的洞察力，他需要借助北方的智慧和西方的内省，也就是气和土的元素。为了可以更贴近自己的心灵中心去生活，这个人就需要发展自己沉思和内省的能力，去了解他人彼此之间是如何相互影响和互动的。

泥土占卜与元素

在泥土占卜中也存在着四元素，泥土占卜是对在沙土上随机画出的图形或线条进行神谕式解读的传统。在欧洲、亚洲、非洲和阿拉伯世界得到了广泛应用，占卜的解读源自占卜师在人与环境力量之间所感知到的内容，泥土占卜的目的是为了理解导致当前状况的超自然原因，寻找走出目前困境的方法。泥土占卜的基本框架在不同文化间惊人地一致，占卜师对沙子上所刻画或撒出的图形之间关系的解读基本一致。这些图形所呈现的就是元素、星象、十二宫的符号与它们在沙子上具体呈现出来的特质之间的关系。

泥土占卜与沙子之间的关系十分有趣，这与沙盘游戏疗法似乎有异曲同工之妙。在沙盘游戏历程中偏离了自性的心理内容以及对它们的补救得以呈现，心灵向着更高层次的自性化前行。沙子本身就是基本的物质形式。我们可以任意地移动或塑造它。不难理解为什么在许多文化中都使用沙子作为媒介，来呈现更高等、更深刻或超越自身的物质形式。由于元素是构成物质世界的基本成分，沙子是所有元素的基础。在此基础上，各种元素可以组合成心灵运动的无穷形式。正如在泥土占卜中对沙子的使用，沙盘里的沙子就好像是一块纯净的调色板，心灵可以以其最本真不可逆的具象形式投入其中并发生转化。

沙盘游戏中的元素

在炼金术模式中，心灵的转化会遵循着相对固定的顺序发展变化，与此不同，沙盘游戏中的元素并不是按照一定的模式进行改变的。通过元素所呈现的转化，本质上反映的是来访者对个体经历的所有有意识觉察的特质之间的关系和平衡。炼金术模式标记出来访者所处的转化阶段，而元素则暗示着来访者独特历程的个人特点。炼金术模式表达的是"我们在哪"的信息，而元素则表达的是"我们是怎样的"信息。我们可以将炼金术模式看成是转化的纵轴，元素则是代表着质性特征的横轴。在接下来沙盘空间主题内容的讨论中，我们将会深入探讨这个纵轴和横轴的相关意义。

炼金术描述了心灵的转化过程：意识放松对已知现实的掌控，心灵沉入至潜意识，并带着新的心理产物或新的觉察重新返回至意识水平。而沙盘中的元素则透露了在这一过程中来访者心灵旅程的特点。在沙游历程中呈现出来的各元素之间的关系代表着来访者所经历的心灵转化过程的质性特征。当来访者的心灵开始向潜意识下沉时，元素可以帮助我们了解此时来访者的感受。比如，假如来访者处在炼金术模式转化的煅烧阶段，旧有的自我结构被摧毁。此时，沙盘中的元素可以表达来访者在这一过程中的体验感受。它可能是以愤怒的火元素或气元素的形式出现，也可能是以湿漉漉的令人窒息的、仿佛要溺毙在浑浊水流中的形式出现。治疗师对转化过程的特征或风格的觉察了解，会极大地促进我们对来访者作品内在本质的容纳、支撑和理解。

对单个沙盘或整个沙游历程中元素的出现、缺失或相对平衡的观察，也是一种很有价值的方法，可以帮助治疗师了解来访者在分化阶段为了实现心灵的平衡而必须要发展哪些个性特质。在沙盘中元素的呈现方式是多种多样的。例如，沙子本身就是土元素。当来访者使用沙子工作或在沙子里摆放花草树木时，就出现了土元素。而如果来访者没有碰触沙子或仅仅将沙子作为一个摆放沙具的平面，则土元素就是缺失并被需要的。

在沙子中挖出的河流、湖泊和小溪代表着水元素的出现，这个过程中自然也涉及了土元素，大地承载传送着水。但沙盘里盛水的水车、小桶、杯子和容器，则与土元素无关。我们需要思考在沙盘中容器里的水、洒在沙子上的水或在沙盘里泛滥的水，彼此之间这些细微差异所代表的含义。我们需要思考同样是水元素但在不同状态下所代表的不同的心灵过程。而缺乏水元素或土元素的沙盘，则可能暗示着需要这些元素的加入来催化历程中的变化。

气元素可能会显示为小鸟、风车、旗帜、香味等。当沙盘里缺乏气元素时，就会感到窒息、密闭或者密封。当沙盘里有气元素时，需要注意它与哪些元素有关联。当气元素，或者其他任何元素，缺失时，要注意沙盘里出现了哪些元素。或许出现的与缺失的元素之间的关系会更好地帮助我们理解来访者的沙游历程。

火元素可以通过火焰、烟雾、太阳、炉灶等形式表现。当缺失火元素时，我们会感到冰冷或是缺乏活力。而如果沙盘里的火元素过多或者过少，则为我们指明了平衡心灵所需的内容。比如，不可遏制的火焰、着火的建筑物与用石头围起来的篝火、装着刚烤好的面包的炉子相比就具有很大的差别。我们还要注意火元素在沙盘里的表现以及它与其他元素间的相互作用。如果在一个冰冷、充满不详之感的沙盘里，没有火元素，我们会静默地秉持着这一意识，知道这里需要火元素来加温。这种意识会极大地增强治疗师在静默中对来访者沙游历程的容纳能力。

沙游个案中的金元素主要是金属质感的沙具。作为一种元素，金是牢固坚韧且强大有力的。但当金元素与其他元素没有任何关联时，它是冰冷僵硬的。在一个充满困惑或不甚明朗的个案中突然出现了金元素，可能表明着一种被需要的坚韧稳固的开始。另外，如果金元素在沙盘里反复出现但与其他元素没有任何关联，那么很可能来访者触碰到了自己心灵中完全自我孤立起来的那部分内容。在静默中温和地接纳这部分固执的防御，尊重并理解来访者在放弃它的过程中所经历的恐惧，会极大地支持和促进来访者度过沙游历程中这段艰难的过程。

与沙盘游戏中的其他转化模式一样，用元素作为理解个案沙盘内容的手段，可能有效，也可能无效。但是，我们对沙游历程中元素内容以及它们之间的关系和变化的觉察会为我们提供另一个视角，帮助我们作为见证者更好地理解和支撑来访者的工作。

Cary

让我们追溯一下 Cary 沙盘游戏历程中的元素特征，可以看出它很好地展示了元素从不平衡到逐渐平衡的动态过程。在历程的早期阶段，Cary 的沙盘中主要以水元素和土元素为主导。沙盘 1 至沙盘 4 都让人感觉悲伤、孤独。在沙盘 5 中，出现了隐喻着如火炽热的能量的狮子和老虎。随后在沙盘 6 中，气元素（金色的来自上苍的天使和海星）第一次出现，同时在沙盘的左下角出现了一颗破碎的心。

在沙盘 7 中，水元素转化为固体的水晶形式，而这也预示了在沙盘 8 中心灵将螺旋式深入下沉至土与水之中。地下之旅漫长而恐怖，直到在沙盘 15 中，新的可能闪着光辉出现在从海中升起的高山之巅。一轮火红的太阳从大地上升起，支撑起一颗完整、修补后的心。沙盘 21 是一个裸露的地球表面，这里为新生事物的到来做好了准备。沙盘 23 中，性情火爆的大猫们在湿漉漉的潮湿大地上踱来踱去，而天使们围绕着一双捧着破碎之心的手。在这里，所有的元素都出现了，都在支撑着 Cary 刻骨铭心的悲伤。在她经历了这一阶段之后，在沙盘 24 中，Cary 开始发现并保护着自性的宝藏。

Cary 的沙盘创作并没到此为止，而是继续经历了一个丰富且具有挑战性的疗愈和转化的过程。尽管我们忽略了整个沙游历程中许多重要的其他内容，但是在 Cary 心灵之旅的第一阶段中，对元素的出现、缺失和变化的观察，可以让我们看到通过这一视角来考察沙盘作品的价值和作用。

脉轮：能量的中心

（**备注**：在下一章讨论沙盘游戏中的垂直维度时，我们将详细介绍作为心灵发展和转化模式的 7 个脉轮，即能量的中心。为方便理解接下来关于脉轮的讨论，可以提前阅读这部分内容。）

沙盘中脉轮的变化，可能会表现为一种空间方面的上升，也许会有明显的步骤或阶段，也可能没有。昆达里尼（kundalini）能量的唤醒可能会表现为一只盘踞的大蛇要准备移动前行了。10 岁女孩 Annie 的个案就是这种能量唤醒的好例子。

Annie

Annie 的沙盘 4 是她心灵转化过程中昆达里尼运动的明显例子。在沙盘 3 中丰富的中心化以及自己的核心价值的发现，为接下来沙盘 4 中新的心灵能量的垂直上升扫清了道路。在好仙女的关注下，Annie 驯服了龙的能量，并把它使用在搅动水车的新发展上。与此同时，蛇攀上了沙盘中央的垂直高塔。

Annie 的新能量在沙盘 5 里通过美丽的骏马得到了释放。在这里，对立两极的心灵能量成对出现，为 Annie 在沙盘 6 中继续上升获得更多新的内在宝藏做好了准备。遗憾的是，我与 Annie 的工作就到此结束了，我们没有机会看到后面更有意识的整合过程，没有机会看到完整的沙游历程。当我回顾她的作品时，我希望 Annie 在经历了沙盘中这一富有力量的开始后，可以继续自己心灵整合的工作。

　　Annie 的沙盘作品是通过脉轮提升能量的极佳范例，昆达里尼能量的运动通常象征性地表现为每一脉轮的典型特质。例如帐篷、食物、茅草屋和篝火作为生存的基本元素经常在第 1 脉轮的激发下呈现。这些都是身体和生存所需的根本内容，而对脉轮的观察也将我们转向这一事实：心灵生存和发展所需的基本内容也会被来访者在沙盘中呈现出来。

　　生存的主题之后是第 2 脉轮所特有的创造性和再生性的主题。通过了解脉轮中心灵发展的过程，可以帮助我们了解来访者心灵内部接下来的发展方向。象征性的烹饪行为、大火、婴儿和小动物等内容，都可能拥有唤醒第 2 脉轮的能量。

　　第 3 脉轮的象征性内容与恰当的容纳和使用力量有关。这可能具体表现为仁善的保护者，一位明君或英雄斗士。也可能是一棵结实的老橡树，坚实而具有保护性。第 3 脉轮的力量特点是可使用的力量，而并不是指处于恐怖冲突中的力量。

　　第 4 脉轮是心轮，自性，是一切的中心。继前 3 个脉轮之后，第 4 脉轮的象征性内容体现为自性的绽放，可能表现为多种方式的中心化象征，还可能是曼陀罗的图形或者是在沙盘中央的单个沙具。拥有第 4 脉轮能量的沙盘具有将一切事物都建立起内在有意义关联的特性。整个沙盘让人感觉和谐而有力量。这样的沙盘可能拥有朵拉·卡尔夫（1980/2003）所说的当自性出现时神奇的力量。

　　在第 4 脉轮之后，第 5 脉轮的能量被唤醒，表现为将真理付诸行动。这在沙盘中会以各种形式出现。可能是高贵庄重的丧葬场面，或者是把某些真实的东西放置到正确的位置，这都是第 5 脉轮可能的展现方式。

Elizabeth

Elizabeth 的沙盘 11 是体现沙盘游戏中第 5 脉轮能量的例子，在这里她完全接受了自己的话语和心声。在这里，她处在神圣地带的门口。在身边的篮子中，她带着自己写在一本小书上的话，这是她在建造沙盘的过程中自己制作的。在这个篮子中还躺着一些小婴儿，暗示着她内心新拥有的潜能。几只小猪的出现也同时反映了这一信息，小猪的后面，猪妈妈正背着一个有着亮晶晶的大眼睛、满怀期待的小女孩。整支队伍由一条美丽的金鱼带领着，它可以在嘈杂纷乱的事物中依然看清自己前方的道路。

第 6 脉轮是直接面对神性打开的有意识的觉察。尽管这在沙盘游戏中并不常见，但穿过这一心灵中心的变化会在沙盘中有所体现。如果前 5 个基础脉轮的发展铺垫得当，这一能量中心的特质就是万物一体的沉思冥想。这是高度集中、冥想的能量，有意识地把自性默认为万物之源和终极目标。它在沙盘中所呈现的具体沙具是并不相关的，因为这一脉轮的开启意味着世间万物的神性。第 6 脉轮在沙盘中的呈现，主要表现为安然静谧的特质和对贯穿其中的神性的有意识觉察。

与第 6 脉轮一样，第 7 脉轮在沙盘中的确很少出现。我相信自己从未在沙盘中看到过它。这一脉轮的能量全部吸收自自性，超越了所有的二元性。这种特质来自自性，是物质世界中自性化和持续发展所必需的。第 7 脉轮暗示着圆满，个体不再需要来自物质世界的反馈和教导。在这一发展层次上，个体遵循着永恒的神谕。在印度和佛教的传统中，最高脉轮的唤醒是瑜伽修行者与僧人的目标。作为印度教的"遁世者"和佛教中的"菩萨"，这些人的意识完全被第 7 脉轮启发，并生活在物质世界中为人类做神性的服务。

对心灵能量沿着脉轮依序发展的了解，是帮助我们追踪和理解沙盘游戏历程的另一个方法。这一心灵发展模式的运用完全取决于来访者的具体特征。它可能可以运用到某个个案，也可能不行，但无论如何，这都是理解心灵内在发展的有益工具。

以上讨论的全部寓意内容，为我们打开了很多扇门，帮助我们建立与来访者沙盘作品之间的关系。每一个寓意内容都为我们提供了理解来访者沙盘作品的不同方法。每一个寓意主题都具有各自精细的语言技巧，我们可以借此在沙盘中与来访者建立联系。

作为沙盘游戏治疗师，精通以上提到的寓意内容是十分重要的。神话、童话、故事、炼金术、元素以及脉轮，各自都是独立的体系，都有各自的语言和意义系统。不过每个转化模式都是一种个体身心灵的整合之旅。理解每个转化模式背后的文化可以帮助我们进入其独特的语境，从而可以让我们更直接深入来访者的心灵工作，但如果对这些转化的语言不甚了解的话，那一切都是空谈。

对沙子的使用

我们来继续探讨沙盘中的内容主题。这一节我们来看沙盘中的沙子。沙是沙盘游戏疗法中的核心内容。沙子聚集在沙盘中，被容纳在沙盘的有限范围内，是沙盘游戏历程中意义丰富的内容部分。

在下文中我们将考察影响心灵在沙中运动变化的相关因素，以及哪些潜在要素会影响来访者激发自身改变的能力。另外，我们将讨论在沙盘中呈现出来的来访者、沙与水之间独一无二的关系背后所代表的种种心灵密码。我们首先来看沙子的综合特点，然后讨论干沙与湿沙，之后我们再考察来访者对沙子的使用、沙型的构造以及沙水交接的区域。

沙子的特性

作为土元素，沙的形成是一段奇妙的旅程。在自然界中，沙子是由岩石风化分解而成。随着时间的推移，风雨、冰冻、严寒、酷暑的力量将岩石分解成细小的成分。在大自然的力量和风吹日晒的化学作用下，这些细小的成分被转化成矿物质、养分、铁、氧化铝、二氧化硅、粉土和石英砂。矿物质、养分、铁、氧化铝、二氧化硅相混合形成泥土。泥土与粉土、砂相混合形成肥沃的土壤。随着时间的流逝，土壤被水腐蚀冲刷，然后根据成分的比重沿途自然进行了分化。沙子最重，最终被水流传送到了海滨地域。

岩石本身就年深日久，而从岩石的腐蚀中演变为沙子更是需要漫长的时间。在到达海岸之前，沙子作为土壤让生命在其中生息枯荣。当作为土壤的使命结束时，这些细小的石英就以沙粒的形式被冲刷到岸边。

沙是古老的。在对沙的深刻反思中，作家 Annie Dillard（1999）提到一粒沙沿河而下移动一百多公里的距离大概需要上百万年的时间。

我们沙盘中的沙子是如此古老以至于它超越了时间的限制。在沙盘游戏的仪式中，在沙中工作就仿佛进入了永恒的时空。在自由与受保护的空间里，在沙中工作就仿佛脱离了时空的界限进入了神圣的时空。神性内容会展现在沙盘的中心位置。中心代表着整合，整合的才是纯净的。

神圣的沙子

作为自性的一种象征，珍珠是与沙紧密相关的。在自然界中，海床中的一粒细沙进入软体动物的肉中，就形成了珍珠。沙粒的刺激促使软体动物释放出一种被称为珍珠层或珍珠母的保护性物质，围绕并包裹住沙粒。正是这一层层的珍珠母创造出了光泽夺目的珍贵珍珠。

在珍珠的形成过程中，对沙粒持续不断的包裹所具有的自性化过程的寓意显而易见。作为自性象征物的珍珠，其中心是一粒沙，而我们沙盘中的沙也正是一种媒介，它可以让我们与自己心灵的中心——自性——建立起深深的联结。由此来看，沙盘中成千上万的沙粒蕴含着心灵整合的无限潜能。

在许多文化中，沙子都具有清洁净化的寓意。在伊斯兰教中，祈祷之前需要清洁。《古兰经》（马坚译本）要求生病的、旅行中的或者教义上认为不洁的信徒，在祷告前都要用沙子做清洁。

> 信道的人们啊！
> 你们在酒醉的时候不要礼拜，
> 直到你们知道自己所说的是什么话；
> 除了旅途在外的人，
> 在不洁的时候不要入礼拜堂，
> 直到你们沐浴。
> 如果你们生病，
> 或旅行，
> 或入厕，
> 或性交，
> 而不能得到水，
> 那么，你们可以趋向洁净的地面，
> 而摩你们的脸和手。
> 真主确是至恕的，
> 确是至赦的。（Surah 4）

我们暂且不讨论该文化中对女性的态度，而是关注在这里人们对沙子的使用。

传统纳瓦霍沙画是另一种借助沙子进行的净化和疗愈的仪式（Bahti & Bahti，1997）。沙画在一天当中的日出和日落之间制作，用沙子和矿物颜料在土地上描画出复杂的神性和神话的图形。有时也会用到玉米粉和花粉。沙画作品从 0.09 平方米到 1.85 平方米不等，一幅沙画可以由部落中的许多成员一起完成。沙画完成时，求医者坐在画的中央，在沙画中使用的沙子会直接作用于患者的身体。在沙画中唤醒的神的力量会因此直接在患者身上进行净化和治疗。患者吸取了神的能量继而得以转化和治愈。

在藏传佛教中，僧人会用彩色的沙子制作复杂精美的曼陀罗。制作曼陀罗是一种神圣和中心化的行为（Bryant，1993）。在为制作曼陀罗做准备时，会格外关注制作的时间和地点。完成的曼陀罗作品富有神性，对于所有参与者甚至整个世界来说都是一个疗愈和中心的源泉。在仪式的最后，人们会将曼陀罗作品毁掉，将沙子倒回附近的水域。

中国道教中的扶乩，是使用一盘沙来知晓神谕的方法（de Groot，1910 /1964）。在扶乩过程中，乩身和问道者各抓住 Y 型神棍的一端，木棍较长的一端在沙子上自动移动，揭示出神明的启示。而沙子上面的符号被视作是神明的显现，那是神圣的空间。接着乩身会向问道者解释这些符号的意义。

沙子的神性还在拉脱维亚女神司美璐·梅特（Smilsu Mate），即沙子之母身上得到体现（Gimbutas，1963）。司美璐·梅特是地府之神，生存在大地之下。大地赋予了万物生命，而她在生灵生命终结之时将它收回。司美璐·梅特文化源自拉脱维亚的习俗，人们将逝者埋葬在农田周围的沙丘之中。在这一传统中，正是沙子的神圣和净化的特性令其可以接收死亡。如上例所说，沙子可以吸收并转化不再有用的事物，而这一转化过程的发生之地——沙土，也就成了神圣之所。

很显然，我们并不是仅仅因为沙盘里的沙子唾手可得，就将其选为工作的载体。反而是因为沙子本身就具有心灵认可的深刻特质，它是净化的、疗愈的、神圣的。在其微小的物质形式中蕴含着永恒。我们在咨询室里放上沙盘，让沙子转化的特性得以显现。非常感激当年玛格丽特·洛温菲尔德（1950b）在她的诊所里放置了一盒沙子，更要感激来到她诊所的孩子们知道如何正确地使用它。

干沙与湿沙的特性

干沙

干沙与湿沙均具有上述讨论的所有特性。不过干燥的沙子不含有水元素，虽然感觉上它是流动的，但我们无法像控制湿沙那样控制其形状。它并不能以较为固定的方式保持形状。干沙难以高高堆砌，摸起来柔和，很好移动。它可以随着风和气流移动，也因而能表达出心灵的细微变化。

在沙盘游戏中我们必须综合考察干沙盘里的内容信息。不能仅仅因为干沙盘里没有水，就说来访者是在心灵的浅层工作。尽管湿沙盘或加了水的沙盘的确可以体现出来访者是在心灵更深处工作的，但这并不意味着在干沙盘中就不能如此。

干沙盘宁静、优雅、纯净，尤其是当来访者移动沙子塑形时，干沙沙盘具有一种神圣的精神特质。从空间的纵轴来看，干沙盘正如我们所描述的具有向上神圣的特点。这种干沙盘是在空间上上升而非下沉的。我们将在空间主题的部分讨论到，上升的运动是将某些内容提高到更高的层面。在沙盘游戏历程中，这类干沙盘的出现可能意味着明显向上的运动本身是拥有坚实的心灵基础的。这样的上升需要高度整合的人格来支撑。

Elizabeth

Elizabeth 的沙盘 5 是具有宁静的精神特质的干沙盘的好例子。在沙盘中，一尊塔拉的小雕像摆放在一棵金色大树底下，她是佛教徒的救世主，是其信念的顽强捍卫者。她被七盏燃烧着的蜡烛包围着。三条小鱼在水中朝左边游去，用四颗珠宝代替着水域。尽管沙盘完全是干燥的，但它具有私密神圣的气息。这并不是一个阴暗凄冷或毫无生气的空间。相反，它是心灵深处独特而不可侵犯的所在。

干沙盘也可能是凄冷空荡的。它可能具有很低的能量，缺乏生命的活力；也可能荒凉空荡，抑郁消沉。当来访者自始至终并未触及沙子时，这种特征会更加明显。此时干沙盘里的沙子就是一个摆放沙具的平面。

作为治疗师，见证一个凄凉阴冷、失去活力的沙盘并非易事。它可能让人感觉是筋疲力尽、毫无希望甚至是阴森恐怖的。首先，我们需要考虑的是这样的沙盘在整个沙游历程中是处在什么样的状态。在充满活力和能量的沙游历程中出现这样的沙盘，和在处于荒凉凄冷状态的沙游历程中出现这样的沙盘，情况是完全不同的。这也提醒着我们，只有将每一盘都置于整个沙盘游戏历程中来考虑，才能正确理解所有的沙盘。即使在学习过程中，我们会脱离开整个历程将一些沙盘的内容作为示范和例子，但我们也不能忘记这一点。

在充满能量的沙盘游戏历程中，对荒凉凄冷的沙盘的接纳是非常重要的。在这种背景下，出现一个相对空荡荡的沙盘可能与心灵中的哀伤有关，反映了来访者过去的某种丧失；也可能是为新生事物的出现在进行清场。如果是后者的话，我们需要考虑与沙盘相关的情感内容。我们会在沙盘游戏的情感主题部分再详细讨论有关情感的内容。

如果来访者一直都在制作缺乏生气的沙盘作品，那么我们必须寻找生机和活力的蛛丝马迹，不管有多么细小。一旦发现了能量的某些象征，我们必须仔细留意并温柔地包容并支撑着它们。这些微弱的成长可能非常脆弱，但它们在沙子中的出现和展现具有重要的意义。作为治疗师，我们对它们恰当的容纳会充满希望地滋养着它们。我们对它们的认同和镜像会促进它们的成长。治疗师对沙盘里所发生内容的认知能力会切实地影响和刺激着来访者心灵的发展。因此，在展现为荒凉凄冷的沙盘个案中，治疗师—沙盘—来访者之间的相互影响会变得更加深刻和强烈。

在凄冷的干沙盘中，治疗师还需要同时考虑来访者是如何失去了自己的心灵能的。也许我们可以在沙游历程中发现，可能是由于长期的虐待或某种缺失，也可能是一种慢性的身体疾病，此时就需要医学干预的辅助。

医学研究已经证明，长期的环境性创伤与神经内分泌失调之间直接相关，会导致长期的焦虑和抑郁状态（Nestler，Hyman & Malenka，2001）。在这种情况下，来访者需要被转介进行医学评估并接受相应的药物治疗，以让来访者获得充足的心理能量，可以在沙盘中进行自己的心灵工作。

湿沙

水在沙盘游戏疗法中占据着凸显的位置。作为潜意识或者是未展现事物的代表，沙盘的水蓝色底部容纳支撑着沙中的内容。在现实生活中，我们所能意识到的一切存在或呈现出来的事物，都是来自潜意识或未显现的那些内容。沙盘游戏的建构也正以这种方式反映了物质世界的根本构成。

另外，沙盘本身的设计，通过简单的移动沙子也促进来访者接触到潜藏在蓝色潜意识中那些底层深处的心灵内容。在沙盘中的水元素还可能表现为向沙子泼水或将水倒入沙盘与沙混合。向干沙中加水，拨开沙子露出蓝色底部，是沙盘游戏中两种常见的用水方法。

在这部分我们将讨论水的象征意义，以深化对沙游历程中这一关键要素的理解。我们还会探讨向沙子中加水的行为、浸入水中的象征意义以及沙盘中泥浆的出现。

水的特性

水是流动的元素。它找寻并向着低洼的方向流淌。随着时间的推移，它冲刷渗穿，重塑物体的表面。冷凝时，水结成冰。作为冷凝之水，冰会冻结运动中的生命；同时冰有足够强大的力量可以改变大地的表面。

水是无形的。即使作为冰，它也终将融化。在这个意义上，水从未超越其自身的潜在特质。在沙盘中，一切形态都在其之上或从中浮现。沙子就像是意识，处于潜意识之水上面。然而当某些内容从底下（潜意识之下）涌现或展现出来时，本质上它依然是有限的。这些内容只会是整体潜能之水的一部分或一些片段。这并不意味着沙子就等同于意识。而是说沙盘中相互作用的沙元素与水元素，就对应着心灵结构中的意识与潜意识。它们之间的互动关系类似于意识与潜意识之间的关系。

大地产生了物质形态，形成了时间和空间的范畴。然而，水是超越了时间的限制的，它先于生命而存在，永恒不朽。如同潜意识是一切可能的源泉，水具有智慧和先知的力量。伊利亚德（1996）认为，神秘的水神存在于时间与历史之外。水元素也一样，并非按照时间维度的规则运转。如此看来，水超越了时间，是永恒不变的。

每一次与水的接触都蕴含着再生的潜能。像潜意识一样，水滋养并孕育着生命，总是拥有我们有限的意识范围之外更多的内容。作为一切可能的守护者，在我们通往自性的旅程上，水具有滋养心灵所需的所有特性。

如同潜意识具有无穷的潜能，水也具有复原生命的能力。潜意识之水最终与自性一样，赋予生命永恒。也就是，在意识回归自性的过程中，我们会超越时空的限制，生活在永恒的当下。然而，与任何通往自性的道路一样，要进入生命之水并非易事，这需要大量的尝试和努力。通常它由怪物把守，我们必须与怪物搏斗以此来证明自身的价值。

敞开蓝色水域

在沙盘中，拨开沙子露出蓝色的沙箱底部代表着一种从已知走向未知的行为。尽管当来访者将手深入沙中的时候并未觉察，但其实这种行为本身就是有目的的。我们在荣格人格理论的部分讨论过，意识中的自我被两个彼此对立的目标相拉扯。尽管深深固执于已知，自我还是被驱动着要遵从于自性。当我们目睹来访者打开了蓝色的水域，我们就见证了来访者的自我放松了对现实的把控，进入到赋予它生命的潜意识领域之中。

这一引人注目的转化行为发生在容纳的环境之中。在沙盘游戏这一自由受保护的空间中，自我可以不断练习以趋向整合。

加水

向沙子里加水是自我的另一个有目的的行为，它是以直接私密的方式进入潜意识。在加水的过程中，沙子吸收了水。作为深层元素的水，被吸收到了大地之中，存在于细小的沙粒之间。选择一个容器加水，再将容器放入沙盘中是具有重要意义的行为。在这一过程中，暗示着来访者有意要接收未知，并从这未知中开始工作。这是一个全神贯注的行为，是一种终极的信任。

我们并不能说：拨开蓝色水域或向沙盘中加水就一定比没有水出

现的沙盘具有更重要的意义。这的确是具有意义的，但在干沙盘中发生的内容也同样有意义。我们也不能教条地认为干沙盘就一定比湿沙盘更处在意识水平，因为沙盘中发生的一切都蕴含着某些潜意识的过程。沙盘中水的出现或缺失所代表的意义，必须要结合来访者沙游历程的具体内容来进行考察。

当来访者直接触碰到自己的潜意识，或者是以一种明显的方式进入到潜意识之中时，沙盘中会有水的出现。在湿沙盘中，需要重点关注的是，来访者、沙子与水之间的关系。当有水出现或在水中，心灵开始运送或传递着来自心灵深处的心理特质。这些我们先前未知的自己，变得触手可及，可以深入探索。对每一位来访者来说，这种特定时刻如何出现存在着很大的差异。例如，来访者与水之间可能是一种探索的关系，来访者拨开沙子敞开蓝色水域是想深入这一神秘的领域（潜意识）一探究竟；来访者与水之间还可能是一种吸收容纳新品质的关系；或者还可能是一种准备潜入水底、沉浸在深深的未知之中的关系；或许还可能是一种运输传递的关系，水一直有流动传递的特性，它可以冲刷掉我们不再需要的陈旧内容，带来来自深远自性之中的新内容；水还可能是一种洗礼的仪式，水可以洗掉污秽，净化圣洁；来访者还可能被淹没在水中或出现泛滥的沙盘。我们接下来会具体讨论与水有关的这些重要内容。

见证有水出现的沙盘的要点，与见证历程中其他内容的要点一样，就是不仅要体验"发生了什么"，也要同时去体验这是"如何发生的"。在治疗师对心灵活动的包容和接纳中，沙盘难以捉摸的性质决定了它承载着比所显现的内容更多的意义。

洗礼之水

在沙盘游戏中，水可以作为一种洗礼的方式。在这种情况下，并不是浸入水中，而是以清洁净化的形式来使用水。我们会在沙盘中看到这样的情景，比如，来访者仪式化地冲洗每一个沙具，或在沙具上浇水。洗礼是一种去除不洁之物的宗教行动。当沙盘里出现这样的行为时，无论我们是否知道正在去除的内容具体是什么，我们都知道来访者的心灵正发生着重要的变化。对治疗师而言，要想很好地容纳支撑这些内容，需要对来访者之前的沙盘内容有很好的理解。这会帮助我们更好地理解来访者这部分有意义的工作。即使我们还不知晓洗礼行为背后所涉及的心理内容，对之前历程内容的回顾也会增强我们对整个历程有意识容纳的能力。

浸入水中

我们都知道从象征意义上来看，水是无形的。因此，在沙盘里浸入水中可能意味着心灵回归或倒退到定型之前的状态。在沙盘中，浸入会表现为多种形式。通常而言，当来访者的作品表现为以某种方式处在水中时，我们就认为发生了浸入。如上文所提到的，可能是以潜水或者沉入水底的形式出现。来访者可能会冒险潜入海底，或者将沙盘设计成一个水汪汪的整体环境。

浸入的方式各种各样。当沙盘游戏中出现了浸入的场景时，意味着来访者正回归到目前"定型"模式之前的状态中。以这种方式进入水底是在释放对已知"成形"内容的把控，进而融入"无形"。浸入水中在心理学意义上是对已知身份的消融。自我带着意识中已形成的"真实内容"进入到潜意识之中，寻求对问题的解决。我们必须明白一点，"当来访者开始制作沙盘"时，改变就已开始发生，就发生在沙盘游戏咨询室里，发生在来访者与治疗师之间。

浸入水中是一种死亡。伊利亚德（1996）将浸入水中比作是种狂欢，认为它在毁灭生命的同时也在重构生命。以这种方式进入水中是回归到原始混沌的状态中，相当于倒退到先于物质存在的无差别状态中。浸入是对有形的消融。进入水中就是进入了地下世界，进入自性的潜能之中。如此看来，浸入可以被理解为，是心灵进入了万物存在相互连结的领域和核心。

在沙盘游戏中，进入水中是极其庄重的经历体验。在水中，自我必须放弃对自我身份的控制。以这种方式寻求问题的解决是令人恐惧的。不过为了打开自性的更大潜能，这一过程又是必需的。

浸入水中可以清洁净化，旧有的模式被消解，过往被丢弃。浸入重构着创造的时刻。过去被消除，时间重新开始。与洗礼和无数涉及水的宗教仪式一样，与水的接触意味着新的开始。它标志着对无用陈旧内容的放弃以及新内容和新生的开始。

再次从水中浮现是一种新生的代表。当新的形态从无形中浮现出来时，它重现着创造的时刻。在心理意义上，再次从水中浮现是自我的重生，新的自我打破了之前的局限性，与自性更加协调一致。

在沙盘游戏中，浸入水中的动作可能会激发心灵触碰到自性的巨大潜能。但同时，我们必须清醒地意识到，这一消融过程中存在着不可预见的危险。作为治疗师，我们必须做好充分的准备，安全谨慎地容纳支撑着浸入的危险过程。

出现泥浆和泛滥的沙盘

向沙子中加水是（水）进入、渗透进大地（沙）的一种方式，有时来访者会向沙盘中加入过多的水，沙子无法全部吸收。过量的水没过了沙子形成泥浆。暂且不谈在来访者离开后，我们要如何收拾这样混乱的盘面，这些泥泞浑浊的沙盘本身就具有重要的意义。之前提到水可以消解边界。在沙盘游戏过程中，治疗师必须要区分出，出现这样泛滥的沙盘是转化过程的一部分，还是一种分裂。

伊利亚德（1996）强调在泥浆中水所具有的创造性力量。在泥水当中，潜意识之水的潜能激荡着泥土，即有形物质。此时，泥浆中蕴含着新生的潜能。新的形态可能会从这些元素力量的混合中孕育而生。不过，在泥浆之中，也意味着来访者的心灵正处于黑暗的最深处。这里没有任何形态存在，也没有亮光可以借以找到方向。在泥浆中没有方向，没有时间，也没有空间。在浑浊泥泞之水的黑暗中不存在任何的确定性。这是着实令人恐惧的。

在沙盘游戏过程中，我们需要区分来访者的心灵与泥浆之间是一种什么样的关系，是可以支持其创造的潜能，还是来访者的心灵已处于沉没淹溺的状态。关键点是，来访者的自性化水平如何，是否足以承受拆解消融的过程，并坚持实现其创造性的目的。这在沙盘游戏过程中是种可怕的危险境况。

作为治疗师，我们必须要考虑来访者的整体心灵发展水平，他（她）的自性中心化的程度以及自我与自性之间的关系如何。与那些缺乏心灵中心试金石的来访者相比，和自性中心有内在联结的来访者更可能成功地从这些危险的水中重新浮现出来。而如果缺乏心灵中心的组织性，来访者会接近或处于精神异常的状态。在这种情况下，沙盘游戏具有过度的唤起作用。如果治疗师并未做好应对精神异常来访者的准备，那么此时进行沙盘游戏治疗对来访者而言是很危险的，是具有高度破坏性的。但是如果沙盘游戏治疗师接受过与精神分裂患者一起工作的专业训练，那么在沙盘中还是可以大有作为的（Baum，2002）。

泛滥沙盘的另一种表现形式是，沙盘中出现过多的沙具而且繁杂混乱。在这样的沙盘中，可能会有沙具掉落在沙盘边界之外。取代了对水的过量使用，泥浆中的黑暗状态可能通过使用黑暗、像恶魔一样的沙具来表现。以这种方式泛滥的沙盘，会让人感觉不安全、极为不舒服。当然有很多时候来访者都会使用大量的黑暗沙具，但我们并不会将其视为泛滥的沙盘。区别的重点就在于对沙盘边界的遵守和尊重，以及沙盘中沙具之间的关联度如何。边界感和关系感都源自内在的秩序感，而这种秩序感是根植于心灵的中心的。关系感和边界感的缺失会导致心灵中不受抑制的原始黑暗的出现。在沙盘游戏疗法中的"关系"那一节，我们将进一步讨论泛滥的沙盘。

在很大程度上，作为沙盘游戏过程中的容器，治疗师的专业水准会影响来访者沙盘中泛滥内容的呈现，以及这种泛滥是带来创造性的还是毁灭性的后果。然而，即使是最有经验的沙盘游戏治疗师也会有误判来访者心灵稳定性的时候。不过在大部分情况下，一名合格的沙盘游戏治疗师是可以判断出来访者什么时候是不适合使用沙游疗法的。他（她）可以充分意识到沙盘中心灵转化的不确定性。训练有素的沙盘游戏治疗师会评估来访者的心灵稳定性，并了解来访者何时可以开始沙盘游戏的工作。这并没有固定的流程模式可循。对于那些对沙盘游戏疗法感兴趣的咨询师，我个人强烈建议，请大家去充分理解沙盘游戏疗法的深刻本质，并在学习培训和个人沙游历程中去体验这种本质。在毫无准备的情况下，开始沙游疗法的工作是十分危险的。

对沙子的处理

在来访者制作沙盘之前，沙盘里的沙子是平坦的、没有形状的。来访者对沙子的处理方式是沙盘内容中的另一个重要领域。同样，来访者不触碰沙子也包含着重要的信息。接下来，我们将考察对沙子处理的不同方式，及其在疗愈和转化过程中的作用。

触摸沙子

触摸或移动沙盘里的沙子是有意地参与和重整物质的行为。沙子是物质的一种元素形态，它为人类内在心灵的呈现和变化提供了一种简洁的模式，而心灵内在的信息可以改变人的心理和行为。触摸和移动沙子确认了个体的存在。这是一种反映自性及其在个体心灵中种种表现的基本形式。在治疗师的见证下，来访者触摸和移动沙子，"建立了自性与其他心理内容之间的关联"。这一行为的重要性不可小觑。来访者通过将自己的手放入沙子里这一简单的动作"确认着自己的存在"。在治疗师的见证下，做出这样的动作也是在"确立归属感"。在沙盘游戏自由与受保护的空间中，来访者触摸沙子是在有意地"占有一席之地"。在治疗师具有保护性的见证陪伴下，来访者对沙子的移动是在确立自己作为一个个体的基本价值。在治疗师的关注下，对沙子的移动确认了"我在这里，我属于这里，我是有价值的。"

另外，通过有意地移动物质，触摸或移动沙子开启了心灵转化的可能。例如，主动在沙子里戳出沙洞，可能代表着个体具有深入不同心灵层次、探究深层心灵内容的能力。拍打、切分或者挖掘沙子则可能与来访者内心逐渐形成的力量感或愤怒有关。温柔地梳理和平整沙面则可能代表着一种柔和或尊重。无论是何种形式，触摸沙子本身就是在疗愈。由于大地接收着万物的死亡与再生，对沙子的触摸也就意味着将困苦和疾病释放到大地之中。而沙子，作为大地的元素，也在接收并转化着心灵不再需要的内容。

在 Markell 关于沙子与身体的论述中，她（2002）谈到了沙子与身体的密切关系，二者在内在与外在之间建立了转化性的沟通交流。随着心灵与物质之间界限的模糊，双手在沙子中的活动同时影响着身体与心灵的改变。

随着在沙子中塑造各种意象，双手中所承载的能量渐渐被全身或物质本身所接纳。与此同时，充满特殊意义的内在心灵意象通过双手转化成了具体有形的外在意象，通过这种方式，个体调整着部分的心灵秩序。即，随着沙盘中外在世界里时空维度意象的改变，个体心灵中的内在意象也在随之改变（2002）。

在沙盘游戏的神圣空间中，有意地使用沙子这一最基本的物质，直接塑造着心灵的形状。在心灵深处不可见的自性力量的指引下，对沙子的移动直接、即刻地推动并重组着心灵。在沙盘游戏中，我们跨越了时空，进入到一个没有限制的空间，在这里我们内心的混乱可以安全地呈现并转化。在这一过程中，治疗师的自性直接镜像着来访者的自性。来访者内心不和谐的成分被牵引至自性，与自性相协调。在这一过程中，不再需要的心灵元素被剔除，与自性更为一致的新的心理内容从潜意识中涌现出来。

在沙子中的移动会为心灵的运动开辟出一条道路、一个方向、一个空间。Steinhardt（2000）指出，不管这条路是蜿蜒曲折还是顺畅平坦，道路都指示着心灵运动的方向。这条道路可能会把我们带回过去，就好像是平行的倒退，或者是重温旧事；也可能会带领我们前行，发现并融合自性中全新的、更深处的内容；道路还能连接我们以往经历中被隔绝孤立起来的或未知的部分；这条道路也可能会受阻，进而揭示出通往自性之路上必须要克服的障碍。

对沙子的触摸还可能表现为在沙子里按下自己的手印。手印是个人化的印记或署名。来访者在沙子里写上他（她）的名字也具有同样的效果。确认着"我在这里"。这是对个体心灵的有意识觉察与拥有。通过按下手印这一动作，自性的具象得以认可。作为一种印记，手印的出现确认了个体心灵中拥有有意识参与到通往自性之旅的能力，并承认个体对整个心灵历程的责任。尽管来访者当时可能还意识不到这一动作的发展性意义，但它却坚定地、不可逆地定格在心灵之中。被写在沙子里的字词，也同样是一种象征性的元素，必须同时考虑它们的字面意义及其对来访者而言的特殊含义。

把某个物体按在沙子里与按手印相类似，但其所代表的个体存在感以及对历程的有意参与能力相对会弱一些。而将某个物体按进沙子里再拿出来显露出其印记，这一动作体现了个体的自主性和主动性，但不具有像手印一样认可个体自性的含义。我回想起一个3岁男孩的沙盘作品，他目睹了严重的家庭暴力。在他的沙游历程中，他通过将蝙蝠侠的沙具按进沙子中留下印记，来表明自己逐渐增长的应对恐惧的能力。尽管在这一阶段，他内心的强大英雄并未充分展现，但他的力量和中心性已经开始出现。3岁的Billy在沙盘中使用了相似的方式。

Billy

在沙盘4中，Billy克服了因目睹父母间的家庭暴力所引发的恐惧感。之前连碰一下恐怖怪兽的沙具都会感到害怕的Billy，现在可以在不需要治疗师的帮助下，独立操作这些沙具了。他自豪地把大怪物的骨架用力按在沙子中，并说道："我把他压在沙子里了！"在这个例子中，Billy做出了战胜恐惧的胜利标记。

沙子是具有可塑性的一种媒介，可以在其中创作出无数的标记和符号。当沙子中出现了印记时，我们既要考察来访者接触沙子的方式，还要考察这些标记所代表的象征性意义。由于在沙子中的创作有无限种可能，治疗师必须在每个来访者的沙游历程中去具体反思每一种情况。

总而言之，触摸和移动沙子是沙盘制作过程中最基本的内容之一。触摸或移动沙子的方式各种各样。来访者如何移动以及何时移动沙子，是沙盘游戏过程中值得我们关注并仔细考察的一个关键性因素。

不触碰沙子

在沙盘游戏中对沙子的触摸，需要来访者具有足够的心理能量和能力。许多接受沙盘游戏治疗的来访者是有创伤经历的，这些创伤经历会阻碍他触摸和移动沙子所需的心理能力的发展。在这种情况下，来访者可能很少接触沙子，甚至根本不去碰沙子。在这部分的讨论中，我们所说的不触摸沙子，是指在整个沙游历程中来访者几乎都没有触碰过沙子，并不是指在有对沙子进行操作的历程中出现的反常的、不触碰沙子的情况。作为沙盘内容的一部分，重复性出现的、未被触碰的沙子，与被充分使用移动的沙子具有同样重要的意义。

来访者为何不直接在沙子中工作，是因人而异的。不触碰沙子可能是源自心理的抑郁。针对抑郁症的个案，沙盘游戏疗法可能有效，也可能无效。因遗传或慢性疾病导致的内源性抑郁症患者，他们的神经递质功能已经严重受损，这种情况下需要转介进行临床医学评估。而严重的抑郁症患者是无法在沙盘中进行有意义的创作的。在这种情况下，需要将来访者转介至精神科接受适当的药物治疗，当其心理能量恢复到一定水平时再进行沙盘游戏治疗。

不触碰沙子也可能代表着个体心理早期发展不足。个体缺乏信任感与主动性，正如我们在上文中讨论过的，可能代表着在沙子中活动所需的基本心理能力的缺乏或发展性受阻。

针对每个个案的具体情况，来评估其无法触碰沙子的原因是至关重要的。有时候不触碰沙子可能暗示着来访者对建立联系或人际关系的恐惧。这样的来访者可能就是以逃避的方式来面对生活的。这样的严重逃避可能源自早期心理发展过程中的严重缺失或被伤害的经历。早期经历中不健康、不安全的关系，会导致来访者基本心理能力发展的严重受创，导致其缺乏存在感与归属感。无法触碰沙子甚至还可能与个体存在的基本保障有关。来访者可能曾经不被接受或被质疑其存在的价值，或者缺少基本的人际沟通。早期亲子关系的缺失和创伤可能会表现为个体无法与他人建立关系。在治疗师的见证下，触摸并移动沙子是在动态呈现来访者在与他人关系中的存在。早期情感联结的不足可能会严重损害来访者操作沙子的能力。

触摸沙子时犹豫不决或抑制自己触碰沙子，还可能与缺乏主动性和习得性无助有关。这可能源自个体早期在过度控制的环境中能力感被剥夺的经历。在这种情况下，治疗师包容和接纳的态度将会给来访者提供无法估量的支持。在心灵的最深处，来访者的自性会感受到沙盘游戏中的自由与安全。在这样的状态下，来访者的心灵会获得足够的信任感，愿意冒险在沙盘中呈现出真实的自己。

我们在沙盘游戏发展性模式和范式这一部分中详细探讨了心理早期发展不足的疗愈。如果来访者不触碰沙子，那么这可能代表着他需要处理自己早期信任感、安全感以及建立人际关系的问题。这些基本心理能力的模块必须在后续发展开始之前建立起来。

在界定不触碰沙子就代表着心理早期发展的不足时，我们必须持谨慎的态度。如果同一来访者的系列沙盘中都呈现出这一特点，那么这也许的确具有独特的含义。但同时我们必须提醒自己，心灵的早期创伤不一定以不触碰沙子如此明显的方式表现出来。它有可能被来访者赖以生存的人格面具所掩盖，而在沙盘中故意"表现"出归属感。

Rachel

在 15 岁的 Rachel 的沙盘作品中，呈现出高度发展的人格面具，掩盖了她内心深深的空洞。在她所有的沙盘中都有精心建造的、错综复杂的村庄，溪水潺潺、小桥流水。所有的人物与房屋树木大小成比例，彼此之间自始至终保持着恰当的联系。医生和护士在医院前交谈，儿童们在树下嬉戏。精致的小路将家园、小镇建筑物与公共交通道路连接了起来。

看着这些沙盘作品，第一反应可能是这是一个发展良好的年轻人，有清晰的归属感和人际关系。看起来她的自我功能很强大。然而在这个个案中，整齐有序的村落、一切各归其所只是表面现象，这些掩盖了她内心的巨大空洞。很显然，这个孩子很有艺术的天赋。她用这种天赋为严重受创的自我披上了一件华丽的外衣。她就像一条变色龙，扮演着她认为人们所期待的自己。她出生在一个大家庭，亲生父母患有多种心理障碍，导致她几乎或根本没有受到任何关爱。她自幼生活在肮脏混乱的环境中。当他们有食物时，几乎都是直接拿着包装罐子吃，而不用刀叉餐具。作为一个 15 岁的孩子，在这样的生存环境中产生了依恋障碍，即使这种障碍有可能疗愈和转化，但时间也会非常漫长。我们期待随着信任感和安全感的建立，可以在 Rachel 的作品中看到冲破这表面现象的变化。我们还期待着 Rachel 心灵中母子一体性的建立，以及根植于自性中的真实人格的重构。

在沙子中的建构

沙子具有可塑性和延展性，便于塑形和雕刻。尤其是湿沙，可以在沙盘中呈现出各种不同的造型。尽管湿沙有其自身的局限性，但可以进行搭建、雕刻、戳刺、塑形等。当来访者积极主动地使用沙子，那些承载着重要心灵能量的沙具和大地造型就会涌现出来。接下来，我们将探讨这些场景和形状的可能含义。我们将考察沙盘中出现的独特造型、身体部位以及沙水交接部分的特点。

大地的建构

通常，在沙盘中土元素与水元素相互结合创造出一个场景。在中国传统文化中，世间万物皆归于道。中国人认为风景就是道在物质世界的具象呈现。因此，山水画在中国文化中占有着崇高的地位。

沙盘作为一种景观，也被视为是道的一种展现。洞穴、山峰和隧道是这一心灵景致的主要特征，承载着涉及意识与潜意识之间关系的心理能量。现在，我们来仔细研究一下经常出现在沙盘场景中的一些元素，以及它们在沙游历程中的含义。

洞穴

洞穴是进入大地内部的入口。进入洞穴就是进入大地之中。在沙盘中制作出一个洞穴代表着心灵感受到了进入深层的需要和方法。伊利亚德（1959）指出所有的洞穴都是神圣的。它们是大地的中心，世间万物均源自这里。因此，它们是中心、神圣的。

在许多文化中，都有在洞穴里举行神圣仪式、将洞穴视为神坛圣殿的传统。我在印度和斯里兰卡旅行时，参观过许多印度教的寺庙，都位于洞穴之中。记得有次在印度南部，我们一行人还请一位隐居在高山洞穴深处的神人算了一卦。我不知道他的预言和忠告是否可信，但他的居所以及拜访他所需要付出的朝圣般的艰辛过程已充满了神秘的气息。由于有好几个人，还没轮到我就已经没有时间了，但是攀爬进入洞穴这一艰辛的经历本身就十分值得纪念。

洞穴是充满潜能的处所。就像是大地的子宫，新的生命从洞穴里诞生。沙盘游戏中的洞穴是新的心理内容的诞生之地。不过既然是子宫，就必然要有一段孕育的时期。进入洞穴就意味着进入了中心，这里就是神性展现的地方。在沙盘游戏中进入洞穴意味着身体上受到了自性的滋养，从而催生出心灵深处新的内容。

触及自性意味着深入潜意识之中的冒险。洞穴就是进入地下世界的入口。进入地下是一种垂直的下沉，与心灵息息相关。在沙盘游戏中空间上的向下移动是一个极其重要的内容，我们将在空间主题那部分进行详细的介绍。

藏在洞穴中或者把神秘的宝藏藏在洞穴的深处，都代表着进入了大地、地下。洞穴在发挥保护作用的同时，也成为了一个神秘之地，与日常世界分离开来。从这个角度上来讲，任何进入洞穴的探险都具有转化的特性。

地下，冥界，也是逝者的领地。在许多文化中，洞穴都被用来埋葬死者。罗马的地下墓穴，巴黎的地下隧道，均是人工修建的埋葬洞穴。罗马人和巴黎人不把死者直接葬在泥土中，而是把逝者安葬在地下墓室里。另外，罗马人的祖先——伊特鲁里亚人——也会搭建墓穴。在意大利的塞尔维托里区和塔尔奎尼亚区，古代的先人会建造在大地上隆起的圆形的墓穴。他们会用日用品和宗教器皿作为殉葬品，以备逝者来世使用，并将它们放置在墓穴内壁四周的平整的工作台上。在伊特鲁里亚人看来，人去世后就回归大地并生活在地下。

在沙盘游戏中，进入墓穴就是进入了黑暗之中，这是十分危险恐怖的，因为每一次与自性的相遇都意味着部分自我的消亡。许多文化中都有在洞穴圣殿中举行祭典仪式的传统。通过这些仪式，个体进入洞穴，在离开洞穴时就获得了重生。

苏美尔神话中，伊南娜的故事生动地描述了在大地之母的腹中所经历的转化过程（Meador，1994）。在这一古老神话中，天界的女神伊南娜坠入冥界，在这里冥界女神厄里斯奇格俘虏了她并威胁说要杀死她。两个小恶魔分担了她的悲伤与怒火，最终使厄里斯奇格释放了她。伊南娜与她的哥哥杜姆兹答应此后每人每年会有半年在冥界中度过。

伊南娜在洞穴中的历险说明对潜意识的关注会维持男性能量与女性能量之间适当的平衡。对伊南娜和杜姆兹而言，这样的经历将会占用一生中一半的时间。另外，这一神话很好地展现了当我们进入到潜意识中时是如何受制于它的。在洞穴中，潜意识的力量遵照着自性的安排转化了我们。而在意识水平上，我们是无权决定潜意识当中会发生什么以及如何发生的。

在沙盘游戏中，进入洞穴是一段重大的经历。任何情况下，洞穴都与自性指导下的转化息息相关。在沙盘游戏中，进入洞穴就是让自我毁灭，同时坚信并充满希望地期待着新的、更为重要的心理品质的产生。

山

在心灵成长与发展的过程中，山具有各种各样的象征意义。作为大地上的制高点，山通常与神性相关联。到达山巅需要垂直地上升，上升就是去往更高的地方。而高处通常与天界和神性相联。鉴于向上和向下的运动在沙盘游戏中都具有重要的意义，我们在沙盘游戏的空间主题部分将详细讨论上升与下沉的心理意义。这一节我们将考察山本身的意义。

尽管提到山人们通常会产生积极正面的联想，但在 16 世纪和 17 世纪之间，有一段时期路德与一些西方思想家把山视作是大洪水留下的伤疤（Nicholson，1959/1997）。山巅和峡谷因其对大地带来了大量不均衡的负担，所以被看作打破了大地匀称的平衡状态。路德训诫道，山峰就是大地表面的痘疤，预示着混乱和衰败。幸运的是，在 18 世纪早期这一思潮被一种更加欣赏自然的观念所取代。除了西方思想中这一奇特的不同见解外，山被视为神谕启示之地。神灵们居住在山巅，而山本身巨大的体量有时也被视为是神灵的显现。

在世界各地的文化中，大山的地貌构成了物质与精神的双重维度。山被视为是天地之间的神圣连接。人们也经常依据大山来定位方向，即在空间和时间上，以和大山的关系来进行衡量。在这种意义上，山被视作是中心，充当了世界神圣的中心。从山中产生了四大基本方向，大山充当了"宇宙轴心"或世界之轴。

正如可以通过与山的物理性关系来界定时间和空间一样，心灵同样是趋向中心的。我们将在沙盘游戏空间主题的部分详细讨论这些问题。我们在这里重点关注的是，山是中心、是自性、是枢纽，迫使其周围的事物都朝向中心移动。

因为山属于大地，它深深扎根于地下。因此，山根植于潜意识的冥界。它既是物质的，又是非物质的。山是显性与隐性的交汇和互现之处。

地球上的许多山都被人类奉若神明。在拜火教徒眼中，哈拉山是神圣的。阿特拉斯山脉被摩洛哥人称为"天庭之柱"。日本人把富士山视为连接天地的纽带。土耳其的亚拉腊山脉在当地传统文化中被看作是诺亚在大洪水中寻找到的避难所。在东非，乞力马扎罗山象征着坚韧与高贵。

对佛教徒、印度教徒和耆那教教徒而言，梅卢火山是一座神秘而又神圣的山。源自这三大宗教的许多神话故事都描述了世间生灵是如何从这座神圣的大山衍生而来的。巴厘岛的中心有座山，名为阿贡火山。笼罩在清冷的雾霭之中的阿贡火山，是巴厘岛印度教徒的朝圣地。有趣的是，巴厘岛上的所有寺庙都建造成类似阿贡火山的外形，并沿用其神圣的原型的名称——"梅卢"。

在印度，印度教寺庙通常被建造成类似大山的造型。这样的造型也出现在佛教的浮屠上。浮屠起源于印度，最早是作为坟冢来使用的，被称为支提。佛陀要求自己圆寂后将他埋藏在浮屠之下，并指出这一浮屠将是世间唯一用来纪念他的生、死与开悟的地点。公元前3世纪，在阿育王的统治下佛教成为了印度的国教，并建造起很多浮屠。每一个浮屠中都有佛陀的或另一个圣人的圣骨。

尽管浮屠最初是作为坟墓来使用的，但它还是成为了朝圣和朝拜之地（Reyna，1993）。浮屠是一种大型圆顶建筑，有几层楼那么高，每一层都有围栏或柱廊，将它与尘世凡间剥离开来（见图10-4）。已知的或者物质的五大元素都渗透到浮屠的建造当中。另外，浮屠中还包含了第六大元素，即智者，是世间万物不可见的根基。作为一种膜拜的仪式，朝圣者要在规定的入口处进入浮屠，绕行一周再从入口处出来。

在沙盘游戏中圆形的小山或沙堆的出现就类似浮屠在佛教仪式中的中心地位。从某种意义上来讲，沙盘游戏中每一座用手工堆成的山峰，都具有浮屠的神圣寓意。

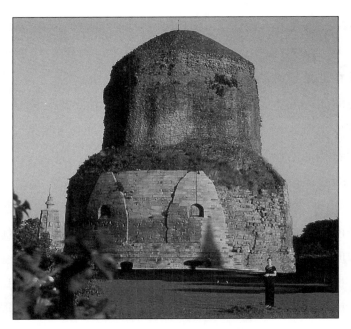

图 10-4　位于印度北部沙那的浮屠，据说是佛陀开悟后首次布道的地点。

（作者站在右下角）

同样，在其他文化中，山峰也被视为逝者所在之处。美国怀俄明州的肖肖尼部落把提顿山脉视为逝者的家园。在一些日本文学作品中将山视作逝者灵魂的居所。棺木被称为"山匣子"，死亡被称作"入山"（Nicholson，1959/1997/1997）。

鉴于象征的特性，对山而言相反的象征意义也是成立的。山是逝者之地，同时也可能是生命之源。传说中尼罗河与恒河的源头都位于神圣的高山之上，充满了神秘与神圣的气息。作为亘古以来滋养大地的生命之河，这两大河流被喻为生命之源。千百年来，时至今日，所有的印度教徒都期望可以朝拜恒河的圣水。许多信徒临终时都来到恒河边，希望自己可以在恒河的怀抱中死去。

山巅通常被视为启示心灵与通透觉醒之地。在许多传统文化中，高山之巅是接受神谕的地方。摩西在西奈山遇见耶和华（Nicholson，

1959/1997）。而在《申命记》中记载为，摩西是在何烈山遇见耶和华。耶稣显圣容也发生在山上。在希伯来人看来，神的居所并非在西奈山，而是在耶路撒冷的锡安山，在这里人神共处。

在美洲印第安人的传统文化中，山巅意味着先见与能量。求神启示的部落成员通常会来到山顶以求获得心灵的力量与洞见。日本的山伏也进行着相似的修行。

著名的、最古老的山中圣殿位于克里特岛上。在公元前2100年—公元前1900年之间，供奉着女神的洞穴和山顶圣殿都位于迪凯特山、朱克塔斯山和伊达山上。神秘的奥林匹斯山是古希腊诸神的住所。

在印度，湿婆神是山神，居住在喜马拉雅的冈仁波齐峰上。他的妻子帕娃提被称为"大山的女儿"，帕娃就是"大山"的意思。

在中国传统文化中，四大佛教名山代表着四个方位。而每座名山，即每个方位，都供奉着一位菩萨。位于北方的五台山，供奉着文殊菩萨——代表聪明智慧。南方是九华山。西方是峨眉山，东方的普陀山位于浙江舟山群岛。

朵拉·卡尔夫（1980/2003）谈到在她自己的沙盘作品中出现过日本的沙具形象"稻神"（Ta No kami）（见图10-5）。kami在日本神道教的民间传统中就是神明的意思。在秋冬季节，神明就叫做山神（Yama No kami），他们居住在大山之中，到了春季他们就成为了稻神，坠入稻田，监管着水稻的耕作与收割。有趣的是，在神道教中并不会区分神灵的居所与身份。神灵位于山中就是山神，到了春季就变为稻神，也就是大山沉入大地，令大地结出果实。即从高处下沉至低处，带来了新的生长。山神代表了将大山与大地彼此对立的能量相结合的心理潜能。

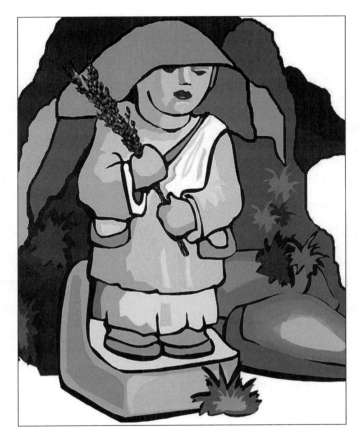

图 10-5　稻神

在美洲印第安文化中，大山与神圣的力量是融为一体的。太平洋
西北部地区的民间神话故事通常以这样的方式开篇："很久很久以前，
那时大山还是人……"（Nicholson，1959/1997），与其他雄伟的山脉
一样，先前被称为瑞尼尔山的雷尼尔山被看作是一个印第安部落的祖
先。墨西哥及中美洲的原住民同样将波波卡特佩特火山、钦博拉索山和
华纳卡瑞山视为神灵的化身。那时候，大山就是神明、是部族的祖先，
人们生活在祖先的化身之中。毫无疑问它们与大地紧密相连，且无所
不在，所有的生命都在神灵的看护之下。山脉与岩石一样经久不变。
即使有变化，在人类短暂的生命周期中也是很难发现的。十分有趣的是，人类赋予山的神圣意义经久不衰。纵观人类历史，有许多山脉在不同的文化和传说中被视为神的化身代代相传。位于耶路撒冷的摩利亚山在迦南文化中是早期的朝圣之地。据圣经记载，亚伯拉罕把他的儿子以撒带到这里献祭给神。所罗门在这里建造了他的寺庙，穆罕默德也是在同一座山上升天的。天主教的教义中记载了圣母在古阿兹特克人奉为圣地的山中显灵。瓜达卢佩圣母显灵在台白亚克山上，这座山也被视为是阿兹特克女神图南汀的居所。而雷梅迪奥斯圣母则显灵在乔鲁拉的羽蛇神山形金字塔之上。

尽管山具有多种多样的象征意义，但在沙盘游戏中，山的形成是心灵内部与更高层级内容相连接的外在物质体现。有时会出现由于心灵没有准确地根植于自性而快速向上膨胀的情况。我们将在空间主题部分详细讨论这一内容。在这里，我们所谈到的沙盘中高高隆起的沙堆——山，是建立在稳定的心理基础之上的。在沙盘游戏历程中，来访者的心灵在沙子平面的二维空间中得以建构。位于沙面以下，潜意识的内容向上隆起，代表着新的潜能。这一运动源自自性的中心，充满神圣的意味。在沙盘中建造一座山丘说明心灵在不断地朝向自性运动。山由沙子堆建而成，成为大地表面的一部分。在沙盘游戏中，建造山代表着心灵在有意地向深处挖掘，希望可以构建出新的内容。在山丘表面上呈现出来的内容是更容易被意识到的，而山丘之下的内容还未显现。

Artie

在 Artie 的沙盘 30 中出现了类似浮屠造型的山，就矗立在沙盘的中央位置。在他的沙盘作品中，以沙面的构造及形状的变化为主要特征。在他的沙盘 28 中他建造了一个隧道，在沙盘 29 中摆放了闪耀着温暖光芒的 33 根蜡烛。在接下来的沙盘 30 里，Artie 的浮屠似乎是对之前两盘内容的突破与联结。

Ivy

Ivy 的作品体现了山峰在沙盘作品中的多重含义。在 Ivy 的沙盘 4 和沙盘 5 中，都有一座高耸伫立的山峰，而这两座山峰都触及了她心灵的深处。在 Ivy 的沙盘作品中经常出现山，并呈现出强有力的转化特质。在沙盘 4 和沙盘 5 中，一座高山出现在靠近沙盘中心的区域。在这两个沙盘中，Ivy 都把这些山称为城堡。而城堡是西方皇室居住的府邸。在 Ivy 的沙盘游戏历程中，这些城堡状的山具有深刻的含义，因为它们与她内在的自性（心灵国度的最高统治者）息息相关。沙盘 4 中的城堡被蟒蛇、怪物和神话传说中的猛兽所代表的凶猛恐怖的能量所包围。触及心灵的这一区域总是充斥着危险与恐惧，因为它将摧毁部分的自我。在沙盘 5 中，城堡转化成了一个金光闪闪、熠熠生辉的地方，并摆放着昂贵的珠宝。看起来，在这一盘里 Ivy 已经突破了守护着神圣自性的可怕怪兽。

孔洞与隧道

在沙盘游戏中，孔洞与隧道的建造意味着心灵的洞察。孔洞，就是向下刺穿沙子的表面。这一动作代表着心灵朝意识水平以下维度的运动。孔洞的大小不一，特征各异。大的孔洞可以被看作是池塘或湖泊，也就意味着潜意识水域的敞开。这种形式的特点我们已经在水的特质部分讨论过。而小一点儿的孔洞，比如用手指或者小工具挖出的窟窿，则与边界清晰的湖泊或池塘的大孔洞具有截然不同的含义。

孔洞的制作方式是需要重点考察的因素。比如，用手指坚定有力地戳出来的、穿透沙子表面的沙洞，就不同于用小木棍试探性挖掘而成的沙洞。动作本身就代表着意识中的自我与潜意识之间的关系。而每一个沙盘的情况都不相同，所以一定要具体情况具体分析。而不论是以何种方式形成的孔洞本身都意味着心灵有意识地向潜意识下沉。它标志着自我的存在，无论是充满自信还是心存顾虑。

孔洞就是穿透表面进入到底层（Steinhardt，2000）。当孔洞作为一片水域时，它可能是一种资源，如源泉。当孔洞穿透沙子直抵沙盘底部时，意味着心灵在接近潜意识。这种对潜意识的探寻可以表现为多种形式。以源泉为例，心灵可能会从中提取出未被意识到的内容，并为其浮现提供了通道。孔洞也可能为心灵深处暗流涌动的压力提供了出口。孔洞还可能是"垃圾处理场"，在这里心灵可以排出过量的或不再需要的内容。

在沙盘中挖出一个孔洞还可能与栽种有关。在这种情况下，孔洞或许承载着性的能量，正如新石器时代以来人类的繁殖方式一样（Eliade，1991）。在许多文化里，在土壤中农耕被视为类似人类的性行为。在大地中播种的过程就等同于人类生殖孕育的过程。在这种情况下，沙盘中的孔洞可能是向大地播种、让大地孕育新生的过程。而这一过程中同样承载着触及潜意识的能力或潜能。

在沙子中建构隧道更加困难。尽管在沙具中有现成的隧道可以使用，但将其埋入沙中再塑形比制作孔洞难度更高。来访者直接用沙子建造隧道，可能代表着对土元素更深入的接触，或者是一种用手塑造结构的更为紧迫急切的心理需求。通常来讲，以上两类隧道具有相似的作用。但如果有差别的话，治疗师必须仔细观察来访者的自性化过程并予以区分。

在沙盘游戏中，现成的隧道沙具和手工制作的隧道都体现了十分有趣的心灵运动。由于隧道连接着两个空间，在隧道上架起的桥梁起到了连接心灵意识与潜意识两方面内容的作用（Steinhardt，2000）。当隧道完全沉入地下，连接着大地中的元素时，那么它可能就是在连接着心灵中被分开的元素。隧道横向穿透了大地，可能意味着心灵实现了某种突破。隧道是一种深入洞察的方式，它开启了进入潜意识的新通道，建立新的连接，并且也形成了心灵在潜意识中的运动形式。我们要仔细观察沙盘中隧道的两端所连接的内容。另外，隧道或许并没有连接任何内容，而只是潜意识中一种新的心灵导航手段而已。

在沙盘中，隧道是穿越黑暗、未知和恐怖的心灵内容的方式。在沙子中开凿隧道并不十分稳固，隧道面临着随时坍塌的可能。沙盘中出现了隧道也可能暗示着心灵必须要经历的一番准备或者预备。隧道是一条道路，是一条顺畅的通道。为了更好地容纳来访者所经历的恐惧，治疗师需要尽可能多地意识到来访者在过程中正在连接的心灵内容。在某些时候，这些心灵元素确实会显现在隧道的两端。不过在多数情况下，我们必须回顾之前的系列沙盘来探寻隧道可能连接的心灵内容。

在某些特定的情况下，相比于建立连接，隧道更可能代表着心灵在潜意识中能动性的发展。当来访者制作了一个隧道，并在完成时有意地用手指碰触隧道的内部时，这也许就是一种更有意识地觉察：在潜意识中出现了一条新的路径或通道。这也可能暗示着心灵所需的潜意识之旅是可以实现的。当来访者的手指触及隧道的内部时，在他的举止表情中也可能会流露出一种成就感。

Artie

Artie 是一个 7 岁的男孩，患有学习障碍。尽管他有着主动乐观的态度，但这个可爱的孩子就是无法完成自己的学习任务。Artie 的父母离异。他的沙游历程是以沙盘中沙面造型的运动变化为主。尽管他在大部分沙盘中都使用沙具，但他沙游历程中的能量大多是通过他在沙子中的肢体动作体现出来的。在大部分的沙盘制作过程中，Artie 经常在指间使劲揉捏和把玩沙子。回顾他的所有沙盘作品，对沙子的使用凸显了他内在心灵的运动变化，也为我们提供了一个在来访者较少使用沙具的情况下，心灵是如何借由沙盘游戏进行改变与转化的范例。

在 Artie 的沙盘 12 里，他用一个玻璃试管在山坡上做出了一个深深的洞穴。随着对自己心理障碍的深入探索，他在鲸鱼的口中放入了很多小摔跤手，并把鲸鱼推进到洞穴的深处。在接下来的沙盘 13 中，Artie 用了大概 20 分钟的时间玩沙子，最终做出了一个火山。经历了在上一盘中通过洞穴向心灵深处的探索过后，新的潜能开始从大海的深处浮现。另外，火山口也为新的心理内容的出现提供了通道。

在沙盘 18 中，Artie 的心灵之景呈现出良好整合的原型模式：一个一分为二的圆形和一个球体。显然，这个孩子的心灵正在重新塑形并不断发展，尽管此时我还完全意识不到接下来他的心灵又会去向何方。在后续的系列沙盘中，Artie 的心灵得到了进一步的梳理和重整，他的沙盘游戏历程在沙盘 41 开始接近尾声。在这个沙盘中，中央位置的大山被一条地下隧道贯穿。小小的黑色和金色的骑士在他取名为"沙子之战"中奋战。最终，Artie 的沙游历程在一场日常的赛车游戏场景中结束，他自己在沙子中开辟了赛道。回想沙盘 18 中一分为二的圆形，在沙盘 42 里出现了一个更大的圆，从垂直方向上沿着中心被整齐的一分为二，两边各是一条赛道。为了强调自己历程的结束，Artie 将所有的小汽车都放回到沙架上，并把沙面恢复平整。

尽管我永远无法确切地了解在 Artie 的沙游历程中，从神经心理学的角度来解释他到底发生了什么样的变化，但他在学校的表现的确有所改观，他凭自己友善的个性结交了很多朋友，也适应了父母离异的生活。

用沙子雕塑的形状与沙具

由于湿沙具有一定的可塑性和延展性，所以来访者可以雕塑出一些简单好认的或不好认的形状和沙具。这些沙雕可能会被摆放在沙子上，也可能像岛屿一样被蓝色水域所环绕。用沙子雕塑出一个"沙具"在象征性过程中是一个极其重要的时刻，这源自来访者对这一象征物所承载的心理能量的强烈关注。沙盘中这种沙雕象征物的出现，是处于萌芽状态的心理能量的物质形态的生成。毫无疑问，是来访者的心灵决定着沙具的选择和摆放。而当来访者直接用沙子制作一个物体时，来访者的心灵与此象征物之间是密不可分的。在纯手工制作的这一象征物中注入了来访者强烈的情感。同样，来访者用其他材质制作并使用的沙具也具有相同的特点。

Sander

Sander，7 岁，在他的沙盘 9 中用沙子制作了一个巨大的蝌蚪。青蛙生长发育过程中的蜕变，蕴含着身心发展的强大能量。Sander 在蝌蚪的背上埋了一只青蛙，强调着自己拥有了继续成长的新的潜能。他用两颗紫水晶作蝌蚪的眼睛，让这一具有转化性的沙具拥有了敏锐的视觉，来面对接下来的心灵之旅。

在一些个案中，雕塑的物体会像岛屿一样从大海中浮现出来，通常这样的沙雕要比在沙面上的沙雕轮廓更加分明，边界清晰。而有些时候，从水面下涌现出来的内容反而会更加坚实。由于沙盘游戏疗法本身没有固定的章法，每一个个案都是独一无二的，因此必须根据个案的具体情况具体考察。

有时候，很难直接识别来访者制作的沙雕的内容，就像 8 岁 Maizie 的初始沙盘里这样。

Maizie

在初始沙盘靠近中心的位置，Maizie 仔细地制作了一个沙堆。当时我完全看不出这是一个什么东西。在制作结束后，我问她这个作品中是否有什么故事或者主题时，她高兴地指着沙堆说是"……房子"。这个沙盘清晰地呈现出在 Maizie 的沙游历程中，她需要处理的心灵困境将指引她回归自己的心灵家园。同时 Maizie 的房子还承载着我们之前讨论过的山峰、沙丘、浮屠等丰富的原型性含义，现在它出现在这里但是尚未成型，这也许意味着她的心灵还须继续工作，让她的家园更有形。

身体部位

在沙盘中也会出现类似身体部位的图案或沙雕。它们在具体个案中的含义是千差万别的。沙盘中，头部或脸庞的图案可能具有手印或名字所代表的相似的心理意义。这可能与自我逐渐增加的安全感和来访者对自我身份的认同有关，也可能是对自我膨胀或过度理性的生活态度的觉察。

无论是成人还是儿童的沙盘，潜意识构造的大地与水域形状经常呈现出男性和女性生殖器官的外形。作为繁殖的身体部位，生殖意象是颇具创造性的。在沙盘游戏中，这一意象可能与开启新的创造性潜能有关，可能涉及来访者未知的新的心理能力的觉醒。生殖意象还可能与人格中反向性别特质（即阿尼玛与阿尼姆斯）的发展有关。在尚未进入青春期的儿童沙盘中，生殖意象的出现可能与其处在发育中的性机能有关，这是一个从儿童向青少年转变的阶段。生殖意象还可能出现在某种程度上遭受过性伤害或丧失性能力的来访者的心灵疗愈过程中。

沙盘中出现的身体部位或许还与身体的疾病有关。如前文所述，在某种程度上我们会将沙子视为身体的延伸。当我们的双手和身体在沙盘中移动建构沙子时，与身体有关的问题会体现在其中。Amatruda 和 Helm-Simpson（1997）将压力躯体性表现的身体部位与基本元素和脉轮、沙盘中的意象、治疗目标和出现的困扰相挂钩，积累了丰富的治疗患有严重疾病的来访者的经验，他们将许多因素在沙盘中进行了有益的整合。

受到折磨的身体部位也可能会在沙盘中被潜意识描述出来。一个有趣的现象是，所描述的疾病要么发生在来访者身上，要么发生在他们十分依恋的人身上。或许我们可以从这种现象推断出，来访者与自己所爱的人之间的心有灵犀，与来访者与治疗师之间的心灵共享大致相同。心灵的存在是超越了时空的界限的，在心心相通的人之间一些重大事件比如疾病是可以被同时感应到的。

心灵抱持着过去，也抱持着未来。即使我们可能在沙盘游戏历程中有一种强烈的直觉，体验到了躯体性的疼痛，但除非来访者明确地与我们交流有关疾病的话题，否则我们决不能就此判定。治疗师可能会强烈希望与来访者交流自己的这种感受，但是象征性的过程并不支持这类想法。我个人认为在象征性历程中，治疗师的任务就是容纳所有的信息，并把任何信息都看作是一种可能。至关重要的是，我们要为来访者的心灵提供一个稳定的、包容理解的环境，并坚信心灵会按照自己的需要去前进发展。

许多年前我的一位来访者——一个 5 岁的小男孩，他的母亲被诊断患有重病并有生命危险。母亲决定不告诉儿子真相。尽管她隐瞒了自己多次去医院看医生的事情，但小男孩的沙盘中充斥着疾病、医院和护理的主题。在这种情况下，我认为有必要告诉母亲，她的儿子潜意识中在承受着所有的压力。对于疾病的关注是存在于整个家庭潜意识中的。

Shannon

另一个关于身体健康方面的有趣案例是 Shannon 的个案。她 40 多岁，与父母的关系很紧张，也十分痛苦，她与自己的姐姐比较亲近。在沙盘 8 中，Shannon 做了两座小岛，并说道："这看起来就像一对乳房或眼睛，真是难看死了！"在沙盘 10 中，Shannon 再次制作了两个像乳房一样的沙丘，但这次却充满敬畏地说道："这没什么特别的意义，但是我喜欢。我喜欢这些色彩。"

Shannon 制作这一盘的方式十分具有仪式感。她先给沙子塑形，摆放房屋、树木和花草，接着她认真地将黑色和白色的丝带缠绕在一起，并温柔地将它们覆盖在两个沙丘上。她在两个沙丘之间放了一座桥，跨过了丝带。然后在右边的沙丘上首尾相连摆放了三匹蓝色的马，围成一个圆圈。

在 Shannon 制作沙盘 8 的过程中，我深切地感受到这一盘具有重要的意义，同时我强烈地觉得这与身体健康方面有关。不久之后与她亲近的姐姐被诊断出患有乳腺癌。在经历了一段与病魔漫长而顽强的抗争后，癌症最终还是夺走了她姐姐的生命。尽管这给 Shannon 带来了十分沉重的打击，但她的沙游历程为穿越自己的心灵之痛指明了一条智慧之道。

回想整个过程，我们可以发现，除非来访者主动述说沙盘中所呈现出来的疾病信息，否则绝不可妄下定论。针对类似的情况，治疗师恰当的做法就是容纳、抱持并耐心等待。

Tara

Tara 是一位 30 出头的女性。在她的初始沙盘中呈现出了心理与躯体上的创伤。源于幼年遭受性骚扰的经历，Tara 在情感关系上有困难，因而前来接受治疗。Tara 的初始沙盘中出现了一个女性的躯干。她在盘面上用沙子雕刻出了一个看起来侧卧着的女性躯体，脖子和肩膀朝向左边。胸部的区域，是她幼年被侵犯的主要部位，在这里被剜成两个凹陷的坑。Tara 完全没有意识到自己在沙子里制作出了一个受伤的女人。我静默着抱持着这一觉察，并意识到早年的创伤给她带来了深深的影响，这一经历已经成为她生命的烙印。

不难发现，在沙盘中可以制作出林林总总的形状造型。有时我们可以清楚地感受到在这些形状、空洞或曲折中所蕴含着的能量。在任何情况下，我们都需要认真探索这些造型可能具有的意义，并尊重它们的不确定性。

沙水交接的区域

沙盘中沙与水（蓝色底部）相交接的区域产生了一种值得特别关注的特殊关系。沙盘游戏中的两大基本元素——沙与水（蓝色底部），可以被看作是物质世界中能量的两极。在道家文化中，将沙子视为阳，即男性特质；将水视为阴，即女性特质。二者彼此对立，相互依存。阴中有阳，阳中有阴，对立统一。在沙盘里，我们可以看到沙在水中，水在沙里。沙与水的关系从根本上反映了那一刻所呈现心理内容的核心构成。这种关系展现出意识与潜意识互动的方式。

在沙盘游戏中，要关注沙与水相交接的位置和形式。比如，在沙盘中，一片水域被大地环绕，与一块陆地被水域包围所呈现的心灵状态就有很大的差别。代表着阴柔、潜意识能量的水，当被大地环绕与其无边开放时所承载的具体意义会很不同。在具体工作中，我们要考察潜意识内容与有意识觉察之间的关系如何，反之亦然。

另一个需要关注的是相比于沙子，水域的大小比例是怎样的。一大片水域的周围只有很小的一片土地，与一大片土地上的小湖所具有的象征意义迥然不同。前者更聚焦在水域本身，以及心灵的下沉；后者则明显呈现出心灵深处大门的敞开，不过此时似乎还没有要开拓出更大片水域的紧迫感或可能性。同样，在广袤的土地上，试探性地打开一点蓝色水域也可能暗示着意识的恐惧或防御。

Lenae

Lenae 的初始沙盘有趣地呈现了大地与水域之间的关系。沙盘的右边是一片土地，左边是一大片水域，边界清晰。这种水与土的关系暗示着潜意识在这个孩子的内在与外在生活中的重要参与。一个套娃家庭仰卧在水边，书本盖住了两个孩子的眼睛，潜意识知觉的主题被凸显出来。

水井、湖泊、池塘和溪流

在沙盘中制作出水井、湖泊、池塘和溪流需要意识的参与和指引。由于它们通常都有清晰的井壁或边界，这种开放类型的水域会被大地很好地容纳。它们的边界和用途通常也会有清晰的界定。沙子环绕着这些水域并支持着它们。水井上通常会有用来打水的工具，这暗示着一种从水下攫取的意向，也表明出现了可以触及心灵更深处的方法和手段。

沙盘中的池塘与湖泊可能看起来就像人们理想中的场景，里面可能有鱼、乌龟、鸭子和其他水生生物，代表着它们的深邃、丰饶和触手可及。边界清晰的池塘和湖泊与在沙盘中看起来难以理解的随机产生的水域或沙子上的孔洞，在本质意义上大不相同。那些看起来边界模糊、更潜意识形态的水域也许还有些不详的味道。

溪流和江河则是在水平方向上贯穿了整个沙盘风景的通道。沙子本身辅助形成了它们的边界和形状，水在通道中流淌。小溪和河流是潜意识涌动的通道及方向。它们是心灵内容传递和运动的通道。

小溪与河流可能会把沙盘中的景观分割成彼此独立的区域。如此一来，河流与小溪可能就是在界定着之前心灵中那些较为模糊或彼此孤立的部分，并在那些内容之间开始建立了联系。在某种意义上它们起到了桥梁的作用，但依然是潜意识层面上的。在这种情形下，河流与小溪所呈现出来的心理内容之间的距离，必须要以更具意识水平的方式来进行连接。

海滩与海洋

作为意识与潜意识相交接的地方，海滩与海洋也是沙盘中一个有趣的内容。通过考察海滩和海洋的一些特征，也许可以更好地理解沙盘游戏历程中大地是如何、何时以及在何处与海洋的深处相连的。在上文中，我们详细讨论了水的特质。在这一部分我们来探讨海洋的深意，尤其关注作为大地表面与辽阔海洋接触面的海滩所代表的重要意义。

在广袤的海面下，蕴含着未知和潜意识。新生的内容从未知中涌现出来。这体现在许多文化的创世神话中，反复将海洋描述为伟大的生命之源（Eliade，1996）。在荷马、维吉尔、俄耳普斯教、柏拉图等人所讲述的西方神话中，宇宙诸神都来自海洋。在古老近东地区，苏美尔人的传统中认为天地之山就源于纳穆——原始之海。在一些古埃及的传说中，大地依托于源头之水——努恩。太阳神何露斯的圣坛就是一座沙山，它在时间之初从原始之水中涌现出来。印度的许多古老传说里都谈到了从水中诞生的神灵和生命。在中国神话故事中，一共有四海，它们包围支撑着整个大地，每个海里都有一位老龙王。在一些玛雅神话中也同样认为大地是由不同颜色的四大海洋所环绕支撑着的。古代日耳曼神话中，浩瀚的预言之海环绕着整个世界（Sturluson，1954/1984），这个海洋被一条响尾蛇所环绕与包容。

在所有的人类文化中，都有将海洋描述为生命之源的传说，且林林总总、无穷无尽。从荣格分析心理学的角度来看，这种神话传说在本质上是对代代相传的集体潜意识亘古不变的认同。而这些神秘的传说故事也激发着人类的创造力。在古代日耳曼文化中，响尾蛇的意象代表着整个潜意识，就像啃咬自己尾巴的蛇一样，潜意识容纳了整个时空。

海洋作为一个存在的整体，我们可以看到它，并确认它的存在，但我们永远也不可能彻底了解它，了解水面之下的一切。当来访者在沙盘中制作出海洋时，这就意味着他（她）将面对存在于意识水平之下的自性所拥有的巨大丰沛的心理资源。那些隐藏在水面之下，促进心灵成长的宝藏是无法估量的。同时，这些蕴藏在水面之下的内容处于黑暗之中，变化莫测，存在着凶险。站在心理的角度上，面对海洋时我们必须小心谨慎。发掘海洋中的宝藏需要做好充分的心理准备，同时要对其满怀敬意。海洋的力量是十分强大的，有时它反而会耗尽我们的全部精力。

在象征意义上，海滩可能是心灵与潜意识相遇的地方。在自然界中，海滩收集并净化着来自大地和海洋的物质碎片（Smitter，2002）。在陆地上自然界中的废弃物一路沿途而下到达海滩，而海洋中的废弃物则在海浪的作用下被冲上海滩。那些可生物降解的物质通过阳光、海浪、沙子和海滩上野生动植物的处理，又循环回归至大自然中。从这个角度来讲，海滩是丢弃与净化的地点。

在许多文化传统中都将海滩视作处理废弃物的场所。十分有趣的一个例子是，在印度尼科巴群岛的岛民中会举行每年一度的驱除恶灵仪式（Frazer，1922/2002）。每一年村民都会抬着一条小木船，挨家挨户搜集所有的邪恶之物并放入船中。之后他们会把小船抬到海滩上，放它入海。人们以这样的方式将他们认为黑暗危险的东西放归到大海之中。

在巴厘岛的文化中反映出了海滩作为弃置放归之处所具有的危险多变的特点。这个美丽的印度尼西亚岛屿上的原住民都会避免到海滩上去，因为他们将海滩视为邪恶之地，也是掩埋死者遗骨的地方。对于巴厘岛人而言，日常生活的方方面面都源自每日向神的祷告。为了让生活中的一切都受到神的眷顾，巴厘岛人将邪恶之物驱逐到海滩，让它们在这里被祛除或者得到转化。

海滩的净化功能在日本的阿伊努人文化中也得到了体现。阿伊努人信奉家中的灶神，并会举行祭灶仪式。当家中有人去世后，会举行仪式，将灶灰取出放进房子外边特定的存储地点，并把从海滩上取来的干净细沙放进灶中来净化整个家庭。与巴厘岛人把邪恶之物驱逐到海滩以求净化不同，阿伊努人则直接利用海滩的沙子进行清洁处理。

在沙盘游戏中，海滩是一个心灵特质出现与消融的区域。如此一来，在转化性的历程中海滩就可能起到既丢弃又净化的作用。在心灵改变与转化的部分我们提到过，为了可以从潜意识中获得新的心理能力，心灵必须放弃不再需要的心理内容。在沙盘游戏中，海滩可能代表着这一转化过程的开始。一个陡峭崎岖的海岸与一个平缓的海滨浴场具有着截然不同的意义。

海滩的形状也可能会显示出来访者在转变过程中所处的位置和态度。我记得有位来访者，他是一位年轻男性，他在沙盘游戏历程中多次交替出现了小船冒险出海和回归避风港湾的场景。这位来访者的转化之旅已经启航，不过是一步步渐进的方式。他以这种方式推进自己的心灵工作，直至完成内在的转化不再需要来回反复的尝试。

海滩上海岬与半岛的形状，暗示着心灵在朝向转化的方向前进。这种形状的海滩显示出来访者可能已为接下来的变化做好了准备或充满期待。这可能代表着心灵已刺入到滋养着心理潜能的深处。

尽管沙子与海洋相交接的方式并无固定模式，但关注沙盘中海滩的内容和特点会帮助我们更好地理解并包容来访者去应对来自潜意识之水中新的心理内容。

岛屿

伊利亚德（1996）极其关注岛屿所具有的心理意义。他认为水早于一切物质存在，并维持着一切生灵的生命，因此他将一切生灵都比作是水中出现的岛屿。

在沙盘游戏中岛屿是值得关注的内容。顾名思义，岛就是完全被水域包围的一块陆地。在沙盘中主要体现为两种方式：一是岛屿从海洋中出现，二是"内陆岛屿"，也就在一片陆地上被江河或沟渠环抱的岛屿。这两种岛屿都与世隔绝，与主体分离，因而它们是特别的、不一样的或者说是全新的。与大地主体分离，被河流等水道环绕起来的小岛也许是一个安全岛。这类的岛屿为心灵提供了休养与反思的场所。从这个角度来看，岛屿将自己与周围区隔开来形成一个中心，提供了一个确立自性的场所。

由于岛屿创造了一种特殊的时空关系，因而它们具有向心性的特征。在岛屿上，一切都与水相关联。在平坦宽阔的大地上，以水平轴的方向定义了时间与空间的概念。比如，我们通常会将过去看作已在"身后"，而未来就在"前方"。岛屿的空间格局阐释了一种不同的时空关系。由于岛屿是圆形的，时空关系是一种从中心向外发散的放射模式。

作为从大海深处耸立起来的坚实大地，岛屿代表着一种创造之地，是一种源自自性深处的心理品质的新生，并进入了意识之光。作为一种创造的原型，在许多文化中岛屿都被视作先祖神灵的诞生之地。比如，日本人认为守护神伊邪那岐和伊邪那美就诞生在岛屿上，他们是天照大神的父母，而天照大神是最高的神，相传是日本天皇的祖先。在波利尼亚人的神话故事中，祖先岛神海因和泰恩掌管着生死轮回。西方文化中认为阿波罗诞生在圣岛——提洛岛，而阿佛洛狄忒则直接生于海中。在大海中降生的阿佛洛狄忒成为了岛屿女神。作为性爱女神，她具有与岛屿相同的创造性和转化性的原型成分。也许正是这个原因让阿佛洛狄忒成为了神话中岛屿的化身。有趣的是，阿佛洛狄忒的神庙通常都坐落在大海与陆地之间的过渡地带，比如海滩湿地或者是潮湿的滨海悬崖。她的转化性特征同时蕴含了岛屿和海滩的象征意义。

正如岛屿被视为创造和新生之地一样，它也经常被看作与死亡有关。在古希腊文明中，岛神阿波罗是年轻男子的守护神。他掌管着从男孩到男人这一过渡转变的过程，在象征意义上，这一过程蕴含了生命前一阶段的死亡以及重生后成为社会中成年人的一份子。在美拉尼西亚的特罗布里恩群岛，人们认为逝者的灵魂会游荡到图马岛上，他们在这里转化成未出生孩子的灵魂，而后投胎进入女性的子宫，等待重生，回归部落。对这些原住民而言，生命的结束也就意味着开始，而这种转化就发生在一个圣岛上。马来西亚的塞芒人认为岛屿和洞穴都具有转变和重生的象征意义。塞芒人认为，人去世之后，灵魂会去往西方的一座小岛。岛上耸立着一个高高的神柱，神柱的顶端是雷神居住的洞穴。

沙盘游戏中，在岛屿上可能会有象征性内容的呈现，代表着新生的或变化着的心理品质。在多数情况下，转化的心理品质是蕴含在整个沙盘游戏历程中的。不论我们是否发现了心灵转化方面的具体特征，重要的是，最初存在于自性中心的一些内容开始浮出水面，而新的心理内容的诞生也就意味着陈旧的废弃内容的消亡。

在印度圣岛的神庙中，岛屿与洞穴的象征意义得以融合。一个著名的岛上石窟神庙位于孟买附近的艾勒方塔岛，里面安放着公元 5—8 世纪湿婆三神一体的雕像。全球的印度教朝圣者都前往这一圣地膜拜三大主神：毁灭之神湿婆，创造之神梵天和保护之神毗湿奴。多年前，在斯里兰卡旅行时，我参观过海滨附近的一座岛上石窟神庙。这令人胆战心惊的旅程开始于一艘大型老旧的木制摆渡船，当时船上至少装了超出其承载力三倍的朝圣者。大家都知道印度人会尽量避免接触水并对游泳很不在行，而当我踏上这艘摇摇晃晃的破船的那一刻，心中便开始不停地祷告和随时献身于水中的准备，还好一路顺利。过了一段时间，我们安全抵达了小岛，迎接我们的是盛装的大象、彩色的大伞，以及震耳欲聋的乐器吹奏。现在回头反思这一经历，我发现不停地在心中默划十字和在寺庙中的礼拜一样重要。

Malcolm

8 岁 Malcolm 的沙盘 8 和沙盘 9 很好地呈现了海中小岛上出现新事物的情景。尽管他与父亲一起生活在一个健康有爱的家庭中，但 Malcolm 的身份认同感严重受到了影响，这源自他因生母患有严重心理疾病而产生的内心的悲伤与冲突。通过他的沙游历程，Malcolm 哀悼了母亲生命的悲剧，梳理并整合了自己的内在力量与个性特点。在他沙游历程的早期，我们可以在前两个沙盘中看到 Malcolm 释放了内心大量的愤怒和哀伤。在沙盘 8 中，Malcolm 在沙盘的中心放置了一个马桶撅子，为即将涌现的新的心理品质扫清道路。紧接着，在沙盘 9 中，在与世隔绝的岛屿上一艘强大的宇宙飞船已经准备就绪，准备发射。现在的 Malcolm 可以在自己掌控的力量下自由地探索心灵的奇迹。在一系列建构与解构心灵的治愈性工作过后，在他的最后一盘——沙盘 27 中，Malcolm 已经可以妥善地控制自己内心的愤怒，他建造了一个类似奥运圣火造型的沙塔。搭建的成功与心灵的成长都给他带来了莫大的胜利的喜悦。

第十章 小结

在这一章里，我们讨论了沙盘游戏中的内容主题。接下来，为了培养另一种理解象征性过程的方法，我们将注意力转向沙盘游戏中的空间主题。

第十一章　沙盘游戏中的空间主题

引言

空间主题是指沙盘游戏过程中两物体之间的空间关系。沙盘的布局模式也是象征性过程中的重要内容。有时，这种模式本身就具有象征性的意义。

接下来，我们将探讨沙盘中纵轴（垂直方向）与横轴（水平方向）的特性。还将探讨中心，以及圆、方、三角、星形和放射形等原型形状的含义。我们还要探究沙盘中沙具的摆放及其关系。我们将聚焦于空间维度里的原型意义或象征含义。这些内容尽管可能有些晦涩难懂，但是可以很好地从空间维度来理解心灵的运动变化过程，是沙盘游戏疗法学习中必不可少的内容。结合内容、运动和情感主题，对空间主题的掌握可以强化治疗师对沙盘游戏过程的容纳。

纵轴

在沙盘游戏中，垂直维度有多种呈现方式，可能表现为把沙子堆成山峰或高塔。大多数情况下，是使用较高的沙具，比如树木、梯子、旗杆等。将物体悬挂在沙盘之上也暗示着纵向维度，比如向上或向下推动物体。沙盘游戏中，弓箭和弓箭手的出现，或者是带有水桶的水井（下沉至深处取水）是纵轴的另一种表现形式。洞穴与火山暗示着它们与地下物质在纵向上的联系。拨开沙子露出蓝色水域也是一种纵向下沉的表现。

在象征意义上，垂直方向代表着在上苍（意识、男性力量）与地下世界（潜意识、女性力量）之间的联结（Eliade，1958/1996）。沙盘游戏中的纵轴可能暗示着沙盘中所发生的内容相对应来访者的意识或潜意识的水平。

由于纵轴连接天空、大地和地下世界，所以它是个体心灵内部之旅中去往不同心灵疆界的路线或方向。可以沿着纵轴上升或下降。尽管向上去往上苍的旅程与向下去往地下世界完全不同，但二者都具有同样重要的价值。它们是心灵在同一连续体上不同方向的旅行，具有质的不同。而自性化的过程就需要我们在两个疆界中都有一定程度的体验，并且有能力根据不同的情况灵活地上下移动。

高处与上升

高处是远离世俗的空间，更接近天空。因此具有神圣的特征（Eliade，1958/1996）。上升，或向更高的地方移动，很难与高处这一维度分割开来。上升是一种突破，标志着进入一个全新的层面。它远离了世俗的界限，朝着神圣之地进发。上升象征着走向"绝对存在"。当来访者远离了日常的意识水平时，上升可能会引发不稳定和恐惧的情绪感受。随着自我向新维度体验的开放，它随即也失去了对"存在"这一概念的把控。因此，上升与死亡之间有着某种关联。向更高处的运动蕴含着一种对之前存在方式的超越或放弃。当自我放弃先前的模式时，可能会产生悲伤的情绪。

治疗师必须要格外小心一些极端的情况：飞涨与抑制。重要的是，要观察这一运动基础的稳定性。在沙盘游戏过程中，上升或去往高处，在具有更加稳定的自我功能的个体中，表现为来访者有能力经受住意识向新的水平的突破。而如果并不是基于稳定的自我功能，那么沙盘中的上升可能就是一种飞涨。也许是试图逃避，也许是尝试纵览总体，还有可能是对有意识觉察或男性能量的追求。每种情况只能放在具体的案例背景中进行讨论。

Aaron

Aaron 的作品为沙盘中纵轴空间的使用提供了出色的示例。他的沙盘游戏历程中清晰地体现出，除了务实的本性，Aaron 还有深刻、灵性的一面。在他总共制作的 15 个沙盘中，有 8 个都将物体悬挂在沙盘上方。尤其特别的是他的沙盘 12，他用从天花板上垂下来的线把一颗很重的水晶星星挂在了沙盘上方。

Aaron 的心灵是稳稳地扎根于大地之中的，不过他心灵的一部分渴望探索更高领域的存在。Aaron 并没有因为心灵的垂直上升而产生相应的恐惧。实际上，他似乎在这些更高层面的意识领域中非常享受。在结束沙盘游戏治疗多年后，对 Aaron 的回访发现他依然有着十分虔诚的宗教信仰。

萨满式的垂直上升

沙盘游戏中的垂直上升还可能与萨满教巫师对不同维度生命的探索有关。与人只有在死后，逝者的灵魂才可以去往不同的空间维度不同，萨满巫师可以在活着的状态下穿梭于不同的维度。正如我们在密米尔之泉那部分讨论到的，萨满巫师可以有意识地在不同维度中上升或下沉。当他们回归到世俗生活维度时，他们会带回从更高的维度所获得的顿悟与智慧。

在沙盘游戏中，通常有一些物件代表着萨满式的升天，比如绳索、大树、藤蔓、风筝、弓箭、翅膀、彩虹和梯子。当然，以上任何沙具的出现并不代表着来访者一定在体验着萨满式的上升。还是要再次强调，沙盘游戏过程中的任何元素和内容必须要在其独一无二的具体背景下进行考察理解。

Jason

Jason，一位 40 多岁的男性，内心长期经历纠结，他的心灵需要以一种有意义的方式将自己深刻的灵性整合进日常的生活。在他的沙盘 19 中出现了新的心理内容。它们表现为各种各样狰狞的怪物，正站在从大海中浮现出来的小岛上。这一刻转化的力量是巨大的。值得注意的是，他放入沙盘的第一件沙具是一头大象，是他用自己从海滩上捡回来的石头雕刻的。所以尽管这个很可怕，但新的心理品质被牢牢地稳固在一些智慧可靠的事物中。

在沙盘 20 里，Jason 经历了萨满式的垂直上升，他将一个神话中的巨人小娃娃放在了一棵金色大树的顶端。他的大象的轮廓更加成熟清晰，正在与一只巨鲸一起在心灵深处巡查，在巨鲸的头上矗立着一只华丽的热带蝴蝶。黑白相间的熊猫也出现在这里，仿佛在预示着一个新的整合。

在他的最后一盘——沙盘 21 中，Jason 带着自己从心灵深处和高处整合的新品质返回到大地。一匹黑白相间的大斑马占据了沙盘的中心位置，而一支五颜六色的乐队在奏乐欢庆。那棵金色的大树现在是他心灵图景中的一部分。渔船和骆驼承载着他可以在心灵深处及大地上穿行的新的心理能力。

纵轴与脉轮

伊利亚德（1952/1991）发现，萨满巫师会爬上 7 阶的仪式天梯使自己升入世界之树。在这个过程中，萨满一共穿越了 7 层空间。这种上升至更高存在空间的神话也许来自于对人体能量的推论。萨满仪式化的上升与人体中昆达里尼能量（灵量）的攀升相类似，昆达里尼的概念源自印度，这种灵量会逐一通过 7 个脉轮。

古印度教和佛教中的密宗认为人体中无形的能量中心沿着脊柱区域分布。这些能量从底部被激活逐一向上运动，与此同时人的意识也会经历相应的改变与转化（Reyna，1993）。每一个脉轮，都对应着意识的不同特性，并且从脊椎骨尾端的底轮，逐渐向上扩展至头顶的顶轮。每一个脉轮能量的激活都唤醒着相应的意识状态。

脉轮是人类能量的化身，超越了理性的局限。它们是灵性能量的中心，让心灵能量贯穿每一个个体。我们可以把脉轮比喻成变压器，以一种形式接收电流，再以一种转化的形式发射出去。随着昆达里尼能量沿着脊椎区域的上升，相应所体验到的意识形式也有所不同，从底部最基本的生存意识，到顶部与整个宇宙的融合，因此脉轮被看作是具有发展性的。随着个体逐一向上进入不同的脉轮，心灵也相应地发生了质的变化。因此，也因为在沙盘游戏过程中心灵可以进入潜在的深度，理解心灵能量进入到不同的脉轮所对应的特点是十分重要的。在 Heinrich Zimmer（1971）的经典著作《印度哲学》（*Philosophies of India*）中，他对心灵能量（昆达里尼）上行到达不同能量中心的过程做出了权威的介绍。下面是各个脉轮的名称及特点：

第 1 轮

第 1 轮称为"海底轮"，位于脊柱的尾端，又被称为大地的基座。这一脉轮的能量特点是与生存有关。与前三个脉轮中的其他能量一样，它要么呈现出光明的特质，要么呈现出阴暗的特质。

第 2 轮

第 2 轮称为"腹轮"，位于生殖区域，与水元素有关。这一水平上的能量是关于繁衍或创造，可以有无数种呈现形式，从原始的性欲到精致的创造性表达。

第 3 轮

第 3 轮称为"脐轮",位于肚脐部位,与火元素有关。这一能量中心与力量相关。在第 3 轮的能量可以发展成踏实稳定的力量感,也可能会转向好战与暴力。

正是借助着这前三个能量中心,大多数人过着平凡人的生活。这些能量所呈现出来的特点是关于生存、繁衍、进取与收获。能量向更高一级第 4 轮的发展是基于这前三个脉轮的发展的。在这里我们再次看到,在身体和世界中的坚实基础是发展更高意识水平的必要条件。

第 4 轮

第 4 轮称为"心轮",位于心脏部位,与气元素有关。这一水平上的能量,让个体开始意识到灵性在世界上的存在。

用荣格理论的术语来讲,第 4 轮是对自性的觉知。因此,自性的群集对身心导致的必然结果就是激活第 4 轮。当自性被群集起来,个体开始意识到世间万物都是神圣有灵性的,在人与人、人与物之间有着本质上的联系。当第 4 轮被打开后,个体会开始意识到自己的人生目标就是回归自性,即完整。正是出于这一原因,上层的三个脉轮通常不会有阴影的特质。

然而,有些人还没有打开低层的脉轮和心轮,就希望通过练习特定的瑜伽强行打开上层的脉轮。他们的心灵没有按照脉轮的顺序依次发展,有可能会跳过发展的重要阶段。在这种情况下,上层的 3 个脉轮中会呈现出阴影的内容。在第 5 轮会表现为错误的表达能量。比如,引人注目但妖言惑众的宗教领袖或政客。在第 6 轮会表现为"神功附体"，心灵的能量让行为与学识超出了身体和空间的正常界限。比如，被自私驱动的空想家。顶轮可能会过早打开，顶轮可以让个体大致看到意识的各种可能，但这需要建立在从底层脉轮逐层向上扎实的发展之上。一些瑜伽师也赞同过早强行地打开顶轮会导致死亡（1977 年 11 月 17 日与瑜伽大师沙吉难陀尊者的个人交流）。

第 5 轮

第 5 轮称为"喉轮"，位于喉部，与以太元素相关。这一脉轮的能量是净化。与第 3 轮的能量极为相似，第 5 轮的能量与让真实发声有关。这是自性在思维和行动中的意识化体现。

第 6 轮

第 6 轮称为"眉心轮"，位于两眉之间。当个体的能量达到这一层面时，心智已经超越了五大基本元素和感官的局限，可以即时即刻地体验灵性。这是灵性冥想的中心，是对作为生命之源与人生目标的自性进行冥想式的探索。

第 7 轮

第 7 轮称为"顶轮"，也是最高的一个脉轮，位于头顶。出自这一轮的意识超越了两极性的限制。个体在这一水平上的觉察，会体验到被灵性彻底包容，或与灵性合为一体。在这里，个体彻底沉浸在自性之中。

萨满巫师和其他开悟的个体能够积极地在这些不同的意识层面上下漫游。

关于脉轮我们需要了解的远比在这里简单列举出来的要多得多。

这也许会吸引一些沙盘游戏治疗师对印度哲学的深入学习。我们已经介绍了昆达里尼能量沿着脉轮的运动变化，并提供了一个理解人类意识成长与发展的结构模型。这只是众多模型中的一个，也许对有些人来说颇具吸引力，而对其他人来说则并非如此。作为沙盘游戏治疗师，对我们而言最重要的是，要能够追踪并容纳来访者在沙盘游戏历程中所经历的这些不同特点的心灵变化。

深处与下沉

下沉，亦即向下，涉及心灵当中较低的疆域，也涉及地下世界。源自对自然界中太阳每天西沉的观察，伊利亚德（1958/1996）发现可以将下沉比作一次对阴间的拜访。而就如太阳一般，这并不是最终的死亡，每天清晨太阳照常升起。从心理学的角度来讲，下沉，是沉入潜意识的黑暗领域。这会非常恐怖，因为没有意识之光帮我们探照周围的出路。潜意识在本质上是未知的、模糊的。

沙盘游戏中的下沉有多种多样的形式。向下挖沙子露出蓝色水域是一种十分常见的下沉形式。将沙具移动到一个更低的位置也代表着一种下沉。代表着模糊未知的图形是另一种形式，它的内容可能是黑暗、混乱的。随着下沉，可能会对沙盘产生一种担忧、未知甚至是恐惧的感受。沙盘中出现的洞穴或醒目的大树也可能暗示着下沉。就像沿着纵轴向上到达世界树一样，在萨满神话中，同样经常描绘萨满巫师从一个洞穴坠入地狱（Eliade，1952/1991）。沙盘中出现了深处的特征，代表着向潜意识的下沉。这可能与女性特质的发展和对潜意识的激活有关。向深处或下沉的极端例子可能是潜意识的泛滥，被潜意识吞噬。

集市

之前提到过，一个系列的沙盘可能会展示这样一种模式：心灵下沉至潜意识的维度而后上升或返回至一个更日常的现实世界中。我们通常将这一日常生活称为集市。可能是一个普通的小镇或村庄场景，有时人们在进行日常的活动，有时没有。集市沙盘也可能有无数种表现形式，但它总会与之前更原型化的沙盘形成鲜明的对比。整个沙盘看起来感觉日常化和生活化。

在疗愈与转化的过程中，下沉与回归的模式可能会多次出现。这可能表明：随着自我的成长与发展以及对自性越来越多的有意识觉察，来访者获得了潜意识的信息，并将其带回到一个更意识的水平上。这种下沉与回归的模式也许给了自我放松休息的机会，因为它放弃了自己对有意识觉察的把控，并去面对无意识的内容。

横轴

横轴通常象征着地平面（Eliade，1952/1991），与每个个体在生活中遭遇的挑战有关。横轴是关于个体在时间与空间上的经历。在这部分我们将关注沙盘中横轴上的各种表现形式，以此作为另一个辅助我们理解沙盘游戏历程的主题元素。

沙盘中的对角区域

对角结构是指沙具分别摆放在沙盘中的对角区域，遥遥相望（见图 11-1）。在水平面上，对角沙具的出现通常暗示着对在沙游历程中解决的主要心理冲突本质有了新的理解。对角的位置在沙盘的水平面上是两点之间最远的距离，因而可以同时容纳象征积极和消极的两极。另外，对角之间被视为是具有动态性的路线，是运动与改变的区域。

考察对角线两端内容的象征特征有助于深入理解来访者将在历程中处理的问题本质。通常对角结构会出现在历程早期，如初始沙盘或第二个、第三个沙盘里，因为来访者的心灵会表达出需要在历程中解决的困境。

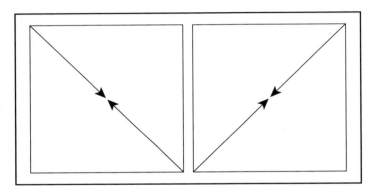

图 11-1 沙盘中的对角区域

在水平维度上的对立与来访者对象征两极对立内容的有意识觉察有关。这是我们在象征性过程中谈到的对立静止状态。对象征两极的觉察导致了自我的停顿静止，这也是超越功能的前提条件。

当意识水平上的自我发现无法同时认同彼此对立的双方时，意识从对一方的认同到对另一方的认同的这种摇摆动荡就会暂停。自我无从选择，无法处理面对的困境。象征两极对抗力量的停止，迫使心灵能量进入潜意识，并带来新的、意识依然未知的心理品质解决目前的困境。新的心理品质就源自转化过程中象征内容的原型核心。从而最终实现了心灵的成长与发展。用荣格理论的术语来讲，这种对立面的和解就是"化合"。

平行对抗

平行对抗是指在沙盘水平面上，沙具排成一行一行面对彼此（见图 11-2）。沙盘游戏中水平面上的对抗就是势均力敌的双方摆出了战斗的架势。这种对抗可以出现在军队、怪兽、动物、交通工具等内容中。典型的特点就是，两方的力量旗鼓相当，相互平行，彼此面对。

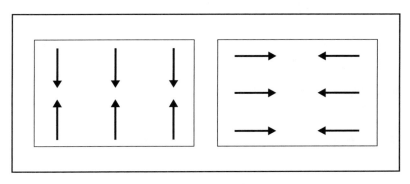

图 11-2　沙盘中的平行对抗

沙盘游戏中平行对抗的性质取决于来访者在过程中被激活的原型特征。有时，在对抗状态中蕴含着哪种原型是一目了然的。不过大多数情况下，平行对抗呈现的就是更为普遍的意义。

通常，从对抗的沙具本身很难看出这种对立的性质。有时，在象征性过程中对抗本身就具有极其重要的意义。无论对抗过程的本质是什么，实际上，这种对立面之间的停顿点本身就是这一过程的原型。

Aaron

在 Aaron 的初始沙盘中出现了对角结构，这界定了他沙游历程中心灵的工作性质。在沙盘左上角，一只愤怒的老虎在朝着驯兽师嘶吼。在对角区域的右下角，蝙蝠侠正义凛然地面对着一个气急败坏、不守法的坏家伙，后者正打算乘一艘红色的小船逃跑。这两个对角区域都出现了对秩序的控制和失控的愤怒，这是 Aaron 历程中要解决的核心问题的正负两极。而新的心理潜能则出现在另一个对角区域中亚洲智者与有着高超平衡技巧的滑雪者身上。对角线相交叉的区域里站着一名身穿铠甲的骑士。对角区域的动态能量显示出 Aaron 失控的愤怒以及对内在秩序感的需要，同时还体现出他深刻的心灵本质，平衡的生活方式，以及在那时他为了保护自己而产生的强烈的心理防御。

在沙盘 6 中，两军列队，怒目相向，准备开战。为了反映这种对抗，在沙盘的中央，双方各有一名士兵代表与对手针锋相对。初始沙盘中对角区域里所呈现的 Aaron 冲突的心灵能量，在这一盘里势均力敌、彼此抗衡，并且已经为接下来的转化做好了准备。

排成行的沙具

沙盘中排成行的沙具都朝向同一个方向可能与来访者的个人历史有关。由于水平维度涉及在时间和空间中的运动，来访者的血统可能会在这个维度中出现。重要的是考察这些沙具的特征，进而了解来访者血统中所特有的心灵构成。这些内容可能是关于一个家庭的血统、种族、传统习俗、活着的或已死去的人。通过所呈现的故事或历史的意义，这些内容还可能反映出来访者的心灵血统，或者是与来访者内在和外在的历史都有关。

在沙盘的水平维度上，心灵能量的运动可能以现实的运动形式体现。运动路线的出现也许代表着对象征能量的调动。同样，明显的堵塞代表着需要来访者深入探索的停滞或固着的心理地带。要注意观察这些路线看起来是去向何方、来自何方。我们将在运动主题的部分详细讨论能量的运动及方向。

Kaileigh

Kaileigh 7 岁，她的沙盘 5 的突出特征就是两行珠宝，它们为公主铺设了一条灿烂闪耀的道路。在沙盘 1 至沙盘 4 中，Kaileigh 以往混乱无序的心灵能量得到了组织与转化，在这里这些成行的沙具为她搭建了一个清澈明朗、充满希望的未来。

Elizabeth

在 Elizabeth 的创作中经常出现运动的路线。她的初始沙盘描绘了接下来她将经历的内在与外在的转化历程——一只小青蛙沿着一条精心设计的道路开始了一段旅程。道路起点处有一个小吊钟，还有 7 颗水晶石子。尽管用镜子铺就的道路反射出真实的自性，但 Elizabeth 的心灵之旅必须要先穿越一段由四个黑暗天使和三颗头骨组成的极其恐怖的道路。Elizabeth 必须面对她过去的"恶魔"。她的旅程路线要求她必须按照步骤一步一步进行。恶魔的位置就在旅程开始的地方，暗示着她需要系统回顾、处理、接纳曾经历过的一些事件，而后才会发生进一步的成长。

在她的最后一盘——第 11 盘，又出现了一条行者的路线，准备离开转化的中心区域去往外在的世界。这次的队伍中有一条大眼睛的金鱼领队，它可以洞见心灵的深处；一位印第安妇女安稳地坐在代表着灵性与本能的白马上；在这个女人的篮子中有小婴儿和书籍。一个热情可爱的小女婴骑在猪妈妈的背上，后面跟着她的猪宝宝。在 Elizabeth 的沙游历程中，她面对并整合了过往经历中的"恶魔"，现在她可以聆听自己真实的声音，并将其带到自己的世界中。

对沙子的平面化使用

有时候，沙盘被当作一种二维平面来使用，比如在上面画画、写字、留下手印。如果出现了这种情况，治疗师需要认真考察沙盘是否具有这样的特质——在宣布着来访者稳定坚实的存在，感觉就像是一场来访者高亢的生命宣言。在这种情况下，沙盘的水平面就成为了来访者立足的坚实地面，宣告着来访者是值得被尊重的、是属于这里的。相反，如果一个二维平面的呈现是试探性的、未成形的。这可能说明来访者尚不能展现或制作三维具象的内容。无论如何，尽管脆弱、不确定，但这些内容还是出现在沙盘之中并具有重要的意义。

Isaac

小 Isaac 经历了令他十分不安的家庭事件，在沙盘游戏历程接近尾声的时候，他庆祝着自己对这一经历的接纳。在沙盘 23 里，他在沙面上画了一个简单的笑脸。十分醒目的蜡烛，火元素，现在点亮了这个笑脸。提到火，Isaac 幽默地说："这是在额头中间，可不是在森林里！"

Isaac 说，站在右上角沙盘边缘上的黄金战士在向他自豪地插在沙盘左上角的巨幅彩旗敬礼。在这个沙盘里，沙子表面被当成了画板。沙子表面的沙画与沙具一道呈现出了对伤痛和丧失的疗愈，呈现出了动人的整合。

沙盘游戏中的纵轴与横轴

为了更好地理解这两大极其重要的空间主题在沙盘游戏中的含义及作用，我们有必要回顾一些之前讨论过的动态象征性过程。荣格（1960/1981）告诉我们，象征是心灵的符号，它的作用是为了揭示通常意识不到的一个完整的存在。象征所蕴含的内容是任何意识水平的认知方式都难以理解的。象征本身就是一种对立的统一。伊利亚德（1952/1991）发现，在人类的日常生活体验中是难以找到这种两极对立的共存状态的。象征所蕴含的意义是人类的理性思维无法企及的，是超越了二元性的。

伊利亚德（1952/1991）指出，当我们认识到象征的神圣和奇妙时，我们就会理解象征所具有的转化性力量。换句话说，象征的外在形式是普通平常的，是世间可见的，也会来来回回地体现出二元性。但与此同时，象征所具有的积极、富有情感和鲜活的特质实现了二元对立的融合统一。它是超越了二元性的存在的。象征的这一特质使它超越了时空的界限，使它存在于永恒的维度中，象征是神圣的。

实现超越需要水平面与垂直面的同时存在。向纵向维度——永恒——的过渡必然需要处于水平维度的时间和空间的参与。尽管最终，超越就是通过纵轴超越时空的界限进入永恒，但在超越的过程中，在纵向的两个层面之间的运动也发生在体现着时间与空间的横轴上。

在沙盘游戏中，心灵沿着纵轴发生着运动变化的同时也必然涉及水平维度上的运动。这也就是跨越了时空界限的象征性过程。沙盘作为水平面为象征性过程提供了物质形态，而象征性过程沿着垂直面不断运动直至永恒。从这个角度来看，沙盘游戏也可以被视作是十字架的象征。就像十字架的垂直与水平维度以它们原型性的形式相互交叉，制作沙盘的过程就像是永恒与物质的相互交错，心灵在这一交叉点上发生了改变或转化。

中心

在沙盘中，中心位置或向心的运动具有十分重要的意义，因为它们与自性的原型有关。正因如此，中心象征着宇宙之轴。中心被比作世界的原型中心，从那里可以上升至其他存在的维度（Eliade，1952/1991）。正如我们在宇宙树的神话中所了解到的，宇宙树屹立在世界的核心，作为宇宙之轴，它连接着天堂、大地与冥界。

沙盘游戏中经常会在沙盘中心位置出现山的造型。山是神圣的，因为它可以触及更高的层面。伊利亚德（1958/1996）指出山扮演着神圣中心的角色，它是自然中的庙宇。它是宇宙的最高点，因此也被看作是大地上最接近上苍的地方。同样的，这个中心也可能被视作是大地的中心，是大地与地下疆域的连接点。

沙盘与中心

伊利亚德（1952/1991）认为任何可以展现出神圣灵性的地方都是中心。个体开悟的地点同样也是一个神圣的地方或中心。在这个意义上，沙盘游戏也具有宇宙中心的特点。在沙盘中，心灵重复着突破现实层面的运动。沙盘就是神圣灵性展现的空间，制作沙盘是一种神圣的仪式。

沙盘的设计本身促进着心灵的向心性。沙盘的尺寸大小刚好符合个体的视觉范围，不需要再转头去顾及左右上下。这有利于意识的放松，意识水平的下降，从而可以接触到自性的核心原型。沙子的流动性和可塑性可以让来访者以具体有形的形态赋予从潜意识当中涌现出来的原型能量。

进入沙盘游戏这一仪式，可以促进个体触及神圣的空间和时间。进入神圣的时间就是进入永恒，是超脱于世俗的，在本质上脱离了时间。神圣的时间即在当下。伊利亚德（1958/1996）发现，神话中的仪式就是为了再现本初的神灵，是仪式创造了这一刻的神话。

当我们开始领悟到，来访者在沙盘中所描绘的神秘内容就是那一刻实际发生在他心灵之中的内容时，这将对沙盘游戏有着关键性的影响。来访者在沙子与沙具之间的运动就是他（她）心灵运动的真实写照。仪式化地进入到沙盘的神圣时空之中，那一刻也推动了心灵的运动。

当来访者在沙盘中工作时，是完全超脱于时空之外的。他（她）进入了一个充满着情感与力量的空间，在这里神圣的内容会得以展现，而时间也静止下来。沙盘游戏所容纳的，就是在那一刻来访者心灵中所发生的生活中的回忆、集体记忆，亦或是潜意识潜能的神话原型。

沙盘游戏中自性的群集

最终，生命是一场走向心灵中心的旅行，是对生命之源的回归，是去伪存真的过程。这精确地描述了沙盘游戏。自性是一切存在的根源，可以说沙盘中的一切创造都是自性原型方方面面的展现。

在沙盘中我们会看到需要处理的各种各样的心灵问题，但后来所有这些问题都变成了同样的问题被引向心灵的中心。这并不是自性原型的群集，而是对之前脱离了中心的内容进行重整。

伊利亚德（1952/1991）认为，提出心灵中心这一问题，或者仅仅是开始意识到中心的存在，就足以"……令宇宙的生命永远更新"。

从心理上来说，对心灵中心这一问题的提出，开启了通往自性的旅程，并重整现实的生活。然而，它并不会迫使你去探索。对生命的追寻最终会接近自性的中心，并会具体体现在行为当中。在象征意义上，中心就是最神圣的那一点，是获得永生的地方。作为最宝贵的存在，它通常被大蛇或神龙守护着。

Elizabeth

在 Elizabeth 的沙盘 2 中，珍珠铺成的向内旋转的螺旋起源于一条响尾蛇，在沙盘的中央，螺旋的终点，一条绿色的小龙守护着王冠下的一颗金蛋。很明显 Elizabeth 的历程将经历大量的牺牲献祭。彩色的小丑传递着真理之声，在必要时需要牺牲性命来保护国王。而十字架也反映出为了安住在心灵的中心所必需的献祭。尽管这一盘并不是自性的群集，但它清晰地表明了心灵在朝着中心前进。

沙盘游戏中自性的群集是极其重要的。在沙盘中的这一体验，让来访者开始认识到自性的完整，让他（她）发生了深刻而不可逆转的改变。随着自性的群集，来访者开始意识到自己与生命本质之间最深层的联结，并带着这一觉察开启生命的意义与目标。随着自性的群集，个体会越来越明显地感知到生命中的一切内容彼此之间的内在联系，感知到自己对这种深刻而生动的关系的参与。

治疗师见证共享着来访者的自性群集。在来访者与治疗师的共同体验中，他们坚定地确定了自性作为生命核心的存在。来访者对这一完整性的体验是真实的、不可否认的。

随着自性的群集，来访者的整个生命开始向着自性的中心原型重组。朵拉·卡尔夫（1980/2003）将自性的群集描述为自我健康发展的开端。卡尔夫发现，随着对自性的觉察，个体会听从心灵最深处真实的声音去做出人生的选择，并会做出遵从于人生终极意义的行动。心灵中处于意识水平的自我，开始意识到他并不是一个"独立的决策者"，反而是服务于自性并要实现终极目标的。

在沙盘游戏中，自性群集过程中的能量是令人惊叹的。朵拉·卡尔夫（1980/2003）将其描述为"神圣的、超自然的"力量，令人心生敬畏。而这种奇妙与神秘就是在那一刻的时空之中在沙盘里所发生的神性的出现。同时，这又是永恒的，超越了时空的概念。

沙盘游戏中，自性群集的体验是令人难忘的。整个咨询室里都充满了庄重神圣的氛围，来访者与治疗师在共同经历着这一神圣的过程。即使是在多年以后，看到沙盘的照片都会再次激活这种神秘的感受。这种通过照片对神圣力量的再次体验，为我们提供了一种超越时空与自性和心灵中心相连接的方法。

　　沙盘里自性的群集有无数种形式。鉴于其中心原型的特质，通常会表现为圆形或放射状。不过，因为其自身神秘的特性，自性在沙盘中的呈现方式是没有固定的规则或模式可言的。

　　自性的群集并不会在所有的沙盘游戏案例中出现。有些沙游历程可能会表现出明显的转变，但并没有出现自性的群集。在经历了这一明显的转变后，也出现了令人瞩目的疗愈或转化。在对自性原型的讨论中，我们看到了一个精彩的案例，9 岁的 Ivy 的沙盘 10 中，就发生了这样的转变。当 Ivy 通过沙盘中村庄里的水井汲取出了心灵中心的水源时，尽管没有自性的群集，但 Ivy 的心灵也发生了戏剧性的变化。

　　我们很难解释，为什么在一些个案中会出现或不出现自性的群集。也许来访者还没有准备好，也许来访者的心灵已经集中在自性原型之中，又或许来访者就生活在对自性持久的觉察之中。再次提醒大家，我们不要妄下评判，必须尊重每一个个案的独特性。

　　自性的群集通常会发生在沙游历程的中间阶段。自性作为心灵中心和最深层的原型，它的群集是整个历程中心灵工作的最深层部分。这一事实也就意味着之前在沙盘中的工作都促进着心灵朝向自性的进发，同样也意味着在自性群集之后，接下来心灵将返回到日常的意识水平。不过，自性的群集可能会出现在更接近历程开始或结束的部分。不过这只是通常情况，在具体案例中，我们显然无法确定自性是否或何时会群集。每一个个案都有其独特的表现方式。

　　尽管来访者确实会感受到自性群集的神圣性，但在这个时候还没有完全整合进意识当中。随着接下来在沙盘中的工作，对自性的意识化整合会滞后出现。重要的是，自性的群集划定了心灵的中心点，调整着此后以及之前的生活态度和经历。我们不需要期待自性被完全理解或完全整合进意识。自信的群集是对中心原型的体验。这是一种随着体验的积累个体越来越意识化的深度认知。

随着自性的群集，来访者体验到心灵中巨大的能量之源的喷发。治疗师必须谨慎恰当地容纳这些引领着来访者的新发现的心灵能量。而来访者的行为也可能会发生显著的变化。如果容纳不当，来访者甚至可能会出现类似躁狂症患者一样的躁动，忘乎所以、目空一切。沙盘游戏大师 Estelle Weinrib（1983/2004）在其所著的《自性的意象》（*Images of the Self*）一书中提到了自己难忘的经历，在她的个人沙游历程中，在经历了自性群集后，她突然进入了一种颠覆性的生命重塑状态。因此，我们也许有必要与成年来访者，或儿童来访者的家长，交流这一过程中会释放出巨大心灵能量的可能，并且需要关注这些变化。而此时是鼓励儿童以及成年来访者进行艺术性表达、运动，或者冥想（成年来访者）的绝佳时机。

作为一切存在之源，沙盘中自性的群集必然包括了对黑暗面的承认与包容。在 Lenae 的沙盘 14 中，在出现自性的同时，还有黑色的水晶球和淘气的匹诺曹。出现某种形式的阴暗内容是因为生命本身也包括着黑暗的一面。自性成为了权威中心，所有生命的体验都源自这里，又都将回归到这里。

沙盘游戏中自性的显现

在工作中我发现了自性群集与自性显现之间的细微差别。自性的显现是指已经体验过自性群集的来访者在沙盘作品中让自性浮现或对自性的触动。在某些情况下，来访者在自身正常发展过程中已经实现了心灵的自性中心化。还有些来访者在以往的沙盘游戏治疗过程中已经实现了自性的群集。

还有一种情况尽管不常见，但确实会发生，那就是来访者在开始沙游历程之前就已经意识到心灵中心自性的存在。这种类型的沙盘创作就是我们之前曾讨论过的智慧型或萨满式的心灵之旅。伊利亚德

（1964/1974，1952/1991）指出，意识到心灵的中心是一种萨满式的改变。这样的来访者会有意识地遵从内心深处的目标去生活。这也体现在他们的沙盘作品中，如总会感觉到自性的无处不在，或者经常呈现出中心成序性原则。

注意到这一点后，我对自性的群集与自性的显现作了区分：自性的群集是心灵最深处完整自性的初始神圣体现，而自性的显现则是那些在自身的生活与沙盘作品中认识到自性中心成序原则的个体，在沙盘工作中自性的再次出现或被触及。自性的群集具有神秘的特点，展现出神性的存在。神秘就源于神性显现的那一刻。而自性的显现，也许可以用神秘来形容，有一种宗教神秘感的特质，是一种借由"神谕"再现已知的心灵真理。之所以说已知，是因为它之前已经被揭露出来过。

沙盘游戏中其他基本空间结构：方、圆、三角、星形、放射状与螺旋

从象征意义上，我们将基本的几何图形看作是心灵对原型的早期典型性具象表达。一些简单的形状，如圆形、方形、三角形等，代表着完整性的象征或是对无形存在的具体呈现。为了更好地理解各种几何图形的意义，我们需要先回到心灵的入口，看看无形是如何通过有形呈现的。

佛教认为世间的物质形态是由五蕴融合而成，形成了各种不同的形状。这五蕴具有十分活跃的性质，通过彼此之间不断的融合形成了各种外形与形态。这一概念有助于我们理解沙盘游戏疗法：沙子的可塑性、时间与现实的暂停，各种特性融合在一起形成独一无二的沙盘作品，这也是沙盘游戏疗法所固有的特征。也许沙盘中如此频繁出现的基本几何结构是对新世界的最早期表达。就像五蕴的运化一样，也

许沙盘游戏最初的特征就是为新可能的显现提供场所。

在印度教中有一个类似的概念，来描述我们所说的世界——"玛耶"，或者"幻"。玛耶中的一切现象被称为"轮回"，随着流动与变迁形成各种形态。作为沙盘游戏治疗师，对我们来说十分有趣的是，印度教认为游戏是玛耶的本质特征。游戏是改变的根本，一切存在永远处于变化之中。这一概念与中国的《易经》中所提到的"唯一的不变就是变"有异曲同工之妙（I Ching，1950/1971）。

朵拉·卡尔夫（1980/2003）将自己在沙盘中的工作方法命名为"游戏"并非偶然。沙盘游戏创设了一个环境，在这里心灵可以重构我们的世界。在安全受保护的空间里，在治疗师的见证下，来访者对沙盘中沙子和沙具的移动、构建，为心灵中相似的内在运动提供了物质环境，并且这种重整由内而外，从内心开始而后影响到现实的生活。而沙子本身不受限的可塑性和流动性，为这种改变的游戏和心灵的运动与重整提供了物质形式。

在游戏中时间是暂停的。来访者直接触摸感受沙子，为新世界塑形。在沙子中，这种心灵的运动与变化可能表现为一些基本结构，如圆形、螺旋、星形等。这些基本的形状界定了空间，创造了定位的规则与方法。这种定向促进着心灵中意义感和目标感的成长。带着这样的观念，就可以更好地理解沙盘中经常出现的基本几何图形与形状。

各种几何图形都具有自身的特性，并且在象征字典和相关的参考文献中都有详细的介绍。与其他所有的象征物一样，我们永远不可能充分理解任何一个几何图形所具有的深度与广度。尽管我们无法完全理解沙盘中出现的图形的象征意义，但我们通常会从这些基本几何图形的常见原型特征上入手。在这里，我们不会详尽地讨论每一个图形而只是简要地介绍一下它们的一般特征。当沙盘中出现了几何图形的造型时，治疗师需要意识到接下来可能会出现许多新的象征性潜能。需要注意以下两个方面的内容：几何图形的本质特征以及避免还原论。

方与圆

四个等边、四个直角的方形被视为具有稳定、扎实、具体化、现世生命和物质的特点。相反，圆形被看作代表着永恒。圆形具有圆满、尽善尽美、终极合一的感觉（De Vries，1984）。

朵拉·卡尔夫（1980/2003）尤其关注圆与方。她认为在个体的正常发展过程中，在 3 岁左右，"……自性的中心在儿童的潜意识中得以形成稳定，并开始通过代表着完整的象征符号来显现自己"。卡尔夫注意到，随着来访者心灵整体性的发展，沙盘中会出现正方形或四的单位。随后不久，圆形开始出现在沙盘中。卡尔夫认为，方与圆的出现代表着心灵朝向有序发展的萌芽。她认为基本几何图形是种强大的象征符号，直接作用于心灵，以建立秩序和完整。在卡尔夫的著作《沙盘游戏：通往心灵的疗愈之路》（*Sandplay: A Psychotherapeutic Approach to the Psyche*）中，她说道：

> 圆不仅仅是一个几何图形，还是一种象征，它揭示了存在于人类心灵中不可见的内容。象征代表着人内在的、与生俱来的潜能，当这些能量被展现出来时，他们将会持续影响个人的发展。（p.6）

Martin Kalff（1993）对沙盘中的曲线和有棱角的图形进行了区分。他认为，圆形和曲线形状通常反映了更女性的能量，并与情感和身体相关；相反，有棱角的图形承载着更男性的能量，与理性和心理相关。

Martin Kalff 对不同形状的线条具有不同心理能量的观点，引发了我的思考，来访者主导心理功能的差异是否会影响其在沙盘作品中对线条的使用。比如思维功能占主导的来访者与感觉、情感、直觉占主导的来访者之间，他们在沙盘中对线条的使用是否也存在着差异。这将是一个值得研究的领域。

Shannon

Shannon 沙盘作品的突出特点就是明显的棱角和几何图形。Shannon 是一个典型思维型的人。她的沙盘里充满了棱角结构。在制作沙盘时，Shannon 经常用手掌侧面在沙子里进行分割。在她的沙游历程中，重复性出现的几何图形支持了卡尔夫的观点。沙盘 1、沙盘 6 和沙盘 8 中都有用沙子划出的十分醒目的几何图形。在沙盘 15 和沙盘 17 里，图形的棱角明显变得柔和起来，这暗示着 Shannon 向新的心理品质敞开了心扉。同样图形的棱角变得更柔和也反映出 Shannon 与内在及外在世界关系上的新发展。

三角形与星形

三角形可以被看作是将正方形一分为二。在这个意义上，这两半分别代表着物质世界的两极：阳与阴。当三角指向上方时承载着男性的特质，指向下方则代表着女性的特质。当指向上方与指向下方的两个三角形互相交错时，它们就形成了大卫之星，即对立的融合。等边三角形是最稳定的结构，它的三条边也暗示着三位一体，或心灵在上苍与大地之间的交流（De Vries，1984）。

Ivy

在初始沙盘中，Ivy 以一个令人印象深刻的三角形池塘开启了她的沙游历程。这个三角形大体朝向下方，预示着在接下来的沙盘工作中 Ivy 对自身女性特质的探索。

　　星形是较为复杂的图形，不同角数的星形具有各自的含义（见图 11-3）。在天上，星星反射太阳的光芒，照亮夜空。星形具有丰富的象征意义及能量，当沙盘中出现了十分醒目的星星时，是需要深入探讨和分析的。五角星是一个有趣的几何图形，沿着顶角一分为二，左右对称（De Vries，1984）。五角星经常被比作是一个完整的人体，有两条手臂、两条腿和一个头。

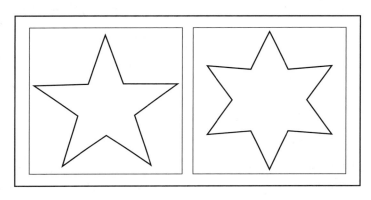

图 11-3　五角星与六角星

Elizabeth

　　Elizabeth 在沙盘 10 里对五角星进行了有趣的使用。在沙盘的中心，闪闪发光的星星承载着完整性的特质。不过，与此同时，它也是死去医生的牢笼，他被囚禁其中。心灵已经认识到为了她进一步的成长，她必须结束自己受人尊敬的职业，这颗位于沙盘中心的星星同时蕴含着死亡结束以及成熟完满的希望。

放射状和螺旋形

我们之前已经讨论过，放射和螺旋的形状与中心有关。这两种形状都推动着能量从中心向外或从外向中心的移动。

放射形状主要是在水平区域发挥作用，而螺旋形状则结合了水平和垂直两个方向上的运动。放射形状由许多与中心紧密相连的能量线组成。从心理学上说，放射模式是从中心向外发散。在某些情况下，放射的线条也代表着一种向中心的回归，这也许是一种对自性中心的确认。

螺旋是一条以曲线方向盘旋上升（或下降）的线条。螺旋既涉及水平面，也涉及垂直面。当沿着纵轴运作时，螺旋可以控制能量沿着顺时针或逆时针的方向旋转，从一个较低的外部向较高的中心点运动，或者，从较高处向较低处运动。反过来，能量也可以是从一个较高的外部位置向较低的中心点运动，或者是从较低的中心点向较高的外部流动。螺旋是一种复杂的心灵形式，它具有着源头所展现的所有方面，同时也包含了毁灭以及回归源头的所有方面。螺旋蕴藏着个体命运和每时每刻的能量运动，以及宇宙超越了时间、周而复始的永恒，还包含着个体和整个人类的完整历史以及过程中传承的意义。

在沙盘游戏中，每一个图形的原型意义及其能量运行的方向都十分重要。对这些内容的关注会强化治疗师对来访者心灵发展的容纳，并促进治疗师对沙子中新的心理内容的深入理解。

沙盘游戏中位置的重要意义

沙具或沙子造型在沙盘中的空间位置，在象征性过程中具有特殊的意义。我们已经讨论过沙盘游戏中重要的空间维度。水平维度和垂直维度都具有重要的意义和作用。基于这一基本原则，在这部分我们将讨论沙盘中空间摆放的一些细节。

重要的沙具和形状构造

尽管我们认识到整个沙盘游戏过程是以象征性的方式运作的，但很明显，重要的沙具或形状在历程中又具有额外的意义。它们可能出现在单个沙盘上，或者以不同的形式贯穿整个系列沙盘。Aaron 初始沙盘中巨大的浑身铠甲的骑士就是重要沙具的典型例子。

Aaron

在 Aaron 的初始沙盘里，骑士的大小和所处的中心位置都在向观察者确定着，这一沙具的象征性内容将是他心灵工作的重要方面。在他的最后一个沙盘里，金属的沙具再次出现，不过此时已转化成一个银色的爱的奖杯。旁边站着一位小拳击手，面对着他在以往沙盘作品中曾打败的所有敌人。在他身后，小溪的另一边，全新的、祥和宁静的生活已向他张开怀抱。在这个例子中沙具的大小和中心位置显示出了它的重要性。并且，骑士所蕴藏的能量是黑暗而沉重的。它在整个历程中以多种形式反复出现，也强调了自己的重要性。

当然，决定沙盘中哪个沙具更重要，这本身就没有规则可言。重要性可能体现在一些极端表现上，比如非常大或者非常小，特别近或者特别远，可能是高高在上，也可能是异常地深，可能是特别鲜艳多彩，也可能是极其暗黑，或者是情感上特别具有冲击力。对沙盘中重要沙具的观察为治疗师提供了深入理解象征性过程的另一种方法。

隐藏与掩埋的沙具

沙子的灵活性为沙具的隐藏或掩埋提供了可能。沙具可能被藏匿在洞穴里，锁在箱子中，小心地塞在其他东西的后面或者巧妙地藏在树木或灌木丛里。我们可以经常看到沙具被放入沙盘，然后被掩埋起来。有时候它们被反复掩埋、挖出、再次掩埋等。

在 Ruth Bowyer Pickford 对洛温菲尔德世界技法的诸多研究中，她（1956）发现，掩埋沙具可能是一种具有攻击性或充满敌意的行为。不过，她引用来自埃克塞特儿童指导中心（Exeter Child Guidance Clinic）Eve Lewis 的话说：

> 我发现，小心地掩埋某件玩具并不意味着攻击性，而是接纳了这件玩具在集体潜意识当中的象征意义（Pickford，1956）。

Lewis 所描述的是儿童在思想上对象征意义的吸收，体现在身体动作上就是将沙具掩埋进沙子之中。正是"掩埋"这一动作赋予了其特殊的意义。

并非所有的掩埋动作都具有那么清晰的意义，我们只能推测它们可能的含义。再次强调，必须要具体案例具体分析。重要的是来访者隐藏、掩埋和以其他形式隐匿沙具这一行为背后的意图是什么。

在心理和象征意义上，不仅被隐藏的"对象"意义重大，而且藏匿行为本身也同样重要。要知道沙盘游戏中的方方面面都是心灵朝向整合的各种表现，所以我们必须从趋向整合的心灵运动的角度来考察这一隐藏动作的意义和作用。

藏匿的地点也是一个重要因素。可能要考虑的一些因素包括：隐藏的地点与沙盘上其他的重要沙具之间是相距很远还是紧邻，在其上方还是下面；隐藏的地点本身有什么特点；隐藏本身与被隐藏物所蕴含的象征意义是不同的，比如，被藏起来的是一件武器、一个人或者是一枚金蛋都具有不同的含义。

在出现掩藏沙具的情况下，还需要思考这沙具是否会下沉还是上升。下沉的沙具可能就是被压抑的问题，它们可能是曾经被有意识觉察到的内容，但被推回至个人潜意识之中进入了阴影。或许这些品质或事件是来访者尚未做好准备去处理的，所以当前必须压抑下去，静待时机。不过它们在沙盘游戏中的出现，本身就表明了它们在来访者成长与转化过程中的重要性。

如果被埋的东西是即将来临的，这可能是正在涌现的潜意识内容。同样，这也可能是阴影内容的再次浮现。沙盘游戏中刚刚露头的沙具是对自身象征性内容的初步确认。尽管还身处深处，但由于它们的出现我们可以确定对来访者而言它们已变得触手可及。例如，当我们看到一个被隐藏或者埋藏的珍宝，还没有彻底暴露在沙盘上，那么此时我们共享着来访者对心灵整合之宝的觉察的曙光。

掩埋物也可能是彻底意识到的不再需要的一些心理内容，掩埋是在给它一个正式的葬礼。这可能是心灵中不再需要的品性。或许这是正在经历转化的一个创伤或自我概念，从自我的控制中释放了出来。

或许掩埋是让逝去的东西回归大地，进入生死的轮回。就像死者被埋葬在大地之中，期待着未来转世的生命，沙盘游戏中的掩埋可能与特定的身份认同和生存方式的终结有关，可能预示着被肥沃的土壤滋养的转化。

进入大地就是进入黑暗之中，释放了意识的控制。埋葬就像播下一粒种子。在地下世界的混沌黑暗中，种子的初始形态瓦解分裂，产生了新的形态。在这个意义上，埋葬就像是进入地下，以求滋养获得新的成长。在沙盘游戏中，当埋葬表现为播种和新生时，尤为重要的是要关注最终从大地子宫中孕育和出生的是什么。

沙盘游戏中沙具间的关系

沙盘里沙具及各种元素之间的关系是沙盘游戏空间维度中的另一个重要特征。沙盘游戏中各元素之间的关系可能涵盖了从混乱到刻板两极之间的所有形态。

沙盘游戏中的高关联

沙盘中沙具之间有意义的关联程度能够表明心灵组织整理以往的困惑或潜意识元素的程度。一般而言，高关联度代表着高分化程度。我们在荣格人格理论的部分讨论过，心灵四大功能的分化是自性化（即个体人格的发展）过程中重要的一部分。自性化的基本内容就是指个体在与他人或事物的关系中保持清晰的个人认同感的能力的增长。

观察沙盘中关系的特点或性质是十分重要的。当沙具和场景中的关系流畅轻松时，这可能表明来访者在心灵运动或发展的这一阶段感到安全与平和。如果沙具和活动中的关系看起来刻板紧张，这可能显示着来访者的恐惧。这样的刻板僵化也可能暗示着外在环境对个体发展或安全感的威胁。僵化拘谨的沙盘结构可能暗示着来自外部与内部的威胁。在一个沙盘或系列沙盘中，僵化与流动模式的交替，可能体现出威胁的存在与消失。

另外，我们要在象征性表达的整体背景下来考察沙盘中有关与无关的意义。例如，如果一个个案显示出稳定的关系和分化的特质，在系列沙盘的某个沙盘中出现了毫无关联的、更加混乱的内容，这可能表明在成长与转化的过程中，自我界限的暂时消融。此时，解构就意味着来自潜意识的新的创造性元素的涌现。

Kaileigh

7 岁 Kaileigh 的个案很好地呈现了沙游历程中关系的改变。在 Kaileigh 的初始沙盘里，用来喝茶的桌子旁边几乎都是随机散落的一些想象中的人物和动物。尽管桌子周围的元素是分散的而且彼此之间几乎没有任何的关联，但位于沙盘中心的桌子还是提供了一个关系定位点，一切都围绕着它进行。另外，在左下角装饰着珠宝的房子和右上角的水井，以及在另一条对角线上摆放着的祈祷女孩和站立起来的漂亮骏马产生了一种原型关系。从对角区域的沙具到中心位置的桌子以及它们所具有的象征性能量表明，Kaileigh 的沙游历程承载着这样的前景：真实的自性将在她心灵深处（装饰着珠宝的房子和水井）被发现，心灵将在本能（骏马）与自我意识（祈祷的女孩）的平衡之间打好基础。这些象征性内容相交于圆形的茶桌——为心灵提供着滋养与安慰。

当 Kaileigh 在沙盘 2 里摆放沙具时，她讲述了一个暗示着自己的痛苦与缺失的故事。当故事中出现的象征性内容变得十分痛苦时，Kaileigh 就将这一迹象埋藏在从篮子里倒出来的一大堆沙具之下。我的咨询记录如下：

（摆放的沙具用粗体字，Kaileigh 所说的话用斜体字）

金色的鹰

银色的鸟

"*他的妻子。*"

大白熊

"*医生。医生说：'抱歉，你不能要你的孩子了，因为它死在你的肚子里了。'*"

王子

刺猬

"*可怜的小狗。他带他去看医生并说道：'有人射伤了他的腿。他想找他的妈妈。'*"

美人鱼

"*他问她是不是他的妈妈。'不是！'*"

蝙蝠侠

" 他呢？'不！'"

宙斯

" 他吗？'不，但我住在天上，并会让你的生活与众不同。'"

珠宝（倒进沙盘）

（对治疗师说）"要是我拿了所有的东西，把这里弄得一团糟，还不打扫，会怎样？"

（治疗师："你想这样做吗？"）

" 不想，不过我可以这样做！"

金币（倒了几篮子的金币）

鲸鱼

金币

珠宝

小猪

食物

伞

乐器

" 音乐！"

纱线和细绳

人体部位

倒进了更多篮子的东西

" 人们说这就是一片垃圾，但是他们过来把钱偷走了。"

（治疗师："这有什么标题吗？"）

" 女巫、金币和可怜动物的夜晚"

Kaileigh 在沙盘 2 中的泛滥，反映出她逐渐意识到了自己的痛苦经历。与此同时，对错误自我认知的解构是依据自性重组自我、从而实现健康成长的过程所必需的。

Kaileigh 在沙盘 2 泛滥之前，对沙具的摆放展示了朝向更有关联度的变化。这也反映在故事的象征性内容中，这个故事潜入了 Kaileigh 内心深处的心灵之井，象征性地揭示了她的痛苦和缺失。

随着 Kaileigh 历程的向前推进，沙具之间的关系在继续衍变。同时，她即兴讲述的童话故事的主题内容也有所改进。到沙盘 6 时，在 Kaileigh 个人版的《长发公主》的故事中，人物的摆放是协调一致的。沙具彼此之间建立了有意义的关系，而她讲述的故事也反映出过去缺失、被剥夺和渴求的痛苦经历，这是她无法控制的、生命的一部分。

连接关系的桥

桥可以作为一种建立关系的渠道，将沙盘游戏中先前分离的或者不相关的心理成分连接到一起。在沙盘游戏中，对立关系的超越体现在彼此对立内容的出现，以及彼此对立的内容结合在一起。两极的相遇可能发生在通道、入口、狭窄的地方以及空隙之间。正是在这对立面相结合的时刻触及了自性的中心。正是在这结合的地点，心灵接近了丰富的潜意识内容并逐渐意识化，最终心灵在对立面的和解中获得了自性的真实写照。

当沙盘中出现桥梁时，需要观察它连接的是什么。沙盘游戏中架桥的方式多种多样。Bradway 和 McCoard（1997）发现，出现在对立面之间的元素都可以用来调和它们之间的关系。在象征性过程中这些元素作为桥梁连接了两极的冲突。这些元素可能以真实小桥的形式出现，也可能是各种不同形式的充当着连接设施的沙具。

当桥梁并没做出明显的连接，或者看起来在沙盘里是毫无目的地出现时，那么可能表明心灵迷失了方向。这时，桥的出现代表着心灵意识到了连接的需要，毕竟桥被选择出来并放在沙盘里，但心灵尚未前行到一个地方，能够明确需要连接的是什么或者这一整合过程要如何实现。需要连接的元素可能就出现在同一个沙盘里，或者已经出现在之前的沙盘中。如果出现了这种浮桥，那么就需要考察一下过程中那些看起来被片段化或者被分离开的内容都有哪些。这会促进对后面桥接的容纳。

当一座桥确实连接了两个元素，那么对被连接对象的考察也是同等重要的。Martin Kalff（1993）着重强调治疗师要了解桥所连接的两端内容的特性。Martin Kalff发现，当桥连接着明显不同的场景或特性时，就形成了一种更有能量的连接。他认为连接非常相似的场景可能代表着低能量或者缺乏果断。

Leela

在6岁Leela的沙盘11和沙盘12里，他对桥的使用令人印象深刻。由于父母的冲突和离异造成了Leela心灵的创伤，从她2岁起父母就开始冷战，彼此不说话。离婚后每周探视时，两人也是在街道上隔着几米远的距离交换孩子，一言不发。

Leela的心灵被严重地分裂，以至于她通常需要在两个沙盘里建构完全不同的世界。沙盘11和沙盘12也是在同一次咨询中完成的，Leela再次建构了两个世界，然后在沙盘11的右上角小心地摆放了一座小桥连接着两个沙盘。尽管小桥在空间上未能触及沙盘12，后者位于沙盘11下方够不到的位置，但是重新连接她内心世界中断裂面的心灵之桥现已就位。尽管看起来Leela的父母不太可能再平和地相处，但在她的这两个世界之间桥的出现表明，Leela有能力修复自己内心世界中这一严重的裂痕。

让人欣慰的是，Leela的桥也预言了她父母之间关系的改善。在多年后的回访中，研究者得知Leela妈妈和爸爸已经能够温和友善地互动，共同来抚养他们这个漂亮的孩子。

沙盘游戏中的低关联

试探性的关系

当沙具的摆放显示出某种程度的联系，但是又不明确时，沙盘上就出现了沙具之间的试探性关系。例如，动物或人物的沙具可能彼此之间比较靠近，但又没有清晰地呈现出如并肩行走或看着彼此等一起活动的关系。试探性的关系可能发生在心灵内容重组的过程中。当本应有着更紧密联系的沙具之间出现了试探性关系时，这可能与转化过程中的解构或重构有关，是心灵发展过程中可理解、有意义的一面。沙盘游戏中杂乱无序或毫不相干的沙具及元素可能显示出一个破碎的心灵。这些支离破碎的沙具也可能代表着在寻求组织、聚合的心灵成分。在整个沙盘游戏历程中，我们希望可以看到在没有联系的内容之间逐渐发展出有意义的关系，从而使来访者形成更加整合的人格。这些正常发展过程中的状态与明显具有试探性特征的沙盘大不相同，后者也正是我们现在所关注的内容。

沙盘游戏中的试探性特征可能流露出来访者对沙游历程的抵触。或许沙盘游戏让来访者有威胁感，或者是沙盘游戏唤起了来访者太多的情感，因此，此时明智的选择是暂缓开始。

对试探性沙盘的出现需要严肃反思的是，治疗师是否做好了充分的准备，来容纳沙盘游戏历程中可能涌现的任何内容。或许，在意识或潜意识中，来访者并没有感受到安全与受保护。没有接受过系统的学习和训练的治疗师在开展沙盘游戏工作时，经常会说他们的来访者在做完一两个沙盘后似乎对沙盘游戏并不感兴趣。尽管来访者与治疗师之间的移情可能很强烈，但 Katherine Bradway（Bradway & McCoard，1997）所描述的交互移情并没有充分出现在沙盘游戏中。对于那些感到足够安全并愿意在沙盘中进行心灵深度探索的来访者而言，治疗师对沙盘游戏疗法有着良好的掌握并经历了大量的训练及准备是更为关键的。沙盘游戏中的交互移情不仅代表着治疗师与来访者之间心灵领域的相互共享，同时也包含着"沙"这个媒介，邀请来访者的心灵在这里自由地运动和冒险。对于治疗师而言，不熟悉或不了解沙盘游戏就冒然使用是在招致伤害甚至是灾难。在沙盘游戏操作程序的部分，我们将深入探讨沙盘游戏治疗师的培训及准备。

Rosa

12 岁 Rosa 的个案很好地展示了从试探性关系到更加稳定的联系这一转变过程。她的初始沙盘反映出了高度的试探性。Rosa 以一种极度恐惧的方式开始了她简短的创作。正如我们在对自我的讨论中谈到过的，Rosa 站在那里，抚摸沙子大概有 10 ～ 15 分钟。她轻轻触碰着沙子，犹豫不决。我当时观察并包容着她的不确定感，在想静默是否会逐渐让她进入更稳定的状态。但和预期的相反，周围开始逐渐出现了一种恐惧的氛围。这时，我轻轻地问她是不是觉得可怕，于是她停了下来。

一个月后，在沙盘 2 里，Rosa 同时把她在我们咨询过程中制作的三个折纸作品摆放在了沙盘上，并且自信地用手指沿着沙盘的右侧边框划线。两只纸折的鸭子和一只盒子蕴含着比上一盘中更为明显的关系。两只小鸭子并排坐着，朝向右前方。亮粉色的盒子在它们身后的左边。Rosa 自己动手，挖了一个鸟巢一样的洞，将盒子放进去，并沿盒子的四周稳固地拍打沙子。在这个沙盘里，Rosa 在沙子中自发主动的动作代表着与沙游历程之间的关系相比于初始沙盘有了重大的改善。而且，一对鸭子的排列以及它们面对的方向（是我当时所站的位置）展示出空间关系元素上的成长。

四周后，我询问 Rosa 是否想做沙盘游戏。她欣然接受，并主动将沙子塑造成一块醒目的矩形岛屿和沙盘左上角一块圆形的陆地。Rosa 在岛屿的中心制作出一个明显的洼地，然后她坐了下来，一脸期待的表情。我说："你知道吗，如果你愿意，可以使用架子上的任何一个沙具。"话音刚落，Rosa 一跃而起开始为她的沙盘搜集沙具。Rosa 的沙盘 3 继续展现了关系在许多维度上的成长，明显体现在她与沙子和沙具之间充满能量的关系上，也体现她对我的觉察和回应上，还体现在沙具之间的空间关系中。

天鹅和小天鹅是 Rosa 最先放入沙盘的沙具。天鹅体现了母亲对孩子保护与呵护的关系。Rosa 把天鹅摆放在火山状的中央小岛的左下方，在远方陆地之上是神奇的骏马和兔子。一只乌龟正准备潜入水中，水域将这一充满希望和潜能的地方与主要岛屿分离开来。三只小狗守护在火山口的周围，而小猫们则守在一颗红色的水晶之心旁边。

感觉 Rosa 的这颗红心好悲伤。15 年后的今天，当回顾这个沙盘时，我还是会感受到这种难过。Rosa 的沙盘 3 里充斥着对过往严重缺失与丧失的哀悼与悲痛，不过很明显这一切都被包容在安全（安全的中心点）与保护（三只小狗的护卫本能）的关系之中。而母子一体性的激活也启动了引人注目的转化过程。

随着小乌龟进入心灵的深处，预示着精神上新的发展与成长的神马已经在沙盘左上角做好了准备。呼应着沙盘 3 中主要地形的方与圆，乌龟的壳（上圆下方）也反映了一种联结的作用，它连接着心灵的完整与 Rosa 不幸生活经历的痛苦。随着对之前恐惧混乱的心灵内容的整合，Rosa 把红心和小猫放在了沙盘的中心位置，并轻轻地在沙盘上撒了一层沙子。

不幸的是，这就是 Rosa 的最后一个沙盘。由于家庭功能的不良和混乱，（家人）硬生生结束了她的治疗。Rosa 在她的三次沙盘游戏过程中取得了巨大的心灵发展。我们只能希望她已完成的心灵工作能够对她的人生旅程有所帮助。

混乱

在沙盘游戏的容纳空间中，混乱可能表现为严重的分离和无序。在每一种特定情形下，要仔细考虑具体混乱过程的内容，并理解通常情况下混乱的原型意义。

我们需要首先考察来访者的年龄。如果是 3 岁的小孩，那么沙盘中的混乱可能是发展过程中的正常表现。而对于更年幼的孩子，随意不相关的沙具摆放可能更多地是与该阶段儿童的认知发展和运动发展水平相关。不过，年幼儿童混乱的沙盘也可能同时涉及正常发展的局限性与混乱的心灵内容，我们将在接下来 Billy 的个案中详细探讨。

混乱可以被理解为是创世之前虚渺混沌的状态。在这个意义上混乱具有着再生的能力。原始混乱（比如狂欢仪式）的作用是打破边界。伊利亚德（1958/1996）强调，混乱消除了我们想当然的清晰的意识边界，强迫我们重新面对"我是谁"、"我们如何看待事物"这些问题。混乱是神圣的，因为它释放了潜意识丰富的再生力量。以这种方式来理解的话，混乱是心灵发展的沃土。不过，在沙盘游戏中对来访者混乱瓦解的包容和接纳是一个需要严肃思考的问题。

通常在沙盘游戏中，混乱状态是在超越功能的压力之下所产生的。两极对立内容可能会在过程中快速出现。正如我们之前讨论的，意识水平上无法处理象征两极之间的对立，继而形成巨大的压力，将心灵能量沉降至潜意识的深处，在这里获取新的心灵资源。在神话中，就是坠入女神赫尔（Hel）领地中的尼德霍格之泉中。

有意识的体验混乱是有可能的。萨满之旅就是有意识地进入混乱之中。萨满巫师超脱于时间空间之外有意识地穿梭于各个空间维度。正如混乱导致了边界的消融并带来一种未分化的状态一样，它为再次进入未分化的统一状态提供了可能。随着常态边界的消解，混乱存在于日常时空之外。这是一个神圣的时刻。混乱在神话意义上是一种循环轮回，每次进入混乱状态就意味着对过去的抹去，因而这是一种新的开始，可以让时间再生（Eliade，1958/1996）。

　　沙盘游戏中的混乱可能是一种赋予生命意义的深刻心灵需要，可能是迫切地需要将生命与意义糅合在一起，并愿意为此放弃所有已知的舒适与安全。不过，混乱的再生能力绝不会消除其极端的危险性。来访者本身的分化程度与治疗师的容纳能力通常会影响来访者从坠入混乱中安全返回并实现转化的能力。在混乱中，我们必须从沙盘里出现的不相关内容中寻找秩序的原始迹象。任何秩序的早期信号都可能蕴含着接下来心灵组织与发展的方向。治疗师对这些萌芽状态的有意识发现会极大地强化对这一过程的容纳。

　　混乱的沙盘还可能会出现在某类来访者的作品中，这些来访者曾经历过很少或几乎没有条理与秩序的混乱的生活。在这种情况下沙盘中的混乱或无关联是来访者内心匮乏的体现。另一方面，经历过严重发展性缺失的来访者可能会对沙盘游戏室中的各种选择感到无所适从。在这种情况下，沙盘游戏可能并不适用于这类来访者，他们需要先通过沙盘以外的其他治疗方法让自己的心灵发展到一定水平，再考虑来进行沙盘游戏。

泛滥的沙盘

　　通常"泛滥的"沙盘是指沙盘中充满了沙具，或者如字面意思，充满了水。这与混乱状态不同，是一种无处发泄的、强烈的、令人难以忍受的心灵能量。泛滥的沙盘可能比较混乱，但并不绝对。它可能表现为只是有一些简单的沙具，却具有无法抵抗的感情冲击。针对泛滥沙盘的出现，主要的考虑因素是容纳的问题，沙盘游戏历程是否充分安全地容纳了来访者作品中出现的压倒性心灵能量。当然，每一个泛滥的沙盘都必须在其具体情境中进行考察。

　　泛滥的沙盘也可能表明来访者精神状态的异常。在沙盘游戏疗法中，目前并没有针对精神病患者的具体诊断标准。临床精神科医生必须敏锐地依靠自己对作品的感觉或感受作出判断。一个重要的考虑因素是，沙盘的内容并不全在沙盘的界限之内。沙盘的四壁创造了边界，这为容纳提供了物理形式。沙盘的边界以及治疗师对整个历程的容纳足以包容来访者在处理心灵困扰时所产生的动荡不安。当沙盘的呈现有精神异常的感觉，并且内容溢出沙盘时，这说明来访者对容纳的确认性较少。

沙盘游戏疗法通常不适用于精神异常的患者。然而，有些专家确实借助沙盘游戏来治疗精神病人（Baum，2002）。这些经验丰富的临床精神科医生会在患者恢复期使用沙盘游戏疗法。强烈建议在这一领域的临床使用必须格外谨慎，这需要专项的训练、实习并要接受该领域的专家督导。以我的个人经验来看，心灵极度脆弱或者出现精神异常的来访者通常都会回避沙盘游戏。正如我们一再强调的，在如何运用以及是否采用沙盘游戏疗法这一问题上，临床医生的充分准备与容纳能力是首要因素。

泛滥的沙盘偶尔会出现在经历了严重危机事件的来访者的作品中。如果来访者先前的沙盘表明他（她）的心灵足够稳定和分化，那么沙盘游戏就是处理、疗愈以及整合缺失的完美媒介。治疗师必须仔细聆听他（她）自己内心的指引，来决定此时来访者是否可以继续进行沙盘游戏还是应该暂停一下。同样，治疗师也必须认真倾听来自来访者心灵的指引。

Billy

3 岁的 Billy 最初对沙盘游戏有点不知所措。他目睹了父母间的家庭暴力，心理受到了创伤。而且，作为施暴者的父亲被警方带走，这使得小 Billy 有一段时间都见不到自己的父亲。因此他的心理创伤还伴随着一定程度上的缺失感。完全可以理解，Billy 被吓坏了且困惑不已。尽管 Billy 来到沙盘游戏咨询室时摩拳擦掌，但当他突然停在摆着怪兽和英雄沙具的沙架前，就进入了一种有点恐慌又入迷了的状态。Billy 只有 3 岁，扮演游戏的能力尚未完全形成。他的心灵还不能清晰地区分出怪物是真实的存在还是游戏本身。我可以明显感觉到 Billy 内心的恐惧，但同时他又被彻底吸引住了。作为治疗师，我在当下进行评估，他是会从对恐惧的掌控中获益，还是可能会陷入泛滥的状态。

　　Billy 在做初始沙盘时，会害怕地指着那些怪物让我帮他把它们拿过来。我照做并把沙具随意地放在沙盘上。一开始，他不肯碰也不去看自己选的沙具。Billy 继续指挥我，直到沙盘上摆放了很多的怪物。这时，他说要上厕所就跑开了。稍后，Billy 回到沙盘旁边，开始尝试着用他小小的食指一个接一个地触摸这些怪物。渐渐地他有了些自信并笑了起来，很快 Billy 就投入到互动游戏中，用沙盘里的怪物们互相打架攻击。Billy 告诉我"强壮的家伙"打败了所有人。然后他把所有的沙具放回到沙架，询问他妈妈什么时候来。

　　Billy 是在接近泛滥的状态下开始自己的心灵工作的。事实上在整个初始沙盘过程中，他都仿佛处于一种临界状态。他目前的发育水平以及所经历的严重创伤共同考验着他心灵能力的极限。Billy 工作时的气氛是十分紧张的，不过好在我们有共识，知道彼此都在这里。我知道我们处在濒临崩溃的边缘，但依然是在边界之内。潜意识中，Billy 知道他可以信任我，我会为他保护好边界，而他会继续向前推进自己非凡的心灵之旅。

　　随着在沙盘中的工作，Billy 渐渐可以自己来处理这些怪物，直到第 4 盘时他已经完全可以独自操作了。尽管在整个过程中依然存在着紧张的气氛，但随着游戏的进行，Billy 处在泛滥边缘的状态逐渐缓和了下来。并且，Billy 也把坏人和好人之间的打斗控制在了沙盘边界之内。尽管最后完成的作品看起来相当混乱，但互动游戏中的主题在象征意义上是条理清晰的。

在他的最后一盘（沙盘 5）里，Billy 自己操作所有的沙具。在沙盘中，他掩埋了一些沙具，这显示出他处理缺失、恐惧和悲伤的能力在逐渐增强。最后他问我能不能把一些沙具摆在地上。他用蛇和虫子围成一个大圆圈，然后自豪地站在中间，露出胜利的微笑。Billy 与我共同分享着他不可言说的光荣与胜利。

沙盘游戏中僵化的形态

沙盘游戏中僵化的形态表现为：沙具之间关系上的死板僵化或过度控制，仿佛是按照系统的、固定的统一性规则来进行布置，显得紧张、僵硬。此时，自我可能处于不稳定的状态或受到威胁，需要额外的外部支持或内心防御。来访者的威胁感可能源自外在环境或内心世界。僵化沙盘的出现可能暗示着来访者需要紧紧抓住边界不放，以抵御来自外在生活的侵犯或扰乱，或者是心灵爆发出来的压倒性的能量。

僵化的另一种表现是双层围栏或双层边界的出现。对边界的复制是在唤起对分隔的心灵内容进行关注。要仔细观察被包围的内容，或者说是什么如此脆弱需要这样严格的保护。同样重要的是，要观察是什么样的心灵力量对被保护的元素造成了威胁。如果这威胁就呈现在沙盘里，那么它就是可见的、被容纳的。

如果整个沙盘都被围了起来，围栏紧贴着整个沙盘内壁，那么这种时候威胁是不可见的。也许这整个沙盘就是一个脆弱的新浮现出来的事物，必须被特别保护和细心呵护。或许出现在沙盘中的内容是来访者第一次被允许的个体真实的表达。在这种情况下，它非常需要保护。

成簇成群的沙具

沙盘游戏中沙具集结成一群一簇，是空间关系中的重要考察内容。根本问题就是将这些组织起来的心理内容分割成独立的单元，这一过程本身意味着什么。

洛温菲尔德（1993/1979）发现，儿童会通过分组的形式来组织自己的经历，而划分的依据是"……儿童对事物和事件所拥有的个体体验特征"，儿童把自身经历分组归类为她所说的群集、群簇。洛温菲尔德指出，儿童以这种早期的方式来感知自己的世界，而他们根据自己对客体和事件的主观感知经验形成了意识的群簇。重要的是，洛温菲尔德发现群簇不仅与事件和客体相关，而且联合在一起成为一体的心灵。随着常态健康的发展，儿童会使用形成的认知能力分解重组这些心灵中的群簇。尽管这一想法与荣格理论中情结的形成相类似，但洛温菲尔德通过儿童心灵中的群簇发现了一种发展早期组织个体经历的方式。洛温菲尔德博士发现，群簇经常在世界作品中以早期原型系统的形式出现。

鉴于我们没有固定的方法来明确沙盘中的一群或一簇，我们必须对各种可能性保持开放的心态。为了更好地识别沙盘中的群簇，可能一种有效的方法就是看看哪些是彼此关联的沙具继而形成了群体，而哪些被孤立了起来。群体之间的差异也可能会促进对来访者历程的理解。我们还可以在沙具群组之间、或沙盘不同区域之间寻找明显的差异。群簇的内容、大小、能量、组织和关系也会反映出发生在沙盘里心灵变化的特点。对群簇的仔细研究可能会发现心灵运动的方向，要么朝向整合，要么趋向分解。另外，考察沙具族群内容和情感的特点也会促进治疗师理解来访者心灵发展过程中心理内容错误联合的性质。这有利于理解来访者在沙盘游戏过程中试图分化的内容。

Aaron

Aaron 的初始沙盘预示出他将在自己的沙游历程中经历的不同群组的心灵任务。在沙盘中央高度防御、被囚禁在金属盔甲中的骑士周围，是 Aaron 内外在世界的各个方面，它们在自性力量的指引下将进行有意义的整合。我们看到警察在追逐一辆超速的汽车，驯兽师制服了野兽。卡通人物反映出恢复平衡的心灵需要。而且，Aaron 深刻的宗教灵性潜能体现在了东方智者的身上，他注视着水晶球去了解未来的一切。滑雪者掌握着平衡与自由，促进着 Aaron 心灵中这些不同群簇的整合。

沙盘边缘的沙具

摆放在沙盘边缘的沙具包含着各种不同的心灵能量。也许坐在沙盘边缘的特定沙具提供了一个从旁观者的角度来观察沙盘中所发生内容的新视角。在这种情况下，它提供了一个概览全局的可能。在沙盘边缘的沙具也可能是一种运载工具，可以将沙盘中的内容传送到外部世界。在这种方式下，被使用的沙具充当了通向现实生活的桥梁。与一些被埋葬的沙具一样，在沙盘边缘的沙具也可能代表了沙盘内容中一些没有被充分容纳的信息。这些沙具可能是历程中的孤立元素，正在趋向整合。另外，它们还可能是不再需要的心灵内容。此时，在边缘的沙具可能即将要离开沙盘。而站在沙盘边缘上的警卫或哨兵，则在保护着沙盘里发生的一切。在某些情形下，把沙具放在沙盘的边缘还可能是将其放在沙盘场景之上。治疗师要仔细倾听来访者对沙盘边缘上的沙具都说了些什么。

Aaron

在 Aaron 的沙盘 4 中，一个印第安女孩被恭敬地放在了沙盘的边缘位置上。制作完成后，Aaron 轻轻地说：

"她是第一个印第安人，已经死了。她是一个神灵，显身于火焰之上，在他们举行印第安仪式的时候，她观望着这里的一切。"

在这个例子中，沙盘边缘的印第安公主是灵性的先知，正在从上空向下俯视着一切。

Lenae

在 Lenae 的沙盘游戏历程即将结束时，在沙盘 41 里，随着她与自己内在男性能量之间安全关系的建立，Lenae 从一个全新的层面理解了自己源自家庭的缺失。这样的过程，让她能够在沙盘 42 里安全地驾驭自己的本能能量。这激发了具体体现为珠宝的自性的欢庆（沙盘 43）。四个跳舞的女孩形成了一个直立的方形，仿佛一颗钻石，而自性的珍宝已经在沙盘的右上角触手可及。在沙盘 44 中，沙盘的中心形成了一座山峰，Lenae 在山上做了一个十字的造型。她仪式性地用手指先沿着垂直方向从上到下划过沙山，然后又从左向右沿水平方向划动。她说："我要在山上弄出一个小裂缝来。"

Lenae 原型式地标记着自己的苦难，她心灵中的完整赋予了她与生活对抗的新意义，并将内心的痛苦整合。接着她又把十字的痕迹擦除，高兴地说，"我要在它上面做张脸，就像南瓜那样。"最终的笑脸反映了她心灵中新的整合，充满了存在感与安全感。

这来之不易的整合让 Lenae 做好了准备，在沙盘 45 中跳水。在沙盘边缘上方的中央位置，一条美人鱼正准备潜入大海深处。大海以及前方的未知也体现在右边仿佛外星人一样的红头发娃娃身上。

Lenae："她在学习跳水。"
治疗师："谁教她呢？"
Lenae："她的爸爸。"
治疗师："她害怕吗？"
Lenae："不。"

接着 Lenae 提出想快速回顾一下自己之前制作的沙盘。她快速翻阅着照片。当看到沙盘 14 自性群集的照片时，她不由自主地说道："我在这上面用了 32 个沙具！"我很震惊，惊诧于心灵不仅能如此清晰地自动把这一沙盘作为特殊的沙盘识别出来，而且还能意识到它包括了多少个沙具。而事实上，我们从未讨论过沙具的数量，她也未见过我去计数！ Lenae 已经准备好从更深刻的层面来面对自己的问题。而当她潜水时，自性就是她的定位点。现在，她从容而自信，受到了自己心灵中父亲的指引，也接纳了她现实生活中的父亲。她内心坦然，忠于真实的自己。

在沙盘 46 中，Lenae 在沙盘的边缘又摆放了一个沙具。这次是坏女巫，就在沙盘的下方，面对着沙盘 14 中所使用的沙具的聚集，呈现出自性的中心化。Lenae 说，这个邪恶的女巫在告诉他们一些恐怖的事情，但他们都是安全的。这个女巫所具有的阴暗的女性特质站在远离沙盘中心集合的地方，处在不同的高度。正是自性的中心化，使得更加黑暗的女性特质可以成为 Lenae 心灵的一部分，而不再有被她们吞噬的危险。在 Lenae 的这两个例子中，摆放在沙盘边缘的沙具都蕴含着 Lenae 开始整合新的心理特质。

来访者与沙盘之间的关系

来访者所站的位置与沙具及沙盘中的运动之间的关系也能促进我们对沙盘游戏过程的理解。沙盘的长方形也是沙盘游戏中的一个重要因素。因此，基于来访者的位置与长方形之间的关系，来访者的站位也是考察沙盘游戏过程中的一个要素。

沙盘的形状

　　沙盘是长方形的，类似方形。在原型上，沙盘反映了方形的、大地的物质世界。沙盘的四角把它定位在物质维度当中。不过，它不是正方形，而是有意设计成长方形。以荣格理论取向的沙盘游戏疗法有几大重要因素。我们需要营造一个自由与受保护的空间，在这里心灵可以进入到潜意识的深处。我们需要有一个场地，让自性的中心原型可以显现。也就是说，自性需要以具体、三维的形式出现。沙盘游戏的"舞台"还必须要将内在世界、未显化的原型内容整合进意识当中。

　　如果沙盘是方形或圆形的，会缺乏对有意识觉察的推动力。方与圆的形式是原型结构。它们会将心灵引向原型过程，但无法促进心灵内容向意识水平的整合。长方形沙盘长度宽度的不一致牵引着心灵在横轴上的运动，从而可以大力推动从心灵中心浮现出来的内容向意识水平的整合。

在沙盘前方工作

　　绝大多数情况下，来访者会站在或坐在沙盘较长的那一侧制作。从这一视角来看，沙盘的大小和形状刚好符合来访者的视域，不会太大，所以不需要来访者有过多的顾及左右的转头动作。因此，沙盘通过为心灵提供一个包容接纳的环境来促进来访者的专注与投入，同时横向的宽度也促进了心灵对沙盘游戏历程的意识化。

在沙盘短边工作

　　有一种十分不同的情况就是来访者会从沙盘较窄的那一边工作。这种选择展示出来访者的心灵对沙盘物质实体进行工作或操作的特别需要。从这一视角来看，沙盘的物理性区域不再发挥填充来访者视觉范围的功能，而是沙盘本身成为了心灵工作的对象。你可以把它看作是一个场域，或者说作为来访者某种程度上的延伸，与沙子及沙具一起移动与改变。来访者与沙盘之间的这种纵向关系通常与来访者的身体有关。纵向制作的沙盘可能与身体的疾病有关，可能说明来访者的身体曾经历过伤痛、侵害或外伤。在沙游历程中突然出现一个纵向制作的沙盘或许还可能代表着来访者正在以一种全新的方式来进行心灵的呈现。

围着沙盘移动

对于幼儿来说围着沙盘来回走动是十分常见的，而对于年长些的来访者来说绕着沙盘走动或者改变工作的位置则会反映出一些有趣的信息。受到过严重心灵创伤或心灵分化功能较弱的来访者，绕着沙盘走动可能说明来访者没有清晰明确的视角。来访者可能不太确定"自己是谁"，自我发展不良。在这种情况下，来访者与沙游过程之间的关系是不确定的。

朵拉·卡尔夫（1980/2003）发现，沙盘游戏中环绕打转的沙具和场景都与中心相关。卡尔夫指出，顺时针移动表明在朝向有意识的运动，而逆时针运动则是朝向潜意识。来访者绕着沙盘的移动可能同样与中心相关，是在围绕着一个中心进行仪式化的运动。

相反，如果来访者之前的系列沙盘都表明了其心灵的充分发展以及分化，那么在历程中突然出现绕着沙盘走动的情况，也可能与心灵在沿着某一新的方向运动有关。这可能是在通过身体的移动来寻找一个全新的视角。要留心来访者是一直沿着同一方向走动，还是比较随意。

沙具的摆放与来访者和治疗师之间的关系

在一些沙盘里，沙具、场景的摆放搭建与来访者和治疗师之间的关系是沙盘游戏过程中的重要内容。直接摆放在来访者面前的沙具可能反映了更接近来访者意识水平的心理内容。同样，离来访者较远的沙具可能也是距离来访者意识较远的那部分内容。一个摆放在来访者眼前的沙具可能是一种直接的威胁或是一种可能性，而同样的沙具如果距离来访者较远，则可能包含着隐约的威胁或模糊的可能性。如果沙具或场景看起来在远离来访者，它们可能承载着他（她）准备要展现的能量，并会将这种能量带入到现实生活中去。如果象征性内容看起来是在朝来访者移动，这可能包含着一些新的心理品质正在进入意识的领域。根据沙具的内容，朝向来访者移动的沙具也可能是来访者必须面对的内在与外在世界中的对抗冲突。

　　沙具摆放在靠近治疗师的位置可能反映了一种移情。我还记得几年前，当我看到沙盘边缘上蹲着的士兵用来复枪直接瞄准我时，内心的那种警觉。作为治疗师我们应该认真地对待这种情况，并进行深刻的自我反省。我们研究沙盘游戏案例，要尽可能更清楚地意识到可能发生的一切。在这个男孩的案例中，我发现他正在努力掌握自己的命运，并竭力摆脱自己生命中的女人。这是一个 10 岁的男孩，沉默寡言、消极被动、缺乏自信。他对于每周三下午都要被迫接受治疗而感到心烦和气愤，他沙盘中那犀利的、准备射击的士兵让我强烈地意识到，他放学后想跟朋友们打篮球的愿望是多么的重要。他的妈妈和我都赞赏并尊重他在咨询过程中取得的进步，并最终把他的治疗改为隔周进行一次。从此以后，我不再被当作靶子了！

　　诚然，来访者在沙子上摆放沙具可能蕴含着强烈的移情象征意义，但我同时也为一些治疗师过分关注这类问题而感到担忧。当听到治疗师说来访者沙盘中出现的某件沙具就代表着他们自己时，我感到很不舒服。同样，当听到治疗师仅凭某些具体的沙具比如救护车的出现就视为是治疗师自己时，我也感到不安。这些沙具或许的确包含了移情的成分，但我们必须警惕，不可以将我们的意识认知局限在如此简单的想法里。要知道，救护车也可能与来访者激活了他（她）内外部生命中疗愈与转化的力量有关。象征性过程向来不会如此狭隘，仅仅意味着单一的事情。在我们讨论沙盘游戏容纳广度的问题时，整个沙游过程中都存在着移情。并且，借用 Bradway 和 McCoard（1997）的术语，在来访者与治疗师的"交互移情"中，他们的心灵彼此交汇。在确定沙盘游戏中的移情客体时，我们必须格外小心。任何情况下我们都必须谦虚谨慎，充分意识到这是来访者心灵内部的历程，而不是关于对治疗师的肯定。

沙盘游戏空间中的关系

除了我们探讨过的各种空间维度，来访者和治疗师与沙盘游戏空间本身之间的关系也具有深刻的意义。作为一个治疗的工具，沙盘游戏创造了一个特别的空间，让潜意识的内容具体化，让神圣的事物具象显现出来。在沙盘游戏中，神圣的内容以物质形态展现出来。也就是说，意识水平之外的信息以有形的方式出现在世俗的空间内。这一神圣与世俗的结合打破了不同维度之间认知的藩篱。

我们还记得伊利亚德（1958/1996）提到的，当超出意识范围的内容突破进入到某一特定空间，神圣的永恒就会显现出来。他指出，这一空间就变成了神圣之所，所有存在于这一空间中的人都会受到展现出来的神圣力量的影响。如此来看，沙盘，以及整个沙盘游戏治疗的环境，就成为了一个隔绝尘俗的空间。

沙盘游戏咨询室变成了这样一个场所，在这里神圣的自性借由不同的来访者反复显现。作为沙游历程的容器和见证者，沙盘游戏治疗师的在场强化了沙盘游戏的神圣特性。经历过这一神圣性的来访者会意识到沙盘游戏容纳神圣的能力。重要的是，沙盘游戏也拥有为那些还没有意识到这一可能性的来访者激发出神圣体验的潜能。在荣格人格理论的讨论中，我们提到他的一个核心观点——人天生具有趋向整合的心理需要。正是这种对自性的深深的渴望与向往，令沙盘游戏咨询室成为了实现这一可能的所在地。

　　在更广义的意义上，咨询室这个环境中所发生的一切都与沙盘游戏有关，比如儿童在沙盘周围的地板上玩沙具。我们可能会认为咨询中没有使用沙盘，所以就没有发生沙盘游戏过程。其实对治疗师而言，这些孩子是在沙盘游戏广义概念下的环境中经历着成长和发展。或许他们在为日后开始沙盘游戏做着必要的内在准备。尽管这些活动并没有切实发生在沙盘里，但它也可以被视为是沙盘游戏过程，因为它的出现是在沙盘游戏治疗师的在场见证之下，受到在场的沙盘和整个沙盘游戏治疗环境所激发的。在这样的环境中，来访者的心灵依然会得到启动而工作起来。巨大的成长与发展就发生在沙盘游戏的转化性环境中。这同样是有效的沙盘游戏工作。

　　多年前，我曾有位来访者是一名12岁的小女孩。在我们每周一次的咨询中她几乎一言不发。她妈妈告诉我，女儿在学步期经历了严重的创伤事件。前来接受治疗时，她在学校的状态不太好，封闭自己，对生活缺乏明显的兴趣。在我们为期一年的共同相处中，她几乎什么也不说，只是简短地回答问题。对于我多次邀她来玩沙盘游戏，她都断然摇头回绝"不"。尽管我有些焦虑，并担心治疗没什么进展，但她妈妈告诉我，她喜欢来接受咨询。一周周过去了，我们静静地坐在小桌子旁边，做耳坠儿。在我们一起工作好几个月之后的一天，她在离开的时候在沙盘上写下了一个"嗨"（"Hi"）。又过了许多周，还是在她离开的时候，她快速地在沙子上划了一个女孩的笑脸。借助着这些再简单不过的动作，她在沙盘游戏中与真实的自己再次建立了联结。在我们那些在沙盘边的小桌子上静静制作首饰的漫长痛苦时光里，发生了一些深刻的事情。当她写下"嗨"这个词时，她与我以及她深处的自性建立了扎实了连接。从心理发展的角度来看，或许这是母子一体性以及与母亲之间的关系。在这种关系确立之后，她能够让自性显现为沙子里的自画像。这个小孩自始至终都没有与我讲过话，也没有再做任何沙盘。在 10 年后的回访中我得到了好消息，她的妈妈告诉我她现在适应能力很强，在大学的生活也丰富多彩。在沙盘游戏的环境中，这个女孩经历了大量的疗愈与转化。大部分都是沉默无形的，但这工作的精髓已经被优雅地呈现在沙盘的物质实体当中。

在终极意义上，神圣与世俗之间并无分别。其间的界线都是假象，且受到我们个体意识的限制。当我们回想荣格对自性的定义——它是一切的源头，它是生命的目标时，我们会发现最终生命的一切都是自性。沙盘游戏为我们提供了一个具体有形的物质环境，推动着我们穿越意识的边界进入到自性的完满之中。

第十一章　小结

至此，我们已经结束了对沙盘游戏过程中空间主题诸多方面的讨论。为了深化对沙盘游戏疗愈与转化的动态性过程的理解，现在我们把注意力转向运动的主题。

第十二章 沙盘游戏中的运动主题

引言

在上一章空间主题里，我们讨论了各种沙具摆放的图形，以及在纵轴与横轴方向上的运动所具有的原型意义。这一章我们重点来看一下运动这个主题维度如何帮助我们理解沙盘游戏过程。尽管空间主题中的一些原型特征与运动主题会有交叉重复的地方，但我们在这部分主要关注的是在单个沙盘以及整个历程中"能量流动的方向和特点"。关注沙盘中的运动主题可以让治疗师对沙盘游戏历程中心灵能量的活动形成一种视觉化和动态化的洞察力。运动主题视觉可见的特点与更具象征性的内容和空间主题相结合，会极大地促进我们对来访者心灵转化与发展的理解。当我们不仅理解沙盘中空间主题的含义，同时也了解心灵能量是如何流动以及在哪里受阻时，我们就可以更好地接纳整个沙游历程。

运动主题在沙盘中的表现多种多样。沙盘中的运动包括沙具的选择、摆放和对沙子的塑形。像交通工具、滑板、奔跑的动物、鸟、风车以及武器等沙具的出现都代表着各种形态与特点的运动。道路、小径、水路、桥梁、梯子、有桶的水井也暗示着运动，因为它们都是运动的途径。在年幼儿童制作沙盘的过程中，运动还可能表现为真实移动沙具并同时为这些运动配音。运动还可能表现为玩沙子的活动，比如撒沙子、倾倒沙子和扔沙子等。还有一些对沙子和沙具的处理也包括在运动主题之内。比如在建构一个沙盘的过程中，对沙具的移动和重新摆放，还有埋葬与挖掘，隐藏与探索等活动。

玛格丽特·洛温菲尔德的 E 能量

在玛格丽特·洛温菲尔德（1946，1979/1993）的著作中，她用大量的笔墨讨论了被她称之为"E"的一种基本能量。学习这一著作的部分内容对我们来说是很有价值的，它为我们理解沙盘中的运动主题提供了概念支撑。洛温菲尔德认为，E 能量是激发个体发展与活动的基本能量。她指出，E 能量的呈现取决于其通过哪种通道流动。洛温菲尔德描述了三种基本形式的 E 能量：分别激发着身体的发展、心智功能和情感功能。她认为任何一个通道的受阻都会导致整个系统中某处的停滞、压力感或崩溃。E 能量通道的受损或缺乏健康的通道，都会导致荣格理论中所说的潜意识的冲突。洛温菲尔德发现，这种能量的受阻会表现为身体、认知和情感功能的障碍。

洛温菲尔德（1979/1993）提出了非常重要的观点：治疗师不仅要关注儿童在沙盘游戏中的表现，还要关注他（她）在咨询室之外的行为。儿童在咨询室中如何使用材料制作沙盘与他们在家里或学校的行为表现之间的差异，也许可以直接反映出他们的能量是如何受阻的、需要怎样的释放和疏通。这一发现源于洛温菲尔德与儿童工作的经验，这些儿童在家里和学校表现出明显的症状，但在诊室里却能创作出清晰连贯的世界作品。洛温菲尔德推断，这些儿童缺乏让 E 能量流动的健康通道，这些能量会逐渐聚集并以危险的方式爆发。在沙盘里的工作让他们得以获得并发展让 E 能量流动起来的健康通道。

这让我想起了一位我的来访者，一个 12 岁的男孩，他在童年经历了严重的忽视、家庭暴力和性虐待。由于他很暴力并缺乏基本的道德良知，他未来的养父母担心他可能会伤害到家里其他的孩子，几乎要放弃对他的领养。而与他在现实生活中的行为态度形成了鲜明对比的是，这个男孩的沙盘游戏历程是一段令人赞叹、高度连贯清晰的象征性之旅，在其中，他找到了自性的中心，改变着表达的方式，也改变着自己与外在世界之间的关系。我很高兴地告诉大家，随着时间的推移这个年轻人敞开了他的心扉。现在的他诚实善良、善解人意，成为了他新家庭中幸福有爱的一员。

正如洛温菲尔德在著作中指出的那样，这个男孩从小没有健康发展的环境或机会。这导致了他的能量被错误地引导、固着和扭曲。在沙盘中的工作让他得以调整疗愈这一创伤，并重新将心理能量指引向更有意义的方向。

洛温菲尔德（1979/1993）将自我控制 E 能量能力的进步视为来访者改善的指标。她发现，当 E 能量开始从堵塞、混乱向更加有序转变时，来访者便开始形成了有意义的关系。一旦来访者的情感和能力与健康的 E 能量相一致，他们就可以发展健康的关系，发展自己的智力。洛温菲尔德发现，随着来访者自我控制 E 能量能力的进步，他（她）开始变得可以面对感知到的困难或心理的冲突。随着心灵在沙盘中对阻碍的疏通，并为心理能量搭建出健康的通道，来访者可以处理内在的冲突，同时开始与外在世界中的人和事建立起真诚的关系。洛温菲尔德强调，儿童早期形成的信任感与主动性，即 E 能量的健康有序是建立健康关系的必需条件。洛温菲尔德的观点与卡尔夫（1980/2003）的看法基本一致：早期健康的亲子互动是儿童建立一切关系的基础，继而可以形成健康的自我，适应现实生活。

沙盘游戏疗法为推动和指引心灵能量提供了一个三维立体的空间。我发现洛温菲尔德关于 E 能量的论述对于理解沙盘中心灵的运动有很大的帮助，尤其是当来访者经历过前语言、非理性的早期发展性创伤时。由于沙盘游戏可以顺利地触及心灵中无法以理性方式表达的潜意识层面，无形的心灵能量需要被挖掘、推动和疏导——这一概念极大地支持了治疗师有能力去接纳这一晦涩难懂但又十分重要的心灵工作。不难想象心灵能量沿着或新的、或受阻的、或清晰的、或其他形式的路径进行交流的能力，可以极大地促进治疗师全面地理解心灵在自我、潜意识以及自性这些概念领域之间的旅程。

运动的特点

当我们考察沙盘中的运动主题时，我们需要观察沙盘内容的流动性、力量感与方向性。在朵拉·卡尔夫（1980/2003）的临床工作过程中，她会着重考察沙盘中的运动特点。在她对个案的研究中，卡尔夫会去寻找能量是在什么位置受阻和停滞的，并试图发现是什么阻碍了来访者的发展。Daniela 的个案是一个很好的例子。在她的初始沙盘中，两匹马拉着的马车站在一个奶牛牧场的旁边，马腿陷在沙子里。尽管在沙盘中所呈现出来的通往外在世界的道路清晰明了，但卡尔夫认为，马车被困在了母性能量的区域附近，这在某种程度上阻碍了它的前行。在这个例子中，卡尔夫借助牧场与母牛的象征意义识别出阻碍了 Daniela 心灵发展的能量特质。

在卡尔夫的另一个个案（12 岁的 Kim）中，她（1980/2003）以一种更加抽象的方式来理解运动主题。在 Daniela 的沙盘中卡尔夫通过特定的象征物发现了阻碍能量的特质，与此不同，在吉姆的个案中，卡尔夫主要通过观察过程中运动的大体特点与变化来理解和容纳 Kim 的心灵作品。通过追踪他在沙盘中的运动——经历了一系列路障与武器的减少，卡尔夫容纳了这个男孩心灵能量的改变过程。他的创伤、疗愈和转化最初以一种笼统、不明确的形式出现，直到在历程后期的作品中才开始变得清晰起来。

如果不刻意将这些内容称为运动主题的话，一个很有趣的发现是，卡尔夫（1980/2003）大部分的案例研究都是通过追踪整个历程中的运动模式来理解心灵的转化的。在这里我们就不重复这些案例的研究了，建议感兴趣的读者去拜读一下这位沙盘游戏治疗大师的著作。

当我们考察沙盘里的运动维度时，很重要的一点就是要知道没有任何规则或模式可以套用。我们的任务是尽可能地去理解每一位来访者的独特旅程。我们必须谨记，运动可能发生在一个沙盘里，也可能发生在两个沙盘之间。微弱的运动需要强化，受阻的运动需要寻求释放与指引，无序混乱的运动需要疏通理顺。而且，所有的心灵能量都需要中心化。在每一个个案中，所有这一切如何发生、是否发生以及何时发生都是独一无二的。

制作沙盘过程中对沙具的移动

来访者在建构沙盘的过程中移动或者更换沙具是一种特别的运动。什么沙具被移动或被取代，沙具被移动到哪里，又是如何被重新摆放的，必须全部纳入考察范围之内，这可以帮助我们更好地理解在那一刻来访者心灵的发展。

在制作沙盘的过程中，来访者通常会移动或调整其中的一两件沙具。如果我们仔细观察，或许会发现这些细小变化中所蕴含的心灵变化的意义。沙盘中沙具被移动的位置也许可以帮助我们理解沙具移动的重要意义。在被移动的沙具与其周围环境之间产生的新关系或变化的关系可能代表着能量运动的特点或本质。

另一种类型的运动，就是在制作沙盘的过程中，来访者移动、替换了全部或绝大部分的沙具。在这种情况下，心灵在进行重大的调整改变。此时，来访者实际上是快速连续制作了两个沙盘。由于心灵在这种运动过程中发生了迅速的改变，所以尽可能准确地记录下整个过程是十分重要的。这的确有点困难，也考验着我们记录的能力。我发现了一个好方法，就是咨询结束后，治疗师在沙盘里重新搭建第一个，即先前的场景，并拍照存档。当然，其准确性受制于我们的记忆。无论有多困难，对制作过程中这一部分内容的记录对治疗师理解来访者的作品起到了非常宝贵的支持作用。时间的限制和操作的现实性问题总会影响我们对沙盘内容的重建，不过我强烈建议大家只要有可能就尽量这样去做。

Norman

Norman 的初始沙盘是一个很好的例子，展现了在移动沙具的过程中心灵的运动。在最后完成的场景中，一个强大的身披铠甲的骑士站在沙盘上方中央的位置放哨。骑士是被放入沙盘的最后一件沙具，它取代了之前放在这里的看起来更恐怖的头盖骨和骷髅。在这个沙盘中，沙具的移动暗示着心灵意识到了对防御的需要，促进了对心灵脆弱面的接纳与保护。

Lenae

Lenae 的沙盘 45 和沙盘 46 也是沙盘中运动维度的范例。在沙盘 45 中，沙盘上方边缘的中央位置上，一只美人鱼正要潜入水下。在这种情况下，运动体现在沙具的姿态以及沙具所摆放的位置当中。当她开始制作沙盘 46 时，Lenae 主动要求要看自己初始沙盘的照片。沉默了一会儿后，她继续拍打着沙子，说道：“在这儿印上一千个手印可真棒，就像猴爪印。”

然后 Lenae 开始建造沙盘，但是她是站在照片中沙盘作品的对面进行制作的。她先将一些沙具围成了弧形，并且都背对着自己。然后将格兰达——善良的好女巫——放在沙盘的中央区域面对着围成了半圆形的沙具和 Lenae 自己。Lenae 静静地注视着沙盘，然后特意将格兰达转向了相反的方向，并说：“她要面对她了。”

Lenae 迅速把黑暗的坏女巫放在对面的沙盘边缘上，正对着格兰达。她绕着沙盘走了几圈，最后站在坏女巫的这边，并确定从这一边看是沙盘的正面，然后说自己做好了。

　　这一盘中的运动是不同寻常的。一旦心灵面对了她内在的一部分——格兰达——女性特质的光明面，就意识到没有融合阴暗面的女性特质是不完整的。因此，她转向了相反的方向去接纳自己的阴暗面。在这个例子中，Lenae 心灵的运动通过对沙具的重新摆放体现出来。而当 Lenae 自己也走到了坏女巫所在的沙盘的这一边时，也代表着她对之前恐惧的自己女性特质中阴暗面内容的有意识整合更进了一步。

　　在沙盘 49 里，Lenae 借由受保护的海豹家庭中的原型父母建立了内在和谐。在沙盘 50 中，Lenae 把自己最喜欢的布娃娃放在了沙盘里，清楚地确认着作为一个女孩的自我身份。在她的最后一盘——沙盘 51 中，被关在笼子中的卡通人物一脸恼火的表情，暗示着 Lenae 的心灵也意识到自己陷在父母之间持续不睦的现实中。

制作沙盘的方式

　　制作沙盘的方式也是运动维度重点考察的一个方面。我们这里所说的是，来访者在制作沙盘过程中的活动和姿态是优雅的、粗鲁的，还是试探性的、不自然的等。要重点考察来访者这些动作的特点与其日常状态的对比。比如，如果来访者平时就是平静温和的，而他们也以同样的状态来制作沙盘，那么可能不需要特别注意。相反，如果来访者平日里比较笨拙毛躁，而在制作沙盘时却温和平静，那么这其中可能就蕴含着重要的意义。治疗师必须注意观察沙盘制作过程中来访者的特点，并在整个沙游历程中都要加以关注。同时，我们还要关注整个历程中制作沙盘方式的变化。

心灵空间中的运动

心灵空间中能量的流动方向也是在运动主题里需要关注一个方面。空间方位的原型含义，对于理解在疗愈和改变发生时心灵的能量"源自何处、去向何方"至关重要。正因如此，我们在上一章中已经详细讨论了这部分内容。在这里，我们要关注的是当心灵能量在这些空间维度中运动时，它们是如何运动的，或者是如何受阻的。将运动方向的含义与能量运动的性质结合起来考虑是十分重要的。将运动的这两方面特征结合起来有益于深入理解沙盘游戏中呈现出来的停滞与运动。

例如，缓慢、受阻、上升或下沉，可能表明来访者对于心灵的运动尚未做好充分的准备。受阻的状态可能源自多种因素，从来访者自身发展的节奏、步伐或风格，到来访者还未处理好的心理内容。对这些可能性的关注会促进治疗师对历程的容纳，激发他们去探寻之前可能忽视掉的内容。另外，沙游历程中突然的上升或下沉可能在提醒治疗师要关注来访者的心灵是否做好了充分的准备。对运动和方向的关注有助于治疗师安全地接纳来访者的心灵工作。

在某些情况下，沙盘中从左向右的运动可能代表着潜意识能量的涌入。同样，从右向左也可能代表着心灵朝向潜意识的运动。尽管有必要记住这些因素，但是我们必须提醒自己不可以刻板地应用。最好的方法就是考察沙盘中可能的隐含意义是什么，并有耐心地见证着来访者心灵故事的展开。

运动主题考察的另一个因素是，心灵能量的运动是在朝向整合还是瓦解。考察沙盘中的能量看起来是整合有序还是崩溃瓦解是很重要的。正如我们所看到的，心灵的疗愈与转化蕴含着一种生死轮回。治疗师对沙盘游戏历程中趋向整合或瓦解的心灵运动的觉察，会强化其容纳的能力，并促进来访者安全、有意义的心灵发展。

洛温菲尔德（1979/1993）指出时间是由运动来衡量的。心灵会将沙盘中沙具的运动等同于心灵能量在时空中的运动与传递。这是心灵质的转化，但是必须借由身体来经历和呈现。沙盘游戏历程中的运动令心灵质的改变以具体有形的形式表现出来。沙盘游戏中的运动蕴含着时间中的永恒。在沙盘中用运动来衡量的时间是心灵的时间。洛温菲尔德研究发现每一个连贯清晰的世界作品都是聚焦于 E 能量的某个方面，而这又会激发个体创作出不合逻辑的世界作品。用荣格理论的术语来讲，就是随着自我—自性之轴的增强，心灵能够进入到潜意识更深的层面。沙盘游戏治疗师通过追踪心灵的运动来考察心灵趋向毁灭或建构与能量的释放或疏通之间的关系，这能够培养自己深入洞察来访者沙游历程的能力。

洒、扔、倒和埋的运动

洒、扔、倒和埋这些动作是沙盘游戏历程中的另一种运动形式。尽管我们已经在沙与水的部分对其中一些动作进行了探讨，在这里我们会从这些动作姿势的角度再来考察一下。

洒

在沙盘游戏中喷洒沙子或水可能源自神话中施肥的动作。在伊利亚德（1958/1996）对宗教和人类学的研究中，他详细地描述了在不同文化中对大地施肥的诸多农业仪式。不论是哪个地域、哪种文化，在每个仪式中都包括了喷洒水或者草木灰，以作为保持土地肥力的方法。在这种意义上，喷洒意味着牺牲献祭。这是一种敬拜的行为，将来自大地的东西祭献归还于大地。在沙盘游戏中，喷洒的行为可能反映出对这一深刻的神话动作的再现，并敬畏着生命的神圣。洒的这个姿势可能展现出个体对自己与世间万物之间紧密相连的深刻认识。儿童经常会在沙盘里轻柔地向沙具上撒沙子。许多次，我都听到孩子们悄悄地说"……下雪了"。这是一种温和虔诚的动作，看起来颇具仪式感。曾经有一位被严重忽视和虐待过的小女孩说她在"……撒盐"。盐是一种调味剂。有咸味的食物可以促进身体对营养的吸收。尽管这只是一个小孩子非常简单的动作，但它蕴含着对神圣事件的深深敬意。我们一起安静地体验着这个过程。

从原型角度来看，喷洒就像是周而复始的轮回，反映出对轮回的深刻认识，也是对存在于自然之中的万物以及自然本身的深刻认识。最深层的含义是对万物皆关联的觉知。正是这种觉知，开启了生命的一种存在方式，就是责任感，对个体而言，他将意识到无论自己做什么、想什么都会对他人乃至世间万物产生切实的影响。沙盘游戏中"洒"的这个姿势开启了这一能力。当来访者作出喷洒的动作时，他（她）开始意识到自己拥有可以影响他人和世界的能力。

正如喷洒会加速一种深层、内在的连结，这也是与外在世界互动能力的开始，是关系的萌芽。承认个体与世间万物密不可分的关系会激发个体的道德关怀，激活心灵的中心。尽管当下来访者可能完全意识不到这些信息，但他会逐渐意识到自己与自然的连结会启动心灵深层的转化。

扔

扔沙子可能是"洒"进化之前的一种动作。它可能是一种施肥的雏形，是一种连结和能力的开始。粗鲁地扔沙子或抛掷沙子可能是一种愤怒或敌意的姿势。为了更好地理解这种姿势的含义，我们必须仔细观察在这一盘中的这一刻发生了什么。尽管我们不能概括它们的含义，但沙盘游戏中这样的运动动作必然在历程中具有重要的意义。

假如来访者具有完善发达的运动控制能力，那么将沙具扔进沙盘可能也是一种愤怒情绪的表达，也可能是一种克服了创伤或恐惧的可控的行为。在这种意义上，扔可能是一种能力的表现。当沙盘游戏中出现扔的动作时，我们要仔细观察被扔的是什么，扔在了什么东西上面。沙具本身蕴含的象征意义也许可以帮助我们理解在整个沙游历程中这个扔的动作意味着什么。

倒

与洒和扔一样，"倒"这个动作也可能是一种施肥的方式。被倒入沙盘的东西很大程度上说明了"倒"这个动作的意义。如果倒入沙盘的是沙子或水，那么也许说明心灵需要该种元素的属性特征。倒水也许是与来自水中的产物有关，在接纳着潜意识的潜能。倒沙子可能是与土元素的联结有关，也可能与在个体生命中采取行动的能力有关。有时"倒"这个动作也许是为了掩埋或遮盖某些东西。从一篮子弹珠中向沙盘里倒"宝石"，积极的一面也许代表着快乐充沛，而消极的一面则可能代表着缺失与欲望。

埋与挖

掩埋和挖掘是沙盘游戏中非常有意思的动作，因为它们包含了许多含义。我们在上文中隐藏与掩埋沙具的部分曾提到过，当来访者在沙盘中掩埋了一些东西时，他可能是隐藏了一些宝贵的、需要保护的脆弱的内容，或者是种下、滋养着像种子一样要成长的内容。掩埋还可能是一种放弃或分离，可能是将转化性过程中不再需要的心理品质中的一部分埋葬了。将一些东西掩埋在土表之下还可能代表着一些还没有被完全意识化的心理品质，但在向着意识水平运动。掩埋还可能是为了隐藏一些难以忍受的、恐怖的、可怕的内容。我们都知道，潜伏在潜意识阴影之中的任何品质都会威胁到自我。掩埋也许还与发展停滞、陷入困境、被埋葬或无力感有关。

掩埋也可能是在试图控制未处理的心理内容。以这种方式掩埋是为了眼不见为净。作为沙盘游戏中的一种动作运动，掩埋有时是为了隐藏一些被充分意识到的看起来恐怖的心理品质，或者至少是部分有意识觉察到的可怕内容。意识通过掩埋的动作来处理心灵中的阴暗面。尽管阴影中的心理品质被暂时移出了眼前（埋入地下），但来访者的心灵在控制着这一行为。掩埋行为中所蕴含的意识的微光足以启动逐渐转化阴影品质的历程。通过这种方式有意地与心灵的阴暗面互动，意识认可了它的存在，并且开始与其建立关系。这种新的关系是心灵重组的先决条件。

在掩埋的动作中，心灵将心理品质向下移动，希望激活其转化。接下来发生的事情就是治疗师极为好奇的部分。仔细观察能量向哪里移动、如何移动、何时何地发生了改变，会有助于治疗师容纳整个转化性过程。掩埋的动作激发了一种处理问题的新能力。掩埋也是一种趋向瓦解的动作，从而开启了重生与新的成长过程。这种过程如何适时出现我们不得而知，但是这运动本身已经种下了新事物的种子。

掩埋之后的挖掘可能反映出一种面对以往不敢面对的事物的新能力。在掩埋和挖掘的过程中，来访者可能在练习去控制一些迄今为止他（她）都无法控制的内容。当孩子在沙盘中挖出了一个被埋葬的物体时，他（她）邀请治疗师来看并持有或积极或消极的一种心理特征。即使这个沙具看起来十分阴暗，但这一过程也依然指向重生与转化，只是这个过程还没有发展到超越轮回中死亡的阶段而已。

掩埋与挖掘可能与来访者发现了自己内在的宝藏有关。与幼儿一起工作的治疗师经常被要求去寻找并挖掘孩子埋在沙子里的东西。通常，孩子会说这样的话："……好的，现在蒙上你的眼睛。不许偷看哦！"然后孩子会把沙具埋在沙子里，让治疗师去寻找。我还记得一个6岁左右的小男孩，要求我不断地和他重复这样的游戏。他让我蒙上眼睛，然后把像宝石一样的弹珠埋进了沙子里。这个小男孩的心灵设计出了这个有趣的游戏，在这个过程中我们共同发现并包容着自性的元素。每当我发现一颗宝石，他就会开心地咯咯笑。当我假装遇到了困难，他看起来会有点担心，并小声说"……在那边"。我们总是可以找齐全部的宝石！

两个沙盘之间的运动

两个沙盘之间可能会出现好几种运动形式。尽管我们并不鼓励在一次咨询中制作两个沙盘，但在咨询过程中来访者还是会采取多种方式来使用两个沙盘。在我的经验中，相比于成人，这种情况更常发生在儿童身上。我推测这也许与儿童的认知发展水平有关，也与儿童不太关注成人世界中对边界的设定有关。儿童探索并栖息于对成年人而言关闭已久的物理和心灵空间。他们拥有沙发后边的私密空间，台布下的秘密洞穴。在这样一个神秘的空间状态里，我怀疑一个沙盘的边界是否可以包容得下儿童内在所需的探索与表达。当然，我们在这里讨论的并不是在精神异常的个案中可能见到的沙盘溢出或泛滥的情况。我们之前已经讨论过这些内容。我们在这里考察的是心灵在更为整合的水平上工作，并以富有意义的方式在两个沙盘之间运动。

来访者可能会在一次咨询中连续制作两个沙盘。此时，心理的历程在快速前进。为了理解心灵这一阶段的工作，我们需要考察两个沙盘之间的相同点与不同点，将它们看作是在不同次咨询中制作的两个沙盘。第一个沙盘中的心理过程运动得如此迅速，以至于已经准备好在第二个沙盘中来表达它的变化。

两个沙盘的内容可能呈现出心理冲突的两极对立。这时治疗师需要回顾在过程中心理冲突是如何浮现的。两个沙盘可能作为彼此对立心理品质的安全的容器，而此时对立的心理品质还没有准备好在同一个容器中面对彼此。无论如何，重要的是对立面已经涌现出来了，并被清晰地包容在整个沙游历程之中。尽管依然处在两个沙盘里，但在治疗师与来访者看来它们是一体的。

来访者还可能使用两个沙盘来建造一个延展的沙盘作品。朵拉·卡尔夫（1980/2003）的 Kim 的个案，提供了一个精彩的示范，他将两个沙盘并排摆在一起，制作了一个超大的赛道。在 Kim 的沙游历程中，一个主要目标就是心灵能量的释放与自由的流动。很显然，这一沙盘的延展强调了这个男孩既丰沛又被精心指引的心理能量，体现了治疗的成效。对两个连接在一起的沙盘的理解取决于两个沙盘中所呈现内容的特点。那些像 Kim 这样将两个沙盘有效地当作一个沙盘来使用的情况，与两个沙盘中承载着截然不同的内容的情况完全不同。

在咨询过程中，来访者也会在同一个沙盘上制作出两个沙盘作品，拆掉第一个再做第二个。这是一种十分特殊的情况，来访者制作了一个完整的沙盘，但拆除了它并将所有的沙具又放回到沙架上（没有让治疗师拍照的机会）。如果可以，我会在咨询结束后尽量重建第一个沙盘。当第二个沙盘制作完成后，考察第一个与第二个作品中的改变会帮助我们更好地理解发生在两盘之间的历程模式。比如，这两个沙盘可能是心灵中一个急速的前进，在第一盘中隐藏起来的内容，在第二盘中首次浮现出来。沙盘中存在着无数的可能，我们只能让沙盘自己告诉我们答案。

沙盘中另一种运动的形式，就是来访者同时制作两个沙盘，在两个沙盘之间交替制作。以我个人的经历，这种情况主要发生在儿童身上。那些需要应对父母离异的儿童经常同时制作两个沙盘，而且两个沙盘几乎完全相同。在这类涉及父母离异的个案中，我推测制作两个沙盘的过程，是儿童试图在心灵内部将一个统一的原型父母整体分割成两个部分。父母的离异对儿童心灵的冲击是不容小觑的。这会清晰地呈现在儿童的沙盘游戏作品中，当妈妈和爸爸永远不会在一起了，儿童将在沙盘里挣扎着去修复自己内心的破裂。在我个人经验中，只有在因父母一方有严重虐待行为或酒精（毒品）成瘾的情况下，经历了父母离异的儿童的沙盘游戏历程中才不会出现以某种方式表达出来的心灵破裂。

儿童制作两个沙盘还可能代表着冲突的两面。如上文所述，两个沙盘中可能呈现出冲突的两极内容。怪物可能与超级英雄相对立。一群好汉与一群坏蛋可能在两个沙盘之间上演着战斗的场面。

互动游戏

正如我们在沙盘游戏中的发展性问题这部分所提到的，互动游戏是指来访者赋予沙具生命，与其进行的想象游戏。对于幼儿来说他们尚未完全实现对想象与现实的区分，几乎完全是在进行互动游戏。尽管我们很难设定互动游戏的平均年龄标准，但通常是发生在 6 岁以下的儿童身上。我也曾见过年龄稍大些的儿童玩互动游戏，尤其是处在8—9 岁年龄段的男孩在制作战斗场景的过程中。我也见到过成年人与沙具进行互动的情景，不过这并不常见。在幼儿的互动游戏中基本是较为单调的动作，缺乏丰富的戏剧性内容。而成年人有时候会愤怒地或者厌恶地把一个沙具打翻。成年来访者还可能会在沙盘中把一个沙具从门（沙具门）中穿过，或者移动到另一个重要的位置。

考虑运动主题需要谨记的一点是，心灵的运动是体现在来访者积极的游戏动作当中的。我发现关注游戏的整体主题会很有帮助。在互动游戏过程中，我会倾听并记录隐藏在游戏主题之下的神话主题，也许是持续发生的糟糕事情，也许是儿童与动物陷入困境、身陷囹牢。

我还会倾听那些暗示着力量、救援或安全的内容。有时一个主题会贯穿整个互动游戏，有时会从一个主题变成另一个，还有可能在同一个故事中交织着几个不同的主题。我会尽可能地完全沉浸其中，而这也意味着有时我只能等到咨询结束后再补记这些内容。我会留意游戏中运动的趋势，以及所涉及人物的发展趋势。也许在一个沙盘里，可能有一种运动模式会贯穿整个互动游戏。但是这样的运动很难分辨出来，除非我们积累了大量沙盘—互动游戏的临床经验。

当沙盘中的互动游戏接近尾声或者咨询快结束时，儿童需要结束今天的故事，我通常会把游戏中的主要角色拍照记录。如果时间很紧，我会轻轻地告诉孩子："我并不想催你，但是我们今天就剩下 5 分钟时间了。"互动游戏结束时，如果沙具被儿童扔在一旁而不是有意地摆放，我会建议我们一起把所有的角色排成行，然后冲它们鞠个躬，就像戏剧中演员的谢幕一样。我会当着儿童的面给它们拍照。我觉得这有助于儿童对在互动游戏中所经历的活跃的心灵活动做一个结束。谢幕仪式促进着容纳过程，并且表明来访者与治疗师双方共同认可了这一工作的重要意义。但是，如果儿童在互动游戏结束时对沙具的摆放看起来是整个过程的一部分，那么我个人不建议进行谢幕活动。

第十二章　小结

　　运动主题促进并细化了我们与沙盘游戏作品之间的关系。沙盘游戏中的运动，体现在来访者的肢体动作上，也蕴含在静态沙具和沙盘的摆放中。随着沙盘里的运动，心灵的能量也在运动，传递心灵能量的通道被发现和创造，新的心灵内在的连接在建立。个体心灵强化、分解和再整合的模式因人而异。对能量运动的仔细观察可以让我们的心灵与沙游历程中来访者心灵的深刻演化过程越来越协调一致。

第十三章 沙盘游戏中的情感主题

引言

在这一章我们来讨论沙盘游戏中的情绪和情感因素。与之前讨论的内容、空间和运动维度一样，通过追踪情绪的变化，情感主题可以帮助治疗师更好地理解来访者的沙盘游戏历程。跟随沙盘游戏历程中的情感脉络，为治疗师提供了另一种与来访者的沙盘作品建立联结的手段。

象征的情感内核

现在我们都了解了，沙盘游戏是建立在咨访关系基础上的象征性治疗方法，而象征是十分复杂的，我们很难彻底地理解它。象征具有许多不同的特点，而我们也以各种不同的方式体验着象征。我们可以从不同的角度来探讨沙盘内容本身也证明了这一事实。我们看到并触摸着象征（沙具）。它们唤醒我们的回忆，推动着潜意识向自性化的方向发展。象征最突出的特点就是它们会唤起我们的"感受"。

象征的另一大特点就是，它作为一个混合的整体同时承载着所有多重的特征。只有通过对象征的有意识觉察，我们才会把它描述成这样或那样的内容。事实上，象征所蕴含的信息总是发生在意识之前的，因此除了触及它零星的片段，根本没有办法可以彻底准确地描述象征。玛格丽特·洛温菲尔德的理论为理解沙盘游戏中这类前语言和前意识的心理活动提供了有益的工具。在她的著作中，洛温菲尔德（1979/1993）定义了儿童所特有的早期前语言思维。

洛温菲尔德假定，儿童的思维过程是一个综合体，包含着片段的体验、片段的想法和片段的感受，融合成心理功能的群集。我们在对沙盘游戏空间关系的讨论中探讨了洛温菲尔德的群集的概念。在这一章我们主要关注它们的情感维度。

在洛温菲尔德定义的早期"原型系统"思维中，该思维早于认知功能的发展，她（1979/1993）发现，儿童会将自身的体验经历进行分类。

儿童根据对当前物体和事件的个人体验的特点进行分类思考。（p.21）

儿童将经历的一切美好事物积聚在一起，将一切恐怖的事物归在一起。而且，儿童会把环境中的其他元素与群集中高强度的核心情感联系在一起。这一情况的典型例子就是儿童会记住所经历的高强度情感事件中的气味和声音。

儿童在特殊事件中的所有经历也与群集的经历联系在一起，洛温菲尔德这一敏锐的发现，极大地有助于我们对在遵从自性处理心理情结的过程中所产生的象征的理解。由于这些特殊事件中的经历对儿童来说是全新的，而他（她）也没有其他理解的方法，继而群集的经历融合成了一个不可分割的整体。

与情结一样，群集的经历也蕴含着不同程度的心灵能量。在理想状态下，随着认知的进一步发展成熟，群集的经历会逐渐被按照对现实更主流公认的认知方式进行重新梳理和分类。然而，创伤和缺失的经历经常会阻碍个体的继续发展，将积极情绪的群集变成忧郁的经历和枯竭的心灵能量。

情结与群集这两个概念之间的主要差异就在于它们与自性的关系。在荣格的理论中，整个心灵就是由情结组成的。我们通过情结来组织自己的心理体验。对自性的体验和将情结依据自性重整的过程都需要较高水平的心理功能，而这不是非常早期群集的职责。我们并不是要争论理论概念之间的差异，而是希望开创一种可以与沙盘中的象征意义高度融合的方法，从而可以更好地理解沙游历程中的大部分信息。

朵拉·卡尔夫（1980/2003）认为所有心灵的改变都发生在前意识水平，也就是她说所的"母系状态"。洛温菲尔德强调前语言体验中情感成分的重要性，而卡尔夫认为心灵的所有改变与转化都发生在发展的早期阶段，二者的观点都反映出在象征性过程中情感的关键性作用是显而易见的。

沙盘游戏中的情感维度

进入沙游历程中的情感领域，需要我们在静默中见证陪伴，并保持平静开放的心理状态，积极地接纳整个历程。与沙盘作品建立情感关系，是在沉静中体验它，并以自己内在无形、前语言的能量去容纳、接受来访者强大情感激流的塑造。

通过关注沙盘中象征所具有的情感特质，我们促进了在前语言水平中的分化过程。如果我们将象征性历程的概念转变成一个群集、聚集的过程，并且关注其情感特质，暂时脱离开我们以往对象征性历程的理解，那么我们就能够更好地理解或容纳心灵的黏合，它会将所有的象征性体验都聚合在一起。对沙盘或系列沙盘拥有更加清晰的感受，为我们提供了一个从前语言体验和记忆的有利视角来理解沙游历程的参照点。通过以这样的方式来感受象征性过程，我们会更好地理解我们所看到的一切。

在沙盘中，有许多可以考察的情感维度。可以重点关注以下因素：

- 来访者看起来感觉如何，或者他（她）在制作沙盘过程中说自己感觉如何

- 制作完成后，来访者感觉如何，或看起来感觉如何

- 来访者制作过程中治疗师的感受

- 制作完成后，治疗师的感受

- 制作过程中以及完成后，整个房间给人的感觉如何

- 完成的沙盘给人的感觉如何

- 沙盘中不同区域给人的感觉如何

- 在沙盘游戏过程中感觉的变化

记录这些不同的情感内容对治疗师来说是十分重要的。同样重要的是，治疗师需要考虑这些不同的情感内容之间，彼此一致或不一致的可能含义。来访者、沙盘与治疗师之间一致的情感体验使整个沙游历程具有更重要的意义。例如，如果来访者十分伤心，治疗师也感受到难过，沙盘本身也充斥着悲伤的情绪，那么这种情感是显而易见的，并且被真切地容纳着。

来访者、沙盘和治疗师之间情绪感受的不一致会形成较为复杂的情况，更难以理解。这种情绪感受的不一致必须要放在沙盘游戏历程的背景下加以讨论。例如，如果沙盘本身看起来十分恐怖或危险，治疗师感受到一种强烈的恐惧，而来访者看起来却漫不经心并没有什么触动，那么此时治疗师可能需要关注一下来访者对潜意识的态度，关注他（她）的否认或者考虑他（她）是否还没有做好深层转化的心理准备。

还有一种可能，就是来访者被沙盘深深触动，但治疗师却没有什么感受。在这种情况下，治疗师必须反省自己是否有未发现、未容纳的内容。治疗师还必须反思自己所阻抗的问题是否被来访者的作品激活。当我们怀疑是自己的问题阻碍了对沙盘作品正常的容纳时，我们必须要寻求督导并进行个人治疗。

来访者、治疗师和沙盘之间情感的一致与不一致都会经常发生。追踪一个沙游历程中的情感因素，可以帮助治疗师保持与历程的紧密关系。在操作方面需要注意的是要仔细地观察与容纳，因为我们永远无法完全确定作为治疗师的我们所感知到的情感特征就一定是来访者的感受，我们必须保持开放、关怀与好奇的心态。

由于象征性内容在情感上推动着我们前行，沙盘本身就产生并承载着一定的情感内容。治疗师本人必须头脑清醒、内心平静，从而与沙盘产生内在的共鸣。为了更好地与沙盘中的情感因素步调一致，我会经常将其视为一个场景或空间，然后了解这个地方的特点。接着，我想象自己进入到这种场景中，尝试着去体会身在其中的感受。它是贫瘠的、丰饶的、陌生的、熟悉的、广阔的、受限的、遥远的，等等？它是热情洋溢的还是杂乱无章的？如果沙盘是空荡荡的，我会坐下来去体验它的感受。它感觉压抑、缺失，还是宁静、祥和？如果沙盘中有明显空旷或拥挤的区域，我会查看一下是否整盘都是这样，是否有不同的区域和地带。我会让沙盘的每一个区域向我诉说，然后再探寻这些区域之间可能的关系。我们会在沙盘游戏疗法的解读这一部分深入探讨这种方法。

第十三章 小结

事实上，整个象征性过程就发生在一个无形的情感维度中。词语可用于定义和描述生活中的事物，而在词语产生之前，象征伴随着情感体验的强烈起伏推动着心灵的前行，并避免让我们有意识地去描述它。

尽管沙盘游戏中的情感主题可能是其最主要的维度内容，而其前语言的本质特点又让我们难以言说。重要的是，在沙盘游戏作品中决不可低估情感因素的重要作用，并且要培养自己熟悉并精通这一静默无言的工作形式。

第二篇　小结

　　至此我们结束了对沙盘游戏历程中各种主题的探讨。我们考察了内容要素、空间关系、运动和情感的维度，这些都是帮助我们理解象征性过程中心灵变化的方法手段。对沙盘中这些维度特点的理解和关注为治疗师提供了各种丰富的方法，与充满了象征力量的、无形的心灵运动建立了联结。

　　在我们熟悉了这些工具之后，接下来我们将探讨一些进一步理解整个沙游历程的方法。

第三篇　沙盘游戏疗法的解读

引言

到目前为止，在我们的学习中已经从许多不同的角度探讨了沙盘游戏疗法。我们介绍了荣格的人格理论，了解了心灵及其改变的模式；研究了象征的形成以及它们是如何对人类的心灵产生影响，继而促进其成长与变化的；我们详细探讨了治疗师在沙游历程中安静而强大的角色作用；学习了沙盘中呈现出来的不同维度的主题内容，从而促进我们对来访者的沙盘作品更加深刻的理解；我们还通过古代神话、神经生物学研究和心理学理论的多元视角探讨了心灵成长与疗愈的不同发展维度。

在这一部分，我们将综合以上的所有内容，来探索并解读沙盘游戏历程这一问题。在我们的诸多讨论之后，你可能会发现所谓"解读沙盘"的说法都是有点误导成分的。荣格理论取向的沙盘游戏疗法中，解读与知识的维度并没有多大关系，而其实是与"容纳"有关的。沙盘游戏疗法中的"解读"并不是理性上的"知识"，而是从心理上为沙盘里发生的一切内容提供一个足够充分的容器。"解读"沙盘其实就是治疗师做好充分的准备，去"承受"并"支撑"来访者的整个沙游历程。这是一个包容、接纳的过程。

既然如此，有些人可能会有这样的疑问，那我们还有没有必要去这么努力地学习。答案既是肯定的，也是否定的。

肯定，是指继续学习我们先前讨论过的各种主题内容是必需的。

并且，治疗师在受过良好训练的持证沙盘游戏治疗师的见证下进行他（她）个人的沙游历程是至关重要的。实际上，治疗师会发现在他（她）自己的职业生涯中体验几次沙盘游戏历程是十分必要的。人会不断地成长和发展，这会持续推动着我们的学习和深化。同时，来访者在沙盘中的工作也在持续促进着治疗师的成长和发展。沙盘游戏从来都不是静态固化的。

否定，是与在学习沙盘游戏疗法过程中的理性部分有关。一方面，我们必须持之以恒地学习，但当我们与来访者一起工作时，又必须将所学的"知识"抛开。当我们与来访者坐在一起，面对着沙盘时，我们必须彻底地清空自己，必须保持着完全开放的状态来迎接所有可能呈现的内容和方式。不带有任何"知识"或"理性分析"才会产生平静、清晰的陪伴状态。当治疗师可以与沙盘游戏建立起这样正确的互动关系时，就说明他（她）所经历的学习或训练已经让他们做好了准备来面对来访者。

鉴于以上的内容，在这一部分我们会继续学习一些有文献记载的、用于破解沙盘意义的方法。

首先我们来看玛格丽特·洛温菲尔德和夏洛特·彪勒对"世界技法"的早期研究，接着是朵拉·卡尔夫对荣格取向的沙盘游戏疗法的解读方式。接下来，我们将介绍一些当代对沙盘作品解读的研究。我们还会简单讨论一下解读沙盘涉及的两个重要内容：初始沙盘和所谓的象限理论。最后，我们还会简要介绍一种我开发的可以促进对沙盘内容理解的主观浸入式分析法。

第十四章　世界技法的解读

——玛格丽特·洛温菲尔德

引言

玛格丽特·洛温菲尔德（1979/1993）创立的世界技法是一种可以让儿童直接表达内在思维过程的方法。她发现世界技法的作品似乎表达了一种介于意识与潜意识之间的状态。在陪伴儿童制作世界作品的工作中，洛温菲尔德逐渐发展出了自己的理论。经过了一段时间，她总结出制作世界作品的四种过程。

这些过程可能会单独出现，也可能是混合在一起同时出现，它们是：

- 制作有条理的故事或场景
- 用沙子或微缩玩具或两者共同来创作一个图形
- 创作一个时刻，就像照片中的一个场景
- 缺乏有条理的故事或场景

在临床实践中，洛温菲尔德（1979/1993）从以下五个方面来分析世界作品：

1. 时间
2. 运动
3. 有条理／无条理
4. 象征
5. 模型／设计

下面我们来逐一讨论这些内容。

时间

洛温菲尔德（1979/1993）按照世界作品的先后顺序，区分了有条理的与无条理的世界作品中的图形模式，以及在其中使用的象征符号。她研究了世界作品中的时间框架，并将其分为：

- 当前或历史的时间是否得到呈现
- 时间是运动的还是静止的
- 世界作品是否按照故事线索来呈现
- 故事中的插曲或事件是否得以描述
- 故事中的变化是否刚刚发生还是将要发生

洛温菲尔德觉得，对这些时间参数的分析可以表明来访者是如何感知时间的流逝的。

运动

洛温菲尔德（1960，1979/1993）认为移动摆放的微缩玩具或在制作世界作品的过程中直接操纵微缩玩具进行运动都具有重要的意义。这促进了洛温菲尔德后来称其为 E 能量的表达。从我们对沙盘游戏中运动主题的讨论可知，洛温菲尔德认为 E 能量是激活人格的能量。与弗洛伊德早期对力比多的定义不同的是，洛温菲尔德把 E 能量视为存在于心灵和肉体之中的中性力量，可以以多种多样的方式呈现或表达自己。洛温菲尔德对世界作品的大部分分析都与作品中所表达出来的 E 能量运动的受阻和流畅相关。

洛温菲尔德发现了一个发展性的连续过程：从她称为早期原型系统的儿童开始，其特征是在早期的世界作品中出现循环的运动，到中期的世界作品中出现横向的运动，再到后期作品中出现垂直的运动。

有条理／无条理

洛温菲尔德（1979/1993）分析了世界作品中的组织性或缺乏组织性，从而发现了一系列因素，并指出那些制作对外部现实生活表达更多的世界作品的来访者要比世界作品缺乏条理性的来访者心理发展得更好。洛温菲尔德认为在世界作品中的表达既是来访者的外部世界，也是其内心世界。她将来访者在制作世界作品中的行为与其在治疗以外的行为相对比，以此作为治疗质询的一个可能方向。

洛温菲尔德也会观察来访者制作世界作品的方式，以及制作不同世界作品过程中的任何改变。她在世界作品中寻找主题，并在系列世界作品中寻找主题的变化。她分析一个世界作品是有条理还是无条理的，从而确定 E 能量的特质，发现 E 能量朝向秩序化过程中的任何改变，以及与系列世界作品中的其他作品之间的关系。

洛温菲尔德还会留意观念方面的任何变化，观察相应的元素是如何朝向更有意识的方向运动发展的。她使用"自我实现与控制和 E 能量的指引"（self realization and control and direction of E）这样的措辞来指代治疗中的改善（Lowenfeld 1979/1993）。通过对众多世界作品的研究，洛温菲尔德（1948）提出了原型系统（proto-system）的存在，借此描述了前语言思维的特点和结构。洛温菲尔德认为，儿童通过感官感觉和情感联结形成了"群集"（clusters），也就是他们内在心灵体验的早期组织群组。为了理解世界作品中究竟发生了什么，洛温菲尔德寻找这些群集，尤其是在系列世界作品中探寻相应的元素朝向适应性更强、发展性更好的形式的运动变化。

洛温菲尔德（1979/1993）认为来访者在世界作品中对象征的使用是治愈他（她）外在生活的重要一步。通过将来访者的内在心灵投射到世界作品的微缩玩具上，借助世界作品中这些象征性内容的相互作用，继而发展出新的技能。洛温菲尔德通过以下内容来界定儿童心灵中发生的修复或治愈：

- 发展与 E 能量建立联结的意愿和决心
- 常态人际互动的发展
- 对心智与智力的运用

有趣的是，与荣格理论取向的沙盘游戏疗法不同，洛温菲尔德经常为来访者解读他们的世界作品。她认为这是来访者与治疗师之间富有意义的对话。

第十五章　世界测验

——夏洛特·彪勒

在 20 世纪 50 年代，维也纳大学研究儿童发展的学者夏洛特·贝尔莎·彪勒（Charlotte Bertha Buhler）（1893—1974）把玛格丽特·洛温菲尔德的世界技法应用到自己对儿童认知过程和发展过程的研究中。在洛温菲尔德（1939，1979/1993）世界技法的基础上，彪勒设计出了用于检查病理性症状的诊断工具（Buhler，1941，1951a，1951b；Lumry，1951）。尽管彪勒的工作是要利用微缩世界来进行临床诊断，但她的发现却与沙盘游戏疗法有关。

彪勒把自己的研究工具命名为"世界测验"（the World Test），又叫"玩具世界测验"（Toy World Test）。她（1952）试图确定是否特定的人群，比如同一国籍的人群，会在他们的世界作品中呈现出相似的投射模式。

由于世界技法具有描述儿童心智运作的功能，彪勒（1951）尝试对其进行标准化，并作为研究儿童认知与发展过程的诊断工具。在洛温菲尔德的支持和鼓励下，彪勒开始在伦敦的诊所观察世界作品的制作。1950 年，当洛温菲尔德与彪勒见面讨论她们各自的工作时，洛温菲尔德发现彪勒的世界测验所进行的工作与她的世界技法并不一致（Bowyer，1970；Lowenfeld，1950a，1950b）。

世界测验（Buhler，1951a，1951b）使用 160～300 个微缩模型，在桌面或地板上完成，不需要沙子。来访者可以"创作他们想要的任何内容"。在对世界作品的分析中，彪勒采用标准化的量表区分出她所谓的"符号"（signs），她发现通常在所有的世界作品中都会出现一个符号，但如果出现两个或更多的符号则表明来访者有情绪障碍或者智力低下，尤其是当出现了她称为"封闭（closed）、刻板（rigid）或杂乱无章（disorganized）"（CRD）的符号时。

A 符号 攻击性世界符号（Aggressive World Signs），大概包括以下的场景内容：事故现场、战士、恐怖的野兽或猛烈的风暴等。

E 符号 空洞性世界符号（Empty World Signs），是指作品中使用不超过 50 种元素或者少于 5 大类元素。通常在这些世界作品中是没有人物模型存在的。

CRD 符号 封闭、刻板或杂乱的世界（Closed, Rigid or Disorganized World），大概包括以下内容：不合常理地中断或封闭，摆放毫无章法，混乱或者内容之间毫无关联。

彪勒（1951a，1951b）根据来访者在世界作品中所使用的微缩模型的数量和类型在世界测验中进行打分，并认为通常情况下使用微缩模型制作出丰富多样并形成有条理或有主题的世界作品的来访者，相比于制作出明显匮乏或缺乏某些微缩模型的世界作品的来访者要更加健康。依据对来访者世界作品所勾勒的草图，施测者进行打分，并将分数记录在计分表上（Buhler，Kelly [Lumry] & Carrol，1951）。

在彪勒的测验中，她发现在所有有情绪障碍的来访者所制作的世界作品中，至少会出现一种 CRD 符号。她还发现在有情绪障碍的来访者的作品中，CRD 符号会被交替使用。也就是说，他们可能这次会制作出一个封闭的世界，下次则可能是一个杂乱无序的世界。彪勒认为 CRD 符号可能是缺乏安全感的标志。

第十六章　沙盘游戏疗法的解读

——朵拉·卡尔夫

在对沙盘内容的分析中，卡尔夫（1966，1980/2003）将来访者制作的系列沙盘作为一个"沙游历程"来研究。她认为沙盘游戏历程包括：心灵下沉至潜意识，实现自性的中心化，随后发展出一个适应性更强的更健康的自我。

朵拉·卡尔夫所说的"历程"这个词具有一定的迷惑性。鉴于语言的局限性，我们通常把历程这个词用作名词来使用。沙盘游戏治疗师也经常会谈到"一个历程"，"我的历程"，等等。而在这里我们所描述的实际上是活跃、生动的人类心灵运动变化的现象。尽管沙盘中的三维内容是来访者内心世界的部分外化表现，但卡尔夫（1980/2003）认为沙盘游戏是一个心灵直接、即时改变的过程，在来访者制作沙盘的同时其内心就已开始发生着改变。当我们研究一个沙游历程时，我们实际上就进入了超越时空限制的维度和领域。因此，对一个系列沙盘内容的研究实际上是与来访者一道"经历这一生动鲜活的过程"。

卡尔夫对沙盘内容的分析以及她的教学均采用案例分析法。在朵拉·卡尔夫的教导下学习沙盘游戏疗法是一种美妙的体验。她的课程有一套标准模式。课程在早上9点半开始，进行两个半小时。然后是充足的午餐和午休时间。下午3点半或4点再开始上课，进行两个或两个半小时。

每堂课一开始，朵拉·卡尔夫通常先在讲台上进行简短的讲授。在这里，我跟大家分享一下我的笔记，这是她1989年3月31日在加州卡梅尔的部分课堂内容。希望可以通过这些文字让大家感受到卡尔夫教学的风采及其深邃的内涵。

　　在我们心灵的深处知晓着我们意识无法知晓的内容。通过沙盘游戏我们触及了人类的集体潜意识。这为我们展示了每个人心灵所通往的道路。沙盘游戏促进着个体的自性化历程，让潜意识的内容意识化，并将其整合进我们的生活中。

　　内在与外在的幸福是同时发生的。象征所蕴含的意义会对人的内在与外在同时产生作用。这为个体的进一步发展做好了准备。

　　因此，我们对所发生的一切的理解是至关重要的。这种理解不一定是言语上的，但是是从我们的直觉而来的。

　　当我们发现沙中的意象在不断地重复，我们必须自问发生了什么。一旦我们掌握了来访者的潜意识信息，意象就会发生改变。

　　这种内在觉知在遥远的东方更广为人知。我们在这里所接受的培训，是让我们有意识地去理解一些内容和信息。而真正的转化是不会仅在意识层面中发生的。

在讲授这些内容之后，卡尔夫会展示一个完整沙盘游戏案例的幻灯片。这一过程缓慢而又深入。通常沙盘的幻灯片会呈现一个小时或更久。卡尔夫让班级里的学员讨论自己所看到的内容，而她的教学正是在与学员的互动回应中进行的。卡尔夫与学员一起参与到生动的沙游历程中，让大家对历程内容的理解越来越深入，这是十分耗费心神的过程。因此，中间会安排较长的休息时间。卡尔夫所坚持的课程设置中的固定休息时段也提醒着我们，从事沙盘游戏疗法的工作会动用我们大量的精力，我们一定要照顾好自己。

通过对象征性内容和沙游历程的考察，卡尔夫尽力去理解每一个独一无二的沙游个案的意义。卡尔夫是采用埃里希·诺伊曼（1971）的发展理论，来追踪沙盘中象征性内容所反映出的心灵的成长与改变。卡尔夫既尊重来访者可能会赋予某个沙具特定的意义，同时她对沙盘中象征内容的解读是建立在对象征的原型内容的深入理解之上的，她会具体案例具体分析，并将象征意义放在来访者整个沙游历程的背景中进行考察。

第十七章　荣格理论取向沙盘游戏疗法的其他解读方法

　　跟随朵拉·卡尔夫学习的荣格理论取向的沙盘游戏治疗师们在遵循着个案分析研究方法的基础上，有了一些细化的发展。不论采用哪种方法，所有分析的核心过程都是一致的，都是心灵下沉至自性，而后与自我结构的再次整合。

　　卡尔夫的一些学生创新出了一些可以促进治疗师对案例内容理解的工具和方法。下面我们就介绍其中较为有效的几种。

沙盘游戏历程解读——Estelle Weinrib

　　作为朵拉·卡尔夫最早的美国学生之一，荣格心理分析师 Estelle L. Weinrib（1983/2004）遵循卡尔夫的传统方法，以荣格分析心理学中的自性化过程作为沙盘游戏历程的分析指南，总结出沙盘游戏历程中包括的四大主要阶段：

　　1. 重要情结的部分解决；

　　2. 全体中心原型的展现，或者说自性的群集；

　　3. 区分性的对立性元素的出现（阿尼玛 / 阿尼姆斯）；

　　4. 遵从于自性的新自我。

　　与卡尔夫的做法相同，Weinrib（1983/2004）也采用案例分析法来举例说明自性化的这些阶段。Weinrib 的分析方法主要关注沙盘中的转化过程，而不是建构沙盘的细节。

沙盘游戏解读指南——Katherine Bradway 与 Barbara McCoard

朵拉·卡尔夫早期的学生、荣格心理分析师 Katherine Bradway，与她的合著者、荣格理论取向的精神病医生 Barbara McCoard，在多年丰富的沙盘游戏临床实践经验的基础上，总结出解读沙盘的指南（Bradway & McCoard，1997）。

Bradway 与 McCoard（1997）从以下几个方面对沙盘内容进行分析：层次、阶段、顺序和主题。

层次

这是指来访者在哪个心理层面工作。

这些层面可能会相互作用，可能会涉及来访者意识到的创伤，也可能是隐藏在来访者潜意识中的创伤事件。沙盘游戏可以展现或激活来访者在重要关系和重大事件中的情绪感受和经历体验，这可能暗示着来访者对治疗师积极或消极的移情。原型经历也可能会在沙盘中被激活并得以展现。

阶段

这是指沙盘游戏历程的开始与结束。

Bradway 针对初始沙盘有十大分析指南：

1. 尊重并意识到来访者的感觉；

2. 意识到治疗师自己的感觉；

3. 沙盘中有什么沙具被掩埋或被隐藏，后来又可能会被发现；

4. 混乱或秩序的出现；

5. 移情的迹象；

6. 滋养的内容；

7. 对水域、水或者与水有关的沙具的使用；

8. 代表着母子一体性的内容；

9. 代表着问题和／或其解决方案的内容；

10. 如果沙盘引发了治疗师的焦虑，则治疗师需要寻求督导。

在沙盘游戏历程中存在着诸多的可能性，包括深化期、滋养期和自性的群集期。

顺序

这是指沙具的摆放顺序。

在每个沙盘中，治疗师都必须观察沙具的摆放顺序。同样重要的是，要观察在来访者的系列沙盘中，沙具的摆放顺序及其布置。

主题

这是指沙盘游戏案例中的主题倾向。

主题方面的考察可能包括：

1. 孵化性的场所，比如对某些事物保护性或庇护性的封闭，令其得以成长和转化；

2. 对沙具的选择或摆放、言语内容和对沙子的使用都可以暗示着能量的来源或能量的受阻；

3. 代表着旅行、道路和运动的内容；

4. 代表着来访者的控制感、权威感和愤怒的内容；

5. 男性或女性能量的出现与发展；

6. 对立面的出现与联合，获得宝藏。

在转化过程和主题内容方面，Bradway 和 McCoard（1997）的分析参数是颇为全面的。

沙盘游戏分类属性清单——Geri Grubbs

荣格心理分析师 Geri Grubbs（1991，2005）在对受过虐待和没有受过虐待儿童所制作的沙盘的研究中开发了用于分析沙盘游戏内容的沙盘游戏分类属性清单。包括对沙盘建构和沙盘中表达方式的定性和描述分类，清单关注的是每一盘与下一盘之间模式的变化。从沙盘建构的三大方面入手，Grubbs 的清单包含了分析的 19 个类别属性。沙盘建构的三大方面是：

- 沙盘创作中的主题内容和过程；
- 来访者讲述的沙盘故事；
- 一个沙盘到下一个沙盘之间的变化是前进的还是倒退的。

Grubbs 将治疗师的主观印象及其寓意也包括进来。清单的 19 个类别如下：

直接观察与客观分析

1. **故事**。如果有的话，来访者在沙盘建构过程中或结束后所讲述的内容。

2. **沙具**。所用沙具的数量和内容。来访者是否有提到某个沙具（对他而言）的意义。

3. **背景**。整个沙盘的主题或环境（杂乱无序的、关于家庭的、灵性的、象征性的，等等）。沙具之间的移动或关系。

4. **创作过程／戏剧性游戏**。发生在沙盘制作过程中的变化。是否有戏剧性游戏？

5. **人物与动物沙具的使用**。使用了哪些人物和动物的沙具，如何描述它们？

6. **沙子的使用**。选择干沙还是湿沙，沙子的形状与掩埋。

7. **沙盘的使用**。沙盘空间使用得充分还是空置。沙盘中的主要焦点区域、空置区域和中心位置。

8. **来访者的反应**。沙盘制作过程中所激发的来访者的情绪感受。

主观印象与寓意

9. **主要心理表述**。沙盘的主要心理表述，如破坏、侵犯、自我保护、欢庆等。

10. **认知的发展和场景的推进**。沙盘作品相对应的发展的年龄阶段，以及在沙盘游戏历程中此场景是推进还是后退。

11. **场景整体及部分的协调性**。沙盘内容的组织程度。

12. **关系结构**。沙盘中描述的人际关系以及人与动物关系的互动程度和特点。

13. **边界**。对沙盘本身的边界以及来访者自己创造的边界的使用和特点。

14. **运动／阻碍**。沙盘中所显示出来的运动的顺畅或受阻。

15. **各部分之间和彼此对立内容之间的关系**。对立内容的出现与关系。

16. **治疗师的主观印象**。在沙盘游戏创作过程中和结束后，治疗师的主观感受或印象。

17. **重要的象征性呈现和主题游戏**。沙盘中的象征性内容。

18. **重要的、反复出现的主题和沙具**。被重复使用的、在象征意义上相关的沙具和主题。

19. **产生的疑问**。在治疗师回顾整个沙盘时所产生的疑问。

在《沙盘游戏分析指南》(*Guidelines For Sandplay Analysis*)一书中，Grubbs(1997)基于 Bowyer(1970)的发展范式、卡尔夫(1980/2003)对自性展现的讨论以及她自己的研究(Grubbs，1991)，总结出心理错乱在沙盘中的表现，以及在沙盘游戏历程中力量、进展、运作与整合的表征性符号。

Grubbs 的方法的优势在于，这是一种分析沙盘内容的整合性方法。它在借鉴了洛温菲尔德文献的精华以及 Bowyer 的理论的同时，还坚持了有益于治疗的过程导向，让治疗师积极介入，尤其是使用治疗师的主观感受、产生的疑惑等作为分析的关键要素。

沙盘游戏疗法解读中的 20 个要点——Martin Kalff

Martin Kalff(1993)从多维的视角来解读沙盘。他详细列举了分析沙盘过程中的 20 个需要注意的问题。

1.来访者的背景资料和外部环境

由于来访者的背景、病例各不相同，相似的沙盘场景可能具有完全不同的意义，因此必须结合来访者的内外部环境来考察沙盘的内容。Martin(1993)强调，沙盘里的场景通常是现实生活环境的预演，在沙盘上出现一段时间之后才有可能在外部生活中成为现实。

2.咨询过程中的信息

需要考察在咨询过程中来访者与治疗师之间的互动以及来访者的言语和非言语表达与沙盘内容之间的关系。来访者对沙盘内容的解说和情绪反应，以及梦境都会为解读沙盘的意义提供重要线索。

3.治疗师的感受

考察治疗师对整个沙盘或其中部分内容的情绪感受也是很重要的，与他(她)在见证此沙盘之前的感受相比，以此梳理出是否存在治疗师的个人投射。同样重要的是要将治疗师的感受与来访者对沙盘的情绪反应相对比。

4．空间

沙盘空间的使用能为分析沙盘内容提供重要的信息。过度拥挤填满沙具的沙盘可能代表着潜意识活动的泛溢，而沙盘中空荡荡的场景可能代表着抑郁或较低的心理能量，另外，相对空旷的沙盘也可能代表着内在心灵的清透与平静。一直空置半个沙盘或者闲置沙盘的某些区域则可能暗示着来访者没有能力表达令其恐惧的内在心灵体验或代表着来访者的心灵严重失衡。

5．沙子的选择与使用

来访者对干沙或湿沙的选择以及他们提及的对此选择的解释，可以为解读沙盘游戏历程提供重要的信息。如何使用沙子以及不使用沙子都具有同等重要的意义。来访者犹犹豫豫或者不愿意触碰沙子可能代表着对潜意识的恐惧或者与身体方面相关的困难。拍平沙子则可能暗示着对情绪的控制或者强迫性的防御。

6．沙具的摆放和沙子的形状

治疗师一定要观察来访者在沙子塑形和沙具摆放中形成的形状特点或主导形状。圆形形状可能主要代表着女性能量占据主导，具有感性特质，而几何图形则可能代表着男性能量占据主导，具有理性特质。塑造沙子和摆放沙具的方式也可能会提供一些重要的信息。更为小心的塑形或摆放可能代表着强烈的意愿，而随意的撒落则可能暗示着缺乏意愿或动机。受到沙盘游戏历程影响的躯体信息可能会通过用沙子塑造出来的形状或所使用的沙具是身体部位或器官来显现。

7．色彩

沙盘中主导颜色的选择可能蕴含着历程的部分重要意义。浓烈的红色可能象征着对生活的渴望。这种颜色可能会以一种补偿的方式出现在情绪抑郁的来访者的沙盘中。主导颜色为绿色的沙盘则显示出来访者更沉静、富有生命力的内在状态。

8．对沙盘蓝色底部的使用

沙盘的蓝色底部可以被用作代表一片干净的平面可以在上面设计图形，或者可以被用作代表一片干净的区域比如医院。但大部分情况下它代表着水域。观察来访者如何向下移动到这一"水平面"是十分重要的。如果来访者并不拨开沙子露出水面，这可能意味着对进入心灵深处的恐惧。如果来访者可以较早地接触到这一水平面，这可能表明他（她）可以触及心灵深层的滋养资源。要注意观察蓝色水域是否被明确的作为水源来使用，是否存在着一些混淆的部分。比如，将陆地生物摆放在水域里，而水中的生物和水上交通工具摆放在水域附近的陆地上，这可能说明来访者辨别的能力比较薄弱。

9．沙具

治疗师必须关注来访者使用了哪些沙具以及如何使用它们。另外，专门使用或完全不用某些特定种类的沙具，具有重要的意义。不使用某种特定的沙具可能是一种心理防御。出现或缺失植物类的沙具可能提供了有关来访者个人经历中成长、压抑、希望或忧伤的重要信息。

10．沙具在空间中的摆放

将沙具摆放在沙盘里的对角上，这是沙盘中任意两个沙具之间最远的距离，这样摆放可能会呈现出彼此对立的、特殊的象征性内容。

11．分化程度

对沙盘游戏场景的分化可以反映出自我发展的水平。这包含了各种可能性，从毫无区分地把沙具倒入沙盘，到随意摆放，再到不分敌我的混战场面，最后是界限清晰、组织有序、分化程度最高的场景。

12．场景中沙具之间的关系

观察沙具之间是否相关以及它们之间如何互动是十分有价值的。这可以反映出来访者在与他人的关系中感受如何，或者他（她）心灵各方面之间的关系如何。在沙游历程中，沙具和元素之间关系性质的改变代表着疗愈方向的重要指标。沙盘里沙具之间不相关和相互独立无关的场景可能代表着严重的心理障碍。在这种情况下，要仔细观察历程中从彼此不相关到产生关系的转变。桥梁的出现可能代表着人格不同方面的连接以及可以接触到更高层面的心理能量。而连接相同元素或随意摆放的桥梁则显示了较低的心理能量，或者是缺乏决策的能力。

13. 个性化表达

独特的个性化表达可能会表现为来访者把沙子塑造成脸庞或者身体的样子。同样，来访者也可能制作沙具或把从家里带来的东西当作沙具，作为一种独一无二的个人表达摆放在沙盘中。

14. 动态或静态特征

沙盘中运动的流畅或受阻都会提供有关来访者心灵能量运动的重要信息，因此观察运动是可控的、通畅的，还是自由或混乱的是非常关键的。在运动受阻的情况下，要在沙盘中寻找是否存在着受阻能量的出路。同样重要的是研究沙盘中封闭内容的特征，试着去理解这是代表着安全、专注和分界的需要，还是阻碍了运动代表着能量的受挫。

15. 沙子的二维使用

来访者可能会把沙盘作为一个二维平面来进行创作，就像画画一样。这种使用沙子的意义必须要将其放在沙游历程整体背景中进行考虑。这可能表明此时的沙盘内容还不大可能通过三维立体的空间进行展现。

16. 与意识的远近

一个沙盘是处在意识水平还是潜意识水平也许会以沙盘中日常现实场景的性质为评判标准。那些处在辽远漫长的时空甚至是想象虚构的场景中的沙盘，要比常态的日常生活场景的沙盘更远离意识水平。

同样，沙盘中也可以同时看到不同意识层面的混合。

17. 象征内容

对象征内容的理解需要治疗师对神话、象征、宗教、童话和解梦都有一定透彻的了解，并且要具体案例具体分析。尽管来访者可能会无意识地使用象征所代表的集体潜意识内容，但来访者对特定象征的联想或感受都具有特别的分量。所有的象征本质上都具有广泛的意义，涵盖了从积极到消极的两面内容。考察每个个案中所使用的象征的特别意义是十分关键的。另外，仅从象征词典中查找象征意义是远远不够的。

18. 要在整个沙游历程的背景下进行解读

针对每一个沙盘，治疗师必须要将其放在整个系列沙盘中进行分析，要与上一个和下一个沙盘相对比。

19. 依据心理发展模式的解读

对沙盘中沙具和元素之间关系的分析可能会显示出荣格理论中自性化过程的心理发展模式。在对沙盘游戏历程的分析中，随着阴影、阿尼姆斯和阿尼玛的出现，来访者自性的展现和随后自我的发展阶段具有重要意义。在沙游历程中，诺伊曼（1973）的意识发展阶段可能会逐渐呈现出来，同样还包括了其他著名理论家提出的发展模式，比如弗洛伊德（Freud，1966；Brill，1966）、埃里克森（1963）和 格罗夫（Grof，1976）等。

20. 来访者与治疗师的关系

沙盘及其要素可能会显示出治疗师与来访者之间的关系，以及移情、反移情或交互移情的特点，因为沙盘游戏会唤起来访者和治疗师的意识与潜意识同时工作，在此期间，来访者与治疗师之间又在意识和潜意识水平上进行着复杂的互动。治疗师对来访者的沙游历程充分容纳，形成了自由与受保护的空间，而来访者自性的展现是在这种空间中所形成的咨访关系的自然产物。沙具之间的关系可能会反映出咨访关系的质量。来访者对某些特定沙具的选择，不管是有意识还是无意识的，都可能反映了治疗师的特点。

Martin Kalff 对沙盘的解读要点囊括了沙盘游戏的内容和历程。他强调治疗师要牢牢把握动态的象征性历程和心理的超验功能。他对沙盘内容的解读方法强调治疗师要全面掌握每一位来访者的背景资料和个人经历。重点是，Martin Kalff 提出的要点中有很多方面都聚焦在沙游历程中治疗师在场的质量与个人特点，而这也是我们一直在强调的内容。

Martin Kalff 解读沙盘的这些要点为我们理解沙盘提供了很好的指南。与之前介绍的解读沙盘的各种不同的理论、主题和发展维度一起，Martin Kalff 的解读要点为治疗师提供了一个全面深入理解沙盘内容的方法。

初始沙盘的重要性

朵拉·卡尔夫（1988）对来访者系列沙盘中的初始沙盘（第 1 个沙盘）给予了特别的关注，她认为初始沙盘通常呈现了来访者在沙游历程中需要解决的问题，同时指明了来访者治愈的方向和他（她）拥有的内在资源。

在上文我们对空间关系的讨论中，卡尔夫指出放在沙盘对角上的沙具之间的距离是沙盘内最远的距离，这通常蕴含着彼此对立的力量，也就是在随后的系列沙盘中来访者需要处理的心理冲突。当这样的对立画面出现在来访者的初始沙盘或前几盘中，对角上沙具的象征内容通常揭示了需要处理问题的特征。例如，如果来访者在初始沙盘或前几盘中，在沙盘的对角上分别摆放了象征着母性或父性的阴暗和光明面的沙具，这可能说明来访者的沙游历程是关于其母亲或父亲的原型成分中受创部分的疗愈与转化。另外，卡尔夫（1988）还强调初始沙盘能显示出来访者与潜意识之间的关系以及来访者对治疗的整体感受。

Weinrib（1983/2004）指出，系列沙盘中的初始沙盘可能是更意识水平的现实生活化场景，却暗示着来访者的问题以及可能的解决方案。Friedman（Mitchell & Friedman，1994）建议针对初始沙盘，治疗师需要考察沙盘中充满能量或阻碍的区域，需要考察沙盘中出现了哪些类型的沙具，并寻找来访者问题和力量的象征物，以及来访者工作的方向。

根据我的个人经验，初始沙盘是整个沙盘游戏历程中的重中之重。当来访者开始制作他（她）的初始沙盘时，一扇心门就此打开。来访者邀请治疗师共同经历和见证这一过程。初始沙盘是一道门槛，来访者邀请治疗师一起经历一场对他（她）灵魂深处未知领域的探索之旅，从而建立了一种深刻而神圣的生命连结。初始沙盘是这次心灵之旅中两个灵魂的初次相遇，从而奠定了此次旅程的基调，同时这也是治疗师以尊重恰当的方式与来访者一道进入非言语、象征性心灵领地的最初机会。

初始沙盘预示着接下来历程的方向。即使系列沙盘在不断向前推进，治疗师也需要持续回顾初始沙盘。参照初始沙盘中所蕴含的整个历程过程，可以帮助治疗师判断来访者目前的工作在整个历程中所处的位置。或许更为重要的是，经常参考初始沙盘能够有效减少治疗师单纯从意识出发去解读来访者的沙游历程。

Aaron

在讨论沙盘对角内容的部分，我们已经考察过 Aaron 的初始沙盘。这里我们再来看一看作为初始沙盘它是如何蕴含着随后的整个沙游历程的。

在初始沙盘中，Aaron 内心的冲突很明显地呈现出来。沙盘对角位置上的内容呈现出彼此对立的象征性内容，以及强烈的精神特质，而这样的冲突不利于 Aaron 心灵的继续发展。同时，沙盘中还呈现出他所面对的复杂问题——他自身正在发展的男性特质，以及对自己父亲所树立的不负责任的男性榜样的失望。Aaron 需要整合心灵中各种不同的特质以达到内心的平静和心灵的整合，而这也体现在沙盘内对角位置上富有戏剧性的象征性内容中，两条对角线交叉在沙盘的中心，刚好就是身穿铠甲、自我防御被囚禁住的骑士所在的位置。

在初始沙盘中呈现出 Aaron 心灵之旅的象征性路线，描绘了其内在与外在的冲突、防御、孤立以及通过他有意识整合内在心灵得以解决的方案。在他的最后一盘——沙盘 15 中，Aaron 的心灵之旅以胜利的爱之奖杯圆满结束。从初始沙盘中由沉重的盔甲铸成的防御，到最后一盘中胜利的奖杯，都可以在初始沙盘里骑士的甲胄中得以预见。作为一个学习的工具，我建议大家通读 Aaron 的个案，参照着初始沙盘仔细研究每一个沙盘。沙盘游戏中心灵的呈现是奇妙的。作为治疗师，我们的职责就是做好准备接受来访者的心灵之约。

分析沙盘的象限理论

一些治疗师尝试通过将沙盘分区并对不同分区赋予特定的意义来进行沙盘的解读（Ammann，1991；Ryce-Menuhin，1992）。这类分析工具通常被称为"象限理论"，因为它们倾向于在想象中将沙盘按照垂直和水平的方向切分，将其分为四个象限。

Ryce-Menuhin 认为心灵结构中的意识、个体潜意识和集体潜意识会以各种不同的组合各自投射到沙盘里。Ryce 认为更倾向于意识水平的内容会出现在沙盘内偏右侧和上方的位置，而潜意识的内容、更原型化的内容则出现在偏左侧和下方的位置。Ryce 认为沙盘左上方是阿尼玛或阿尼姆斯彼此对立的性别元素的位置，右下方是家庭群集的位置，而自性的群集则位于沙盘的中央。

Ammann（1991）使用炼金术的主题方式来解读沙盘游戏历程，认为沙盘的上半部分呈现的是内在心灵和本能的内容，下半部分是更意识水平的内容。左半边是更潜意识的内容，右半边是更意识的内容。沙盘的中心是自我的展现。

Bradway 和 McCoard（1997）提到，朵拉·卡尔夫也曾经尝试在分析沙盘的过程中使用这类分区的方法，但后来就放弃了。因为她发现沙盘中所有的内容都是和潜意识有关的。Bradway 和 McCoard 说无论哪种象限理论在她们的实际临床操作中都不适用。

Martin Kalff（1993）力主不使用象限理论，他质疑这样的二维划分是如何应用在沙盘三维立体空间中的。我个人赞同 Martin Kalff 的看法。在我看来，试图将沙盘分区，并按照不同区域对应不同心灵过程的做法，就是企图对本质上非理性和质性的内容进行理性化和量化的计量。尽管原型对方向和空间的影响的确是象征性过程中的一个因素，但是这种试图将沙盘的意义公式化的想法并不明智。比如在某个沙盘中，沙具向左侧的运动的确可能代表着心灵向潜意识的移动，但是将这样的情况僵化地应用于所有或大部分的案例的做法是不正确的。我们必须进入到每一位来访者各自独特的沙游历程之中，"让沙盘本身告诉我们答案"。

第十八章　主观浸入式分析

引言

　　主观浸入式分析法（Subjective Immersion Analysis，SIA）是我开发的一种解读沙盘的工具，它源自我在咨询室里的一次偶然观察。一天晚上当我准备拆除一个来访者的沙盘时发现，如果把自己想象成来访者沙盘里的一个沙具，我突然"体悟"到在这个象征性过程中会是一种什么感觉。我选择了一只小山猫，它被巨大的建筑物包围，周围笼罩着怪物和各种各样的威胁。我把自己想象成是那只猫，尽管身处险境，我感受到了忧虑，但我也感受到了自己已做好准备，仍要继续前行，同时我还感受到自己（那只山猫）内在的力量和平衡。

　　这一偶然的经历让我不禁突发奇想，如果我"进入"沙盘，把自己想象成沙盘中的某个核心沙具，可能可以更直接地进入到象征的能量模型之中，从而促进自己对沙盘内容更深入的理解。我想知道这是否可以成为一种分析沙盘的方法。

主观浸入式分析法在个案中的应用

　　在对一些沙盘内的沙具进行了随机实验之后，我开始正式把这一方法应用到完整的案例分析中。我把投影仪放在电脑旁，按顺序逐一研究每个沙盘。我最开始使用这一工具分析是在 9 岁 Aaron 的个案中。

　　在每一个沙盘里我选择一个核心或主导沙具，把自己想象成是它并沉浸在沙盘的环境之中。我把自己所选的沙具称为"焦点沙具"，从它的视角出发来描述自己（沙具）、描述自己所处的位置。我记录下自己当下的想法、感受、反应，并不试图去反思发生在自己身上的一切。当感到已彻底表述完焦点沙具，我会转向沙盘里的其他元素，依然是以焦点沙具的口吻说话。也就是说，身为焦点沙具，我继续描述沙盘里其他沙具的位置、我（也就是焦点沙具）对它们的观察，所思所想、各种回忆，等等。我继续这一过程，并把它拓展到沙盘的全部区域和所有元素。这一过程在 Aaron 的总共 15 个沙盘中重复进行。关于这一个案的完整的主观浸入式分析报告收录在本书附录一中。

使用 SIA 来分析这一完整的案例是富有成效的，这进一步深化了我对 Aaron 沙游历程的理解。尽管我一直与这位来访者一道工作，对他已经十分了解，但对他个案的主观浸入式分析依然对我很有启发。在咨询结束五年后，我有幸与 Aaron 和他的母亲一道回顾了整个案例，Aaron 对自己沙盘游戏历程的理解以及他后来的发展都证实了我使用 SIA 所顿悟的信息。

在我们回顾他的沙盘作品时，当时 15 岁的 Aaron 在沙盘中发现了儿时自己内心巨大的纠结，他在自己内心深深的宗教情结、敏感天性与他父亲狂野、愤怒的生存方式之间苦苦挣扎。这个年轻人对自己儿时沙盘作品更成熟的反思与我采用 SIA 进行的分析并行不悖。例如他说在第 2 个沙盘左上角那怪异的一对"……就像是他感受到的父母间的斗争，他们根本就是两类人，一直在吵架"。在随后的第 5 个沙盘里，看着那些正在观看棒球比赛的各种各样的男人，Aaron 悄悄说道："这些都是我父亲的一部分。"

对主观浸入式分析法的研究

对 SIA 的初步尝试表明它有可能成为一种高效强大的分析沙盘的

方法。随后我邀请了 17 位沙盘游戏治疗师针对使用 SIA 方法进行了一项研究（Turner，1998）。除了两位被试，其他的治疗师都认为 SIA 这个工具简单易学，大有助益。大多数治疗师都惊讶于通过使用 SIA 他们可以更清晰地感受到沙盘中不同元素之间的关系，大多数人还发现 SIA 这个工具极大地深化了他们对沙盘中呈现的象征性动态过程的认识。有的治疗师则反映使用 SIA 会有情绪压力和负担，研究一个完整的案例可能会耗费更多的心神。

研究中有两位治疗师对使用 SIA 方法产生了困难。一位莫名地抵制使用 SIA，另一位则对沙盘中呈现的内容陷入了近乎妄想的状态。

显然，SIA 并不适用于每一个人。有些治疗师可能发现它有用，有些则不这样认为。SIA 是一个深刻而又高强度参与沙盘游戏历程的过程，尽管会有较大的收获，但把其应用于整个案例的确需要付出很多心力。它可能最适合使用在令治疗师感到困惑或困难的个案中。另外，把 SIA 方法应用于系列沙盘中的初始沙盘可能会有益于治疗师对来访者沙游历程特质的深化理解。

而我的研究也证实了，在沙盘游戏工作中，治疗师的稳定性和心理准备程度是至关重要的基础。SIA 方法能够让治疗师直接投入到沙盘游戏的象征性过程中。治疗师本身必须是一个坚定的、头脑清醒且做好准备容纳一切可能的容器。

下面是在研究中给出的 SIA 的指导语。想在沙游历程中使用这一方法的治疗师可以体验一下它是否有效以及它是如何激发自己投入到象征性过程中去的。

主观浸入式分析法的优点在于，它会尽量减弱治疗师对来访者沙盘作品"有意识"的观察，帮助治疗师更加直接地进入到象征性作品中。而这就要求治疗师本人的心灵是中心化的，是与自性和谐统一的。否则，就可能发生研究中那位 SIA 被试出现的想象力不受控制的状况。当然与沙盘游戏工作的许多方面一样，SIA 也是因人而异的，如果您觉得这个方法适用就可以在实际工作中使用它。

主观浸入式分析法指导语

　　想象自己进入到沙盘场景之中，开始对沙盘进行研究。

　　选择沙盘里一个引人注意的沙具，也就是我们所说的"焦点沙具"。展开你的想象力把自己想成是这一焦点沙具。

　　开始描述你自己，并记录在纸或电脑上。把你所感受到的一切都记录下来：你的想法、感受、反应、联想，等等。

　　当你完成对焦点沙具的描述后，按照同样的流程继续描述沙盘里的其他要素。

　　依然是以焦点沙具的身份，以它的口吻来描述。与先前一样，记录你所有的想法、感受、联想、反应以及对意图的解读，等等。

　　比如，沙盘上有一个大红苹果，你选择它作为焦点沙具。你的记录可能是：

　　"我是一个大红苹果，多汁多肉、沉甸甸的。我的皮闪闪发亮，照耀着周围的一切。两片肥大的绿叶遮挡并保护着我。我感到满足又充实。"

　　或许这时沙盘上还有一只小松鼠。焦点沙具或许会说：

　　"在我身后的左侧来了一只小松鼠。它是那么小，那么脆弱。或许它会咬我一口，吃饱了，就能变得强壮一些。"

第三篇　小结

　　我们所回顾的各种解读沙盘的方法，为我们提供了一个丰富的工具包，它们有时可能奏效，有时可能不太适用。但作为沙盘游戏治疗师，我们准备工作的一部分就是要熟悉这些得到了临床验证的解读沙盘的方法。然后，正如之前所提到的，我们必须把它们轻轻地放在一边，让沙盘本身指引我们，静静聆听每一个沙盘的声音。

第二部分　小结

至此，我们结束了对沙盘游戏疗法中历程概念的讨论，我们探讨了沙盘游戏中心灵的成长与发展，疗愈与转化在沙盘中所呈现的主题，以及解读沙盘游戏历程的各种方法和手段。

现在我们转向沙盘游戏疗法的操作概念，开始针对沙盘游戏的实践问题展开讨论。在从不同视角对沙盘游戏历程进行考察之后，我们要准备将其付诸实践了。在下一部分，我们将探讨治疗师和来访者在咨询开始前、咨询过程中和咨询结束后的相关工作。

如何实施沙盘游戏疗法

第四篇 咨询开始前

第十九章 治疗师

接受培训

作为一名称职的沙盘游戏治疗师，在正式使用该疗法前必须接受大量的培训。正如我们所看到的，沙盘游戏疗法表面看起来很简单，具有高度的欺骗性，而实际上沙盘游戏疗法可能是当今现存的最复杂的心理疗法之一。因为沙盘游戏疗法是以象征性的方式直接深入到来访者心灵的核心，对于该疗法来说培训和学习是永无止境的。而我们在这里讨论的训练和准备只是这一旅程的开始。

沙盘游戏疗法的培训开始于治疗师的个人内在体验，最好是在已接受过培训的专业成熟的沙盘游戏治疗师的陪伴下进行。沙盘游戏训练的这一阶段内容至关重要，这是治疗师本人亲自深入到疗法历程中，由内而外地体验这一过程的唯一方法。如果我们本人都没有完整地经历过一次沙盘游戏历程，就对来访者进行沙盘游戏治疗，那么我们是根本无法做到对来访者深层心灵作品的包容和接纳的。

由朵拉·卡尔夫创立的国际沙盘游戏疗法协会（ISST）已经形成了严格的培训纲要，培训认证沙盘游戏治疗师。这些培训纲要在协会的各地区分支机构中都可以得到。在美国的分支机构，被称为美国沙盘游戏治疗师协会（STA）。目前美国还没有对沙盘游戏治疗进行严格的立法规定，但这一培训纲要为培养沙盘游戏治疗师提供了一种健全的结构化方式。除了执业认证和临床培训，目前的培训纲要中还包括进行个人沙盘游戏体验、参加 100 小时以上的综合理论学习、接受至少 75 小时的临床个案督导。认证过程包括：提交并通过诸多书面材料，以及治疗师本人实践完成的一份记录完整的沙盘游戏案例报告等。

参加遵循该纲要的系列训练，为治疗师下一步临床实践沙盘游戏疗法创造了条件。很重要的是，治疗师在经历了这些学习过程之后，会感到自己已经为实践沙盘游戏疗法做好了准备。自知和自重是准备实践沙盘游戏疗法的基本素养。

所需硬件设备

沙架

实施沙盘游戏疗法需要有一定的空间来放置沙架，确保人们能方便地接触到这些架子。沙架可能会很高，所以旁边有必要配备个凳子或小梯子。这样孩子们或个矮的成年人能轻松地够到架子的高处。有人用书架做沙架，还有人直接靠墙搭建窄窄的架子。我通常使用比较深的书架，不过窄一些的架子会更容易够得到里面的沙具。相比深30厘米的架子，在窄架子上更容易看到沙具。书架的另一个不方便的地方在于，当来访者去拿放在架子里面的某个沙具时，很容易一不小心把前面的沙具碰倒。

沙盘

建议咨询室里放置两个沙盘。朵拉·卡尔夫建议最好同时提供干湿两种沙子。沙盘是长方形的，长72厘米、宽50厘米、深8厘米。沙盘的底部和内壁为蓝色。之所以选择蓝色，是因为这种亮蓝色在沙盘中以中性的色度出现，不会像更深的蓝色那样可能会影响来访者的心理将其"引向"更阴暗的一面。

人们会使用各种材料来做沙盘，包括木质抽屉和塑料沙盘，等等。也有一些厂商为沙盘游戏疗法专门设计生产沙盘，当然也可以自己专门定做。多年前我去了家橱柜店，选择木料，挑选漂亮的亮蓝色橱柜材料做内衬，请店家为我制作了沙盘。我很喜欢这些沙盘，现在依然在使用它们。

在这里，我们不妨谈一谈在沙游疗法中所使用的所有硬件的质量问题。沙盘游戏疗法是一个深刻的富有意义的疗法，我认为我们需要使用优质的设备以表达对该疗法和来访者的尊重。想象一下，当我们向一位成年来访者介绍沙盘游戏疗法是一种如何有效的治疗方法后，让他（她）坐在地上，面对着一个塑料清洗盘！我觉得这画面不仅尴尬也十分荒唐。请记住，我们的环境（咨询室里的一切）也是"一个容器"。我们的设备无需奢华，但必须要体现出对自己工作的尊重。

沙盘推车或桌子

你需要用桌子或小推车来放置沙盘。如果空间允许的话，来访者最好可以绕着沙盘自由移动。桌子的高度取决于治疗师的偏好。有些治疗师对桌子高度的设计是，既能让孩子站着舒服又适合成人舒服地坐在椅子上进行操作的高度。朵拉·卡尔夫是这样布置她的沙盘的，她通常坐在沙盘较长的一侧，坐在来访者的对面；并使用推车或在小桌子上加上小脚轮，便于移动。

当然，咨询室空间的大小会直接影响你的布置。我先前在一个很大的咨询室工作，房间宽敞，可以在中央放置两个沙盘，周围是靠墙的沙架。而我目前的办公空间比较小，勉强够用。作为治疗师，我们的准备和存在能够在有限的空间内弥补许多不足。

水

我们需要给来访者准备水，以备其使用（如：加入沙盘中）。我们可以把水放在一个漂亮的容器或水罐里。

洗手碗

我会在沙盘附近，放一碗干净的水，来访者可以清洁沾了沙子的手。我还看到过一些漂亮的洗手玻璃碗，在水里放上了贝壳或美丽的小石子。洗手沉淀下来的沙子不能倒入下水道，如果淤积在排水管的拐弯处会带来额外的管道修理工作。我会选择把洗手碗里的沙子和水倒到花园里。

毛巾

我会为来访者准备干净、叠好的毛巾用来擦手。有趣的是，仅仅给孩子提供一条他（她）自己专用的干净毛巾，就会形成一种充满爱意、安全和尊重的工作环境。这些细节确实会带来不一样的效果。

玩沙子的工具

要准备几件雕刻、挖掘和运送沙子的简单工具。我把这些工具直接放在沙盘下面的小推车架子底部。这些便利的工具包括：小铲子、耙子和勺子。还需要准备像窄木板这样边缘平整的工具用来平整沙面。小号、中号和大号的扁头油画笔是用来清扫和整理沙水混合区域的好工具。大网眼或细密的滤网筛子对撒沙子或筛沙子都很有用。对治疗师来说，它们在随后拆除来访者作品的过程中也很有帮助。

沙具

由于治疗师与沙具之间的深层象征性联结，沙盘游戏疗法中的沙具是治疗师至关重要的工具。直白点说，沙具也是治疗师的一部分。在挑选收集沙具的过程中，治疗师积极、不可见的心灵激活了与每一个沙具的原型连接。作为一个整体，所有沙具的集体展现具有深刻的原型能量，同时也具有收集这些沙具的治疗师的个人风格。

沙盘游戏沙具的收集并无规则可言，其目标就是要展示生活和幻想的方方面面内容。然而，需要提醒的是，不必煞费苦心，穷极一切。在完全包容的环境下，即使是很少的沙具，心灵也可以通过它们来进行表达和发生变化。而且，如果沙架里没有来访者所需的沙具，准备好一些手工材料在旁边也是个不错的选择。

尽管沙具的涵盖范围很广泛，但其实也不必求全、求多。我觉得在这一点上必要的提醒还是很重要的，似乎我遇见的每一位沙盘游戏治疗师很快都会陷入到搜集沙具的激情之中，甚至患上"收集沙具成瘾症"。当然我是在开玩笑，事实上沙盘游戏疗法的确会要求治疗师的身心灵的全部投入。沙盘游戏治疗师会迷上象征符号以及与它们有关的沙具收集。而我们收集沙具的热情也正是来自于内心深处某些力量的驱动。

基本的沙具种类包括如下内容。其中有些数量会比较多，比如战士、人和动物。而在某些情况下，某一类沙具有一个就够了。例如，在所有沙具中只需一只独角兽或一位国王就够了。我提供了下面的列表，供大家参考。

人物
婴儿、儿童、成人
不同民族

国内的、国外的

年轻的、年老的

做出不同动作、姿势的人物

警察、消防员和救援人员

居家装饰物

家具

日常家居用品

食物

建筑物

房子、塔楼、教堂

寺庙、商店

国内的与国外的

古老的与新建的

交通工具

陆地、空中和水中交通工具

旧式的与现代的

救援类车辆

军用交通工具

军事类

现代士兵与武器

古代士兵与装备

动物

陆地、水中、空中的动物

野生的与家养的

想象中的生物

独角兽、珀加索斯、龙

原型马匹（纯白色、蓝色）

想象中的人物

魔法师、仙女、巫师

童话故事和卡通动画中的人物

超级英雄和恶棍

远古生物

恐龙

原型沙具

神话人物

人物：国王、王后、王子、公主

形状：立方体、方形、圆形、金字塔、太阳、月亮、星星

珠宝：玻璃球、珠子、金色手链、财宝箱、礼物盒

与阴影和死亡有关的沙具

骷髅、墓碑、坟墓

骨头、怪兽、阴暗恐怖的沙具

与宗教和灵性有关的沙具

不同宗教的人物和工艺品

传统宗教、东方的与西方的

基本元素

火、冰、风车、水车、井

气球、旗帜、铲子

来自自然的沙具

岩石、贝壳、木块

树枝、灌木丛、花朵、绿植

水果和蔬菜

用于连接和区隔的沙具

栅栏、桥梁、道路和交通指示牌

电话

手工材料

瓷砖、木棍、黏土、纸张、细绳、胶水

沙具的收集

有许多厂商出售沙盘游戏初学者所需的成套用品。购买一整套沙具来开启收集过程是一个不错的选择，但并不是必需的。也可以在很多地方找到沙具，如玩具店、跳蚤市场、娃娃屋商店、玩具火车店以及纪念品店，等等。如何和去哪里购置这些沙具是治疗师的个人喜好和习惯。这些只是一些建议罢了。

自己动手做一些沙具来充实自己的收集也是很不错的。比如，如果茁壮的树木不容易固定，就可以给它加一个塑料的人工绿植的底座。还可以使用橡皮泥和陶土塑形、烧制，然后再涂上相应的颜色，做出不容易找到的一些沙具，比如火焰等。建议在手绘上色的沙具上最后喷上液体塑胶，可以锁色并防止沙具被水泡坏。还可以出门寻找一些东西，比如石头和小树枝等，为自己的沙具带来不同的意义，因为这些是在大自然和我们喜欢的地方发现收集的，每一件都带着回忆和情感。

沙具的大小也因人而异。有些治疗师偏好所有的沙具差不多一般大，也有些治疗师则找些彼此不成比例的沙具作为象征性过程的重要部分。我个人倾向于收集在一定大小范围内的沙具，但也确实有一两个大怪物的沙具和一些非常小的沙具。

沙具的布局摆放

对沙具的布置全凭治疗师的个人喜好。治疗师按照不同的方式摆放沙具，这也能反映出他们的个性特征。对沙具的摆放与养护也是治疗师容纳支撑整个沙游历程的个人风格的一个重要方面。因为，从对沙具的选择到对沙具的摆放，都极大地反映出治疗师的个人能力、个性特点和风格。

我见过各种各样的沙具摆放方式，从精细、整洁、有序到完全随意、杂乱无章。就个人而言，我会把沙具以有意义的方式按照固定的模式排列起来，这样感觉会比较舒服。这样摆放有两种作用：第一，当来访者问起某一沙具时，在沙架上的大类里找起来不那么困难；第二，向来访者呈现沙具时不会让来访者的心灵产生杂乱或混乱的感觉。也就是说，当来访者在人物类型的沙具中寻找某一特定的人物时会更平静，而不用四处寻找他们所需的东西。我会把沙具按照大致的范畴归类，参考上面所列的"沙具种类列表"。

如果你选择按一定的组类布置沙具，就会产生如何安放这些不同组类的问题。我的偏好是，遵循一定的发展和原型的原则。发展方面应考虑来访者的年龄大小和高矮，并按照该发展阶段的儿童通常会用到的沙具，如何更容易拿取的顺序摆放。也就是说，比如动物、人物、日常居家家具、卡通和童话人物的沙具会摆放在稍低的架子上。我会把士兵、武器和战马摆放在中间区域，为的是让小学阶段的儿童更容易拿到。我倾向于将原型维度中代表土地、自然等元素，来自大自然的沙具，比如石头、树木和贝壳放在底层的架子上或者摆在地上，而把精神层面和具有宗教色彩的沙具放在更高的架子上。我还做了进一步的区分，把东方宗教的物品和人物放在左上方，而西方宗教的物品和人物则放在右上方。同时我把代表死亡的沙具摆在更高的架子上。从发展的角度看，儿童通常不会需要这些沙具来进行创作，所以它们一般不在儿童的视野范围内。不过，如果一个孩子确实需要这样一个更具原型化的沙具时，他自己就可以找到它。心灵会驱使他们向更高处看，他们也会要求爬上梯子，"看看上面有什么"。花点儿心思来寻找让我们自己觉得舒服的布置沙具的方式，这也是沙盘游戏中容纳的一部分。

布置咨询室

当来访者进入咨询室时，沙盘游戏室必须处于准备就绪的状态。这会创造出一种神圣的空间，远离日常的时空。在这样的环境下，沙盘游戏会以安全和尊重的方式激发来访者向自己的内心深处进行探索。

这就意味着沙具需要全部归位于沙架，沙子干净平整。水、工具和毛巾都放在触手可及的地方。这也是容纳的重要的一部分：来访者会感受到沙盘总是处于准备就绪的状态。

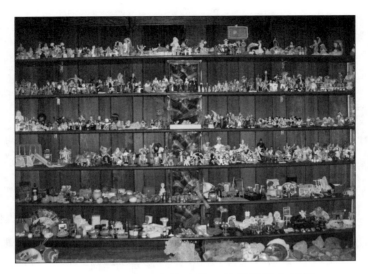

图 19-1　一位同事的沙具，使用的是窄架子

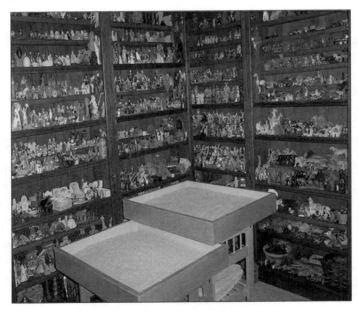

图 19-2　作者的沙具，使用的是较深的书柜

第二十章　来访者

——向来访者介绍沙盘游戏疗法

在开始咨询前，来访者会想要对该疗法有所了解。治疗师大部分对沙盘游戏疗法的介绍是面向成年人的。当来访者是儿童时，儿童会更倾向于直奔主题，而儿童的父母则需要了解沙盘游戏之所以重要的原因，以及它与日常在家里玩有什么区别。作为治疗师，在我们与来访者的初次访谈中如何介绍沙盘游戏疗法也是"容纳"的重要因素，这会严重影响治疗的整个过程。我们对于任何事物的第一印象是很重要的。

向成年来访者介绍沙盘游戏疗法

当成年来访者第一次进入咨询室，看见沙盘和沙具时他们会说："哦，你也做儿童咨询"，或者他们会简单地瞟一眼那些沙具。而这正是介绍沙盘游戏的好时机。鉴于第一次咨询时来访者都会略显紧张和不安，此时可以只做一个温和的简短性介绍。在欢迎来访者并向他展示咨询室的时候，我会说：

> 这是沙盘游戏疗法，适用于成人和儿童，是种强大有效的疗法，就像是做梦一样，以一种安全静默的方式，让人们进入问题的深层症结。我不知道这是否适合你，有机会的话我们可以试试看。

接下来我会请来访者坐下然后开始今天的咨询。

在随后的咨询中，来访者可能会对沙盘游戏表现出兴趣。这时我们可以向他们介绍沙盘游戏疗法。我会请来访者来到沙盘旁边，对他（她）说：

我来展示一下如何做沙盘。这是沙盘。这种方法叫做沙盘游戏疗法。（我移动沙子给他们看）沙盘的底部是蓝色的，如果你想制作一条河流、一个湖泊或者做其他的设计，就可以拨开沙子。

你还可以移动沙子把它们堆起来，做成你想要的形状。湿沙比干沙更容易成形，干沙更松软（我用两个沙盘做展示）。

（这时，我会从沙架上任意选取两三个沙具）然后，你可以到沙架旁，拿起任何吸引你注意的、你需要的沙具，把它放在沙盘中。

当你这样做的时候就会形成一个场景、一个小世界，或者什么都不会。但都没有关系，这不是什么艺术比赛，这不过是让我们内心的一些信息、无法言说的那些内容，呈现出来的一种方式。

当你做这些的时候，我会安静地坐在那边（指着我的椅子），记录你所做的内容。不用担心动了周围的东西，结束后我都会整理好的。

当你做好了，可以示意我。我会过来和你一起看你的作品。我可能会问你在做这些的时候想到了什么（指着我沙盘上的作品）。你可能会说，"哦，这个人在追赶那个人；这个人生病了。我不知道剩下的是什么意思。"我会记下这些，然后拍照存档。在整个咨询彻底结束后一段时间，我们可以再来一起浏览一下你所有的沙盘照片，理解这些作品的内容。到那时，你或许就能告诉我它们的含义了。

　　就是这样。这些沙盘的内容会留存在你的心里。

　　你现在想做一个沙盘吗，还是下次再说?

　　如果成年来访者并没有提及沙盘游戏，等我们之间的信任关系建立起来后，如果我觉得他（她）适合使用沙盘游戏疗法，我会说，我认为沙盘游戏疗法会对他很有帮助，我们可以认真考虑制作一系列沙盘。然后我会邀请来访者来到沙盘旁边，如上文所示，向他介绍该方法。

向父母和儿童介绍沙盘游戏疗法

向父母介绍沙盘游戏疗法

　　我的一贯做法是，在见儿童来访者之前先与其父母见面。这可以实现几项重要任务，有益于儿童的治疗。第一，我可以对孩子的整个背景资料及相关历史有一个记录，这有助于我的评估。第二，这次会面将与父母建立良好的合作关系，建立他们对治疗师的信任，治疗师将与他们的孩子一道工作。我会告诉来访者的父母，我将先与孩子工作两到三次，然后再与他们会面，交流我对孩子的评估以及治疗方案。

　　父母对治疗师的信任也是整个过程中容纳的重要组成部分，因为他们会感到自己也参与到了治疗的过程中。当孩子很黏治疗师，或者当孩子发生变化而父母又不太理解这一切是如何发生时，对咨询师的信任可以克服他们内心的惶惑。当与孩子一起工作时，我们需要与父母建立起治疗的同盟关系。这在沙盘游戏治疗过程中非常重要，因为儿童的心灵需要足够的时间来充分经历一部分心理内容的整合。任何过早的终止都是沙盘游戏过程的断裂。在儿童治疗中，与父母的结盟对于工作的顺利进行是十分关键的。

在第一次与父母的会谈中，我会采用与上文中大致相同的语言介绍沙盘游戏疗法。我告诉来访者的父母，我们还会一起画画、做游戏等。

并且，我对家长们说：

由于儿童的年龄和大脑发育水平的原因，他们还不能像成年人一样，跳出自己的经历来理性地分析它。儿童的心理语言是想象的，是象征形式的。他们用自己的沙盘作品与我交流。

所以，即使看起来他们不过是在玩而已，但其实他们是在深入地参与到自己内在心灵的工作中去。玩耍就是他们的工作方式。在某些层面，他们自己知道这些。他们也想来这里工作。

不过，有意思的是，当我们问他们在沙盘游戏活动期间做了什么时，他们会说："……我涂了颜色，我玩了棋子，我做了一幅沙画。"

当我与来访者的父母再次会谈时，我会与他们交流对孩子目前心理需求的整体临床判断。从孩子的前两三个沙盘中我会获取大部分信息，这些沙盘里充分反映了孩子的创伤、长处以及治疗的方向。由于治疗师展示了他（她）对于孩子身上所发生的一切的理解，并对接下来的治疗了然于胸，这次会面会再次加强父母对治疗师的信任。

如果父母抵制自己的孩子接受治疗或者否认孩子的心理需求，此时很重要的是既要获得父母的信任，同时还要耐心地与其沟通孩子的真正心理需求。通常这种情况会发生在孩子是被学校或者社区机构转介过来、强制要求接受治疗时。在治疗过程的早期阶段，治疗师必须获得来访者父母的支持与合作，从而与孩子一道工作，同时也要谨慎地处理父母的抵制。在某些特殊情况下，我会向来访者的父母展示孩子早期沙盘游戏作品的照片。以这种方式来传递我想直接用言语表达的信息，借助象征性符号与家长更深层次的自我进行沟通。直观地看到孩子的沙盘游戏照片会远比我的话语更能影响他们。通常在评估性访谈时，我都不会向父母展示孩子前两三个沙盘的照片，但当我这样做时，我会说：

> 我们通常不会跟父母分享孩子们的沙盘作品，因为他们需要有自己的个人空间来处理所经历的困难麻烦，但有时候一张照片胜过千言万语。

这是在提醒父母，看孩子的沙盘作品并不是一个常态化的环节。不过，在某些特殊的情况下，这样的做法可以获得父母的信任与合作。

当然，与儿童一起工作，了解其家庭情况和家族史对诊断评估很有帮助。不过很有趣的是，在沙盘里孩子所经历的内心活动通常与表面所呈现问题的性质不同。Ivy 就是一个这样的例子，她前来咨询是因为与弟弟打架，在学校表现不好。正如我们在前文几个地方所展示的那样，她的沙盘作品是围绕着对自己女性身份认同这一主题展开的。当然，在咨询结束之后，她在学校的表现好转，与弟弟的关系也融洽了。但内在和外在环境之间的关系并没有那么明显，她的父母亲当然也不了解为什么会发生这样的变化。

儿童来访者突然终止治疗

在这里我们有必要谈谈突然终止治疗的情况。在儿童治疗过程中，一个重大的危机就是父母不愿意或者无法让孩子的治疗工作坚持到底。所有的儿童治疗师都无奈地意识到：在治疗早期或者突然终止治疗的确是会发生的状况。

尽管我们尽力去赢得来访者父母的信任与合作，但现实是，孩子的治疗可能会因为突然的终止而功亏一篑。当这种情况发生时，儿童与治疗师都会有心痛和被伤害的感觉。对孩子而言，突然终止是一种遗弃，失去了一段安全、信任的关系，也许在这段关系中，他（她）生平第一次感受到了被关注和被尊重。而对于治疗师而言，突然终止会让他（她）感到是自己导致孩子受到了伤害，而不是被治愈。

在这种情况下，如果我们按约定与孩子一起工作，并相信已经做好了自己分内的工作，那么也只能面对这样的现实：这样的痛苦结束的确就是儿童治疗中的一部分。我们要接受和包容由这种情况带来的痛苦和无奈。然而在内心深处，我知道，和一个安全、尊重他的成年人在自由受保护的环境中哪怕是很短的时间，也会在孩子心中燃起一些深刻有力的东西。即使孩子的生活不可预知，即使充满了危险与丑恶，但在经历过真实的自己得到了（治疗师的）认可后，也会唤醒他（她）接触内在自性的可能。尽管他们可能生活在恶劣的环境中，但儿童在沙盘游戏这一自由受保护的空间里获得了尊重，他们会知道自己周遭发生的一切并不正确，生活还是有其他的可能的。经历过沙盘游戏中神圣的空间的儿童永远不会忘记这种体验。

作为治疗师，我们必须扪心自问，在我们与父母和孩子的工作过程中是否有失误的地方。如果有错误，我们必须补救并从失败中吸取经验教训。如果我们已经尽己所能，而治疗还是出现了突然中断、非正常结束，那么我们必须要相信自性中安全与爱的力量，尽管时间很短暂，但在那里孩子被允许做真实的自己、自由地疗愈与成长。

治疗师与儿童在象征性过程的能量场里，建立起的充满爱的联结，并不会仅仅因为孩子被带走就终结。在心灵深处获得的与孩子之间的情感回应，会跨越时空的限制。当一个孩子突然从治疗中被带走，我会把注意力转向容纳的永恒性，继续在心里保持着对这个孩子的爱。

向儿童介绍沙盘游戏疗法

向儿童介绍沙盘游戏并非难事。通常在治疗师向他们介绍之前，孩子们已经在沙子上玩开了。孩子们愿意投入到沙盘游戏当中这一现象不断让我回想起荣格的观点："心灵具有自我疗愈与趋向整合的自然倾向。"游戏和图形对孩子们来说是很自然的，他们喜欢它就像鱼和水的关系一样。

即使儿童已经用手掬起沙子、移动沙子，我还是会告诉他们关于沙盘游戏的一些事情。这是在建立一种对沙盘游戏的相互理解。我告诉孩子：

> 这就是沙盘游戏。我们叫它沙盘。这里有干沙子也有湿沙子。它们的感觉是不一样的。
>
> 这些沙盘底部是蓝色的，可以用来构造湖泊、进行各种设计。你可以用这里的任何玩具在沙上制作一幅画。……就像创造你自己的世界一样。
>
> 每次你来这里，有时我会安排些事情我们一起完成：画画、玩游戏，等等。有时你可以自己选择我们要做些什么，但你任何时候都可以做一个沙盘。
>
> 关于沙盘游戏，我这里只有一个规则：不要用沙子打我。

向孩子介绍这些内容也是容纳的一部分，这既是许可又同时建立起某些边界。我相信与孩子们进行这样的交流沟通是很重要的，尽管有一次，一个小女孩已经在沙子上面忙活起来了，她抬起头看着我说："天哪，你可真能说！"

向青少年介绍沙盘游戏疗法

当向青少年介绍沙盘游戏时，我主要关注的问题是排除他们可能会觉得沙盘游戏太小儿科或者是小孩子玩的游戏的疑虑。一般而言，我会这样说：

> 这是沙盘游戏。它既用于成年人，也用于儿童。来咨询的时候，你随时都可以做一个沙盘。让我来给你示范一下怎么做。
>
> （介绍流程与成年人一致）
>
> 沙盘游戏疗法是一种深层心理疗法，不过，孩子们会认为他们只不过是在玩而已。
>
> 这是一种很好的工作方式，我们不需要说话，也不需要去理解正在做什么。

有些治疗师说青少年会对做沙盘游戏犹豫不决，我对此也有体会。在沙盘游戏中心灵的工作深度与青少年所处的心灵发展的波动阶段相交叉，这可能能解释他们为什么不愿意在沙盘里进行创作。然而，不乏有治疗师能与青少年愉快地开展沙盘游戏工作。瑞士荣格分析师 Kaspar Kiepenheuer（1990）成功地与这一群体合作，并就这一主题撰写了富有价值的文章。

来访者准备进行沙盘游戏疗法

对来访者而言，沙盘游戏是否是一项适合的疗法基本上是一个容纳的问题。虽然我们曾说过，尽管沙盘游戏不适用于治疗精神分裂和精神错乱的患者，然而有些训练有素的、有专业能力的沙盘游戏治疗师，他们非常熟悉这一群体，可以娴熟地驾驭沙盘游戏与这类患者一起工作。面对这一群体，作为他们内在痛苦折磨的外在容器，沙盘游戏具有显著的治疗特性（Baum，2002）。当然，这已经不仅仅是一种对沙盘的表达性使用，也完全不同于针对非精神病来访者的经典沙盘游戏过程。不过这种方法在熟悉这些来访者的临床医生的细心容纳中却非常有效。

给治疗精神病来访者的沙盘游戏治疗师的建议，也同样适用于其他治疗群体。"当治疗师能恰当地容纳时"，沙盘游戏就是适用于来访者的。而来访者是否愿意做沙盘则是另外一回事，这就把我们带向了下一个话题。

来访者对沙盘游戏的抵触

成年人对沙盘游戏的抵触

对沙盘游戏的抵触会出现在治疗过程的任何阶段，导致抵触的原因也可能缘于各种心理过程，原因之一是害怕。恐惧的程度包括从隐隐的担忧到全方位惧怕，而惧怕的理由也有很大差别，比如源于对现实失去控制的深层恐惧，对所预示的深层心灵内容的不稳定的恐惧，也可能源于对不得不进行的展现的恐惧，对被评判或被批判的恐惧。

当成年人害怕进行沙盘游戏时，治疗师必须对发生在来访者身上的事情与沙盘游戏之间的关系做出正确的评估，并需要评估是否能适时或及时地促进对害怕的有意识包容。有时候，温和地询问来访者是不是觉得沙盘游戏有点儿恐怖是合适的。这是以一种更加公开的有意识的方式，谨慎地包容并承载着恐惧。但有时候询问是否害怕做沙盘是完全不合适的。由于治疗的容器（治疗师）是活生生的有机体，每时每刻都在变化，只有经验老道的沙盘游戏治疗师才能够分清什么时候该做什么事情是合适的。

一旦开始了沙盘游戏历程，来访者对沙盘游戏的"抵触"与"不愿意"做沙盘是不同的。当一个来访者，不论是儿童还是成年人，毫不犹豫地完成了三或四个沙盘后在接下来的咨询中不愿意再做沙盘，这有可能是因为他需要更多的加工时间来处理自己已经在沙里完成的内心工作。在这种情况下，这一不情愿可能代表着来访者的自我觉察在逐渐增强以及在遵从自己心灵变化的节奏。如果治疗师评估这对治疗有益，他（她）可以与来访者确认这种感受，利用其对制作沙盘的不情愿共同发现来访者对自己内在心灵的有意识觉察。

当来访者对沙盘游戏出现抵触或不愿意在沙游过程中继续时，我们必须小心意识中的自我在面对未知时对生命的强烈控制。对神圣的抵触正是所有深层转化经历的一个特征（Eliade，1958/1996）。用荣格分析心理学的术语来说，这可能被看作是由于释放对自我认同的控制所导致的自我的抵触。请记住，沙盘游戏历程中经历的心灵过程有可能是很可怕的。

许多成年人会抵制做沙盘，认为这很愚蠢。这一现象十分普遍，因为西方文化倾向于把我们的能量向外引导，不崇尚内心生活。正是基于这个原因，许多成年人越来越痛苦，不满意自己的生活而前来接受治疗，他们过于理性并且与自己的内心深处脱节。在来访者的第一次咨询期间，我用之前讨论过的方式简单介绍沙盘游戏疗法，在建立起稳固的咨访关系后，我会借助他们对自身内在资源的信任与怀疑，引发对沙盘游戏疗法的讨论。

发展性因素也会影响来访者对沙盘游戏产生明显的抵触，幼年主动性发展受挫的成年人不会主动到沙盘旁。如果成年人是被内心高度恐惧或高度控制的父母抚养长大，那么他对于控制和赋权的内在感觉就会受挫，以至于他（她）总是等待外部的指令。在这种情况下，来访者对沙盘游戏的明显抵触更多的是与他们无法采取主动相关。适时地指导他们开始进行沙盘游戏或许是合适的。

对沙盘游戏的抵触情绪也可能源于治疗师没有充分地容纳。治疗师必须坦率地扪心自问，自己是不是没有觉察到沙盘游戏过程中的某些重要因素，必须仔细考察他们与来访者之间、沙盘游戏历程之间的心灵关系。或许是治疗师内心纠结的某些东西阻碍了来访者的历程。在这两种情形下，寻求督导来帮助治疗师处理自己的个案工作是至关重要的。

Harold

Harold 的沙盘案例是主动性发展受挫的很好的例子。尽管他在接受治疗时已年届六旬，但他依然听命于他年迈的母亲，后者对他生活的方方面面发表看法并提出批评。Harold 来接受治疗，是因为他妻子让他这样做。而他开始进行沙盘游戏也是因为我建议他这样做。但一旦进入到沙盘游戏，他就开始碰触到自己真实的内在资源。

在创作沙盘 6 时 Harold 大声地笑道："我需要制作溜冰场的材料。"我想都没想说道："那边有些东西……"突然，他目光闪烁着光芒，直盯盯地看着我，喊道："我自己来做！我从来没有这么开心过，可以自己做主"。

Harold 选择了一个塑料桌垫当作溜冰场，这个桌垫过去是用来垫油漆桶的。重点是，Harold 的溜冰场一团糟污迹斑斑，而这与他追求完美的心理需要形成了鲜明对比。通过这一选择，Harold 为自己奠定了心理基础。他的心灵有了新的运动场，在这里他能自由快乐地滑翔。从沙盘游戏的象征意义出发，Harold 克服了早期的发展障碍，利用真实的意愿和自己的能力发起并实施行动。

Shannon

借助对治疗容器（治疗师）的信任，Shannon 克服了自己对沙盘游戏的抵触。她是一个强大的、高度理性的思考型的人。在第一次咨询时，她就表明只想获得一些忠告和建议，并自己计划不到一年就会结束治疗。最终由于信任我，她开始进入沙盘游戏疗法。通常她会摆出倔强的姿态："这真傻！我做它可是为了你。"多年之后，她很可爱地分享道："要知道，我依然不喜欢这个，我当初做它，只不过是因为你想让我这样做。"尽管她这么说，Shannon 的沙盘历程还是带领她到达了自己灵魂的深处，把她置于深厚的爱的力量的源头，让她得以转化并支持她度过了过度失落的状态。在她最后一盘（即沙盘 39）中，Shannon 的心灵定格在彩虹之外的一个田园集市上。在中央，一只青蛙宝宝与妈妈宁静地坐在一起。在它们旁边矗立着一个锥形螺旋小贝壳，代表着 Shannon 所经历的内部及外部的转化。喂奶的小猪借助晶莹的小水晶球预示着她丰饶的未来。

儿童对沙盘游戏的抵触

当儿童来访者表现出对沙盘游戏的恐惧时，我关注的是儿童的发展中断性问题，这已经损伤了儿童自由玩游戏的能力。大多数情况下，了解儿童的过往史会帮助我们进行判断，但即便如此，还是会有例外发生。儿童是否具有参与游戏的行为能力是决定他（她）可否进行沙盘游戏疗法的关键因素。正常发展的儿童能够开始有意义地使用沙盘的最小年龄是 3 岁。我的经验显示，有些 3 岁的孩子已经可以玩沙盘了，而有些则没有。发育稍有滞后的 3 岁孩子会在沙子里做出倾倒、混合和做饭等的动作。当然这些都是与该年龄相符的重要游戏形式，在发展阶段上它们会先于对沙盘的象征性使用。依据我的个人经验，如果儿童的游戏能力从未受到损伤，通常 4 岁的儿童就可以开始对沙盘进行有意义的使用。

在正常发展情况下，仅仅几周大的婴儿就已经开始和父母进行互动性的小游戏了。在早期阶段经历了创伤的儿童不会玩，他们丧失了游戏的能力。这些儿童无法像那些健康儿童一样冲向沙盘。此时的他们还不适宜开始沙盘游戏，而需要先进行针对早期依恋和感官体验的心理干预。还有一种情况是，儿童已经形成了游戏能力，却突然开始害怕。尽管这种情况并不常见，但确有发生，治疗师必须弄清楚是什么夺走了孩子玩的天性。关注孩子的恐惧，了解其恐惧的根源，是此时咨询的核心问题。儿童可能患有严重的内因性焦虑失调，他（她）可能曾经或目前正经受着严重的创伤，也可能是什么恐怖的内容笼罩在整个家庭潜意识当中，严重影响了孩子以致其无法正常生活。这只是众多会引起孩子抵触沙盘游戏的几个可能性。在与他们建立了信任关系后，我们希望这些儿童能慢慢地走近沙子和沙具，逐渐在沙盘上表达自己。

我曾见过一个沙盘个案的历程，治疗师温柔地拿着沙具，与感到害怕的孩子一起来分享与它有关的信息。在经历了多次咨询后，治疗师渐渐地把一两个沙具放在沙子上，以此来提醒孩子，重新开始玩游戏是安全的。治疗师的耐心和充满爱意的包容能够帮助儿童修复受损的游戏能力，让他们再次全身心地投入到沙盘游戏创作当中。

沙盘游戏的频率

对于来访者多久应当或者会做一次沙盘并没有明确的规定。每个个案都不相同。治疗过程中的容纳对每一对咨访关系来说都是不同的。有的成年来访者每次咨询都做一个沙盘，有的则不会那么频繁，两盘之间的间隔有的是几个月甚至是几年。即使这样，沙盘之间依然具有彼此关联的深深的转化关系。在 Shannon 的沙盘历程中，有的两盘之间间隔了几年，然而整个历程是连贯的、是具有转化性的。在 Shannon 的初始沙盘和最后一个（第 39 个）沙盘之间前后总共经历了11 年的时间。

儿童会经常想在一次咨询中制作两个沙盘。有些儿童问都不问就毫不犹豫地完成了两个沙盘。有的儿童会问他们能否做两个沙盘。当他们问起时，我会回答："哦，我们尽量把它们放在一个沙盘里，如果不行，两个也可以。"

我会说"尽量把它们放在一个沙盘里"是有用意的。当对孩子说这些时，我是在对他（她）心灵的最深处说，而不是说"我们尽量只做一个沙盘"，这是一种限制或者硬性规定的回应。我所传递的信息是，"它们（所有沙盘内容）"是有意义的内容和过程。

治疗师要包容接纳并足够灵活，给予每位来访者及时的回应和满足。治疗师要关注来访者的内在历程和心理需要，并促进来访者对自己这部分信息的觉察。

沙盘游戏疗法与其他疗法的结合使用

成年人

沙盘游戏治疗师都认为：沙盘游戏疗法可以与其他疗法很好地结合，如解梦、言语分析以及积极想象等（Donelan，2000）。然而，毕竟各种治疗方法之间迥然不同。尽管治疗师可以在解梦、言语分析和积极想象中为来访者提供解释和分析，但荣格理论取向的沙盘游戏疗法是不会在来访者面前做出任何解释的。究其原因，相比于沙盘游戏疗法，言语治疗中的内容更接近意识的觉知，而要使沙盘游戏历程中的内容意识化需要更长的时间。

当沙盘游戏疗法与其他针对成年人的疗法相结合时，就是两个相互平行开展的治疗方法。言语疗法中涉及更多意识层面的问题，沙盘游戏疗法所处理的则是来访者当时完全意识不到的内容。这就导致治疗中意识和潜意识方面在内容和过程上的差异。治疗师必须要做到容纳来访者历程的这两个层面。

儿童

在对儿童的治疗工作中，我通常会结合沙盘游戏和其他的治疗方法。如上文所述，在向儿童介绍沙盘游戏疗法时，我会明确表示沙盘游戏将是我们的主要活动内容。有些沙盘游戏治疗师会把自己和儿童的工作限于只做沙盘。我的个人体会是，儿童并不是每次咨询都想做沙盘的，他们也需要其他的表达和释放的方式。

如果儿童说不想做沙盘，并说"我真的想画画"，我的内心直觉告诉我要顺应孩子的需要。荣格关于心灵具有自我疗愈和趋于整合的自然倾向的观点，同样也适用于儿童的游戏范围。我坚信沙子周围的一切都与沙盘游戏有关。沙盘游戏是儿童创造的核心。时机成熟时，孩子自然会回归到沙盘里继续创作。

比起成年人，儿童在治疗过程中，意识和潜意识的分离状态要少得多，特别是少儿，会更直接地使用现实和神话中的象征性符号。因此，他们在沙盘里所做的与他们在其他活动中所做的内容之间不会有太大的差异。观察他们的游戏，研究他们的画，仔细记录哪种游戏更吸引他们，然后反思这些信息与沙盘内容之间的关系是很重要的。

Aaron

Aaron 的个案是沙盘游戏疗法与其他疗法相结合的很好例子。在他的整个沙盘游戏历程中，Aaron 对火山很着迷。尽管在沙盘里他从未使用过火山，但他在不做沙盘的时候，用橡皮泥雕刻了火山，后来又画了一系列呈现持续喷发状态的火山。

Aaron 对于父亲不负责任的行为的失望与难堪聚集成了他内心的愤怒，以及未来他要成长为什么样的男人的困惑，这些内容贯穿在他的沙游历程之中。他的怒火通过这些艺术作品得以表达和宣泄。

第五篇　咨询过程中
第二十一章　治疗师

引言

在咨询过程中，治疗师针对成年来访者和儿童来访者的操作基本相同。针对儿童来访者还有些不同的内容，我们将在后文讨论。之前我们已经就治疗师在咨询过程中作为容器的作用做了详实的介绍。在这里，我们主要讨论的是当来访者在沙盘里工作时，治疗师具体需要做哪些工作。

在场与平静

在沙盘游戏治疗中，治疗师的在场十分关键，也很微妙，以至于我们很难用语言来进行描述。来访者制作沙盘时，治疗师可以在场见证，这本身是一种荣耀。共同经历沙盘游戏的过程是一场神圣的见证，在这一过程中来访者发自内心地深深地信任着治疗师。

在咨询过程中，仅仅说治疗师必须保持安静是不够的，外表沉默而内心喧嚣并不会起效。并且，偶尔与来访者轻声的言语交流是完全可以的。或许更好的说法应该是，治疗师必须保持"平静"。沙盘游戏治疗师所接受的所有学习和训练就是为了在来访者的心理历程开始展开的过程中可以平静地坐在那里陪伴。

记录

  对沙盘制作过程进行全面的记录也是容纳的关键部分。我们通过同步的笔记和拍照的方式来建立与来访者沙游历程的一致性关系。仅仅依靠回忆或不完整的记录是不可能准确把握这个沙游历程的。因为来访者沙盘里发生的一切都是来自潜意识的信息。不过很重要的是，我们有方法进行观察记录，并可以借此不断为我们提供信息。当我们单纯只是看盘面时，我们未必能看懂其中的大部分内容。只有在沙盘所创造的静谧时空中，见证整个过程，我们才能够以有意义的方式进入到它的象征世界中去。

  当来访者投入到象征性的空间中，他的心灵就开始"前行"了。在制作沙盘的过程中，来访者通过对沙盘里自己内心世界具体意象的操控，来改变着自己的心灵结构。再加上身体动作的参与，每一个沙盘中的三维画面都像一个雕刻好的心灵模具，将一个新的心灵轮廓嵌入来访者的内心。在沙盘游戏中，心灵内在的模具被呈现出来，并将来访者的意识重组进在沙盘中塑造出来的新轮廓中。换句话说，当来访者结束了沙游过程，他（她）的心灵在发生着转化，向着沙盘中象征性内容的指引方向发生着转化。

  来访者的沙盘作品同样也会影响到治疗师。不过，沙盘里的内容主要是来访者的心灵变化，并不是治疗师的。因此，为了容纳在来访者沙游过程中出现的象征性内容，治疗师需要记录图像和过程。为了保持与来访者象征性过程的重要连接，治疗师必须投入到来访者的制作过程中去。

  当来访者制作沙盘时，治疗师需要坐在旁边安静地做笔记，用草图画出盘面的内容。我个人倾向于隔着沙盘坐在来访者对面，离沙盘 1 米左右的距离。这可以给来访者留有足够的空间自由地在沙盘周围走动，也能让我清楚地看到他的整个制作过程。坐在来访者对面唯一的问题就是，治疗师是颠倒着看沙盘的，即与来访者的视野正好相反。有些治疗师倾向于坐在沙盘一侧，或者坐在来访者稍微靠后的位置。只要咨询室的空间允许，这两种方式我都尝试过。决定坐在哪里需要考虑的是离沙盘和来访者要足够近，能参与到这一过程中，但同时又要足够远，留给来访者必要的身体和心灵空间来进行工作。

沙盘游戏记录表

经过多年来在督导过程中同事们的慷慨交流与分享，我设计了"沙盘游戏记录表"，这对我记录沙盘制作过程非常有帮助。我在这里展示一份，大家可以自由地使用这份表格，并根据自己的需要对表格进行调整和修改。

在沙盘游戏区域靠近我坐的椅子附近，我会放大量的记录表在笔记板里。当来访者开始在沙盘里工作时，我会记下来访者的名字、日期和这一盘在整个序列中的序号。例如，

姓名：Mary Brown　日期：2003 年 10 月 15 日　沙盘编号：14

然后我标记下这个沙盘是干的还是湿的，记下来访者是否向沙盘里加了水。

我把来访者在刚开始制作沙盘时所说的话写下来用引号标注，记录在表格上方的备注栏里。我也会在这一区域写下自己的备注，包括可能会对来访者的情绪和心理造成影响的近来发生的重大生活事件。如果这方面的信息很多，我会写上：见咨询记录。如果来访者哼着一首歌曲、开始哭泣、手颤抖、表现得具有攻击性或者挑衅，或者做了什么与沙盘游戏历程有关的值得注意的事情，我都会把它记录在表格

沙盘游戏记录表	（沙具摆放地图）
来 访 者_____ 日　　期_____ 沙盘编号_____ 湿　　沙_____ 干　　沙_____	

最初的观察／评语——（治疗师或来访者）

摆放顺序

1	11	21
2	12	22
3	13	23
4	14	24
5	15	25
6	16	26
7	17	27
8	18	28
9	19	29
10	20	30

来访者制作结束后说：

上方的备注栏里。如果来访者会触摸沙子、在沙子里工作，或者根本就不碰沙子，我也会记录在这里。

当来访者开始摆放沙具时，我会按顺序相应地在"沙盘游戏记录表"右上角的长方形空白图中画出地图。当我与来访者隔着沙盘相对而坐时，我的地图是颠倒的。不过它精确地记录了哪些沙具被放入沙盘，在什么位置，顺序是什么。第1个沙具在地图上对应的位置标记为1，然后我在表格中标了序号1的后面写上沙具的名称。通过这样的方法，我们可以记录下整个过程。可能某些沙具被拿出沙盘是很有意义的，比如母鸡被拿出了沙盘，或者是在放入了蛇以后被拿出，或者是先拿出了母鸡又放入了蛇。我会把这样的过程按照沙具的序号同样记录下来，还包括移动沙子、做池塘、拓宽水域等动作。

现在我们可以通过一个虚拟的个案试着使用一下这个记录表。首先，我会标注上来访者所在的位置和我的位置。

假设来访者把一个红色的大仓库放在了沙盘的中央，我就把数字1写在空白图的中心，并在摆放顺序那一栏中，在数字1后面写上"仓库"。

沙具摆放地图
来访者的位置

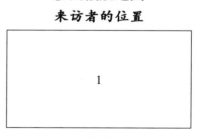

治疗师的位置

如果来访者接着把一只母鸡放在仓库前面，我从自己的方向上，标注好母鸡的位置，并在数字2后面写上"母鸡"。

来访者的位置

```
摆放顺序
1.仓库
2.母鸡
3.
```

```
        2
        1
```

治疗师的位置

有时候来访者摆放沙具的速度很快，只能在图上标注其位置。随后，在咨询过程中或通过照片再补记下我漏掉的沙具名称。有时候来访者会同时摆放好几个沙具，这时就只记下发生了什么。尽你所能地去记录。记录是颇具挑战性的工作。

当来访者去掉一个沙具，就把它从图上划掉，并在摆放顺序的清单上做好标注。例如，我们的虚拟来访者进行到第 5 个沙具时，他去掉了第 2 个沙具，我就会这样记录：

来访者的位置

```
摆放顺序
1.仓库
2.母鸡 X
3.农场主
4.松鼠
5.蛇
（去掉2）
```

```
       3
           2×
       1      4
    5
```

治疗师的位置

Adrienne

我们再以 Adrienne 个案中的一个沙盘举例。根据 Adrienne 初始沙盘记录表上的摆放顺序，她首先把一位男性沙具放在沙盘的中央，称其为爸爸。她对男子的"爸爸"称呼用引号标注来表示：1"爸爸"。

Adrienne 放的第 2 个沙具是一个婴儿，放在了爸爸的腿上。我用括号标注她的动作，2 婴儿（在爸爸的腿上）。在 Adrienne 讲述自己的沙盘时，她移动了婴儿，碰倒了摩托车和杯子。这些动作也用括号标注起来，并标注上是在她讲述过程中发生的。

　　婴儿的移动、摩托车和杯子传递了 Adrienne 心理历程的重要信息。通过回顾她沙具的摆放顺序以及她在过程中的情绪动作，显然这里显示出了 Adrienne 的核心问题：对男性特质的正确"定位"（坐在父亲的腿上）、"自由"（摩托车）以及滋养（杯子）。而这三个沙具的移动也强调了这些创伤与 Adrienne 心灵发展之间的紧密关系，同时也得以让她开始真正哀悼自己的缺失。

　　治疗师做记录的时候，必须同时记下来访者的情绪反应，以及来访者在拿起沙具时所说的话等。当沙盘制作完成时，治疗师会拍照留下图片记录。我们所要做的就是记录下沙盘的整个制作过程。在本书的第四部分将会展示 Aaron 的案例来呈现一个完整案例的沙盘游戏记录表。按顺序记录整个沙盘创作的过程，可以加深我们与来访者作品之间的关系，也可以提高治疗师对来访者心灵活动的容纳能力。而 Aaron 案例中的沙盘游戏记录表也可以帮助新手治疗师更熟悉表格的使用，理解记录制作过程的必要性。

沙盘游戏记录表样例

来访者：Adrienne

沙盘：1

日期：治疗开始 8 个月

湿沙 X

干沙

来访者		
	2/1	
	5 5	
3		
5 4		

治疗师

最初的的观察／评语

（从沙盘较短的一侧左侧制作）

摆放顺序

1 "爸爸"

2 婴儿（在爸爸腿上）

3 摩托车

4 杯子

5 气球

来访者制作结束后说：

（悲伤）

当我第一次见到我的丈夫时，他有一辆摩托车。很欢乐，自由，无拘无束。

我不想再这样下去了。我从未意识到自己真正缺失了什么，……什么是父女关系。我和男人建立关系太困难了。我总是觉得人们对我评头论足，审视我。如果当年他能拿出时间和我相处的话，会让我感到对他来说自己是特别的。但是对他来说，妈妈才是最重要的。

（把婴儿从父亲那里拿开，碰倒了摩托车和杯子。）

最近我又有了想要个孩子的冲动。

与成年来访者互动

沙盘游戏的咨询过程基本上是静默的，不过也会偶尔有些言语的交流。如果在咨询过程中必须要说话，治疗师则有必要维持住宁静的氛围，宜使用温和舒缓的语调。比如，如果来访者问"你有火吗？"治疗师可以直接向他示意在哪里而不必说话。如果来访者说，"你有脑袋往外冒火的小狗么？"治疗师可以指着放陶土的地方，轻柔地说："没有……不过你可以用陶土自己做一个。"

尽管这是我开玩笑举的例子，但它提醒着我们在沙盘游戏治疗中任何情况都会发生。将潜意识的内容以三维立体的形式呈现出来并与治疗师分享，此时的来访者是脆弱敏感的，所以治疗师的状态一定要稳定，不要过度反应。治疗师一定要开放地稳定地接受来访者的心理历程，并和来访者一道在心灵的最深处安静地陪伴，妥善地容纳这一过程。

如果治疗师自己对来访者作品中出现的事物反应很强烈，那他（她）必须立即寻求督导。很可能来访者的作品已经触及治疗师的某些创伤。在这种情况下，对治疗师而言，最重要的是需要接受个人分析或治疗来处理这个问题。

尽管沙盘游戏治疗一般都是在静默中进行，但某些时刻，深刻共享的沙盘游戏经历会引发来访者的言语交流。我记得在一次咨询中，在沙盘即将完成之际，来访者触摸着沙盘里一个特别的沙具，泪眼婆娑地说道："她真漂亮，不是吗？"（直盯着我的眼睛）。我轻声地回应道："是的，她非常美。"

当这位来访者心灵中崭新的一面从内心深处浮现出来时，她虔诚而高兴地邀请我与她一道接受这一信息。在那一刻，与她做这样的言语互动是正确的。

现在我们明白了，沙盘游戏疗法并没有固定的规则。而这也正是治疗师在前期的学习和训练如此重要的原因。为了能够与来访者一起进入这一时刻，治疗师必须处在一种放空的状态。唯有如此，在咨询过程中所必需的内容才会从这平静中涌现出来。

话多的成年来访者

有时治疗师会遇见在沙盘游戏治疗中喋喋不休的来访者。这时，了解这喋喋不休行为背后的含义很重要。来访者只是在沙游治疗中这样话多，还是这是他应对焦虑的惯有方式？治疗师必须具体问题具体分析，评估和处理各种不同的情况。

在咨询中，当面对一个"话痨"来访者并觉得有必要让他（她）更深入体察自己的内心时，我通常会拭目以待，看沙盘游戏过程本身能否逐渐促进这一目的的实现。通常这样的来访者会在制作几个沙盘之后有所改变，他（她）在内心深处变得更加从容，不再有最初的焦虑感。如果来访者此时仍然喋喋不休，而我也觉得我们之间已经建立起成熟的信任关系。我会轻轻地拍着来访者的手说："我们一起来看看你心灵深处想表达些什么，有时候用日常的语言是无法听见的。"

治疗师在做出这样的干预时一定要特别小心，因为这很容易被视为是让人尴尬的批评。

第二十二章　来访者

来访者制作沙盘的方式

　　来访者在沙子里的工作方式千差万别。他们可能会效仿我们所展示的方式，移动沙子、做造型，然后到沙架上挑选沙具。而我的经验是，每位来访者都有自己独特的工作方式。有的人会一次拿上许多沙具，把它们摆在沙盘旁边，或者放在沙盘里的一角，然后给沙子塑形。有的人则是给沙子做造型和摆放沙具交替进行。

　　来访者的制作过程中可能会有许多变化。有时来访者会做一个完整的或者接近完成的沙盘，认真地看看它，然后突然把一切都拆掉，再做其他的内容。在跟朵拉·卡尔夫进行我的个人沙游体验时，我就曾这样做过。卡尔夫坐在我的对面，而当我看着沙盘里的内容时，我突然意识到这样不对，然后马上拆掉。朵拉·卡尔夫就坐在那里，保持沉默。我又重新做了别的内容才结束。

　　为了做记录，当这种情况发生时我会在沙盘游戏记录表的沙盘图上画一条对角线，在表格中数字的中间画条横线，标记出它在过程中所发生的点。比如，如果来访者在沙盘上放了 7 个沙具，然后拆掉了整个内容，我就在数字 7 和 8 之间画一条线，并做标注，例如：

　　（突然拆除了沙盘）

　　（慢慢地拆除了沙盘），等等。

　　然后，我把所画的第一个沙盘图标记为"沙盘 A"，找个空白处为第二个沙盘图画一个长方形，标上"沙盘 B"，并继续使用表格左边的下一个数字标注沙具。在我们的例子中就是数字 8。尽管这个过程听起来有点儿麻烦，但好处是记录下了制作沙盘的完整过程。有了完整的记录，我们就能够有意义地回顾、参与这一过程。

来访者的表情举止

当来访者忙前忙后制作沙盘的时候，他（她）的表情很可能会发生某些变化。来访者的心情会突然发生戏剧性的转变，也可能会在整个沙盘制作过程中波动。治疗师必须觉察到这些变化，恰当地包容它们。在沙盘游戏治疗中，治疗师本人的心情也可能会经历调整变化。治疗师可能会突然体验到一个意象、想法或身体感受，这些与此次的咨询有关。当出现反移情时，治疗师必须区分清楚这到底是他（她）的感受，还是来访者的。所有这些情绪和感受的波动，无论源自哪里，都需要记录和接纳。

在沙盘游戏治疗过程中，来访者可能会表现出对沙子或沙具的异常反应，有时候会直接通过言语表达，而大多数情况下只是保持沉默。通常这些表达和反应包含着丰富的信息。我记得一位快 40 岁的来访者，她被公司的董事会成员建议来接受咨询。董事会通知她，她是否能保有这份工作就取决于她能否改善自己的暴脾气。当她来到数量可观的沙具面前时，大声说道："你这里根本没有我想要的东西！"

很显然，我这里没有她所需要的东西。但可悲的是，我同时意识到，她从未得到过自己真正想要的东西。

有时来访者可能会对某个沙具或者作品的某些内容进行注解。来访者可能会拿起一个女性沙具说道："天哪，他是个卑鄙的家伙！"还有可能把一个明确标着"消防站"的建筑称为"家"。治疗师需要格外留意来访者的这些表达。

儿童的互动游戏

不同年龄和不同发展阶段的儿童可能会在沙子里做游戏。正如我们在前文中提到的，儿童大约在 6—7 岁的时候能够开始创作出更具代表性的沙盘游戏场景。在这个年龄段，儿童的认知能力逐渐成熟，他们可以把沙具摆放在沙盘上，创作出场景，形成沙具自有的行为和关系，而无须再通过手动沙具来模拟其生命与活力。

互动游戏对年纪稍小的儿童来说是正常而必要的。鉴于其发展中的语言技能以及富有想象力的内心世界，4 岁的孩子尤其擅长互动游戏。要记录下互动游戏中发生的所有内容是不太可能的。他们不仅移动沙具，还经常转换沙具的身份，让其承担新的角色。沙具被放在一个或多个沙盘上，随后又被丢在一边。重要的象征性元素被反复地埋葬、挖出来、杀掉、复活、丢掉，再重新找到。

Mark

4 岁 Mark 的沙盘 5 是互动游戏的范例。接近快完成时，Mark 的沙盘上已经没有剩下沙具了。他把自己的手印按压在沙子上，结束了自己的创作。这就是整个咨询过程中所发生的。括号里是我做的记录。引号中的斜体字是 Mark 说的话。

（排列四只忍者神龟对着两个犁。在沙子中向前推着一个犁）

" 我不想跟这些家伙玩了。"

（把忍者神龟拿走，放进了牵引货车和升降机。）

（把牵引货车和升降机拿走。）

（把两个犁拿走。）

" 这是鳄鱼老爹。"

（增加两条鳄鱼，一条蛇。）

（鳄鱼老爹在撕咬蛇，与蛇打斗。）

（加上了蜥蜴。）

（鳄鱼撕咬蜥蜴，与之打斗。）

"蜥蜴想要杀死他的孩子。"

（鳄鱼老爹与蜥蜴打斗，并把蜥蜴扔到房间另一边。）

（又加上一只猫和麋鹿）

"喵，喵！"

（鳄鱼老爹又和猫展开打斗。）

"他（猫）并没有招惹小鳄鱼们。现在小鳄鱼追着它们的爸爸，它们要吃掉这个家伙（麋鹿）。"

"它们救了自己的爸爸！"（沙盘之外）

（转向干沙盘）

"它们在砍沙子。"（用锯和刀剑）

（把武器埋在干的沙盘中。向下拍压沙子。）

（把鳄鱼老爹放在干沙盘上，挖出矛头，刺死了它。）

"也杀死其他小鳄鱼！"

（拿出埋起来的锯子和刀剑，把它们重新放到沙架中。）

（拿走了鳄鱼、武器。把沙盘的盖子放在干沙盘上。拿起散落在房间里的动物，把它们放回到沙架上。）

（在沙子上面压手印。）

如我们所见，在 Mark 的沙盘游戏过程中发生了很多事情。毫无疑问，在记录中我忽略了 Mark 游戏的主要风格。不过，这份记录已经能够清晰地表明他创作的主题和过程。Mark 的沙盘 5 的例子表明仅仅对沙盘作品最终拍照记录是不够的。在互动游戏中，我们更依赖过程的记录。

与儿童来访者互动

在与幼儿进行互动游戏的过程中还需要考虑的是，治疗师的言语和参与程度。治疗师是否需要更积极地参与，这只能具体情况具体分析。是否需要参与儿童的游戏，要比是否需要作出言语反馈更好区分判断。

从发展角度来看，幼儿都会用沙盘来做饭、搅拌和倾倒，我称之为"烹饪行为"。我觉得当被邀请参与时，和孩子们一道烹饪和用餐是完全可以的。这些游戏可以培养儿童早期的关爱、分享和完成任务的能力。与治疗师一起在沙盘里玩这些游戏，也可以促进儿童与治疗师之间的深层连结。当儿童完成这一阶段的游戏，他（她）会继续发展。在这个时候，儿童可能不会邀请治疗师参与游戏，他（她）会说或做一些事情来表明工作正沿着新的方向进行。

已经可以在沙盘里以一种更具表征性的方式进行游戏的儿童，也可能会邀请治疗师参与其中。在这种情况下，我更关注的是为孩子提供一个可以按照自己意愿自由游戏的空间。通常情况下，我认为不需要和这样的儿童在沙盘里一起做互动游戏。当然肯定也会有例外，但大多数情况下建议不要介入儿童的游戏。即使是一个微小的参与，治疗师也可能影响儿童游戏的方向。以我的经验，有些主动邀请治疗师做游戏的儿童是因为已经习惯了在日常生活中过于关注大人的需求。当然，也有可能是这个孩子只是高度社会化。无论何种情况，我们都必须记住"自由与受保护"空间的核心本质，给儿童的心灵留有足够的空间和安全感，让他们"以自己的方式"开始自愈和转化。在这种情况下，我可能会这样说：

......要知道很多时候孩子只不过是需要一个空间，让他们可以自由地做他们想做的一切。

……噢，谢谢。我想让你有一个空间可以做自己想做的。

……谢谢，这都是为你准备的。

在孩子的互动游戏中，我觉得有时对孩子游戏中的某个内容进行言语反馈是可以的。决定是否这样做取决于结果是参与到过程中还是阻碍了整个过程。当我感觉这样做是对的时，就会反馈，但这种情况并不常发生。而且，我也会犯错。

Mark

Mark 的沙盘 4 是治疗师进行语言反馈的一个例子。

Mark：一次一个！（开着拖拉机穿越沙子）

治疗师：（轻声地）一次一个……

Mark：他在清理道路。

治疗师：他在开道……

Mark：他在尽力往家里赶。

在这个例子中，我决定做出言语回应主要是基于"觉得这样做是对的"。回头反思这个过程，我发现这是认可 Mark 在自己工作过程中实现突破的一种方式。但在另一场合下我犯错了，这个例子来自 Mark 的沙盘 20。

Mark：（在沙子上面用剑刻画图形和线条，看起来像是头、眼睛和嘴）

治疗师：你在画一张脸么？（轻声说）

Mark：不！（尖叫道）

我觉得很糟糕，很后悔以这种方式介入他的创作，但伤害已经造成。在此之后我比之前更加安静，并通过反思 Winnicott（1958/1975：214）关于适当"足够好的环境"的概念来安慰自己。幸运的是，我们的客访关系足够牢固，这化解了我的失误。

第六篇　咨询结束后
第二十三章　来访者与治疗师

沙盘制作完成

当来访者说"我做好啦"，治疗师走到来访者制作沙盘的位置：沙盘的前方或"沙盘的一侧"。这是非常敏感而特殊的一刻，来访者与治疗师一起分享自己的沙盘作品。治疗师来到沙盘前，与来访者一起进入他（她）的神圣空间。我们必须对其充满敬意。静静地、谦恭地接受来访者呈现在这个治疗空间中的信息。治疗师此时不可以仓促行事，要谨慎地保持住沙盘游戏的安静氛围，轻声问道：

（对成年来访者）"当你在做这个沙盘的时候，你联想到什么了吗？"

（对儿童来访者）"这里边有什么故事么？或者这个沙盘叫什么名字呢？"

然后，治疗师开始详细记录来访者所说的话或行为反应。从沉默地歪着头，到长长的详尽的故事。记录下儿童长篇复杂的故事可能很难。曾经学习过速记的我，有时候也依然会觉得很不容易。大家尽力而为吧。要抓住故事的主题、风格和要点。就像在互动游戏中一样，尽量记录其要义。我们要以这样一种方式，持续容纳着来访者的心理历程。

同时治疗师必须切记：不要把自己的感知强加在来访者的作品上！这的确很难办到，有时候由于沙具的性别和身份对我们来说都如此明显，我们很容易想当然。当与来访者一道回顾完成的沙盘作品时，治疗师要特别小心，明智的做法是在指称沙具时，避免使用名字或者带有明显性别特征的字眼。采用"这个"、"这里"、"那个"比较保险。

比如来访者说，"他们都要去拜见神灵"，很明显这个神灵的沙具在来访者看来是男性的。此时，治疗师依然要谨慎地回应，比如可以说："嗯，他们都在去那里的路上。"如果治疗师一开始使用了"他"作指示代词，而来访者说："她是女神！"那么这会对来访者的整个历程带来高度的干扰。

持续的包容以及来访者和治疗师之间的共同体验可能会在这种情况下受到影响。治疗师也是会犯错的，重要的是治疗师要能够尽快及时地恢复到与来访者和谐一致的状态中。在上述例子中，治疗师可能会马上说："哦，当然！请原谅我说错了。"

来访者希望治疗师解释沙盘

沙盘制作一结束，极富理性的成年人会转向治疗师说："好吧，告诉我这意味着什么呢？"

对治疗师而言，来自来访者诸如此类的疑问非常具有挑战性。来访者对得到答案、获取沙盘信息的坚持，其实在考验着治疗师对疗法的信任程度，即治疗师本人在多大程度上相信不可见的内心深处的力量会给予我们指引和方向。在某种意义上，类似这样的要求使沙盘游戏治疗师也面临着整个西方文化价值体系的考验，后者崇尚所有具体、可量化的信息，而不是看不到的质性内容。作为一名治疗师独自坐在小咨询室里，面对着一盒沙子和几百个小沙具，来颠覆世界的主流价值观和感知方式，这绝非易事。

我偶尔也会坐在自己的工作室里暗自思忖，让来访者做沙盘真是件疯狂的事。然而，即使我的意识会对自我价值产生质疑，但潜意识驱动着心灵的力量、趋向着整合，我依然深深地投入到沙盘游戏疗法的工作中去。我在来访者身上看到了转化的"奇迹"，而我本人也在这个过程中不断地成长发展。

　　作为西方文化的产物，我们不可避免地质疑沙盘游戏疗法的价值和有效性。沙盘游戏疗法似乎挑战了我们"认为"正确的一切，把我们的价值观踩在脚下。作为一个西方人，我们习惯于提出问题，然后寻找证据。当然，来访者和其他疗法的治疗师也会挑战沙盘游戏。我们自己都会不由自主地这么做！作为治疗师，我们需要做的就是把我们的觉察转向内部，倾听静默中的心声，并鼓励我们的来访者也这样做。所以，当来访者挑战我们说"好吧！这意味着什么？"时我们可以说：

　　　　就让它保留在我们的内心吧。我们不需要迫不可待地去分析它。给它点时间，让它自己告诉我们一切。终究，答案都会浮现出来。

　　有时一做完沙盘，一些成年来访者就开始自己分析。这时，我也会说出类似上面的话，同时还会补充道：

　　　　沙盘游戏的运作方式跟我们所熟悉的方法很不同，它是以意象的形式在我们心灵深处工作，而不是事件、人物、语词和原因等。它所治疗的是隐藏在语言和推理（意识）层面以下的那部分自我。我们不可操之过急。

给沙盘作品拍照

　　对沙盘作品进行整体拍照记录并存档也是咨询过程中的重要一环。由于象征性符号是具有生命力的，一旦它们在沙盘上出现，意象就会持续在来访者和治疗师身上产生影响。

存档必备的照片

治疗师要保存完整的记录，照片必须以两种形式保存。一种是将照片打印出来放入档案袋。可以使用快速成像相机，也可以使用小型数码照片打印机。另外，将案例所有的数码照片建立电子文档保存，可以展示整个沙盘历程，并附有细节照片和从不同视角拍摄的照片。后者也便于进行学习和讨论。

打印出来的照片方便治疗师快速回顾来访者之前的沙盘过程，可以让治疗师的心灵再次回溯来访者的心理历程，并明了他（她）目前所处的阶段。通过浏览这些打印出来的照片，可以让治疗师的心灵与来访者的内在历程在心灵深处步调一致。在每次咨询开始前快速回顾来访者档案袋中的这些照片，可以让治疗师的心灵在咨询中准确定位在来访者心灵所处的状态上，更积极地面对来访者，而这对于整个咨询中的包容和接纳也是很有意义的。通常我的做法是，咨询结束后从来访者制作沙盘的位置和视角拍照并打印，与记录表一起放入来访者档案中。

拍照设备

科技的进步为我们提供了更多的选择。之前我一直使用宝丽来（Polaroid）相机拍摄快速成像的照片，再加上另外一个带35毫米微距镜头的相机。现在使用数码相机，我可以先打印照片存档，然后在电脑上和光盘上保存数码照片。以前，沙盘游戏治疗师都是使用彩色相机底片将照片投影到屏幕上，做深入研究。有了数码产品后，我们开始用数码投影仪或者用数码照片制作的幻灯片。当然技术还会不断更新，这会为沙盘游戏治疗师提供更多更好的来记录这些重要信息的设备。

选择哪种相机完全取决于你的个人喜好和资金预算，但完全没必要购置极其昂贵的相机。在购买相机时，可以告诉销售人员是要在室内进行近距离特写拍照，这会帮助销售人员为你选择最适合的设备。

拍照

对沙盘的拍摄从沙盘的正面开始，也就是来访者制作时的主要位置，也是他（她）观察沙盘的视角。我的做法是从另外三边也各拍一张。当然，如果沙盘的内容非常简单、明了，就没必要从四个方位都拍摄了。根据沙盘的内容与特点，我还会从上向下拍一张全景图。针对在全景中无法呈现的重要细节，我还会再拍特写近景。如果有沙具被隐藏或者掩埋，我会在拆除沙盘的过程中把它们挖出来，就放在它们的位置上拍张照片。通常，一个沙盘除了快速成像的照片外，我都会拍摄 1 ～ 10 副照片。

有的沙盘游戏治疗师喜欢在卡片上写下来访者的姓名首字母缩写和制作日期，把卡片放在沙盘里拍照。这样的做法对幻灯片归档很有帮助。但这种做法只是为了满足治疗师的目的。对于包容和保密的目的而言，这种给沙盘"标注"的做法并不是沙盘游戏疗法的操作。而且在这种情况下，必须有一张不放卡片的从沙盘正面拍摄的全景照。这样可以保证在以后的案例督导中，治疗师依然可以全然容纳来访者的历程，而不必担心有泄露隐私的风险，也避免了这张在沙盘里的卡片可能带来的任何干扰。

如今，治疗师可以用数码相机直接把来访者的沙盘照片储存在电脑里，或者在咨询结束后将照片刻录在光盘中。为了以防万一，建议所有重要的电子文档都要做好备份，同时保存在其他移动存储设备中。

在来访者面前拍照

有些沙盘游戏治疗师选择在来访者离开后再拍照，有的则在来访者在场时进行。如何选择是关乎容纳以及治疗师觉得怎样更适合的问题。我个人更倾向于来访者在场时拍照。作为容纳过程的一部分，我觉得这样做会确认沙盘作品对于来访者和治疗师的重要性。如果是儿童来访者，给他们的作品拍照片是对他们个体重要性和个人成长的强有力的认可。同时这种方式也表达了治疗师与儿童一起非常重视他们非语言游戏的重要价值。儿童会觉得他们的沙盘作品意义非凡、是很重要的。而治疗师对其进行拍照也是在表达他（她）知道这个作品很重要。

对于选择在来访者离开后再拍照的治疗师而言，重要的是，要让来访者知道你确实会对沙盘拍照，并且要提醒来访者，在治疗结束后如果他们愿意，他们可以回来与治疗师一起回顾这些照片。

儿童索要照片

当我们当着儿童来访者用宝丽来拍照时，他们通常会想要一张照片带回家。尽管有的沙盘游戏治疗师会给来访者照片，但我会建议此时可以对孩子说："就让我们把它保存在你的心里吧，它会在你的心里发挥作用。"

不过，对于照片就像沙盘游戏的很多方面一样，并没严格的规定。当我觉得这样做是正确的时候，我也会给来访者一张照片让他带回家。

有时候，儿童来访者可能会利用照片这件事来测试治疗师的界限，就像他们会要三块口香糖而不是一块一样。在这种情况下，就不单纯是要照片，而是事关安全、责任和容纳的问题。

保留沙盘作品

　　沙盘游戏治疗结束后，沙盘要保持原状。这可能是荣格理论取向的沙盘游戏疗法为数不多的几个严格规定之一。治疗师"绝不可以当着来访者的面拆除沙盘"。来访者不可见的、未知的内在世界的象征性内容，以三维立体的形式展现在沙盘中。这些象征性内容的外化形式被来访者和治疗师共同见证着，这些象征在深处推动着来访者的心灵，超越了来访者意识的边界。当着来访者的面拆除这种开始萌芽的转化，是不可接受的。

　　大多数成年来访者对保持他们的沙盘作品并没有疑义。然而对一些儿童而言，就是另外一回事了。这种时候我会对他们说："在沙盘游戏中，我们不需要自己清理战场。"

　　如此一来孩子们可能会很高兴。把他们的作品保留下来，尤其是保留那些对他们而言很重要的个人化的东西，会给他们的心理带来微妙而又强大的影响。

　　治疗师让儿童或成年来访者独一无二的作品保留在咨询室，是对他们深深的尊重。在更深层面上，通过原封不动地保留他的作品，来访者作为一个个体的独特和内在价值被治疗师全然地接纳。

向父母展示沙盘

　　儿童经常会希望向他们的父母展示自己美妙的沙盘作品。这件事情处理起来可能颇具挑战性。向父母展示沙盘的动机可能是多方面的。儿童可能就是觉得跟爸爸妈妈分享自己的美妙创作很高兴。这种热情完全可以理解。通过这种方式，他（她）表达了独特的自我，自然想让父母见证这一切。而在另一种情况下，由于父母本身的心理创伤导致了自己的孩子很少有或者基本没有自主性。这样的儿童会被要求把自己的方方面面都向父母展示。除了服从与满足父母的心理障碍，儿童没有其他的生存方式，所以被迫以沙盘游戏这种象征的形式建立与父母之间的交流。

当儿童要求向父母展示沙盘时，如果是在初始沙盘或者在历程的早期，我会说：

> 通常我们不给爸爸妈妈看这些，并不是说这是什么秘密，而是每个人都需要有一个空间来做自己要做的事，不必担心他人会怎么想。

这是针对这项工作的深刻表达。它在告诉孩子，治疗师理解他（她）需要做一些重要的事情。并且，在这个过程中，治疗师是他的支持者、联盟。

在与儿童这样交流后，我们接下来需要处理孩子坚持向父母展示沙盘的其他内在动机。具体如何反应只能随机应变，但要以治疗的必要性和恰当的容纳为前提。如果这是孩子的第一次咨询，表现得很兴奋，我可能会说："……好吧，只此一次，下不为例。"接着调整下面的咨询流程，所以向父母展示沙盘作品这件事是因时而异的。我曾经这样对来访者说过：

> 要知道，乔尼，我真的觉得你需要在生活中有一个你自己的空间。我们不需要把它给妈妈看。嗯……，你真的觉得妈妈和爸爸需要看这个吗，真的吗？好吧……不，我认为不需要给他们看。不！我们不会给爸爸妈妈看沙盘。

父母对沙盘的反应

当父母真的看到孩子的沙盘作品时，他们的反应会凸显出这个家庭的亲子关系状态。与孩子有恰当界限感的父母，可能什么也不说，而是表现出很有兴趣和欣赏的态度。他（她）可能会说："哦，真不错！"但不太有界限感的父母则可能做出任何反应，包括试图自己来解释和界定沙盘上发生的事情，或者可能会直接指责说："你为什么要做成那样？"

与父母一道讨论孩子的沙盘

当和儿童来访者打交道时，我会经常安排与父母的访谈，及时了解家里的情况以及孩子的行为有哪些变化。与父母会面时，我通常以询问家里怎样来开场。让父母评估孩子的变化和进展，从而让他们积极参与到孩子的整个治疗过程中。同时，这也是一个讨论亲子关系、如何更好教养孩子的好时机。

我也会让父母了解孩子在治疗中的进展。一般来说我会与父母讨论孩子创作中的主题和倾向。我可能会说：

> 她的沙盘作品表明，她开始能够更直接地面对自己的创伤，也已经开始表达自己的愤怒。这可以部分解释你在家里看到她最近有点固执、倔强。

父母是整个治疗过程中的积极要素。儿童需要父母，他们的治疗也离不开父母的支持。与父母的会谈合作不会影响孩子的沙盘创作。

第二十四章　治疗师

拆除沙盘

　　来访者离开咨询室还并不是咨询工作的结束。治疗师首先要确保已经拍摄了所有必需的照片，制作过程中的所有标注都已记录在沙盘游戏记录表上。接下来，要拆除沙盘、清理沙具、并把沙具放回到沙架的相应位置，将沙面恢复平整，让咨询室回归到准备就绪的状态，迎接下一位来访者。通常，根据咨询日程的安排，两位来访者之间有10到15分钟的间隔，所有这些工作都需要在这段时间内完成。这很具有挑战性。所以我在这里会分享一些我跟同事们学来的或者自己开发出来的做法。

　　在把沙具放回沙架前，清理干净上面的沙子可以避免在沙架上集聚沙子。尽管我曾信心满满、非常努力，但我现在也缴械投降了，沙架上的沙子是在所难免的。所以，当来访者使用了架子上某个区域的许多沙具时，我就借机用抹布擦拭一下架子。

　　清理的时候，可以用5厘米左右的扁头油画笔清除沙具缝隙中的沙子。当沙具被埋或者是布满沙子时，我把它们放到大网眼的筛子里，在水桶中浸泡一下。沙子会脱落并沉积在桶底，我会把这部分沙子扔到花园里，或者把它们晾晒过后放回到湿沙盘中。接着把被打湿的沙具倒在棉毛巾上，快速擦拭干净。筛子也是收集大量被埋在沙盘里的沙具的好工具，这些沙具在水桶中浸泡后很容易清洗。

　　有时候，在两次咨询的间隙不可能完成沙盘清理的工作。当沙盘中埋满了很小的沙具时，光是把它们全部找到就需要很多的时间，这时就无法彻底清理。有时几百个小塑料蚂蚁被埋在湿沙中，或者是沙盘中许多沙具混杂在一起，需要先分类才能放回到沙架上。当不能完成清理工作为下一场咨询做好准备时，这个沙盘必须从房间中拿走，放在没人看见的地方。遇到这种情况，我通常都会在手边准备一个深色的小桌布，盖住沙盘，把它放到壁橱里。如果办公室里没有壁橱，那必须事先为这种意外情况做好准备。有时候可以把这样的沙盘藏在房间角落里的盆栽植物后边，或者用家具挡住，或者藏在沙发下面，或者用深色桌布遮住它。沙盘游戏疗法的另一个严格规定是"决不能让另一位来访者或治疗师以外的任何人，看到来访者的沙盘"。

当沙盘里的水太多，沙子太湿没办法恢复到自然状态时，我们需要把它拿出房间或者更换沙子。我喜欢用一个空桶来装太湿的沙子，另外两个桶装备用的干沙。有必要事先准备好多余的沙子，因为来访者可能会需要更多的沙子在沙盘里堆建一座高大的建筑。

拆除沙盘以及里面的全部沙具实际上是沙盘游戏治疗师必须要经历的一个仪式化过程。这是在清理咨询的"容器"，把物理空间和能量空间都回归到中立状态。作为"容器"中的主要要素，治疗师要同时清理、净化并将自己的内心调整回归到中心化的状态。这样治疗师和咨询环境就为欢迎下一位来访者做好了准备。

案例记录的组织与管理

我们已经深入探讨了需要保存的记录内容。治疗师如何编制规整和保存这些记录是一个需要考虑的问题。每个案例都会产生许多沙盘游戏记录表，通常还有成百张的照片。在沙盘游戏治疗师的职业生涯中，会积累成千上万份记录和照片，所有这些都必须妥善保存，并且要方便调取。在职业生涯的早期就考虑档案规整计划将会极大地避免将来出现问题。

规整沙盘游戏案例记录有许多种方式。有些沙盘游戏治疗师设立独立的文件夹专门保存每位来访者的沙盘照片。有些治疗师会将书面记录表和照片保存在一起，有的会将书面记录再单独存放在另一个文件夹里。我通常会把来访者的书面咨询记录、沙盘游戏记录表和宝丽来照片一起放在每个来访者的个人档案袋中。如果使用了胶片拍摄，我会把底片也放在档案袋中。有了数码相机后，我会把刻录了数码照片的光盘放在档案袋中。

对数码照片进行归档和保存要容易些。直接把数码照片存入电脑，保存到每个来访者的电子档案中。同时还可以将其刻录成光盘保存。这项工作可以在咨询结束的当天进行，这样就避免在将来进行归档和存储。

关于案例记录的组织管理建议最好是按自己的习惯，设计一个体系，让它为你工作。

承载沙游历程

在个案制作完成、记录、拍照、存储和归档后，沙盘会继续存在于治疗师心中。治疗师的身心灵在继续承载着每位来访者的沙盘游戏历程。为了不断激活这些象征的转化作用，沙盘游戏治疗师必须持续地去理解沙游历程中的各种信息。这包括对理论和心灵过程的深入学习，还包括治疗师对自我内心的不懈探索，以及对生命中自性的孜孜以求的探究。

我们在本书中探讨的内容为沙盘游戏疗法学习的方向和主题提供了很好的参考。除了上述内容，治疗师倾听自己内心的指引也是至关重要的。借助有意义的内省、冥想和对梦的关注，治疗师会接收到内心的信息，指导着他（她）成长和发展所需的学习方向。

从临床实习中研究沙盘作品会有深刻的获益。只是"目光柔和"地凝视图片，放松意识理性地把控，就能激活治疗师学习和成长的方向。这可能会激活一些梦境、身体的感觉、想法或者意识，导致对某种特定理论、神话或者象征意象的调查研究。

在参加沙盘游戏疗法的学习课程时，对老师的选择也很重要。了解老师的专业背景和他们对沙盘游戏疗法的理解，能够帮助治疗师决定是否要跟随这个人学习。而作为沙盘游戏疗法的老师一定要秉持着沙盘游戏本身的精神。跟几位不同的老师学习也不失为一个好主意，以便能从不同的观点中获得对疗法更丰富的理解。

案例督导

沙盘游戏案例督导是指治疗师把他（她）的沙盘案例带到督导小组或者督导老师这里一起回顾和研究。之前的章节中，在提到治疗师的角色时，我们讨论过督导的问题。在对专业督导的重要性进行简短回顾后，我们会把注意力转向督导过程中涉及的细节和流程。

督导是沙盘游戏历程中的重要内容，事实上，是必需的。在沙盘游戏过程中发生的事情远远超过单枪匹马的治疗师所能容纳的。用沙盘游戏疗法开展工作，不参加持续的督导是非常危险和不负责任的。这也正是沙盘游戏疗法的第三条严格规定："沙盘游戏治疗师必须经常参加督导"。

督导老师通常是认证的沙盘游戏疗法教师，并已具有多年的临床咨询经验。督导老师会成为"容器"（治疗师）的一部分，与治疗师一起来包容来访者的作品。督导小组是由认证的沙盘游戏治疗师带领，小组最多6名成员。督导小组会定期会面，成员轮流呈现自己实习中的沙盘个案。与督导老师一样，小组会成为"容器"的拓展和延伸。督导的目的在于为治疗师创造一个自由受保护的空间。督导小组会形成一个安全、彼此尊重的环境，在其中会对治疗师的沙盘个案进行回顾与讨论。

寻找和加入一个好的督导小组是至关重要的。督导小组通常是具有深刻意义的聚会，在这里大家交换见解、获得彼此的支持。许多督导小组会一直持续很多年。在拥有更多的督导小组和合格的督导老师之前，有时候治疗师不得不长途跋涉去参加一个督导小组或者是见自己的督导老师。美国沙盘游戏治疗师协会会提供有关督导小组的信息。

案例督导的模式

尽管督导的具体方式各有不同，但大体上遵照一个统一的模式。在个体督导中，督导老师和治疗师分享和回顾治疗师的沙游案例内容，他们按顺序查看沙盘的照片，不会针对沙游历程强加或附加任何信息，一起来理解来访者作品的特点和过程。

在个体或者小组督导中，由于相互分享各自的案例，治疗师会渐渐意识到来访者沙盘作品中的更多维度主题。在诸多可能性中，可以更好地理解来访者努力发展的方向，也可以激发来访者心灵中象征和原型内容的涌现。而且，历程的最新进程以及来访者所处的历程阶段会变得更加明晰。之前历程中未发现的要素也会出现。并且重要的是，在这个过程中，激活了治疗师自己心灵中不太被意识到的、潜意识的元素，而这些元素是容纳来访者心理历程所必需的。

督导为治疗师提供了向他人学习的丰富良机，并且形成了协助治疗师容纳沙盘（这一颇具挑战性工作）的支持体系。作为小组成员，治疗师必须带着尊重的态度容纳其他成员提交的案例，并有责任支持同事的工作。

案例呈现准备

在督导中呈现案例与在教学环境中正式呈现案例有所不同。在更正式的教学环境中，教师已经非常深入地研究和回顾过沙盘案例的内容。为了能够充分地展示案例，这要求教师必须进行广泛大量的研究和学习。在督导中为案例呈现所做的准备包括回顾和整理案例记录，以便治疗师准备好按顺序展示沙盘照片，并可以顺利地查阅自己的相关记录。

督导中的案例照片

数码照片的展示可以通过在笔记本屏幕上或是通过数码投影仪来观看。对于照片的准备需要注意的是要保证它们按照正确的顺序排列。

督导中的案例呈现

我个人在做督导时，会喜欢让治疗师简短地介绍一下来访者的资料，不必非常详细，因为沙盘本身就会告诉我们几乎所有需要知道的信息。

介绍来访者资料的内容包括：

来访者的年龄和性别

国籍和宗教信仰

家庭成员构成

为何来咨询

重大生活事件，比如曾经的创伤事件或疾病等以 Aaron 的个案为例，在督导的案例呈现中，我们会介绍说：

> 这是一个 9 岁男孩的个案，他父母刚刚离婚。母亲信奉犹太教，父亲是天主教徒。父亲吸毒上瘾，酗酒成性，有言语暴力和暴力行为。这个孩子跟母亲、弟弟和十几岁的姐姐一起生活。外公外婆在小男孩的生活中扮演了重要的角色。他身体健康，学习成绩很好，但渐渐脾气很大，并且经常爆发。他妈妈带他前来咨询，想处理他爱发火的问题。我已经与他一起工作了四个月，目前他完成了六个沙盘。

这样的信息呈现就已经足够了。

然后我们开始看沙盘的照片。在这个例子中，如果是我在小组中提交的案例，我可能会用一个半小时左右的时间来回顾这六个沙盘，每盘大概 10 ～ 15 分钟。作为案例提交者，我会按这样的节奏展开。

提交案例的治疗师先播放初始（第一个）沙盘的照片，展示沙盘的正面。治疗师按照沙具的摆放顺序介绍沙具，并标示其位置，然后展示沙盘的侧面照片和细节图，最后再回到正面全景图片。在此过程中，如果有教鞭或光标来指示沙盘中的沙具位置会更方便。

小组成员观看照片，在督导师的引导下讨论"此刻他们所感受到的"这个沙盘的特点。这可能会涉及沙盘内容和历程的众多方面中的任何信息，小组成员分享关于这个沙盘的强烈感觉与直觉。有一点很重要，针对同一个沙盘作品，在不同的时间体验多次，会让我们以多种不同的方式与之建立联结。在不需要担心被评价的环境里，小组成员和督导老师都可以各抒己见，畅所欲言，保持沉默也无妨。沙盘本身就会激发问题的讨论，引发生动的感悟和收获。如果有好几张沙盘照片，那每个沙盘都应重复这一过程。

督导的过程可以畅所欲言，自由讨论。不必担心自己所说的话一定要是正确的或者担心说错话。在督导中见证沙盘是能够唤起深刻情感的一种经历，所以这个"容器"必须足够安全，能够使治疗师更深刻的、较少意识层面的心理内容浮现出来并发展。

我们从不告诉来访者对他（她）的个案做了督导。没必要这样做，这只是我们容纳他心理历程的一部分。告知来访者你在就他（她）的个案进行督导会干扰容纳的空间。不过在督导中分享案例，对治疗师和来访者来说都是种强大的体验。在督导过程中增加和提高的包容接纳会对来访者的象征性历程产生实质性的影响，而这通常会直接反映在来访者的作品中。尽管来访者毫不知情，在对案例进行回顾督导后，经常会在来访者的沙游历程中发生戏剧性的变化和发展。

第三部分　小结

针对沙盘游戏疗法的操作概念的讨论告一段落，我们探讨了咨询开始前、咨询过程中以及结束后的系列问题。

尽管许多人可能已经阅读过有关沙盘游戏操作流程的书籍，但目前为止这部分依然是同类书籍中较少涉及的内容。沙盘游戏实施的流程很简单，但这过程中的内容却是错综复杂的。为了使沙盘游戏疗法切实具有价值和意义，治疗师必须首先对这简单流程背后的理论和心理过程形成深刻的理解。

至此，我们对沙盘游戏疗法的介绍结束。第四部分将是案例展示和附录。

附　言

　　目前，我们已经充分意识到沙盘游戏疗法是一个貌似简单的治疗方法，当容纳得当时，它将是探测心灵深处的强大工具。沙盘游戏能转化最微妙的心灵能量，可以治愈伤痛，把心灵内容重组到自性的中心，进而触碰到未开发的心理资源和潜能，将它们释放出来得以发展。沙盘游戏疗法能释放爱的巨大能力，让我们看到位于自性中心的平静的智慧。

　　成为荣格理论取向的沙盘游戏治疗师是一个重大的决定，它将影响你今后生活的方方面面，并且作为治疗师一定要以一种开放的心态真诚地去实践这个疗法。

　　沙盘游戏疗法的潜能有多耀眼明亮，也就会投下多严重的阴影。沙盘游戏疗法是一种很有力量的疗法，而有时力量是很具诱惑性的。当治疗师误认为疗法的效力是他（她）自己的能力时，就会出现腐败堕落：错认了整合的实质，陷入对它拥有操控权的幻想，导致危险的膨胀、贪婪、占有欲。在使用沙盘游戏疗法时，我们必须谨记，自己只不过是一个在自身和来访者身上探索整合的媒介工具。

　　一位成年男性来访者曾经送给我一件非常宝贵的"礼物"，它持续地提醒着我沙盘游戏疗法的本质以及期间适当的关系。感谢他善意的许可，在这里我分享给你们每一个人。

　　　　以半意识到和越来越意识到的方式，沙盘似乎陪伴了我许久。

　　沙盘游戏为我们开启了一道门，让我们内心深处的内容得以展现，并不需要多么"深挖"自己，我们只是轻轻地转身，让这道门打开。

沙盘变成了一个鲜活的存在。这一刻我仿佛进入了梦中。在沙盘里，我发现了各个不同的自己，认识着自己的方方面面。

过去我觉得，架子上的沙具不过是咨询室里的物件，而现在我视它们为自己的朋友。

作为沙盘游戏治疗师，让我们轻轻地转身，让沙游开启通往心灵深处的大门。

好好学习和研究我们已经讨论过的内容，持续地学习并参与到不懈的自我探索中。然后，当你进入到沙盘游戏咨询室，请温和地把这所有的一切抛在一边。心无一物，安静地倾听……

案例说明

案例按照来访者英文化名的首字母顺序排列。接近一半的案例呈现了来访者制作的所有沙盘。在没有完整呈现的案例中，都包括了第一个和最后一个沙盘。

Aaron*	Ivy	Mark
Adrienne	Jason	Martina
Annie	Kaileigh	Norman
Artie	Larry	Rachel
Billy	Leela	Regina
Cary	Lenae	Rosa
Charlie	Leo	Sander
Elizabeth	Lilly	Shannon
Harold	Maizie	Tara
Isaac	Malcolm	

*为了提供更详尽的沙盘游戏案例记录样本，我呈现了Aaron的案例完整的存档记录，包括以下内容：

1. **沙盘游戏记录表**——这是治疗师在Aaron每次制作沙盘的过程中记录的，包括完整的沙盘制作过程、沙具摆放的顺序、沙子的图形和沙具的位置，以及来访者自发的评述和治疗师的观察。

2. **书面案例分析**——对Aaron沙盘过程的书面分析放在所有案例的最后，用以展示可以帮助治疗师理解案例象征性过程的一种方法。

3. **主观浸入式分析**——作为采用这种方法深入理解沙盘内容的范例，Aaron案例的主观浸入式分析（SIA）的完整报告收录在附录一中。

沙盘游戏记录表的编码符号表

括号中的词语 = 治疗师的笔记和观察

引号中的词语 = 来访者说的话

波浪标记 = 沙盘底部露出的形状

点 = 沙子区域

沙具数字旁边的"×"，例如："3×" 代表沙具 3 最初摆放的位置，后来被移动或拿出了沙盘

沙具数字之间的"/"，例如"7/6" 代表放在另一个沙具上面的沙具，在这里就是沙具 7 放在沙具 6 之上。

来访者档案
Aaron

- 男孩，9 岁，三个孩子中排行老二，有一个姐姐和一个弟弟
- 父母长期感情不和
- 最终离异
- 父亲吸毒，酗酒，暴力
- 父亲信奉天主教，母亲信奉犹太教
- 由母亲带来接受咨询，她有点担心 Aaron 反复无常的脾气和突然暴怒的行为

沙盘	前文讨论的页码
沙盘 1	12，56，233，249，265，319，322，354
沙盘 2	56，323
沙盘 3	56，142
沙盘 4	56，142，266
沙盘 5	323
沙盘 6	69，234
沙盘 7	69，139
沙盘 8	
沙盘 9	141
沙盘 10	141
沙盘 11	
沙盘 12	225
沙盘 13	
沙盘 14	143，148
沙盘 15	73，148，320

沙盘游戏记录表

Aaron

沙盘 1：第一次咨询

干沙盘

湿沙盘 X

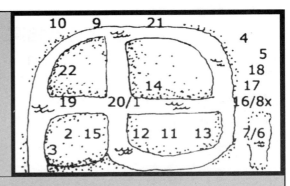

最初的观察 / 评语——（治疗师或来访者）：

无

摆放顺序：

1）桥	10）驯狮人
（几辆汽车和摩托车缓慢地在桥上行驶）	11—13）忍者武士
2）水晶球	14）骑士（在山丘上）
3）亚洲人与猴子	15）亚洲人（去掉 #8）
4—5）滑雪者	16）蝙蝠侠
6）救生筏	17）小丑（躺着）
7）企鹅人（在救生筏上）	18）罗宾
8）超人	19）警车
"他正在寻找狮子"	20）汽车（在桥上）
9）老虎	21）橡树
	22）小树

来访者制作结束后说：

"蝙蝠侠抓住了小丑。警车在追逐其他的汽车。这个中国人在变魔术，这（#14）是一个战斗者的雕像。这（#10）是一个驯狮人。这些（#4，5）是滑雪者。"

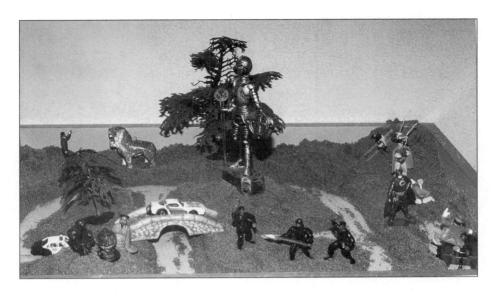

Aaron

沙盘 1

沙盘游戏记录表

Aaron

沙盘 2：2 周后

干沙盘

湿沙盘 X

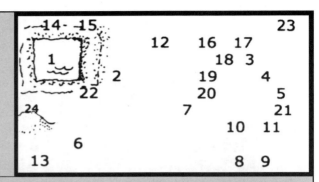

最初的观察 / 评语——（治疗师或来访者）：

"……我今天想造一座卡通乐园！"

（在左上角挖出了一个正方形）

摆放顺序：

1）矮小的拳击手 　　与高大的拳击手搏击	13）小树
	14）大头菜男人
2）拿着相机的米奇	15）香蕉女人
3）米妮	16）巫婆
4）米奇	17）桃乐茜
5）小狗布鲁托	18）胆小的狮子
6）拿着望远镜的唐老鸭	19）稻草人
7）唐老鸭	20）铁皮人
8）蓝精灵	21）小树
9）手持木棰的蓝精灵	22）米妮拉拉队队长
10）小女孩	23）格伦达善良的巫婆
11）狼	24）矮小的拳击手
12）橡树	

来访者制作结束后说：

　　"这个女孩（#15）爱上了胡萝卜男人。（#13）这个女孩看到那个人（#7）发现了金子。这个人（#8）在开怀大笑，差点被另一个人撞到头。他是一个对什么都提不起兴趣的人。女巫正冲他们发火因为他们在吃树上的苹果。女巫先躲在树后然后突然出现。这位公主（#23）正在凝视着这一切。他（#11）正要吃了她。"

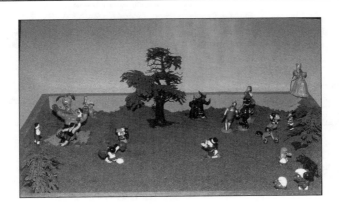

Aaron

沙盘 2a

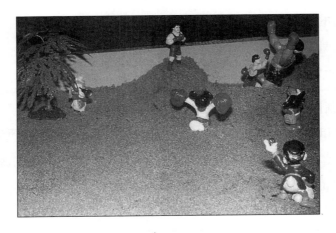

Aaron

沙盘 2b（细节图）

沙盘游戏记录表

Aaron

沙盘 3：3 周后

干沙盘

湿沙盘 X

```
              12
   1              9        6  17
                        14
                        7      13

      2
                              4
                  16
          18      15    11     5
   3
         8        10
```

最初的观察 / 评语——（治疗师或来访者）：

"这儿将是一个仙境。"

摆放顺序：

1）大教堂	11）珀伽索斯
2）马车	12）独角兽
3）太空飞船	13）三头龙
4—5）宇航员	14）双头龙
6）双头龙	15）外星人
7）超人	16）武士
8）墓边的骷髅	17）棕榈树
9）牛头骨	18）橡树
10）吊死鬼	

来访者制作结束后说：

"这里是仙境。太空飞船刚刚降落。外星人出舱时这些身着制服的人没有受到伤害。这驾马车（#2）是要去参加一场舞会。超人正在和蜥蜴搏斗。这些（#15，16）是死去的人和他们死去的动物。"

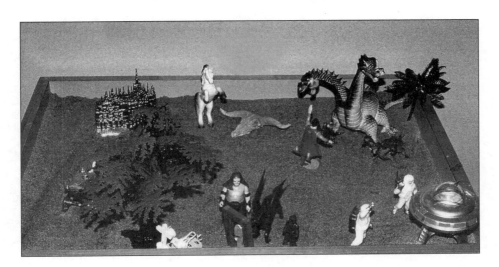

Aaron

沙盘 3

沙盘游戏记录表

Aaron

沙盘 4：1 周后

干沙盘

湿沙盘 X

				15		20	
	23						
22			18			14	
24		6					
		5	10 9 2		8	17	
19		1 4					
	11 3				7	21	
13							
12			16				

最初的观察 / 评语——（治疗师或来访者）：

无

摆放顺序：

1）篝火

2—5）印第安人

6）克奇那神

7）面具

8—11）印第安妇女

12）大卫·克洛科特

13—14）罗摩衍那面具

15）印第安儿童（在沙盘边上）
"这个女孩是悬于火焰上方的灵魂。"

16—19）树

20）月亮

21）大蟒蛇

22—24）圆锥形帐篷

来访者制作结束后说：

"他们在举行印第安的传统仪式。这个人在凝视着这一切（#12）。这个人（#5）想杀死他因为他侵略了他们的领土。他们（面具）是人们所祈求的神灵。这（#15）是第一位印第安人。现在她死了，但她的灵魂还在。这些（#22—24）是他们睡觉的帐篷。这有条蛇，它想借火取暖。"

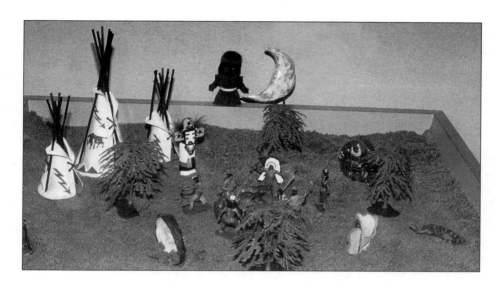

Aaron

沙盘 4

沙盘游戏记录表

Aaron

沙盘 5：2 周后

干沙盘

湿沙盘 X

11		18	14	13
10		21 2	16 15	
		1 5	17	
12	7		19	
		3	20 22	
26 28	6		9	24
23			25	
	8	4		
27				

最初的观察 / 评语——（治疗师或来访者）：

（用手指在沙子上画出了一个宝石的形状）

摆放顺序：

1）接球手

2）裁判

3）投手

4）垒手

5）击球手

6）垒手

7）摄影师

8）垒手

9）外场球员

10）坐在椅子上喝啤酒的男人

11）拇指发痛的男人

12）农民

13）头痛的醉汉

14）肩膀上坐着小男孩的男人

15—22）身着无尾礼服的男人

23—24）树

25）太阳

（挂在钩子上，拨开沙子做湖）

26）"禁止垂钓"的标志

27）皮卡车

28）灌木丛

来访者制作结束后说：

"他们在进行一场棒球比赛。这些人（靠左侧）以那边的农场为生（左侧）。他们搬来凳子看比赛。这个人（#13）被球棒打到了头。这辆皮卡车迷路了，但后来找到了去往比赛场地正确的路。"

这个人（#7）看着投手正在全力以赴。这些人（身着无尾礼服的）是那些赛前唱歌的人。这个人（#12）正在钓鱼，他违法了。"

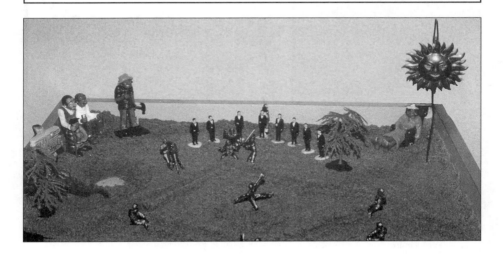

Aaron

沙盘 5

沙盘游戏记录表 **Aaron** 沙盘 6：2 周后 干沙盘 湿沙盘 X	28 23 10 9 18 1 16 11 15 24 2 4 25 19 26 12 5 20 13 8 3 17 6 14 21 7 27 29 22

最初的观察 / 评语——（治疗师或来访者）：

（脸色阴沉）"我今天要做一场正在进行的战争。"

摆放顺序：

1—8）士兵	24）阿道夫·希特勒
9—12）骑兵	25）号兵
13）士兵	26）碉堡
14）美国内战时期的士兵	27）抬担架的医疗兵
15）当代士兵	"这是这样！接下来的细节……"
16—22）美国内战时期的士兵	
23）当代士兵	28—29）橡树

来访者制作结束后说：

"他们准备开战了。当他（#25）吹响号角，战争就拉开了序幕。（碉堡后的）这个人会被取消战斗资格，因为他已经射击了一个人。他是个坏人。好人们在这里（左侧），坏人们在右侧。他（希特勒）是坏人战队的司令。这个人（#25）是好人战队的司令。"

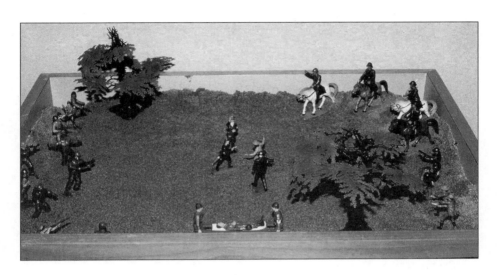

Aaron

沙盘 6

沙盘游戏记录表	15	
Aaron	13　　　　　　2	
	14　　　　　　3x　　　　8 7/6	
	3	
沙盘 7：1 个月后	18/5	
干沙盘	17x/1　　　　　　　16	
湿沙盘 X	12　　　　　　　　11	
	17　　　10/4　　19/9	

最初的观察 / 评语——（治疗师或来访者）：
无

摆放顺序：

1）乒乓球桌	12）梯子
2）笼中的鸟儿	（将床和桌子的位置右移）
3）床	13）浴盆
4）电视	14）马桶
5）梳妆台	15）水槽
6）桌子	16）镜子（位于梳妆台后边）
7）电脑（在桌子上）	17)足球(顺着梯子从桌上滚落)
8）椅子	18）玩具军用吉普车
9）箱子 / 盒子	（在梳妆台上方摆成一列）
10）奖杯（在电视上）	19）帆船（在箱子上）
11）雨伞（合拢的）	

来访者制作结束后说：

　　"这是个小孩子的房间。他的爸爸妈妈很有钱，所以他拥有这些东西。这（#10）是他在足球赛中赢得的奖杯。我爸爸把他办公室闲置的电脑给我了。这只鸟飞不出来。这个梯子可以用来取东西。他的雨伞放在冬季衣箱旁，他冬季的衣服放在冬季衣箱里。这是他养的鸟，叫‘弗莱德’。他有自己的镜子。"

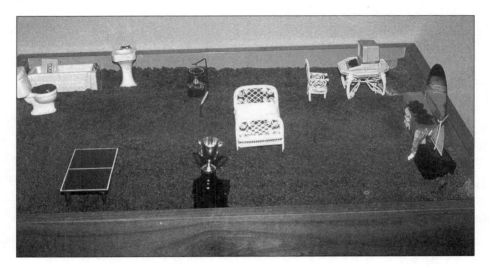

Aaron

沙盘 7

沙盘游戏记录表

Aaron

沙盘 8：11 周后

干沙盘

湿沙盘 X

```
10        16      11 5
   13/7
      8              4
              14
 2 3  6  ~~     1
12         15  ~~
             9
```

最初的观察／评语——（治疗师或来访者）：

（用力把沙子拍平）

摆放顺序：

1）桥（桥下挖出河流）	10）橡树
2）贡多拉船	11）汽车
3）雨伞（在贡多拉船上）	12）鸽子（用细线悬挂在沙盘
4）橡树	上方的钩子上）
5）房屋	13）狗（在长椅上）
6）鱼（有3条）	14）木筏
7）长椅	15）渔夫
8）海鸥	16）橡树
9）鹅	

来访者制作结束后说：

"这是一个有河流穿过的国家。一个人正在捕鱼。这是一户人家的房子。"

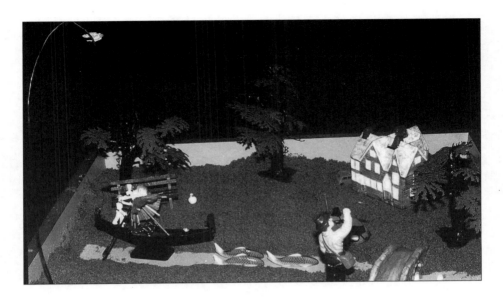

Aaron

沙盘 8

沙盘游戏记录表

Aaron

沙盘 9：1 周后

干沙盘

湿沙盘 X

```
15  7x   26              8
   19         18      12  13
16            14   9    11

        4         28
 ≈ 25            1        24
   6          5   3        29
         17              23
      20      2      10
   7   27           22  21
```

最初的观察 / 评语——（治疗师或来访者）：

"我要做个旧金山的美景，因为晚上我要去那儿找我姑姑。我要做个唐人街！"

摆放顺序：

1）大的中式桥（桥下挖河）	15—23）中式建筑物
2）寺庙	24）树（把河流变宽）
3—5）塔	25）船
6）瞭望台	26—27）树
7）浮屠宝塔	28）银杏树
11—13）桥	29）大鱼
14）大门（移动 #7）	

来访者制作结束后说：

"这是中国。人们都在自己家里。船要走了。现在是拂晓时分，因为食品货物刚刚卸下。这是海豚，它正游向大海。渔夫们（男人）想要逮住它，但它已经游走了。"

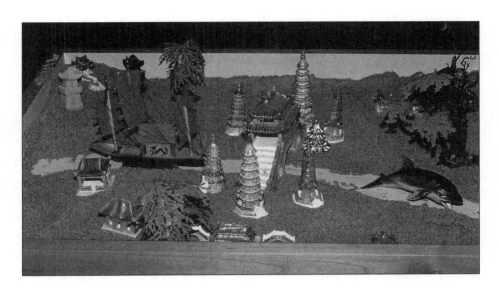

Aaron

沙盘 9

沙盘游戏记录表

Aaron

沙盘 10：2 周后

干沙盘

湿沙盘 X

```
                                        14
                                    15      16
        12              2  3          11
                                          17
        19/18
1        7x  21  8  9
        20/4                            13
      7  5    6                  10

22
```

最初的观察／评语——（治疗师或来访者）：

无

摆放顺序：

1）黑板	12）图片
2）课桌和两把椅子	13）旋转木马和孩子们
3）人（坐在椅子上）	14）长椅上坐着的人
4）课桌	15）婴儿车和里面躺着的孩子
"老师的讲台"	16）钱包
5）椅子	17）长椅
6）手提包	18）桌子
7）老师	19）电视（在桌子上）
8）课桌和两把椅子	20）录音机（在讲台上）
9）人（坐在椅子上）	21）废篮筐
10）有人在荡秋千	22）孩子坐在椅子上（在角落里）
11）滑梯	

来访者制作结束后说：

"这些人（课桌前的孩子们）在上课，这些人（在操场上的人）在课间休息，尽力保持安静。老师让他们安静，但他们却吵闹。他们（在教室里的人）正在看一部关于恐龙的电影。"

治疗师：这个人在做什么呢？（在角落的孩子）

"他是个笨蛋。他在玩自己的铅笔。这（#14）是妈妈和她的宝宝。老师要对那个人发火了，因为他正站在（秋千上）。"

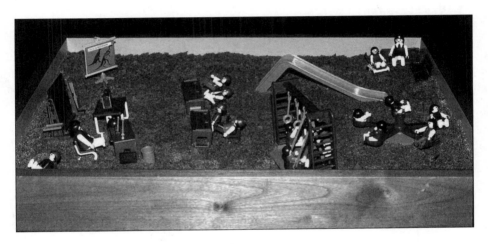

Aaron

沙盘 10

沙盘游戏记录表

Aaron

沙盘 11：3 个月后

干沙盘

湿沙盘 X

最初的观察 / 评语——（治疗师或来访者）：

（从沙盘最左侧加水）

摆放顺序：

1）火车

2）桥

3—4）房屋

5）太阳

　（悬于钩上：为保持钩子的稳定，用大石头压在钩子底座上）

6）石墙

　（沿沙盘后方边缘而设）

7）长椅

8）鱼（4 条）

9）瞭望台

10）桌子和椅子

11）井

12）岩石

13—15）雪树

　（调整瞭望台的位置，向后方略移）

16）松树

17）银杉

18—19）松树

来访者制作结束后说：

　"圣诞节到了。这个地方没有雪，只有沙子。每个人都装饰了所有的事物，并且想去看他们的家人。他们将乘火车去见家人，所以这里没有人。"

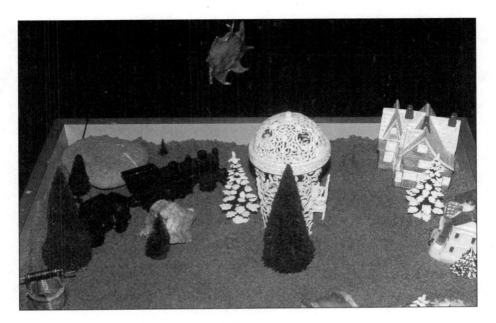

Aaron

沙盘 11

沙盘游戏记录表

Aaron

沙盘 12：1 个月后

干沙盘

湿沙盘 X

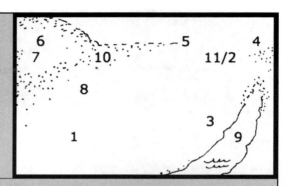

最初的观察 / 评语——（治疗师或来访者）：

无

摆放顺序：

1）奔腾的马	6—7）滑雪者
2）冰屋（拨开沙制作出河流）	8）雪花（到处撒落）
3）北极熊	9）透明立方体冰块（在河里）
"这群马在这冰天雪地里做什么呢?"	10）大颗水晶星星（悬挂于沙盘上方）
4—5）雪树	11）水晶圆环（在冰屋顶部）

来访者制作结束后说：

"这里是冬季的大地。"

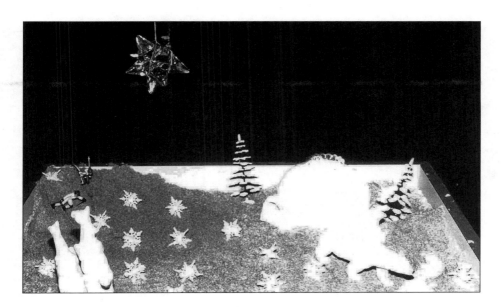

Aaron

沙盘 12

沙盘游戏记录表 **Aaron** 沙盘 13：五个月零三周后 干沙盘 湿沙盘 X	2　21　　28　　16 17 1　　4　3　　8　7　　26 12　　　　　24　　20 14　　　　25 29　　　　　　30 22 11　　　　　　　23 　　　　9 5　18　　6　15 10　13 27　　19

最初的观察 / 评语——（治疗师或来访者）：

（制作过程中，不断围绕着沙盘从不同角度观察）

摆放顺序：

1）碉堡

2—10）士兵（分成好的一队与坏的一队）

11）大炮

12—15）坦克

16—19）吉普车

20）坦克

21）大炮

22—24）军用喷气式飞机

25）士兵

26）医疗兵和担架上的人

27—28）士兵

29）军用喷气式飞机（悬挂于沙盘上方的钩子上）

30）墙（筑成一座碉堡）

31）喷气式飞机（在钩子底座的岩石上）

来访者制作结束后说：

"这是海湾战争。"（那天爆发了海湾战争）

治疗师：你对这事儿怎么看？

来访者（面带厌烦地说）："真令人讨厌，他们像小孩子一样幼稚。"

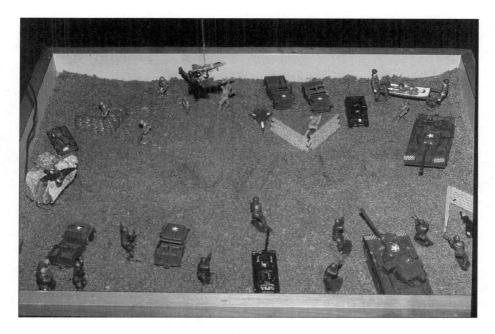

Aaron

沙盘 13

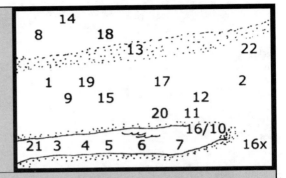

沙盘游戏记录表

Aaron

沙盘 14：2 个月后

干沙盘

湿沙盘 X

最初的观察 / 评语——（治疗师或来访者）：

"我要做一个高尔夫球场。"（心情愉悦，开玩笑的语气）

摆放顺序：

1）高尔夫球手

2）旗帜和球洞

3—7）自行车手

　　"这里会有好玩的场景，因为这些自行车手是在水中骑行的！"

8）滑雪者

9）拿着放大镜的侦探

10）桥

　　（用手做出了一条小路）

11）汽车

12）汽车

13）大火车

　　（他笑了）

14）雪花

15）井

16）潜水者

　　"哈，深海潜水者！"

17）奶牛

　　"哈！哞～！"

18）北极熊

　　"他（滑雪者）看到了北极熊，在向山顶滑去！"

19）至尊神探

20）加油站

21）鱼骨

　　"死去的鱼儿漂浮着。"

22）航天飞机

　　（把火车轨道拿出沙盘）

来访者制作结束后说：

"这里是个疯狂的地方。这个人（自行车手）在河里倒骑着自行车。航天飞机要起飞了。这一切都发生在高尔夫球场。这些人（侦探和至尊神探）在找高尔夫球，因为他们认为球里有炸弹。滑雪者滑上了山顶。"

治疗师：这里让人觉得安全还是令人害怕呢？

"不太安全。但你不会受到伤害，不过你也不能指望任何事物。"

（在拍照前，将潜水者移到了桥上）

"他已经蓄势待发准备潜水了！"

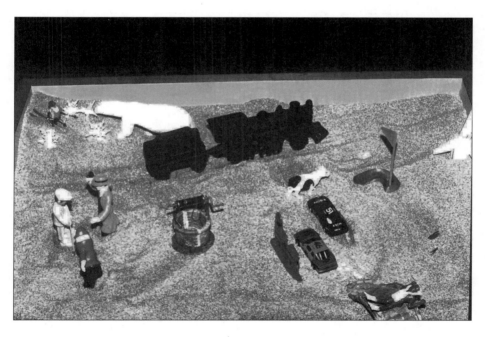

Aaron

沙盘 14

沙盘游戏记录表

Aaron

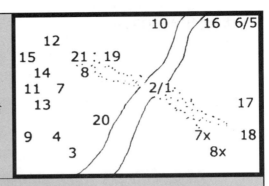

沙盘 15：最后一盘，五个月后

距沙盘 1 过去了一年零六个月

湿沙盘 X

最初的观察 / 评语——（治疗师或来访者）：

（做了一条河）"要做一条路好难哦。"

摆放顺序：

1）桥（沿桥铺出一条路，从左下角延伸至右上角）	10）火箭超人（用钩子吊住悬于河上，靠近桥附近）
2）汽车（在桥上）	11）大卫·克洛科特 "我需要我过去制服过的所有坏人。"
3）火车轨道	
4）火车头	
5）长椅	12）双头龙
6）女士（坐在长椅上）	13）三头龙
7）摔跤手（躺着）	14）小丑
8）拳击手	15）希特勒
9）拿破仑雕像	16—17）橡树
	18—20）小树

来访者制作结束后说：

"这个人（拳击手）是我，他们都是我打死的坏人，有的马上也要死去了。这（#9）是我的雕像。我乘这趟火车离开这场战争。这里是一个湖，人们在开车行驶着。这是火箭超人，他帮我杀掉了这些坏人。这（#6）是一位女士，她看到了这场战争。她是我妈妈。（#9）这是我赢得的奖杯。"

（这时又加上了#21）

21）银奖杯（立在拳击手#8旁边）

"这奖杯和我一样高！"

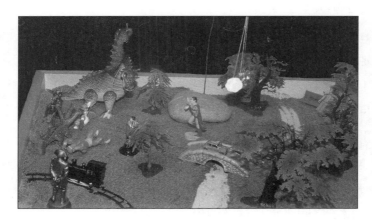

Aaron

沙盘 15a

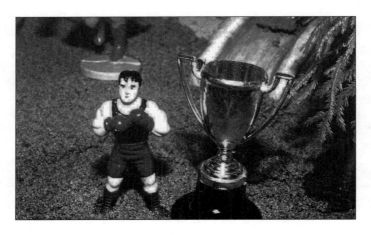

Aaron

沙盘 15b（细节图）

来访者档案

Adrienne

- 32 岁，女性
- 已婚
- 读过 2 年大学
- 没有孩子，想要孩子
- 据她描述，遭受父母的冷落忽视
- 有 1 个哥哥
- 来自犹太家庭，但本人无宗教信仰
- 几乎对八九岁之前的事情没有印象
- 在 Adrienne 16 岁时，父亲死于癌症
- 内心对母亲有恨意，想处理这部分情绪，不希望自己与自己未来的孩子之间再重复这样的模式

沙盘	前文讨论的页码
沙盘 1	360
沙盘 10	21
沙盘 11	21，55
沙盘 12	21
沙盘 20	55，57
沙盘 26	55，57，151
沙盘 42	

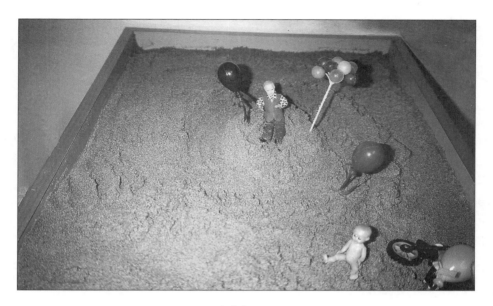

Adrienne

沙盘 1（此时已接受治疗八个月）

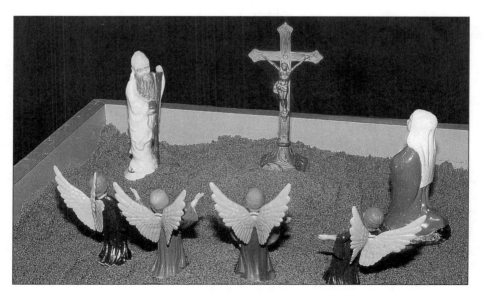

Adrienne

沙盘 10（一年十个月以后）

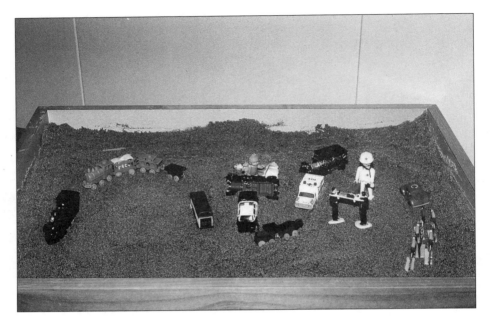

Adrienne

沙盘 11（1 周后）

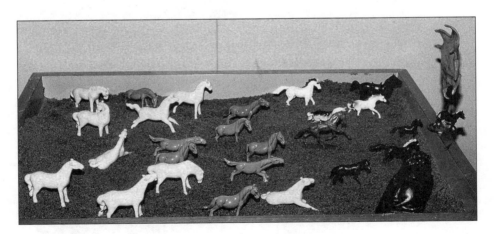

Adrienne

沙盘 12（2 周后）

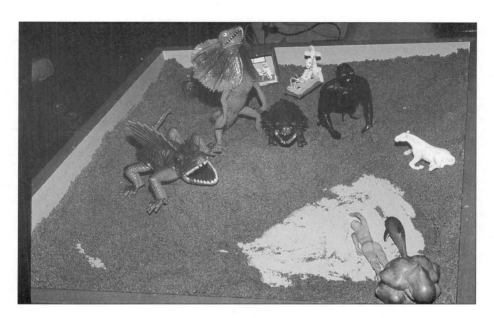

Adrienne

沙盘 20（5 个月后）

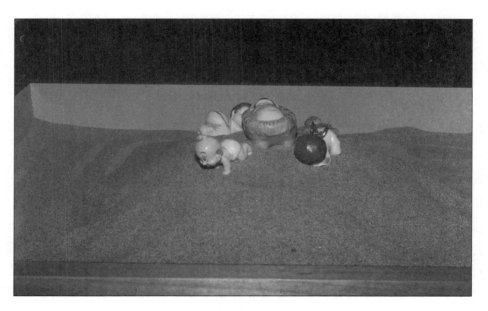

Adrienne

沙盘 26a（4 个月后）

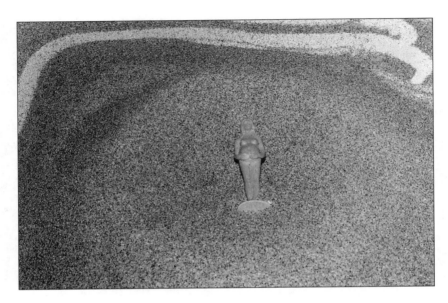

Adrienne

沙盘 26b（细节图）

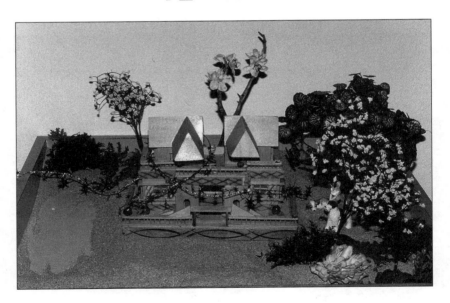

Adrienne

沙盘 42，最后一盘（四年零五个月后，距沙盘 1 已过去七年）

来访者档案

Annie

- 11 岁，女孩
- 和祖父母住在一起
- 母亲怀孕期间曾吸毒、饮酒
- 发育迟缓，有学习障碍和社交障碍
- 行为问题
- 躁郁症
- 曾多次遭受性虐待

沙盘	前文讨论的页码
沙盘 1	
沙盘 2	
沙盘 3	176
沙盘 4	176
沙盘 5	176
沙盘 6	176

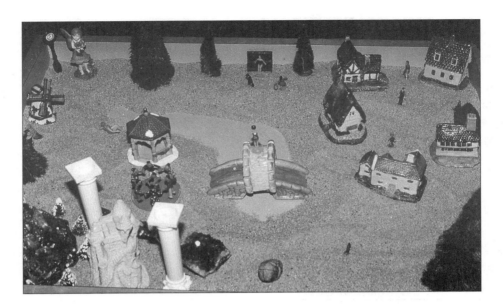

Annie

沙盘 1（第一次咨询）

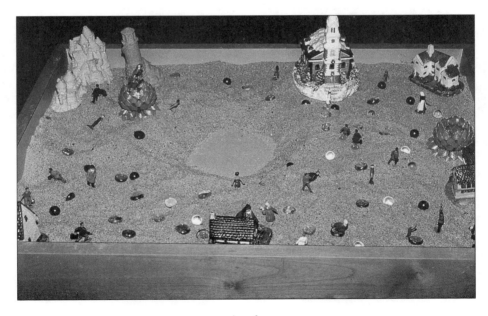

Annie

沙盘 2（2 周后）

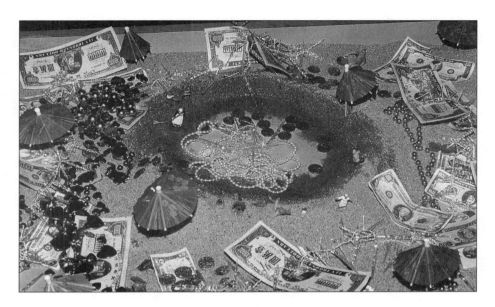

Annie

沙盘 3（4 周后）

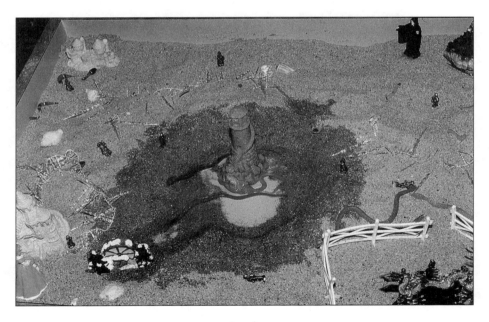

Annie

沙盘 4a（2 个月后）

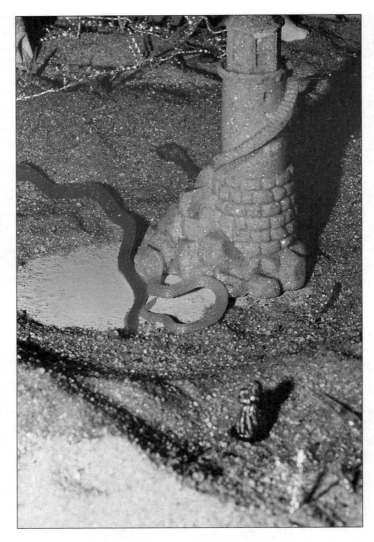

Annie

沙盘 4b（细节图）

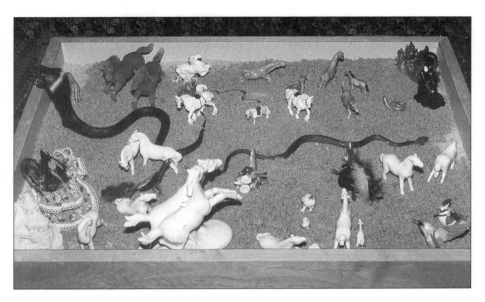

Annie

沙盘 5（3 个月后）

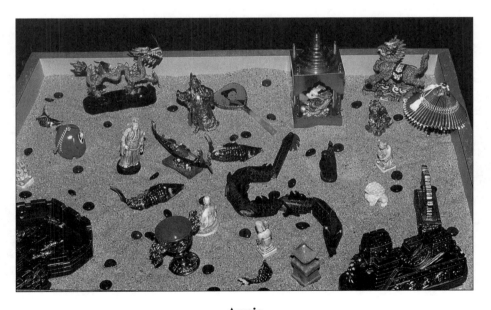

Annie

沙盘 6，最后一盘（7 周后距沙盘 1 已过去 11 个月）

来访者档案
Artie

- 7 岁，男孩

- 父母闹离婚，频繁发生冲突

- 双方共有监护权

- 母亲在整个孕期都生病，自然顺产

- 自从 Artie 上学后，他就经常出现恐惧、焦虑、噩梦不断的状况

- 白天常常胃痛，对去学校很抵触

- 非常活跃的小孩

- 做过多次 ADD 测评，结果均是阴性

沙盘	前文讨论的页码
沙盘 1	
沙盘 12	210
沙盘 13	210
沙盘 18	210
沙盘 28	206
沙盘 29	206
沙盘 30	206
沙盘 41	210
沙盘 42	210

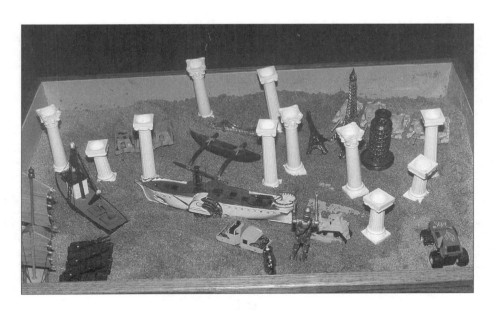

Artie

沙盘 1（第一次咨询）

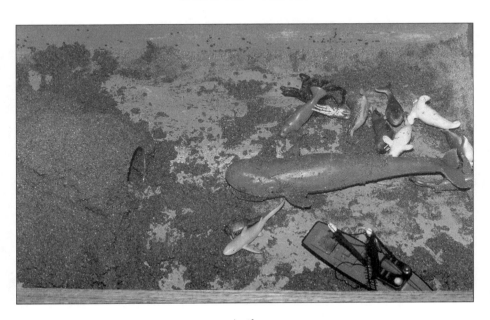

Artie

沙盘 12a（10 个月后）

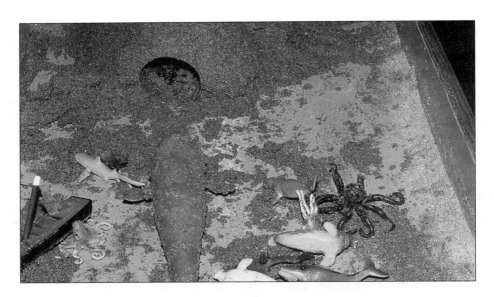

Artie

沙盘 12b（细节图）

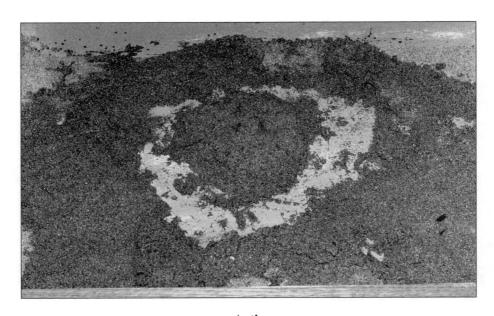

Artie

沙盘 13（1周后）

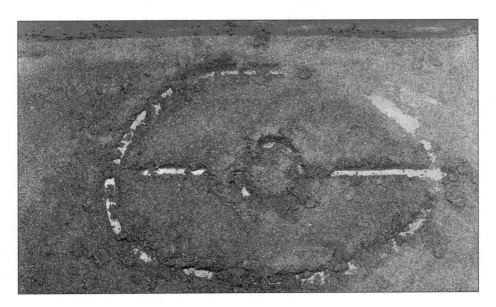

Artie

沙盘 18（3 周后）

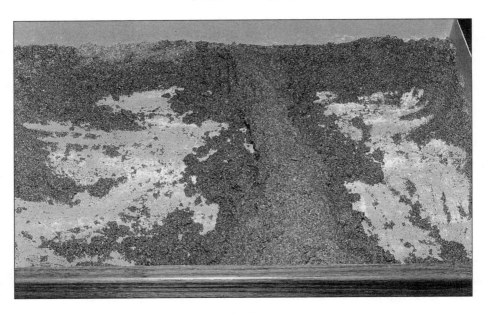

Artie

沙盘 28a（8 个月后）

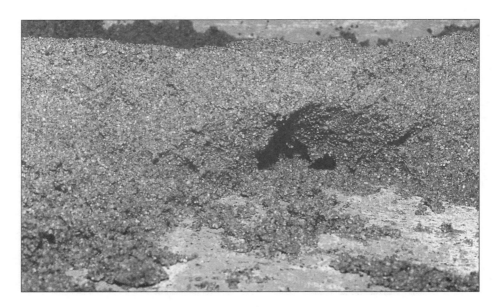

Artie

沙盘 28b（细节图）

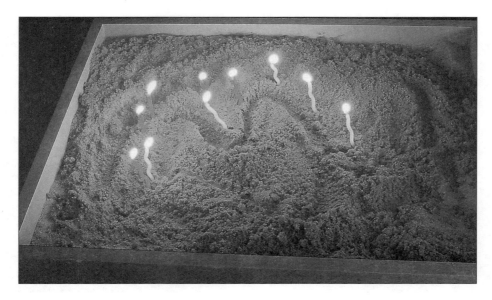

Artie

沙盘 29（1 周后）

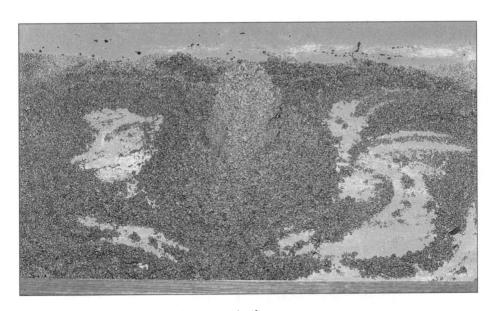

Artie

沙盘 30（与沙盘 29 同一次咨询）

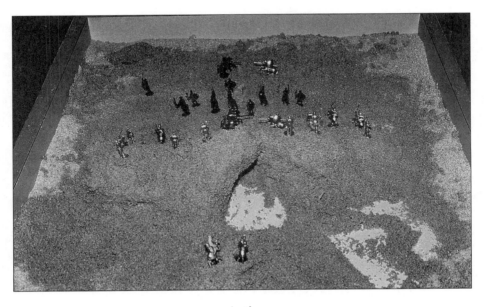

Artie

沙盘 41（6 个月后）

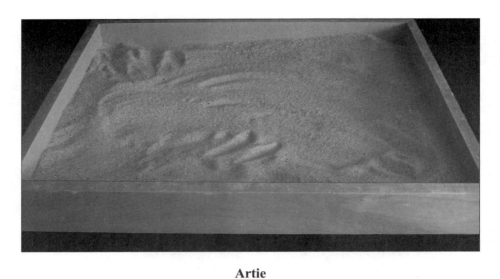

Artie

沙盘 42，最后一盘（3 个月后，距沙盘 1 已过去三年零五个月）

来访者档案
Billy

- 3 岁半，男孩
- 目睹父亲对母亲施以家暴
- 父母离异，见不到父亲
- 母亲说他经常做噩梦，并有恐惧行为
- 有一个 12 岁的哥哥

沙盘	前文讨论的页码
沙盘 1	262
沙盘 2	
沙盘 3	
沙盘 4	195，263
沙盘 5	264

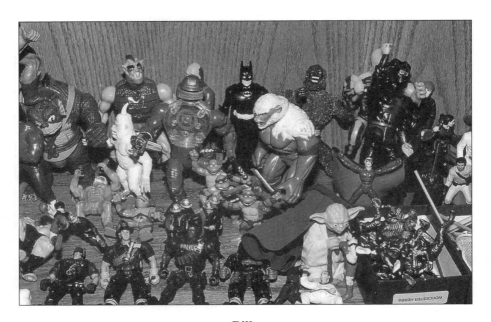

Billy

沙盘 1，站在沙架旁边（第一次咨询）

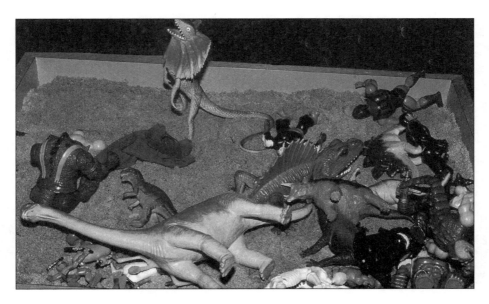

Billy

沙盘 2a（1 周后）

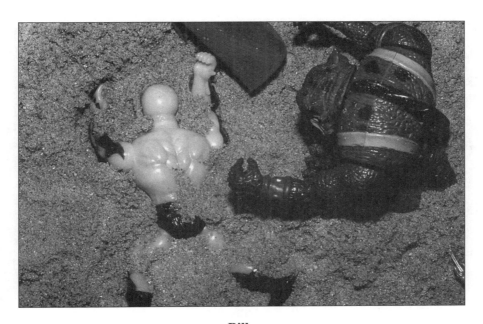

Billy

沙盘 2b（细节图）

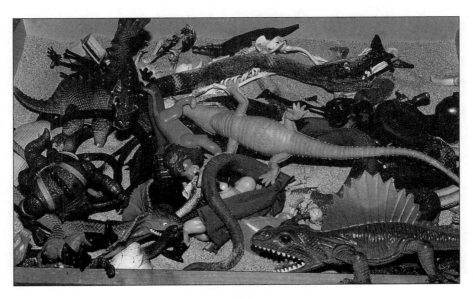

Billy

沙盘 3a（2 周后）

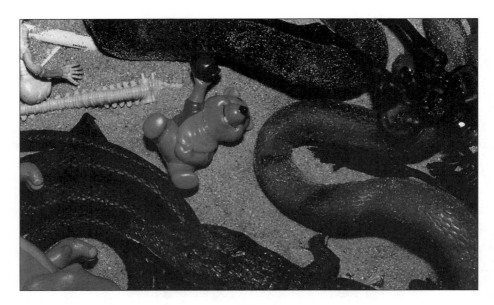

Billy

沙盘 3b（细节图）

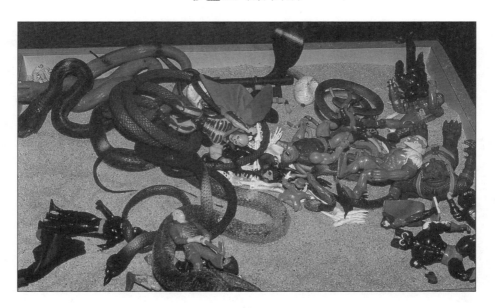

Billy

沙盘 4（2 周后）

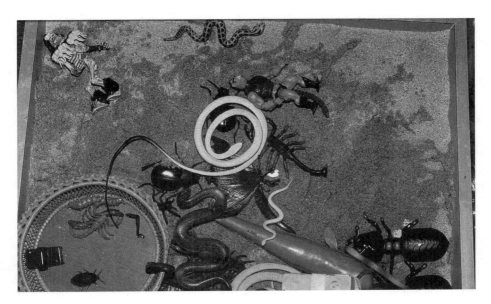

Billy

沙盘 5a，最后一盘（3 周后，距沙盘 1 已过去 2 个月）

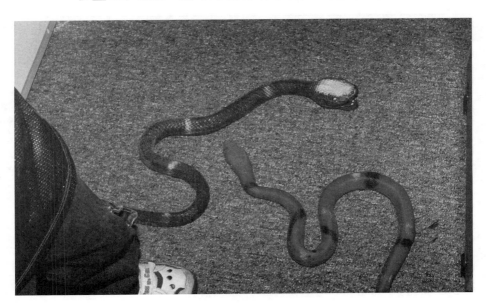

Billy

沙盘 5b（细节图）

来访者档案
Cary

- 40 岁，已婚女性

- 没有孩子

- 有一个妹妹

- 高中学历

- 在职

- 母亲在 Cary 20 岁时病逝

- Cary 对母亲的死始终无动于衷

- 父亲酗酒

- 为了探究自己的原生家庭和自己对父亲的排斥感而来咨询

沙盘	前文讨论的页码
沙盘 1	175
沙盘 2	175
沙盘 3	175
沙盘 4	175
沙盘 5	175
沙盘 6	105，175
沙盘 7	99，175
沙盘 8	175
沙盘 15	175
沙盘 21	175
沙盘 23	175
沙盘 24	175
沙盘 41	

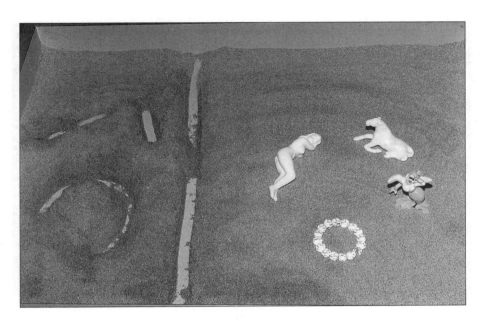

Cary

沙盘 1（在治疗早期）

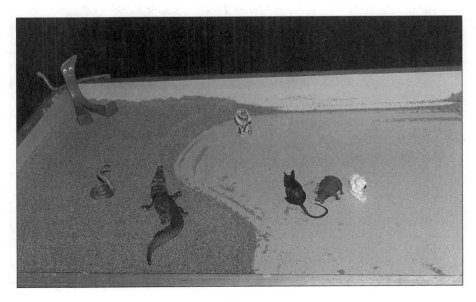

Cary

沙盘 2（6 周后）

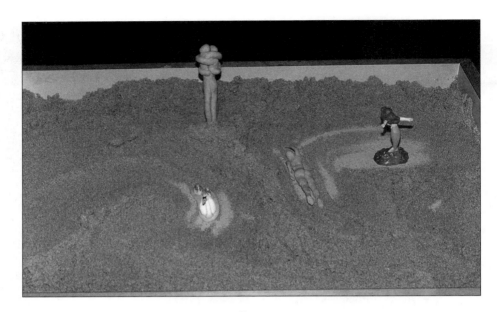

Cary

沙盘 3（2 周后）

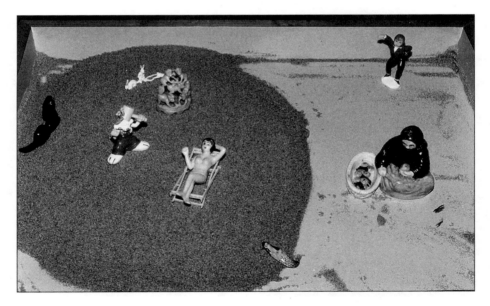

Cary

沙盘 4（3 周后）

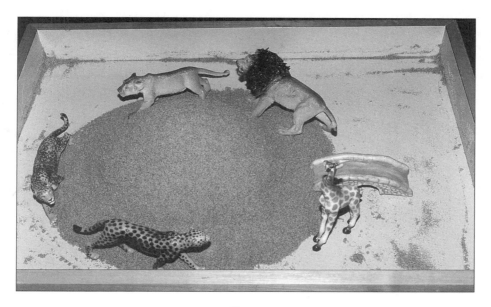

Cary

沙盘 5（2 周后）

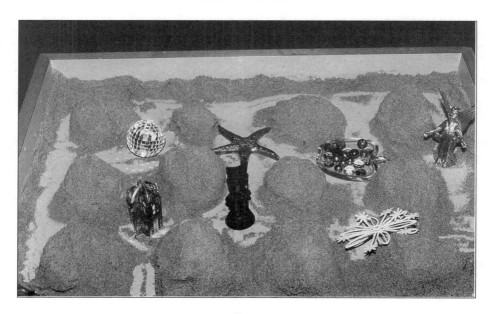

Cary

沙盘 6a（3 周后）

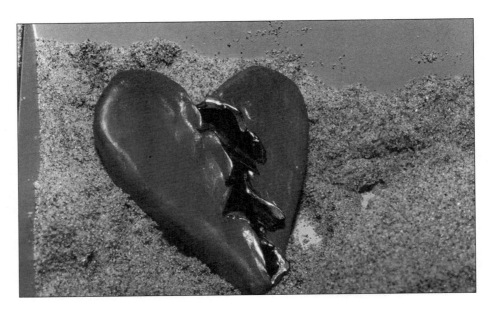

Cary

沙盘 6b（细节图）

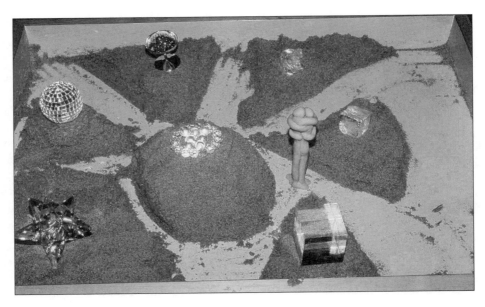

Cary

沙盘 7（2 周后）

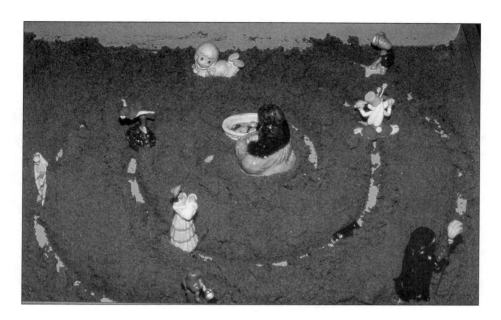

Cary

沙盘 8（2 周后）

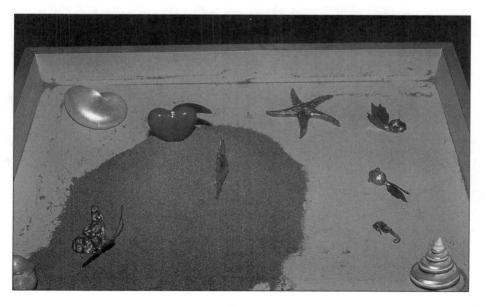

Cary

沙盘 15（6 个月后）

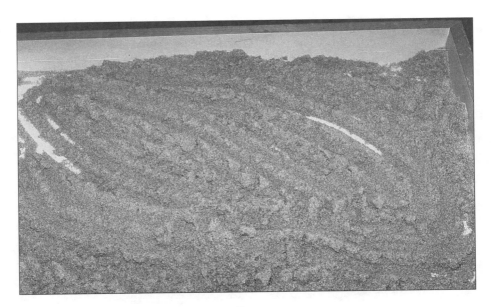

Cary

沙盘 21（10 个月后）

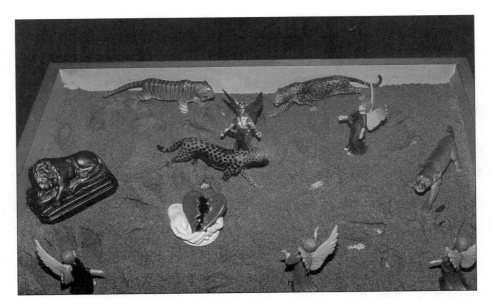

Cary

沙盘 23（6 周后）

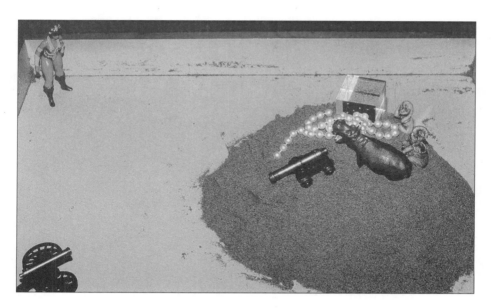

Cary

沙盘 24（2 个月后）

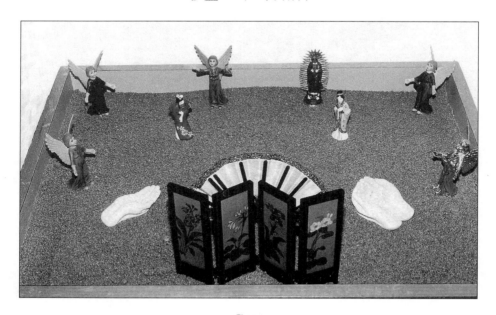

Cary

沙盘 41a，最后一盘（5 年后，距沙盘 1 已经过去 7 年）

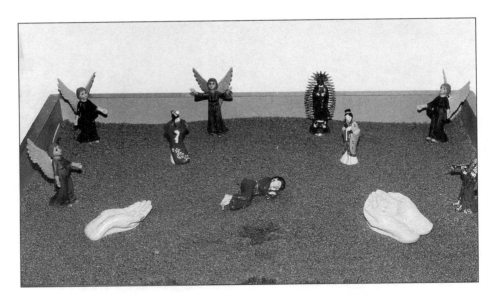

Cary
沙盘 41b（细节图）

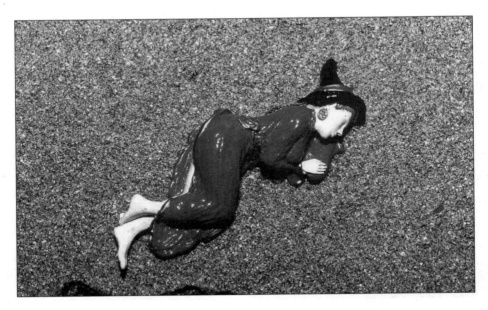

Cary
沙盘 41c（细节图）

来访者档案
Charlie

- 8岁，男孩

- 父母是移民，不会英语

- 由儿科医生转介来咨询，诊断患有创伤后应激障碍

- 最近经历了一次车祸后，常做噩梦并有严重的焦虑情绪

沙盘	前文讨论的页码
沙盘 1	106
沙盘 2	106
沙盘 3	106
沙盘 4	106
沙盘 5	106
沙盘 6	106
沙盘 7	106

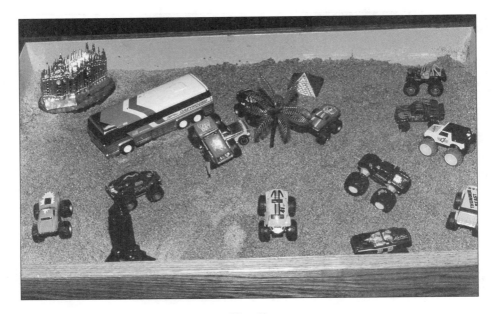

Charlie

沙盘 1（第一次咨询）

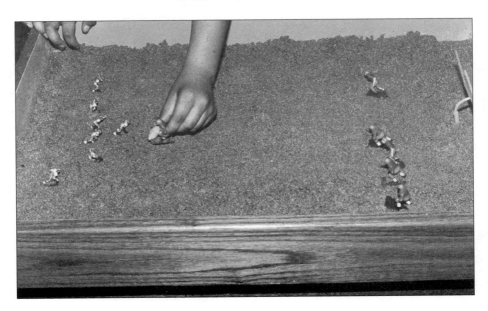

Charlie

沙盘 2（1 周后）

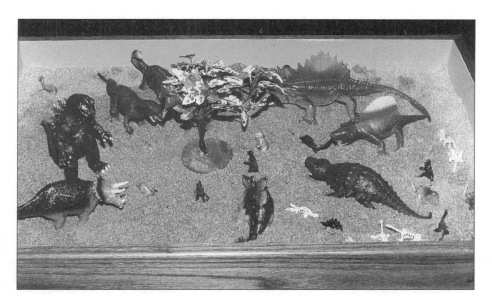

Charlie

沙盘 3（1 周后）

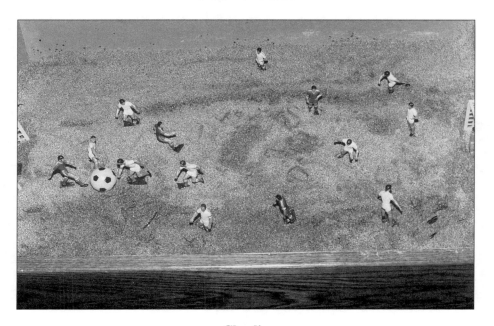

Charlie

沙盘 4（2 周后）

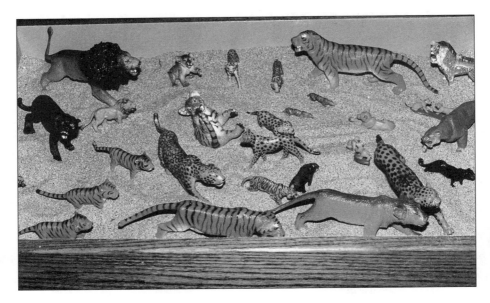

Charlie

沙盘 5（1 周后）

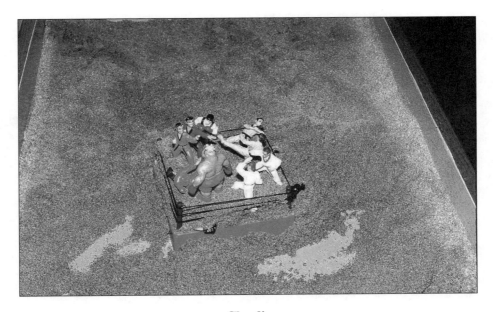

Charlie

沙盘 6（2 个月后）

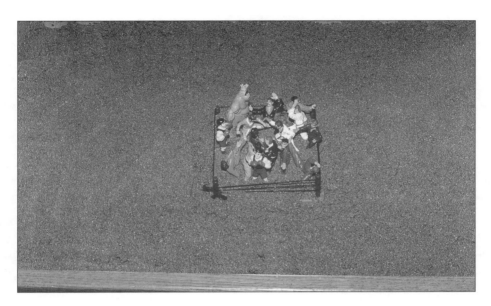

Charlie

沙盘 7a，最后一盘（1 个月后，距沙盘 1 已经过去 4 个月）

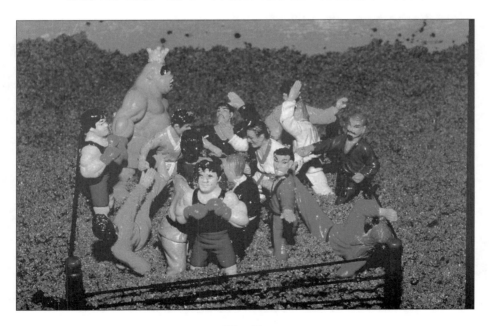

Charlie

沙盘 7b（细节图）

来访者档案

Elizabeth

- 40 多岁，女性
- 在职，高学历
- 已婚，没有孩子
- 前来咨询是为了 "……想了解并表达内心真实的自己"

沙盘	前文讨论的页码
沙盘 1	235
沙盘 2	155，239
沙盘 3	155
沙盘 4	
沙盘 5	184
沙盘 6	105
沙盘 7	
沙盘 8	
沙盘 9	
沙盘 10	113，247
沙盘 11	178，235

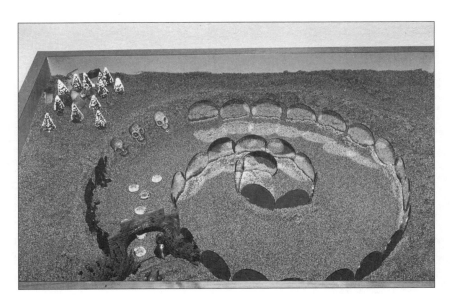

Elizabeth

沙盘 1a（第一次咨询）

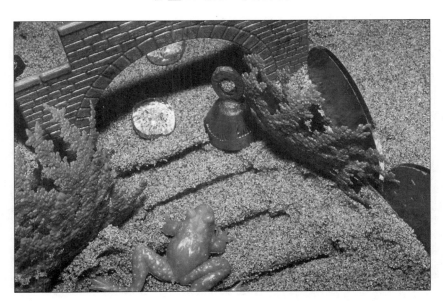

Elizabeth

沙盘 1b（细节图）

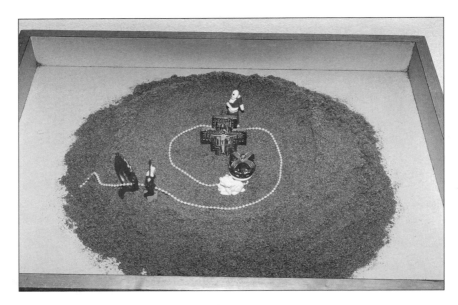

Elizabeth

沙盘 2（1 周后）

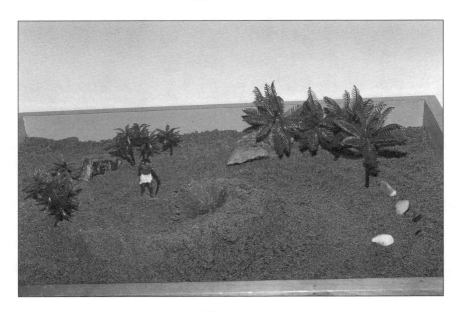

Elizabeth

沙盘 3（1 个月后）

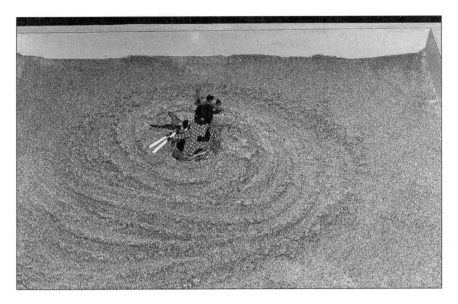

Elizabeth

沙盘 4（2 周后）

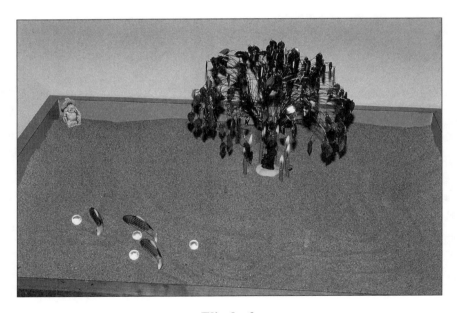

Elizabeth

沙盘 5（2 周后）

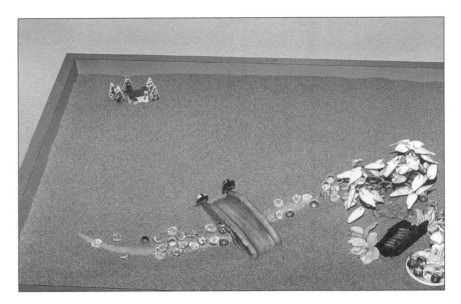

Elizabeth

沙盘 6a（2 周后）

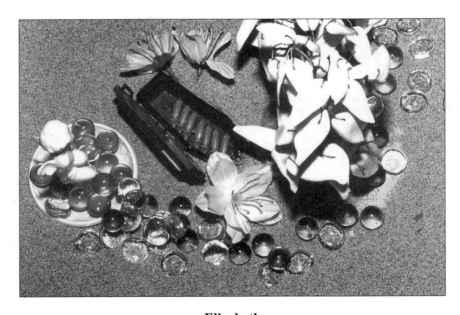

Elizabeth

沙盘 6b（细节图）

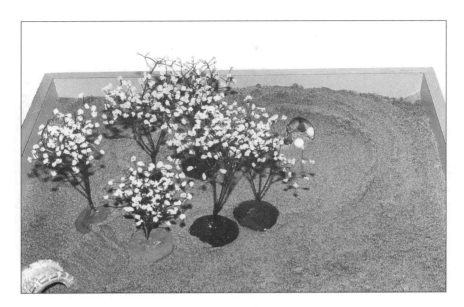

Elizabeth

沙盘 7（5 个月后）

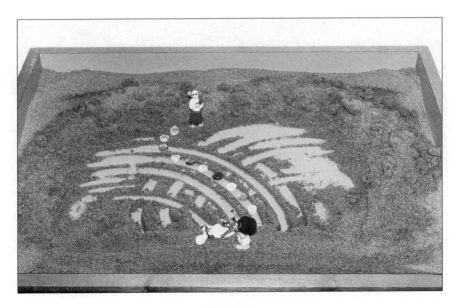

Elizabeth

沙盘 8（1 个月后）

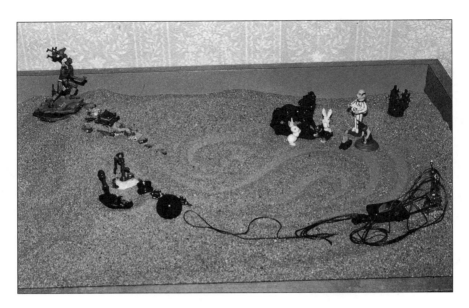

Elizabeth

沙盘 9（7 年后）

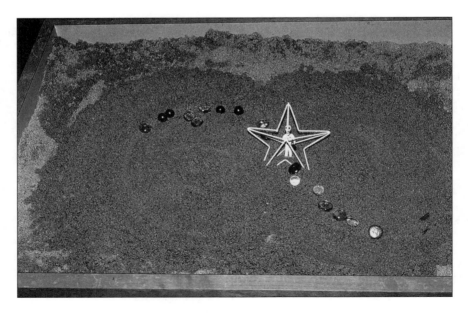

Elizabeth

沙盘 10（1 年后）

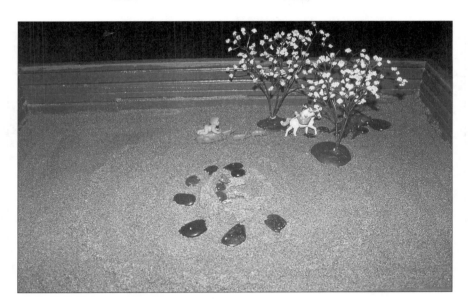

Elizabeth

沙盘 11a，最后一盘（一年零四个月后）

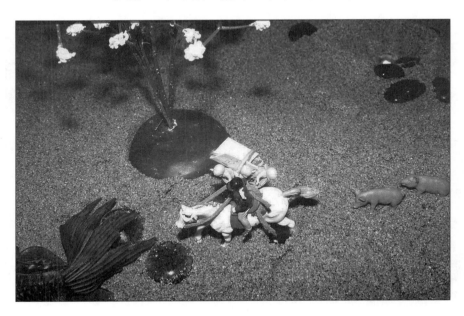

Elizabeth

沙盘 11b（细节图）

来访者档案
Harold

- 60 多岁，男性
- 在妻子的建议下前来接受治疗
- 脾气暴躁、易怒
- 结过三次婚，有好几个孩子
- 在职，是在他第二任妻子的建议下前来咨询的
- 母亲仍在世；父亲情况不详
- 抱怨母亲对自己的控制

沙盘	前文讨论的页码
沙盘 1	54
沙盘 2	54
沙盘 3	54
沙盘 4	54
沙盘 5	54
沙盘 6	350
沙盘 7	
沙盘 8	73

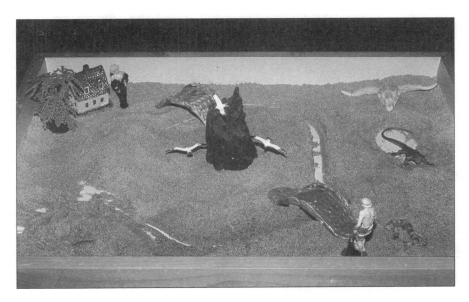

Harold

沙盘 1（咨询开始几个月后）

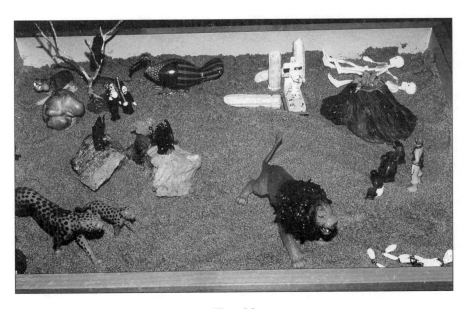

Harold

沙盘 2（1 周后）

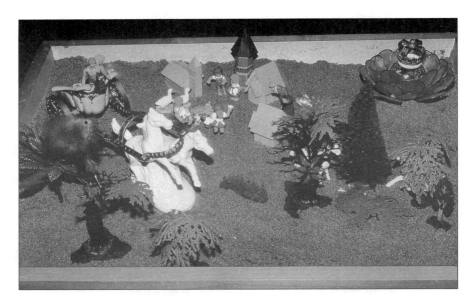

Harold

沙盘 3（2 周后）

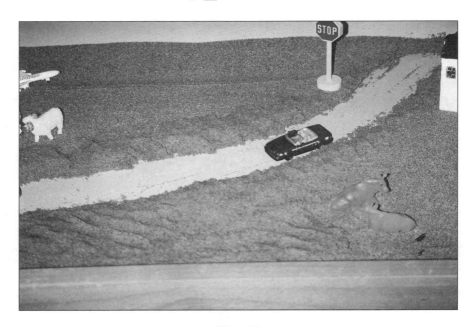

Harold

沙盘 4（1 个月后）

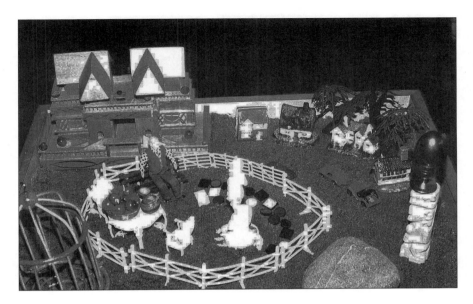

Harold

沙盘 5（3 周后）

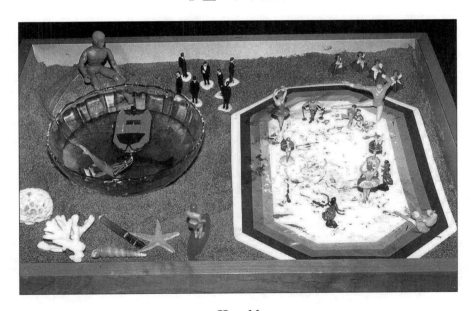

Harold

沙盘 6（1 个月后）

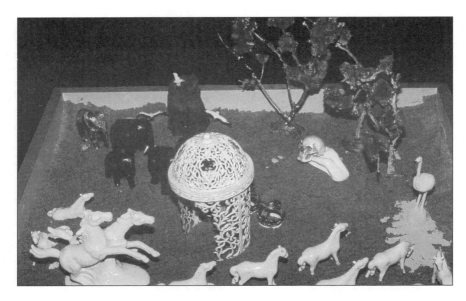

Harold

沙盘 7（3 个月后）

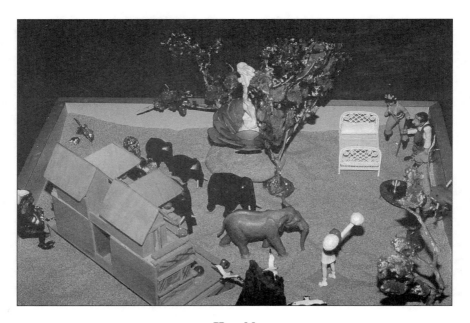

Harold

沙盘 8，最后一盘（5 个月后距沙盘 1 已过去 1 年）

来访者档案
Isaac

- 11 岁，男孩
- 他最爱的叔叔在被警察追捕时被击毙，这造成了他强烈的心理创伤和哀伤情绪，前来接受咨询

沙盘	前文讨论的页码
沙盘 1	
沙盘 6	
沙盘 7	
沙盘 8	
沙盘 23	236
沙盘 24	

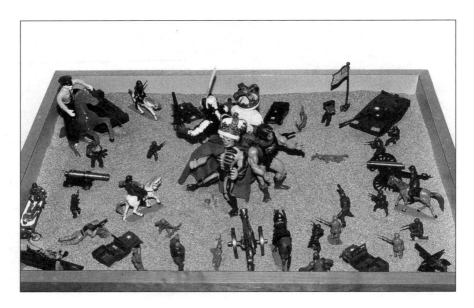

Isaac

沙盘 1（第一次咨询）

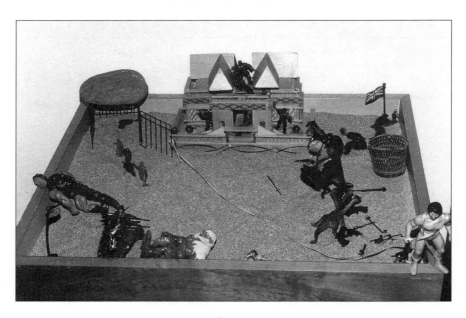

Isaac

沙盘 6（四个月零两周后）

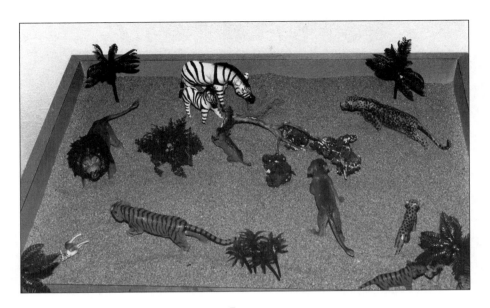

Isaac

沙盘 7（4 周后）

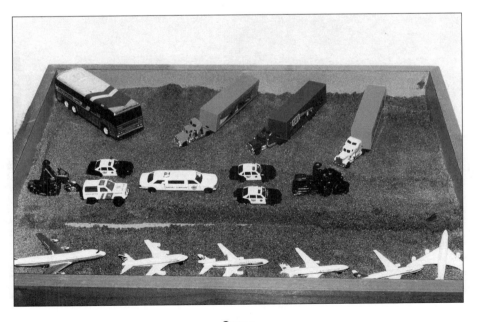

Isaac

沙盘 8（与沙盘 7 在同一次咨询中）

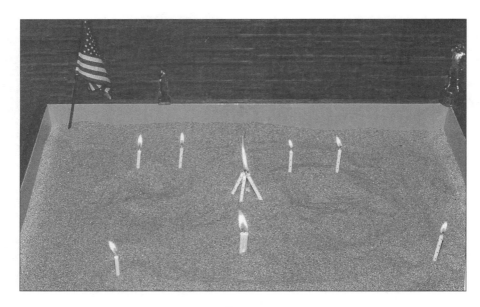

Isaac

沙盘 23（一年零五个月后）

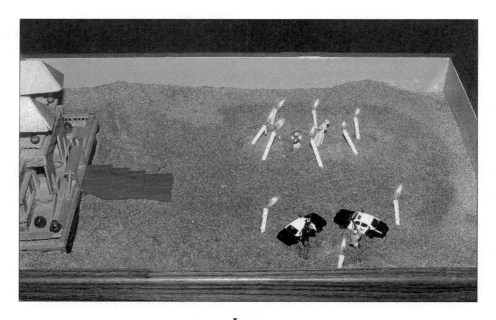

Isaac

沙盘 24a，最后一盘（6 周后，距沙盘 1 已过去 2 年）

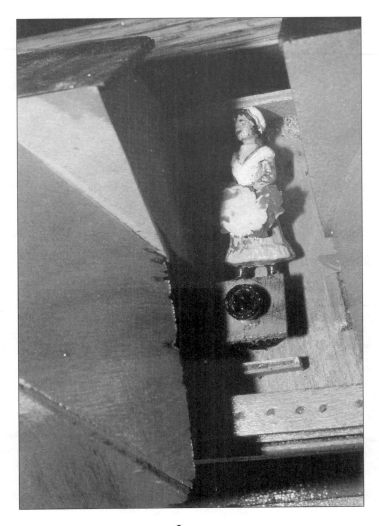

Isaac

沙盘 24b（细节图）

来访者档案
Ivy

- 9岁，女孩
- 三个孩子中的老大
- 家中最小的弟弟出生了
- 由母亲带来咨询，因为艾薇经常和7岁的弟弟打架，母亲很担心
- 父母长期不和
- 父亲酗酒

沙盘	前文讨论的页码
沙盘 1	246，344
沙盘 2	55
沙盘 3	
沙盘 4	57，158，207
沙盘 5	158，207
沙盘 6	
沙盘 7	
沙盘 8	141
沙盘 9	69
沙盘 10	66
沙盘 11	66
沙盘 12	66
沙盘 13	73

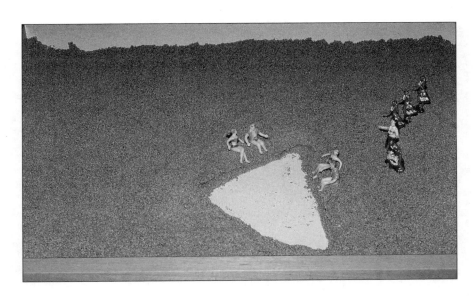

Ivy

沙盘 1（第一次咨询）

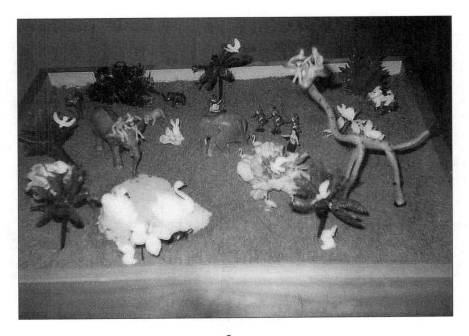

Ivy

沙盘 2（1 周后）

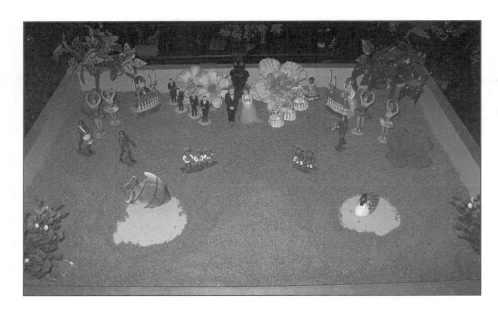

Ivy

沙盘 3（1 周后）

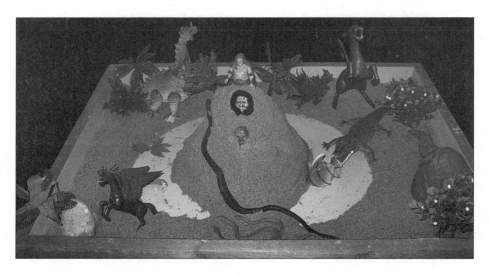

Ivy

沙盘 4（2 周后）

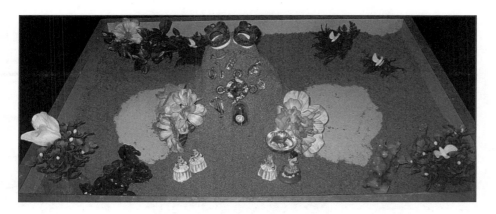

Ivy

沙盘 5（1 周后）

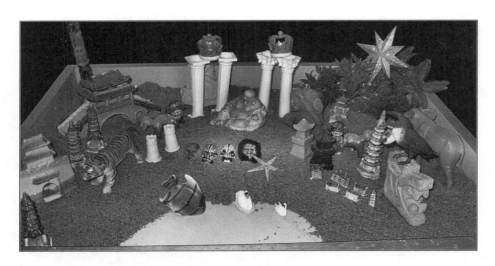

Ivy

沙盘 6（4 周后）

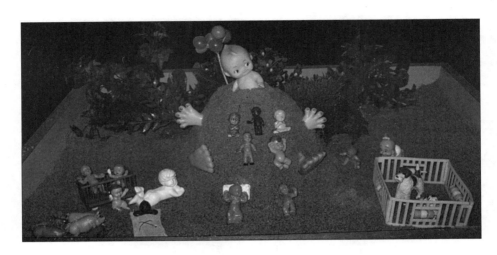

Ivy

沙盘 7（1 周后）

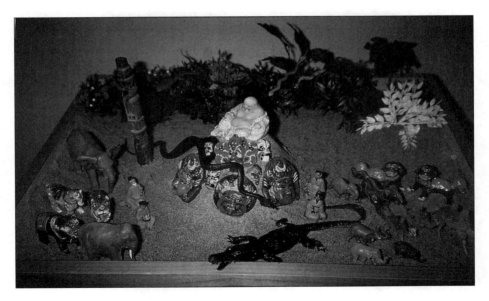

Ivy

沙盘 8（2 周后）

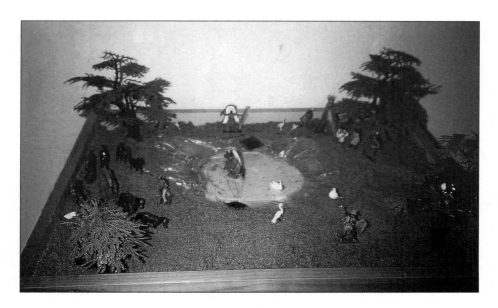

Ivy

沙盘 9（5 周后）

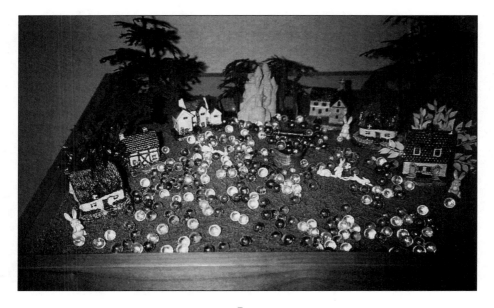

Ivy

沙盘 10（1 周后）

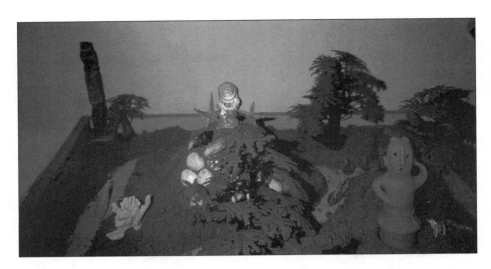

Ivy

沙盘 11（2 周后）

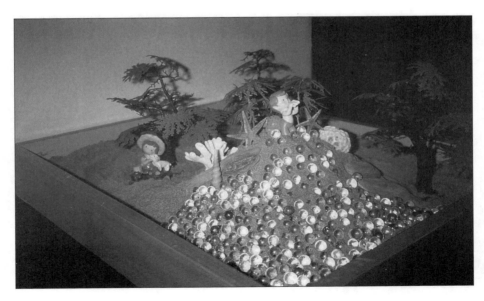

Ivy

沙盘 12（1 个月后）

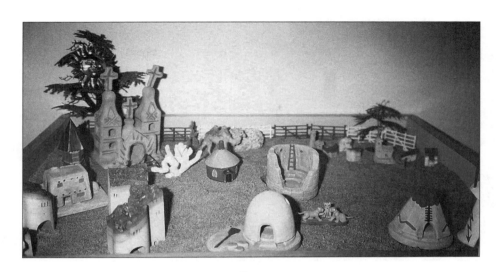

Ivy

沙盘 13a，最后一盘（7 个月后，距沙盘 1 已过去一年零一个月）

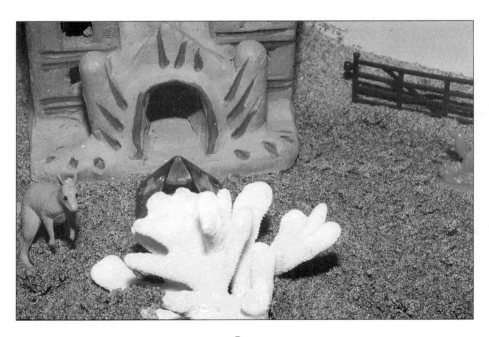

Ivy

沙盘 13b（细节图）

来访者档案
Jason

- 40 多岁，男性
- 已婚，没有孩子
- 因长期对工作不满和健康问题前来咨询
- 在政府的管理部门工作

沙盘	前文讨论的页码
沙盘 1	
沙盘 2	
沙盘 19	226
沙盘 20	226
沙盘 21	226

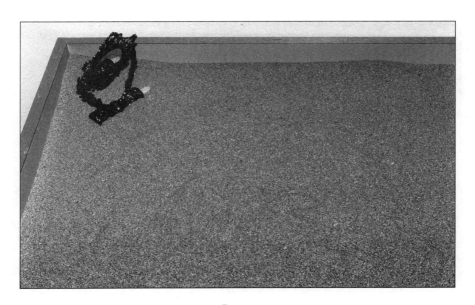

Jason

沙盘 1（咨询开始几周后）

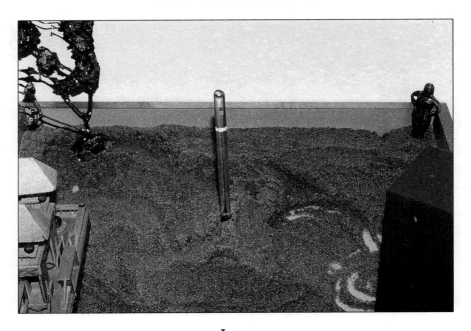

Jason

沙盘 2（与沙盘 1 在同一次咨询）

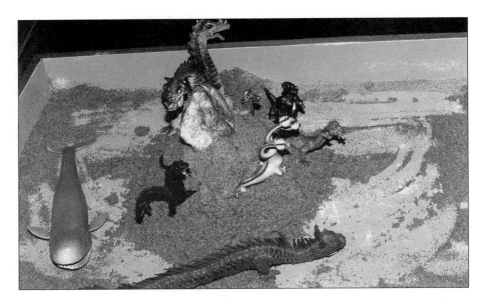

Jason

沙盘 19（3 年后）

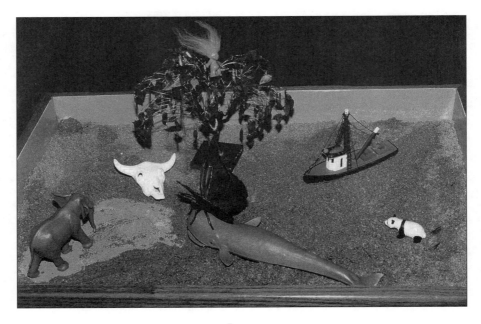

Jason

沙盘 20（3 周后）

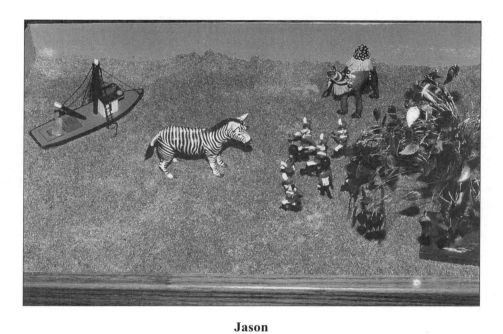

Jason

沙盘 21，最后一盘（2 周后，距沙盘 1 已过去三年零一个月）

来访者档案
Kaileigh

- 7 岁半，女孩
- 单亲妈妈家庭，四个孩子中排行老二
- 家庭经济困难
- 在学校表现不好
- 好动，和兄弟姐妹打架

沙盘	前文讨论的页码
沙盘 1	235，252
沙盘 2	235，253
沙盘 3	235
沙盘 4	235
沙盘 5	235
沙盘 6	255
沙盘 7	

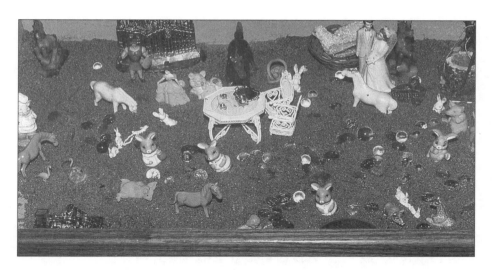

Kaileigh

沙盘 1（第一次咨询）

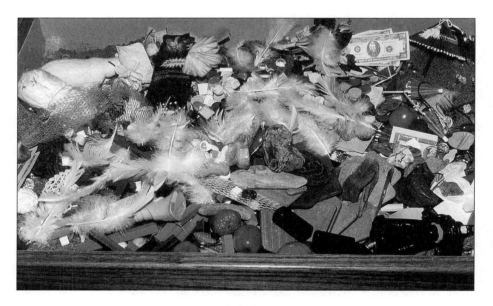

Kaileigh

沙盘 2（3 周后）

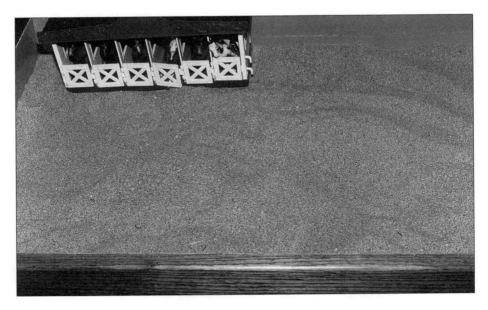

Kaileigh

沙盘 3（2 周后）

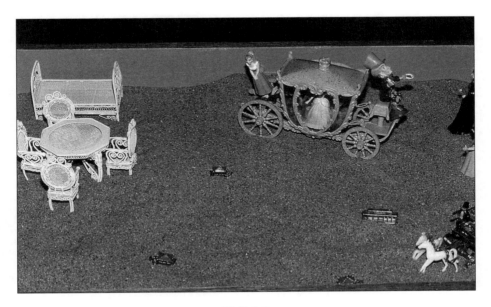

Kaileigh

沙盘 4（4 个月后）

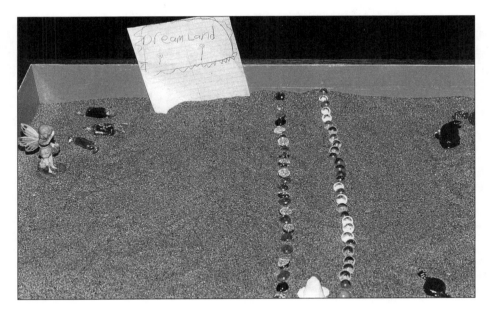

Kaileigh

沙盘 5（与沙盘 4 同一次咨询）

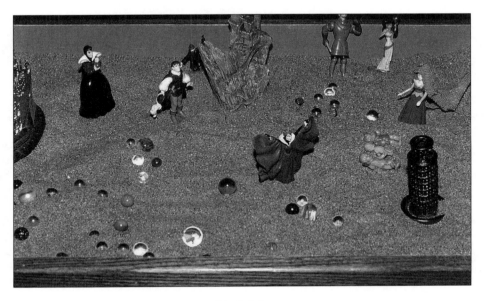

Kaileigh

沙盘 6（4 个月后）

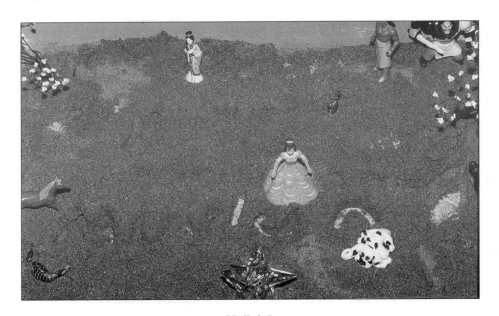

Kaileigh

沙盘 7，最后一盘（1 个月后，距沙盘 1 已过去 10 个月）

来访者档案
Larry

- 5岁，男孩
- 因精神创伤被养父母带来接受咨询
- 在拉里的原生家庭中他在四个孩子里排行老三
- 曾经长期被亲生父母严重忽视和性虐待
- 可能在胎儿期有酒精损伤和药物损伤

沙盘	前文讨论的页码
沙盘 1	147
沙盘 2	147
沙盘 3	147
沙盘 4	
沙盘 5	147
沙盘 6	
沙盘 7	
沙盘 8	

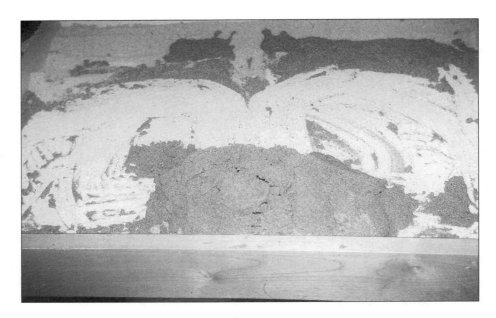

Larry

沙盘 1（开始咨询 2 个月后）

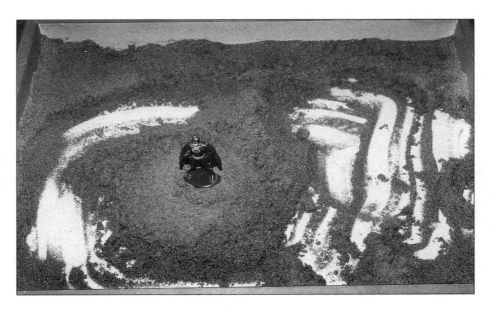

Larry

沙盘 2（5 个月后）

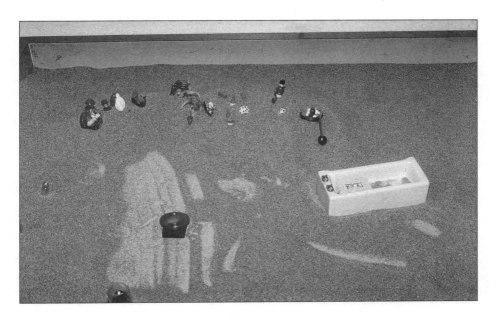

Larry

沙盘 3（5 个月后）

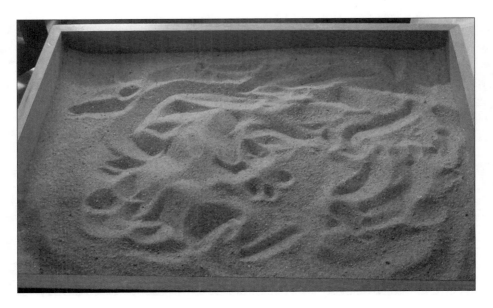

Larry

沙盘 4（1 周后）

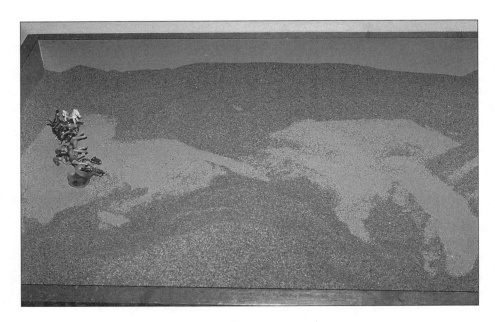

Larry

沙盘 5a（3 个月后）

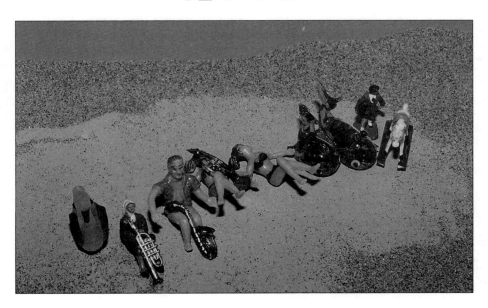

Larry

沙盘 5b（细节图）

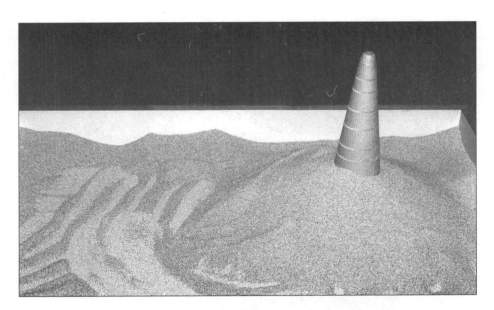

Larry

沙盘 6（5 个月后）

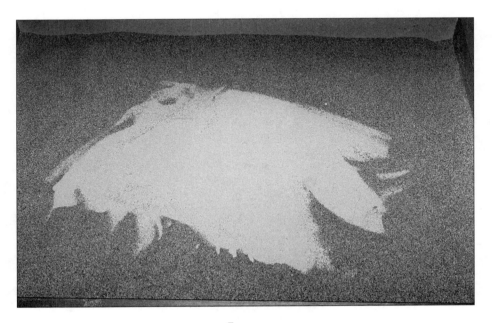

Larry

沙盘 7（3 周后）

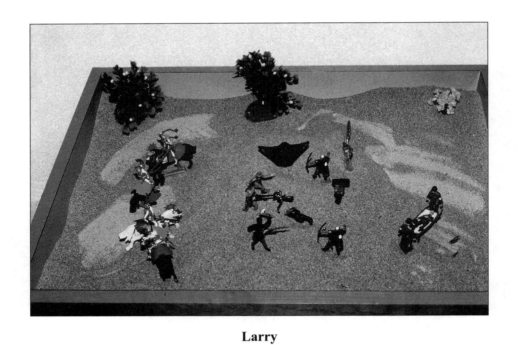

Larry

沙盘 8，最后一盘（两年零八个月后，距沙盘 1 已过去四年零两个月）

来访者档案
Leela

- 5 岁半，女孩
- 父母发生激烈冲突后离婚，导致 Leela 产生焦虑情绪，前来接受咨询
- Leela 和母亲一起生活，每周有几小时与父亲见面的时间
- 父母之间已经有几年互不理睬、不说话

沙盘	前文讨论的页码
沙盘 1	
沙盘 11	256
沙盘 12	256

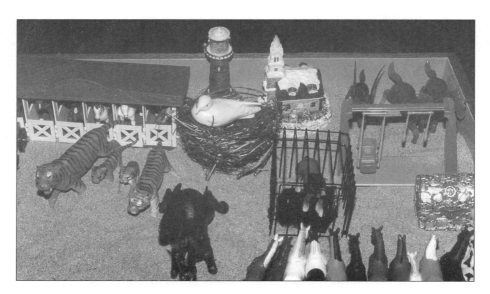

Leela

沙盘 1a（第一次咨询）

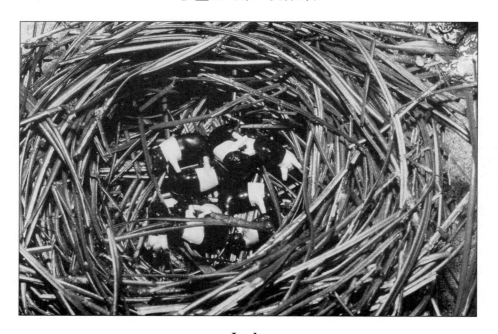

Leela

沙盘 1b（细节图）

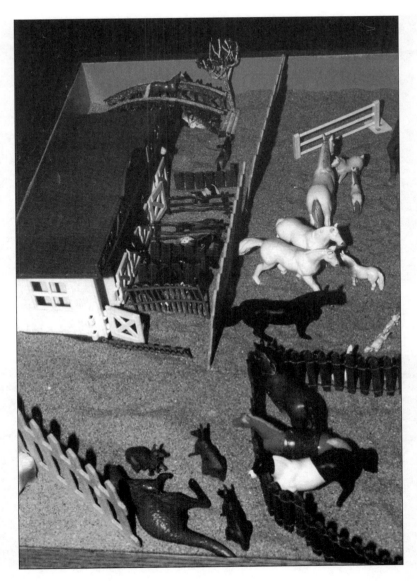

Leela

沙盘 11，最后一盘（1 年后，距沙盘 1 已过去 1 年）

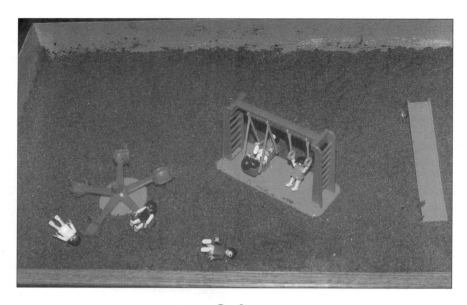

Leela

沙盘 12（与沙盘 11 同一次咨询）

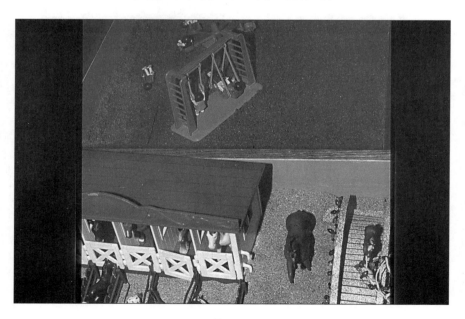

Leela

沙盘 11 和沙盘 12

来访者档案
Lenae

- 7 岁，女孩
- 两姐妹中的妹妹，姐姐处于青春期
- 父母分居
- 和母亲一起生活，定期见父亲
- 父亲酗酒
- 由母亲带来咨询，根据孩子最近可疑的伤痕，母亲怀疑 Lenae 遭到父亲的性虐待

沙盘	前文讨论的页码
沙盘 1	8，216
沙盘 6	8
沙盘 14	65，268
沙盘 15	65
沙盘 19	65
沙盘 20	65
沙盘 41	267
沙盘 42	267
沙盘 43	267
沙盘 44	267
沙盘 45	267，280
沙盘 46	268，280
沙盘 49	281
沙盘 50	281
沙盘 51	281

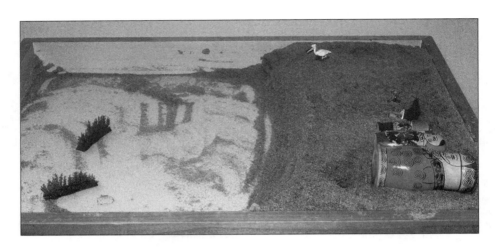

Lenae

沙盘 1（第一次咨询）

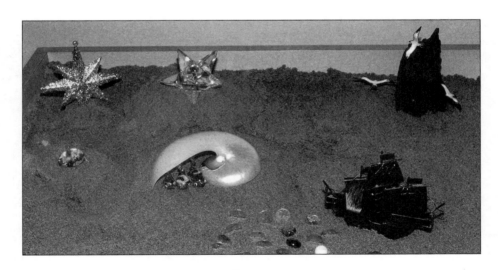

Lenae

沙盘 6（1个月后）

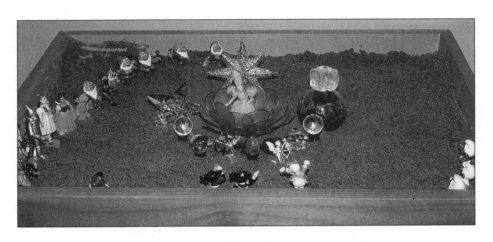

Lenae

沙盘 14（两个月零两周后）

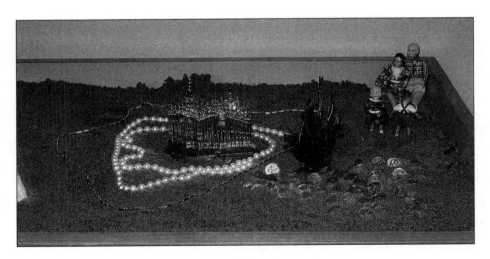

Lenae

沙盘 15（1 周后）

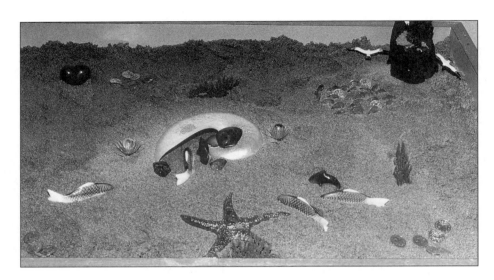

Lenae

沙盘 19（1 个月后）

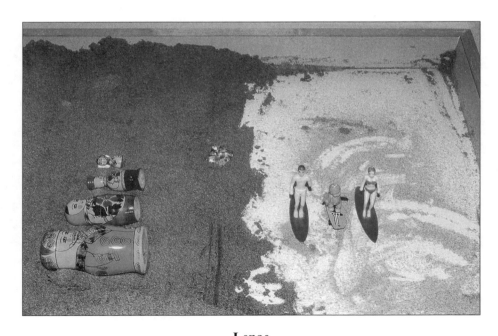

Lenae

沙盘 20（2 周后）

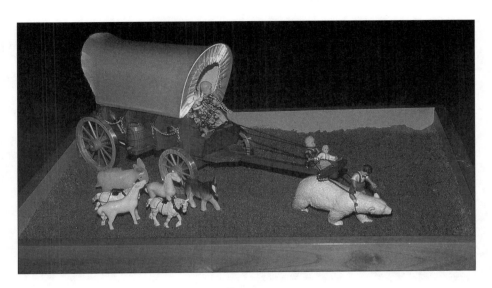

Lenae

沙盘 41（六个月零两周后）

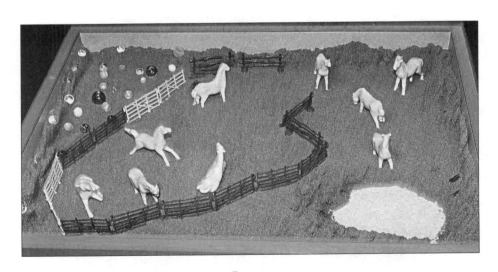

Lenae

沙盘 42（1 周后）

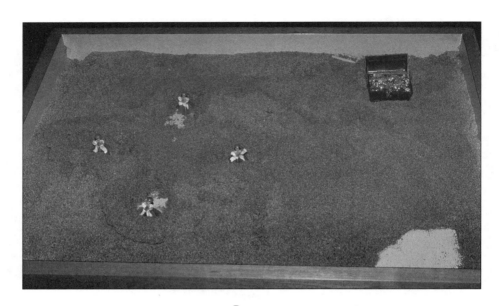

Lenae

沙盘 43（2 周后）

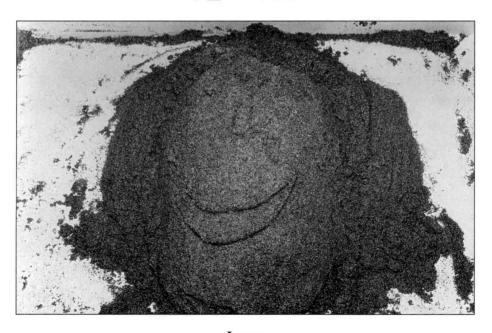

Lenae

沙盘 44（2 周后）

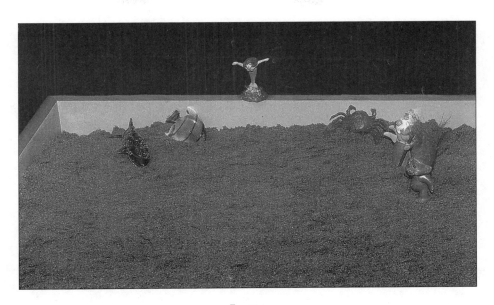

Lenae

沙盘 45（1 周后）

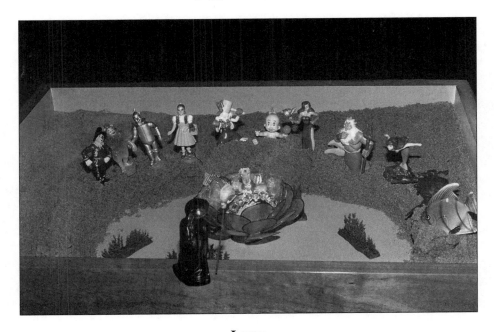

Lenae

沙盘 46（两个月零一周后）

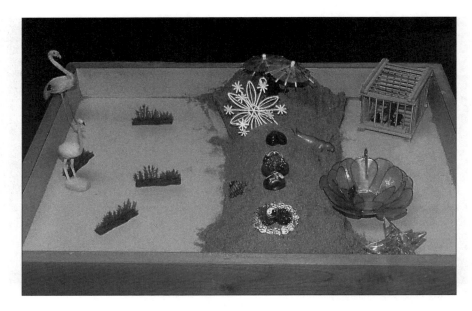

Lenae

沙盘 49a（两个月零两周后）

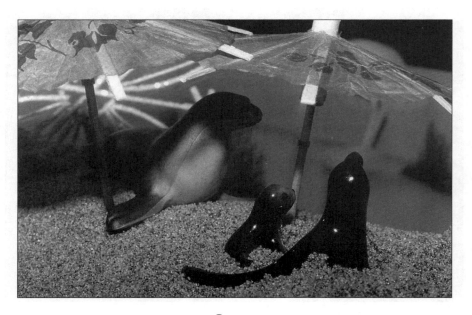

Lenae

沙盘 49b（细节图）

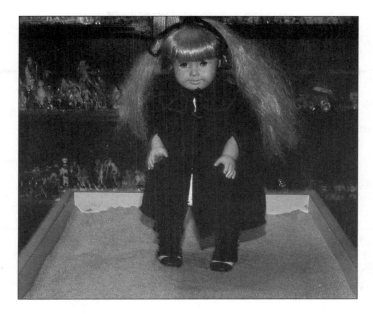

Lenae

沙盘 50（10 个月后）

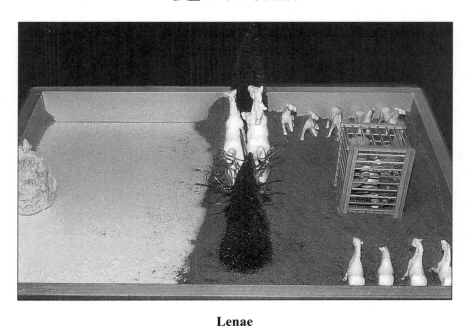

Lenae

沙盘 51，最后一盘（3 个月后，距沙盘 1 已过去两年零六个月）

来访者档案
Leo

- 8 岁，男孩
- 父母长期不和
- 父亲离家
- 生活环境混乱

沙盘	前文讨论的页码
沙盘 1	13
沙盘 4	13
沙盘 6	13

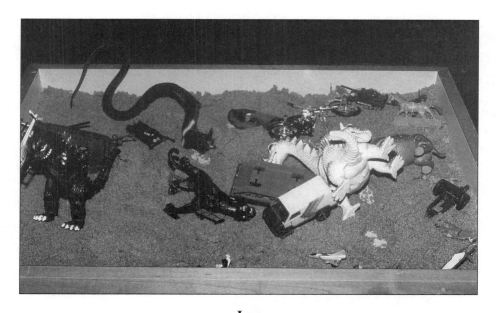

Leo

沙盘1（第一次咨询）

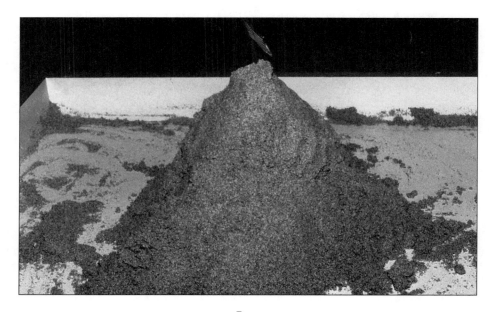

Leo

沙盘4（6周后）

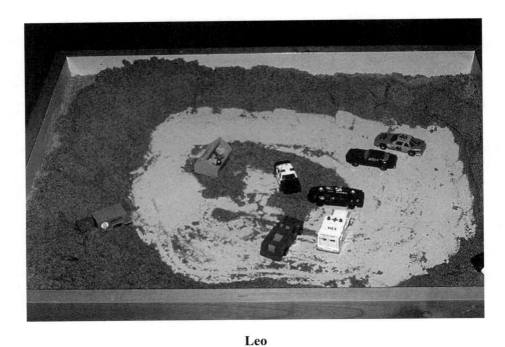

Leo

沙盘 6，最后一盘（3 周后，距沙盘 1 已过去两个月零一周）

来访者档案
Lilly

- 7岁，女孩
- 两个孩子中排行老大
- 被吸毒的母亲遗弃
- 因严重的缺失感和精神创伤被继父带来接受咨询

沙盘	前文讨论的页码
沙盘 1	
沙盘 2	131
沙盘 5	27
沙盘 10	27，131
沙盘 11	

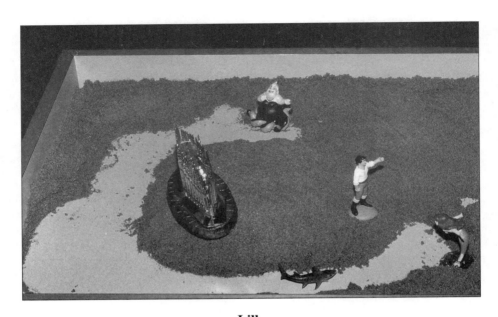

Lilly

沙盘 1（第一次咨询）

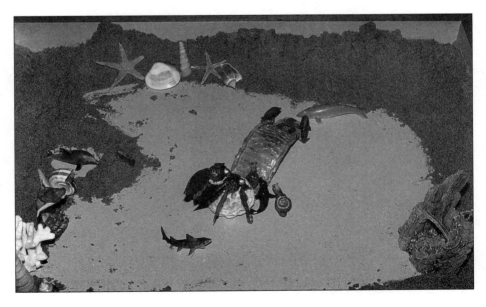

Lilly

沙盘 2a（1 周后）

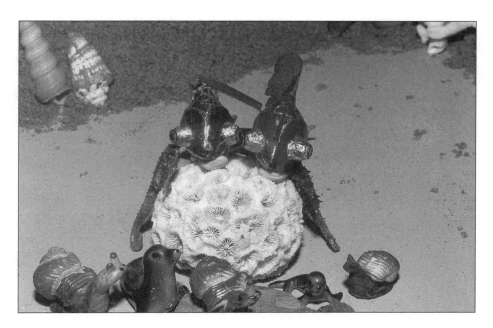

Lilly

沙盘 2b（细节图）

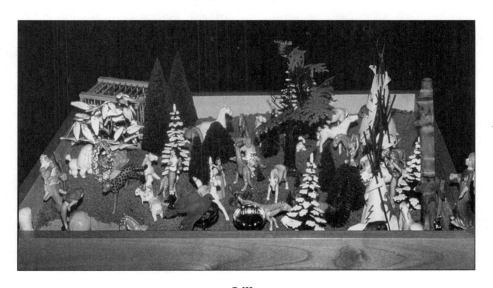

Lilly

沙盘 5（3 周后）

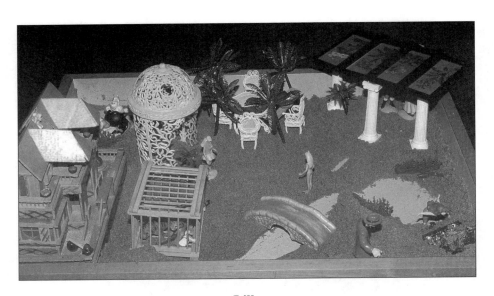

Lilly

沙盘 10a（4 个月后）

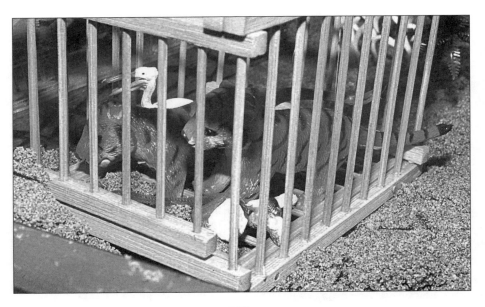

Lilly

沙盘 10b（细节图）

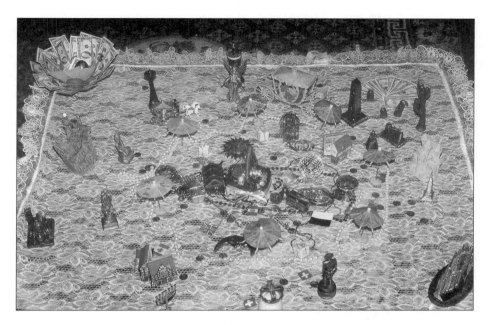

Lilly

沙盘 10c（地板游戏，同一次咨询）

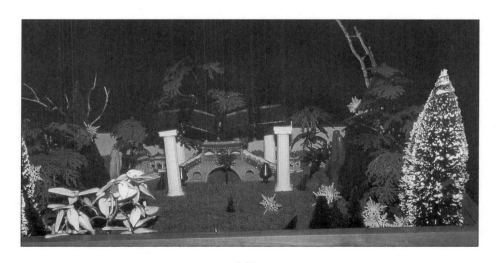

Lilly

沙盘 11，最后一盘（3 周后，距沙盘 1 已过去 7 个月）

来访者档案
Maizie

- 8 岁，女孩
- 母亲被指控药物滥用，自离婚后 Maizie 与她疏远
- 父亲再婚
- 女孩正在适应重组的家庭，有新的兄弟姐妹
- 有焦虑症状

沙盘	前文讨论的页码
沙盘 1	211
沙盘 9	28
沙盘 10	28

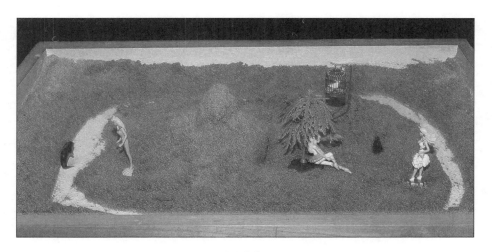

Maizie

沙盘 1a（第一次咨询）

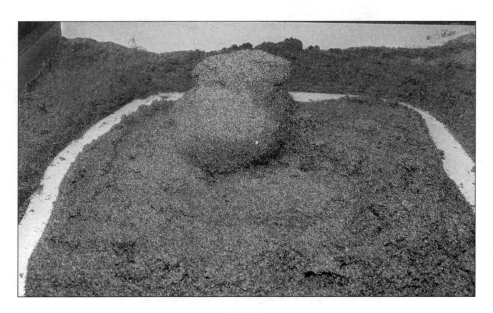

Maizie

沙盘 1b（细节图）

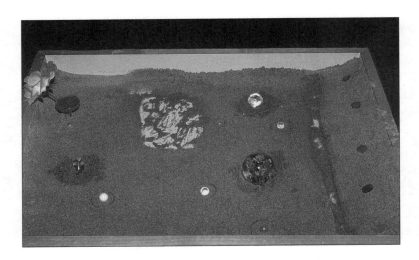

Maizie

沙盘 9a（七个月零两周后）

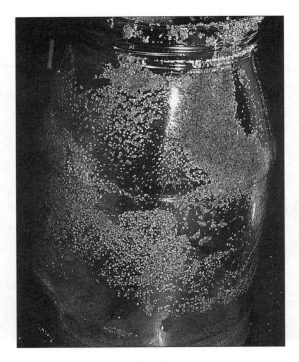

Maizie

沙盘 9b（细节图）

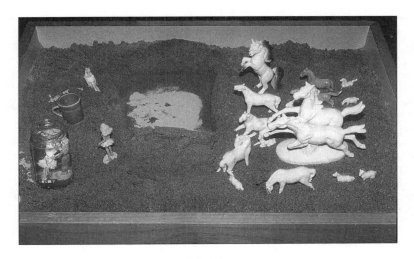

Maizie

沙盘 10a，最后一盘（三个月零两周后，距沙盘 1 已过去 1 年）

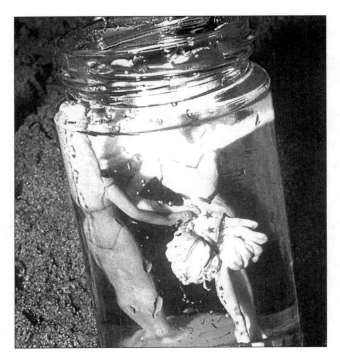

Maizie

沙盘 10b（细节图）

来访者档案
Malcolm

- 8 岁，男孩
- 由父亲带来咨询
- 父母离婚，与父亲一起生活
- 母亲重度抑郁，多次住院治疗，有自杀倾向
- 母亲状况较好时，Malcolm 会去探望
- 父亲担心 Malcolm 的抑郁情绪，因为他曾有轻生的念头

沙盘	前文讨论的页码
沙盘 1	222
沙盘 2	222
沙盘 8	222
沙盘 9	222
沙盘 27	222

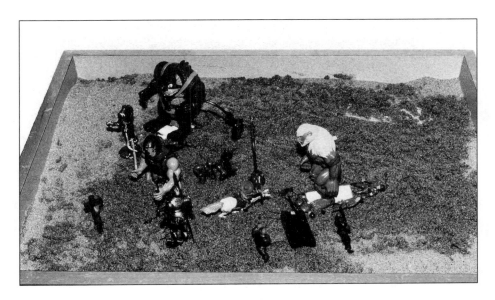

Malcolm

沙盘 1（第一次咨询）

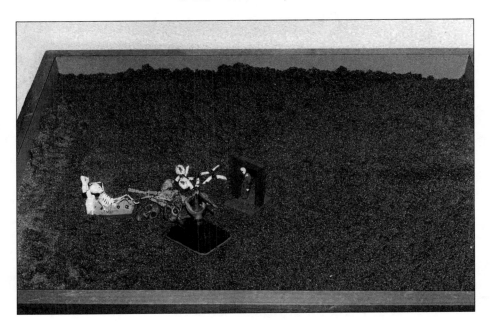

Malcolm

沙盘 2（1 周后）

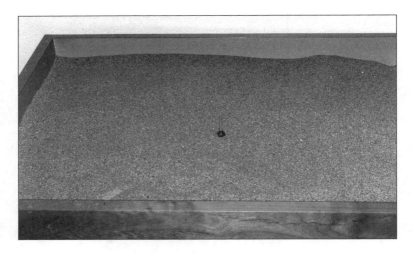

Malcolm

沙盘 8a（三个月零两周后）

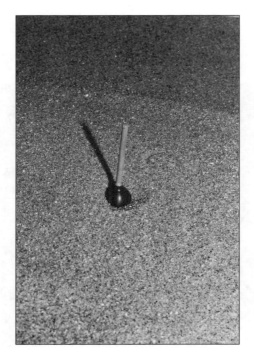

Malcolm

沙盘 8b（细节图）

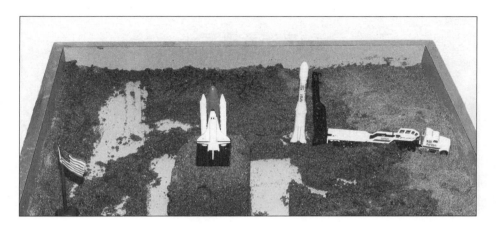

Malcolm

沙盘 9（一个月零一周后）

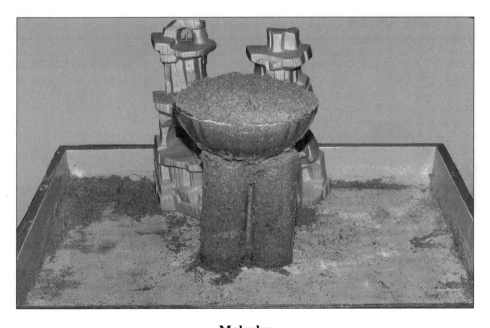

Malcolm

沙盘 27，最后一盘（一年零十个月后，距沙盘 1 已过去两年零三个月）

来访者档案
Mark

- 4 岁，男孩
- 父母分居，最近刚刚离婚
- 由母亲带来咨询
- 父母共有监护权
- 父亲近期再婚
- 有两个继姐妹
- 做噩梦，入睡困难
- 易受挫
- 退行性行为

沙盘	前文讨论的页码
沙盘 1	
沙盘 4	370
沙盘 5	367
沙盘 20	370
沙盘 25	

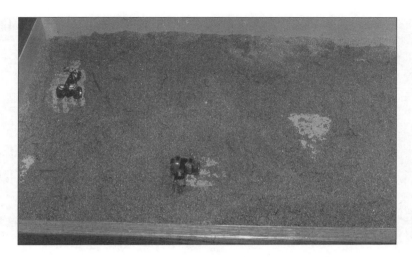

Mark

沙盘 1a（第一次咨询）

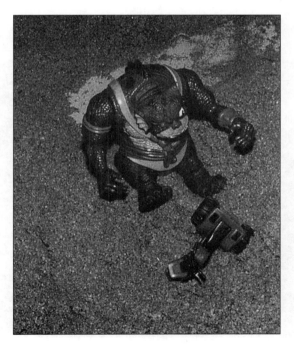

Mark

沙盘 1b（细节图）

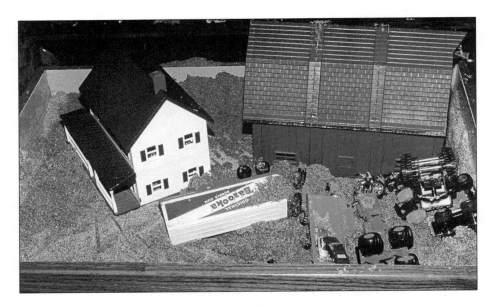

Mark

沙盘 4a（5 周后）

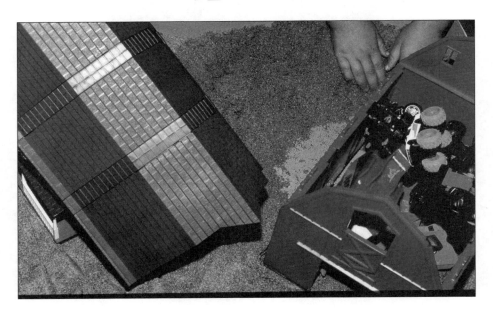

Mark

沙盘 4b（细节图）

Mark

沙盘 5（1 个月后）

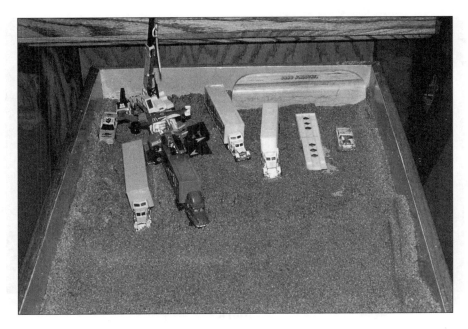

Mark

沙盘 20（一年零三个月后）

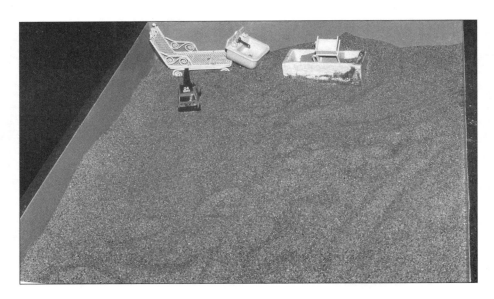

Mark

沙盘 24（3 个月后）

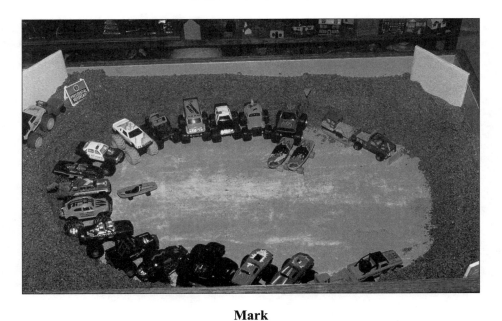

Mark

沙盘 25，最后一盘（与沙盘 24 同一次咨询，距沙盘 1 已过去一年零八个月）

来访者档案
Martina

- 5 岁，女孩
- 有一个哥哥
- 父亲酗酒
- 父母最近分居
- 由母亲带来咨询，母亲担心她受到了父母冲突的影响
- 这次做了 5 次咨询
- 在 Martina 6 岁时遭到临时照料她的 13 岁男孩的猥亵，再次来接受咨询
- 此次咨询后，定期回访至 18 岁
- Martina 15 岁时制作了她的最后一个沙盘

沙盘	前文讨论的页码	沙盘	前文讨论的页码
沙盘 1	87	沙盘 29	
沙盘 5		沙盘 32	
沙盘 10		沙盘 34	
沙盘 11		沙盘 36	
沙盘 15		沙盘 38	
沙盘 19		沙盘 40	
沙盘 22		沙盘 41	
沙盘 25		沙盘 42	
沙盘 26		沙盘 44	
沙盘 28		沙盘 45	

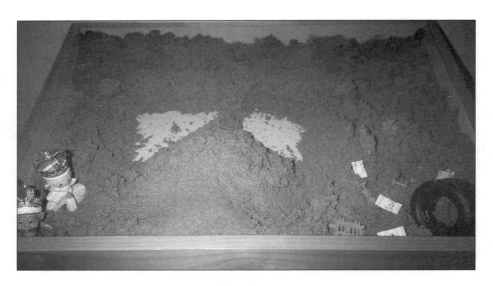

Martina

沙盘 1（第一次咨询）

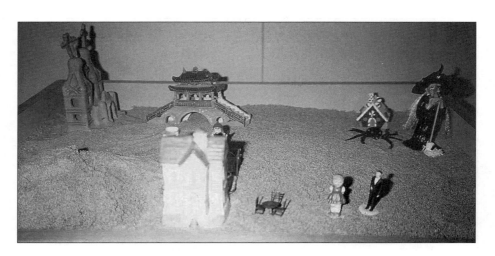

Martina

沙盘 5a（1 年后）

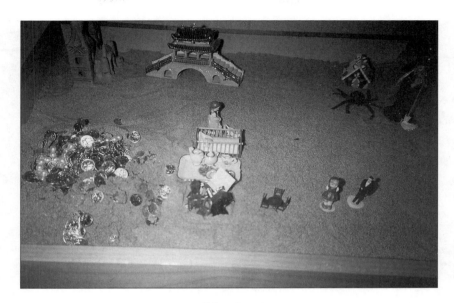

Martina

沙盘 5b（细节图）

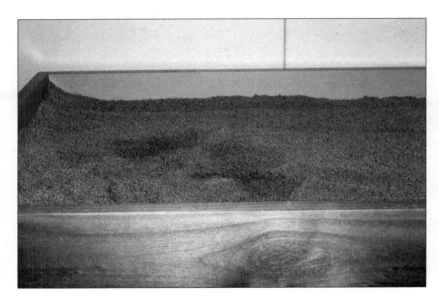

Martina

沙盘 10a（5 个月后）

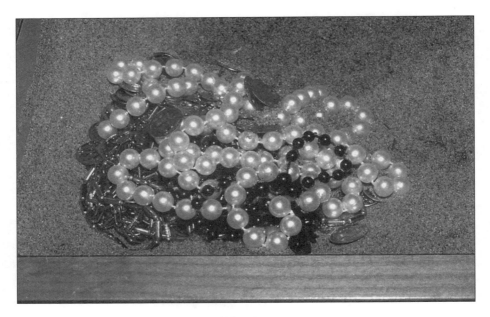

Martina

沙盘 10b（细节图）

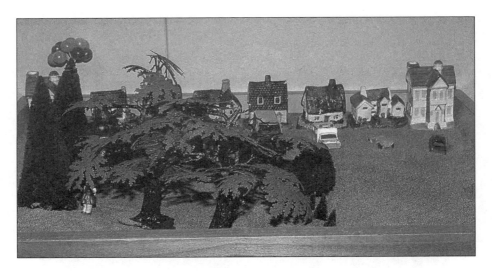

Martina

沙盘 11a（1 周后）

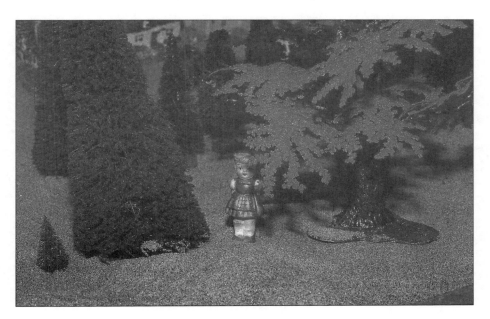

Martina

沙盘 11b（细节图）

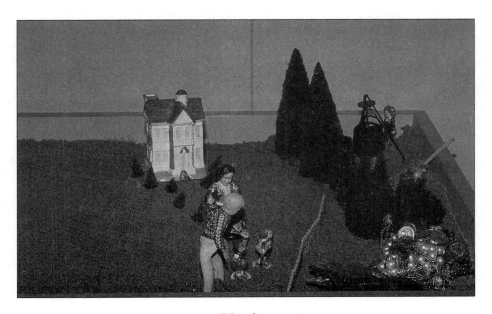

Martina

沙盘 15（6个月后）

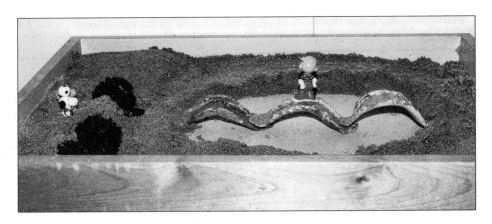

Martina

沙盘 19（3 个月后）

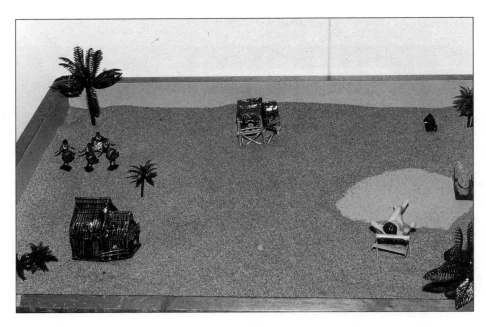

Martina

沙盘 22a（5 个月后）

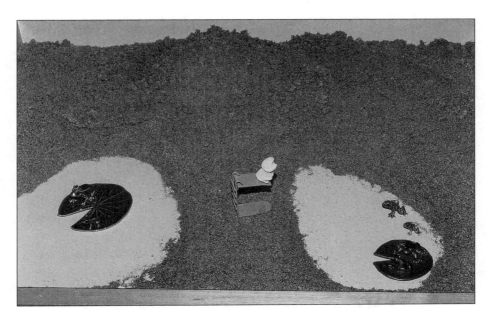

Martina

沙盘 22b（同时使用干沙盘和湿沙盘）

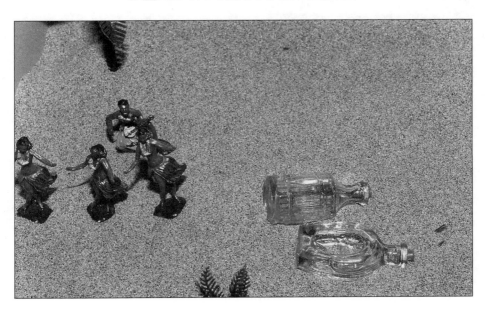

Martina

沙盘 22c（细节图）

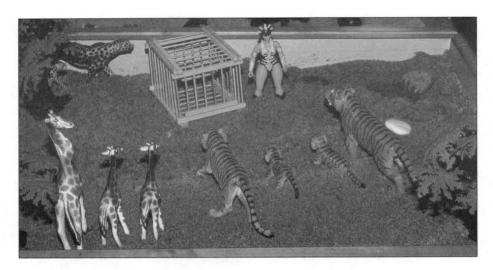

Martina

沙盘 25a（6 个月后，同时使用干沙盘和湿沙盘）

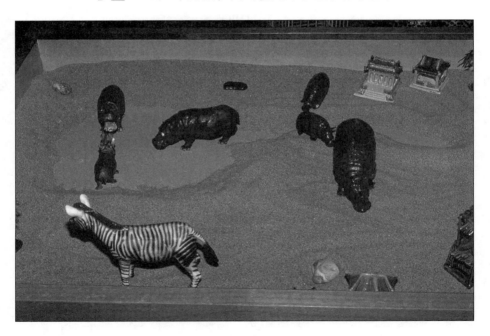

Martina

沙盘 25b（细节图）

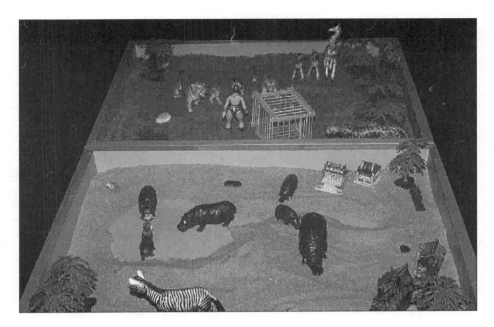

Martina

沙盘 25c（细节图）

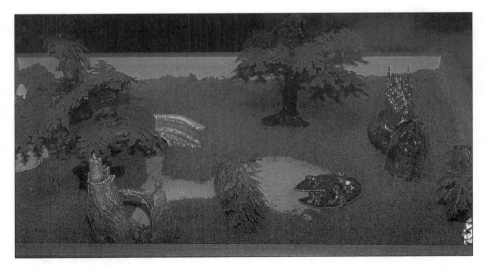

Martina

沙盘 26（5 个月后）

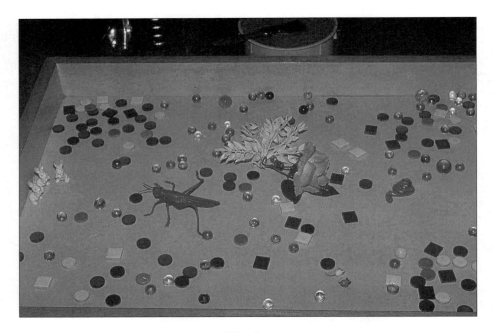

Martina

沙盘 28（3 个月后）

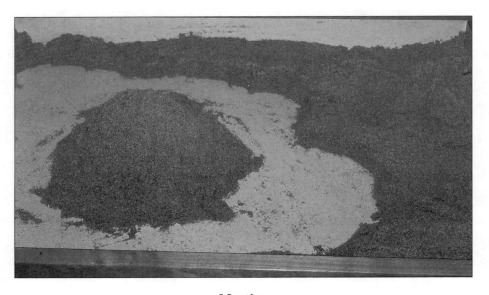

Martina

沙盘 29a（3 周后）

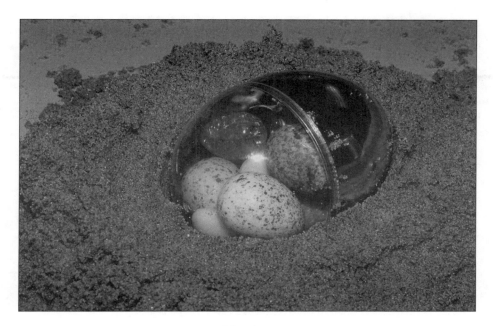

Martina

沙盘 29b（细节图）

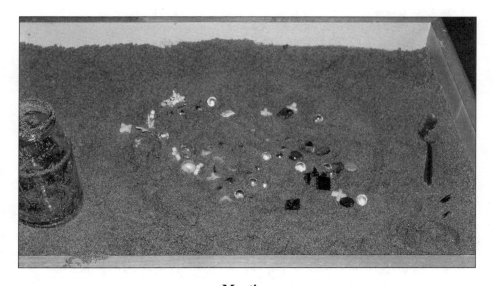

Martina

沙盘 32（2 个月后）

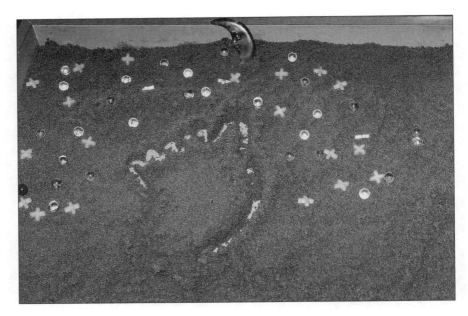

Martina

沙盘 34（4 个月后）

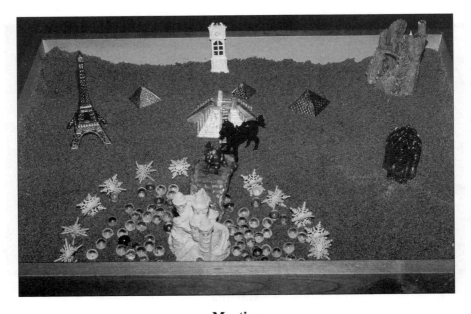

Martina

沙盘 36（6 个月后）

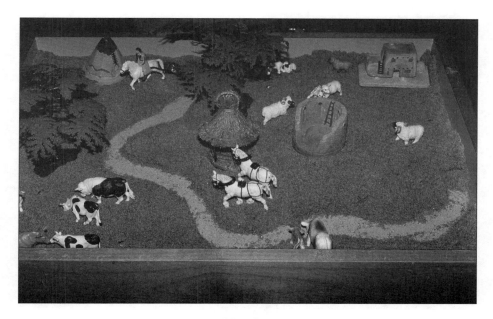

Martina

沙盘 38a（4 个月后）

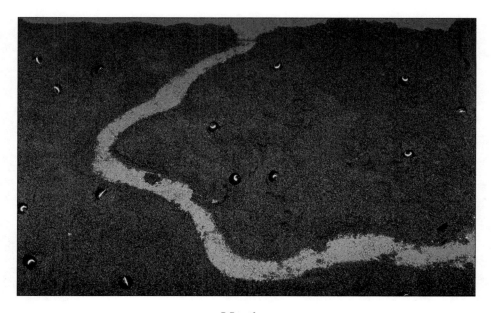

Martina

沙盘 38b（细节图）

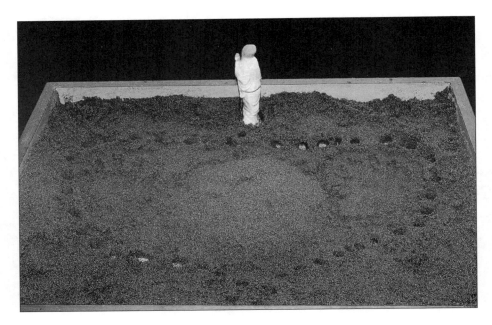

Martina

沙盘 40（6 个月后）

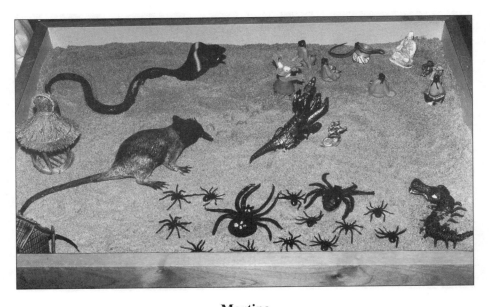

Martina

沙盘 41（1 个月后）

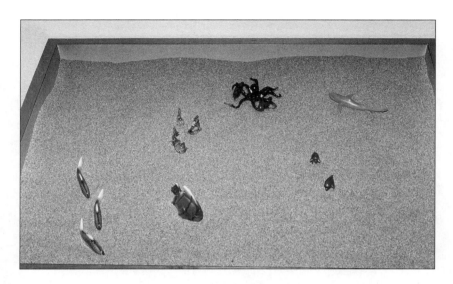

Martina

沙盘 42（1 个月后）

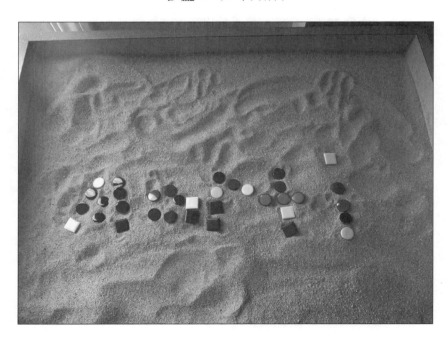

Martina

沙盘 44，最后一盘（4 个月后，距沙盘 1 已过去 6 年）

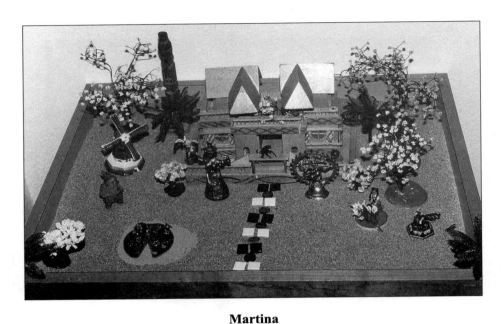

Martina

沙盘 45（三年零六个月后来咨询室拜访时所做）

来访者档案
Norman

- 45 岁左右，男性
- 离异
- 有两个成年的孩子和前妻同住
- 因勃起功能障碍和情感问题前来咨询

沙盘	前文讨论的页码
沙盘 1	19，280
沙盘 5	19
沙盘 11	
沙盘 12	
沙盘 13	
沙盘 14	

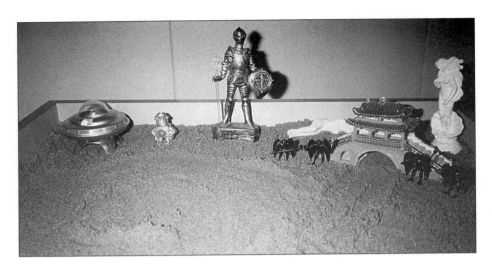

Norman

沙盘 1a（开始咨询几周后）

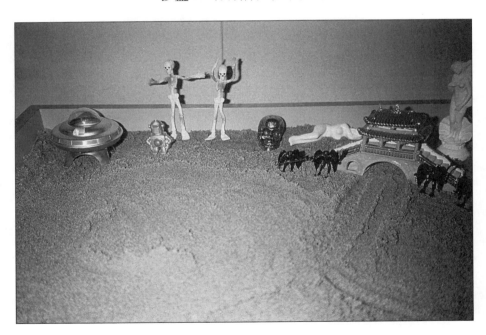

Norman

沙盘 1b（细节图）

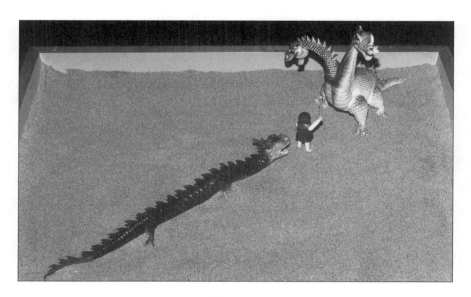

Norman

沙盘 5a（一年零十个月后）

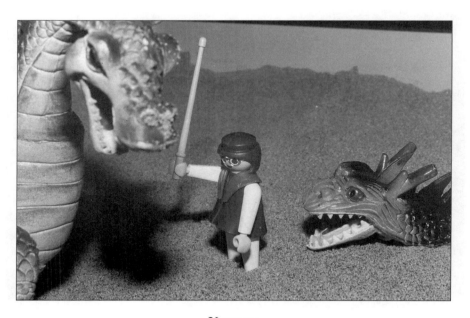

Norman

沙盘 5b（细节图）

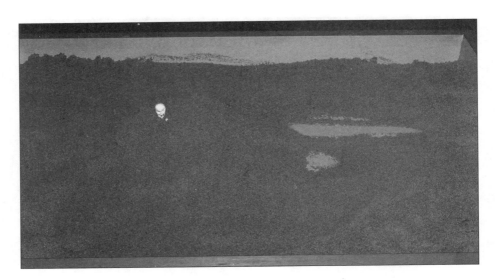

Norman

沙盘 11（6个月后）

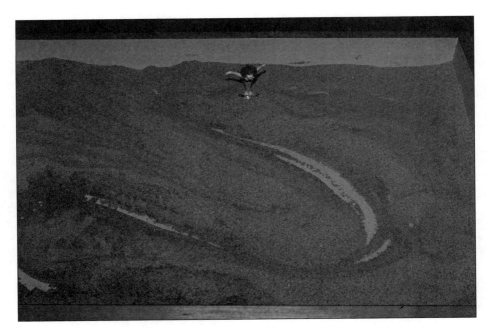

Norman

沙盘 12（1周后）

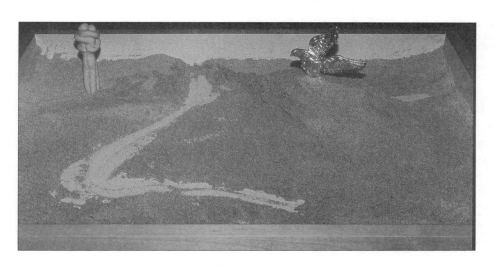

Norman

沙盘 13（6 周后）

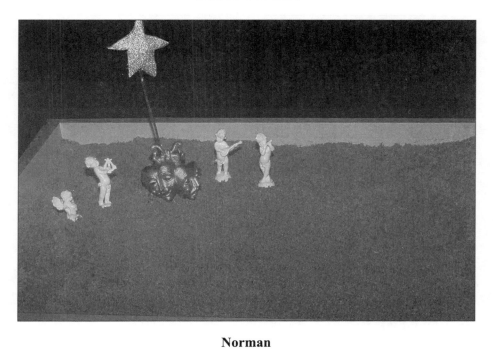

Norman

沙盘 14，最后一盘（3 周后，距沙盘 1 已过去两年零六个月）

来访者档案
Rachel

- 15 岁，女孩
- 长期被忽视、被殴打和遭受性虐待。
- 可能在胎儿阶段有酒精损伤和毒品损伤
- 亲生父母均患有严重心理疾病
- 和七个兄弟姐妹从原生家庭搬出，被安置在寄养家庭
- 情绪波动大
- 学习能力和社交能力差
- 由养父母带来咨询

沙盘	前文讨论的页码
沙盘 1	197
沙盘 5	197
沙盘 9	197

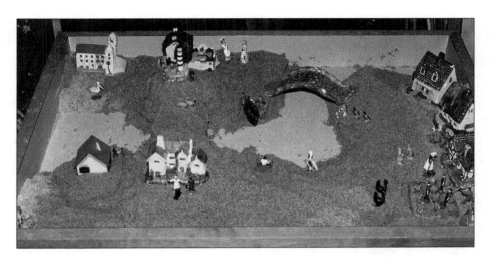

Rachel

沙盘 1（第一次咨询）

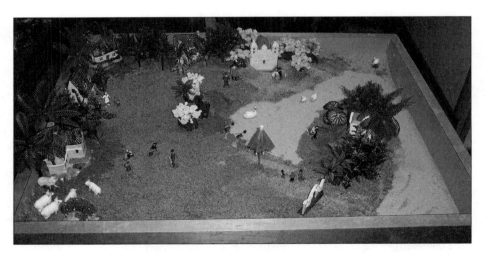

Rachel

沙盘 5a（一年零十个月后）

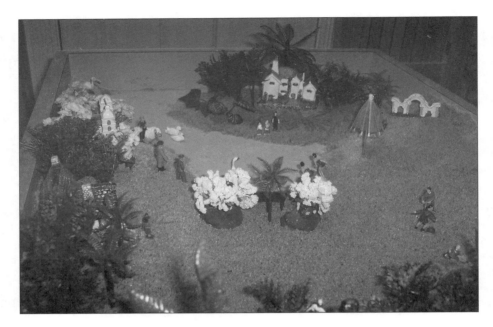

Rachel

沙盘 5b（细节图）

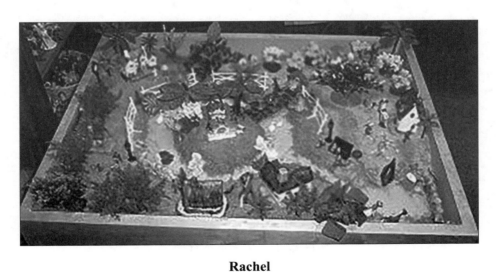

Rachel

沙盘 9a，最后一盘（8 个月后，距沙盘 1 已过去一年零九个月）

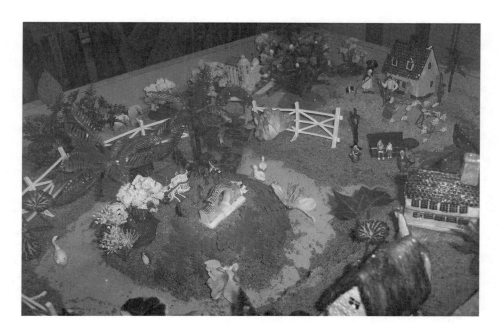

Rachel

沙盘 9b（细节图）

来访者档案
Regina

- 7 岁，女孩

- 父母都吸毒，酗酒

- 出生后安非他命阳性反应

- 居无定所，和母亲在街头流浪

- 父亲从未管过孩子

- 母亲因谋杀未遂被捕，Regina 被迫离开母亲

- Regina 目睹了母亲整个犯罪过程

- 最近搬到爷爷奶奶家开始稳定的生活

- 学习能力和社交能力发展滞后

沙盘	前文讨论的页码
沙盘 1	154
沙盘 2	154
沙盘 3	154
沙盘 7	154
沙盘 12	

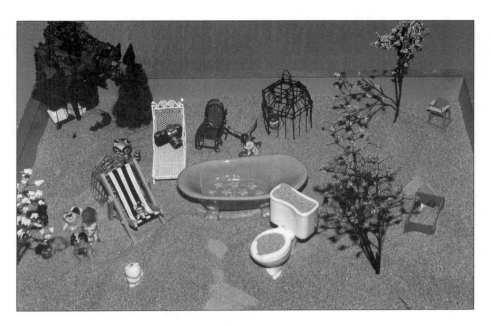

Regina

沙盘 1（第一次咨询）

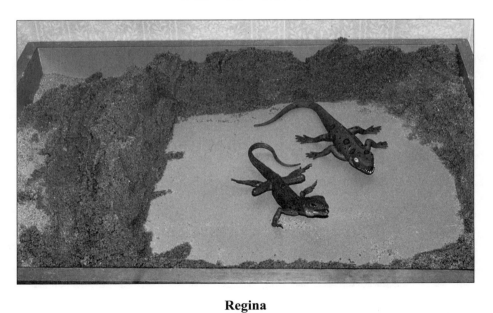

Regina

沙盘 2（与沙盘 1 同一次咨询）

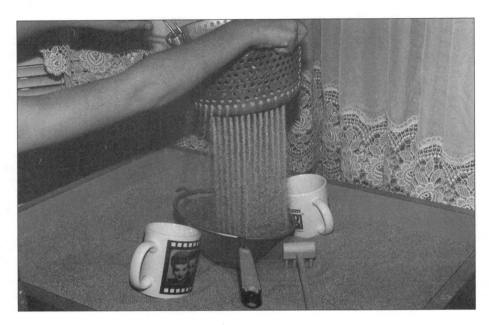

Regina

沙盘 3（1 周后）

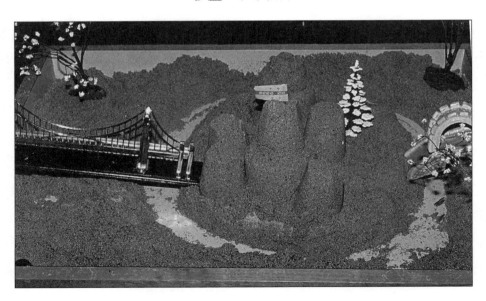

Regina

沙盘 7（4 个月后）

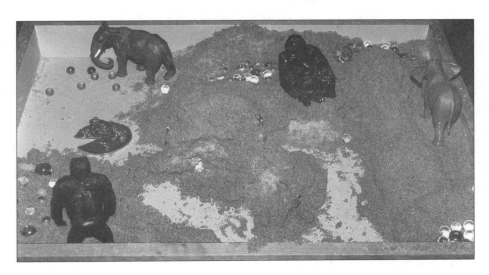

Regina

沙盘 12a，最后一盘（1 年后，距沙盘 1 已过去一年零五个月）

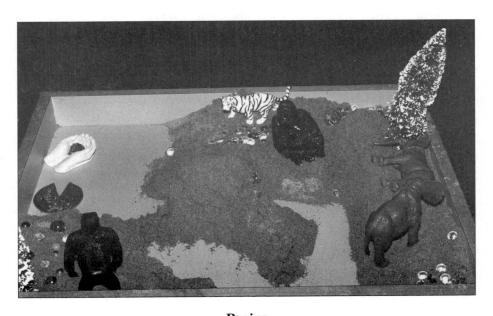

Regina

沙盘 12b（细节图）

来访者档案
Rosa

- 12 岁，女孩
- 三个孩子中的老大，有一个妹妹和一个弟弟
- 正统基督教家庭
- 父母都是高中毕业
- 母亲反映孩子 9 岁开始情绪化严重，10 岁半以后开始暴饮暴食
- Rosa 早产 6 周出生
- 母亲在孕期是健康的
- 没有朋友
- 在学校表现不佳

沙盘	前文讨论的页码
沙盘 1	12，258
沙盘 2	258
沙盘 3	259

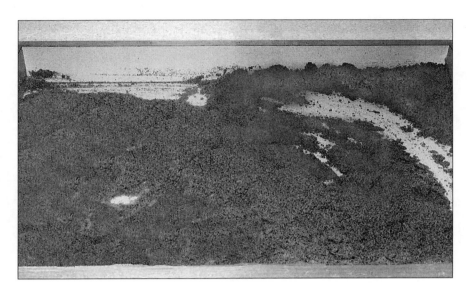

Rosa

沙盘 1（第一次咨询）

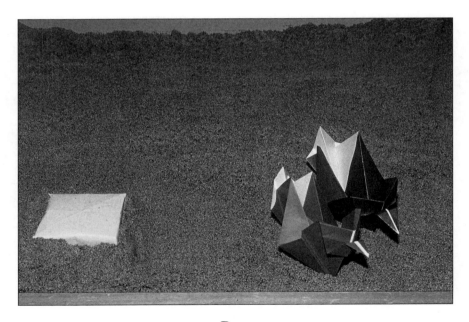

Rosa

沙盘 2（1 个月后）

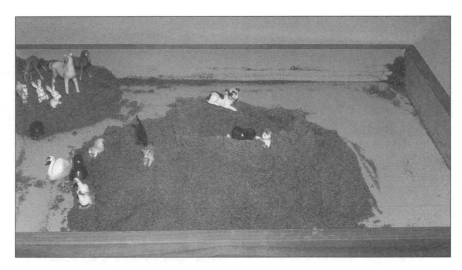

Rosa

沙盘 3a，最后一盘（1 周后距沙盘 1 已过去 6 周）

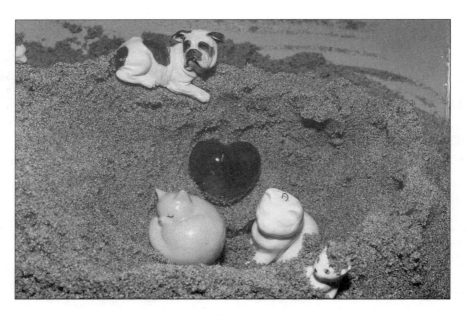

Rosa

沙盘 3b（细节图）

来访者档案
Sander

- 7 岁，男孩
- 三个孩子中排行老二
- 父母长期不和
- 母亲怀孕期间有严重的抑郁
- 母亲说 Sander 睡不安稳，做噩梦，很害怕独自一个人，因此带他前来咨询

沙盘	前文讨论的页码
沙盘 1	
沙盘 9	211
沙盘 22	
沙盘 23	

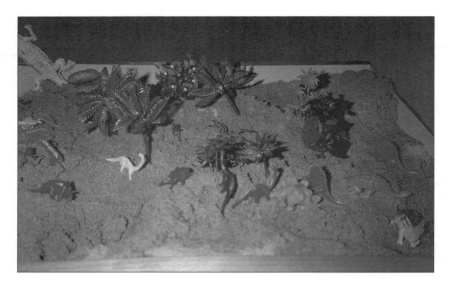

Sander

沙盘 1（第一次咨询）

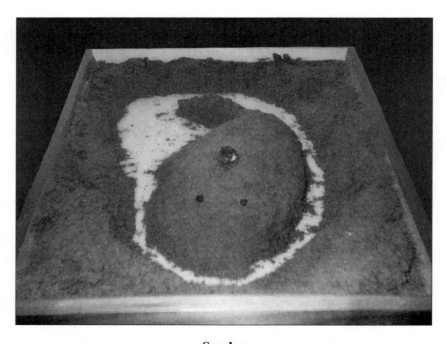

Sander

沙盘 9（4 个月后）

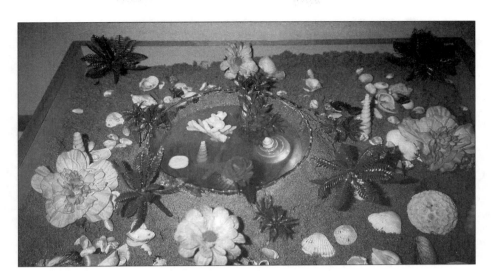

Sander

沙盘 22（11 个月后）

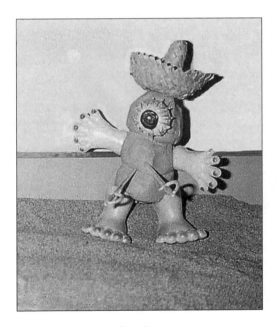

Sander

沙盘 23，最后一盘（1 周后，距沙盘 1 已过去一年零四个月）

来访者档案
Shannon

- 45 岁左右，女性
- 离婚
- 自学成才
- 有两个姐姐，大姐严重发育迟缓，和二姐较亲近
- 父母酗酒，忽视孩子
- 幼年遭受过性虐待
- 自我描述"一直不开心"
- 前来咨询，希望可以"……获得新的人生观"

沙盘	前文讨论的页码
沙盘 1	246，350
沙盘 6	246
沙盘 8	213，246
沙盘 10	214
沙盘 15	246
沙盘 17	246
沙盘 39	351，352

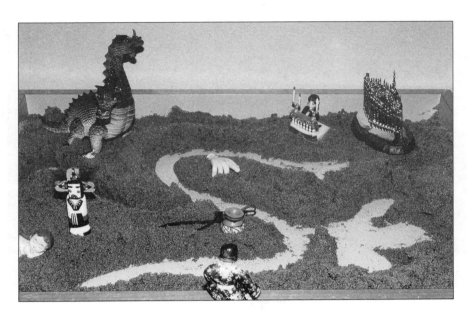

Shannon

沙盘 1（咨询开始一年零四个月后）

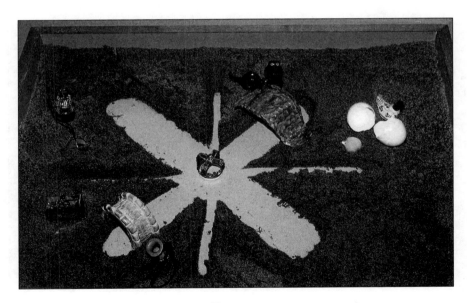

Shannon

沙盘 6（6 周后）

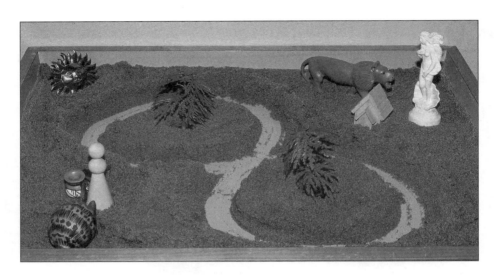

Shannon

沙盘 8（6 周后）

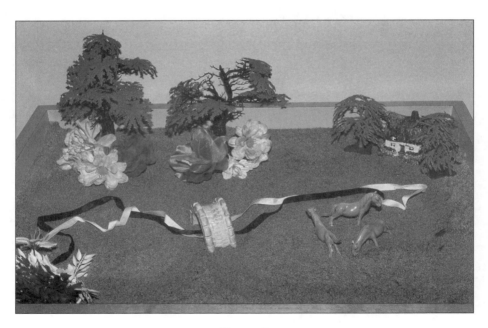

Shannon

沙盘 10（5 周后）

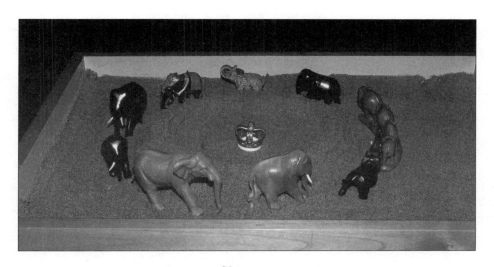

Shannon

沙盘 15（3 个月后）

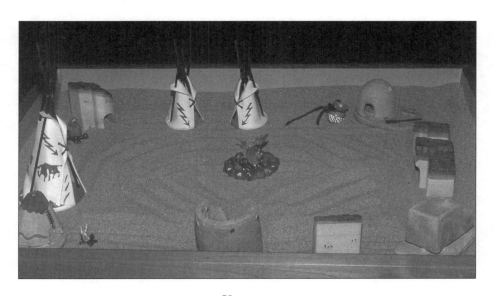

Shannon

沙盘 17（3 周后）

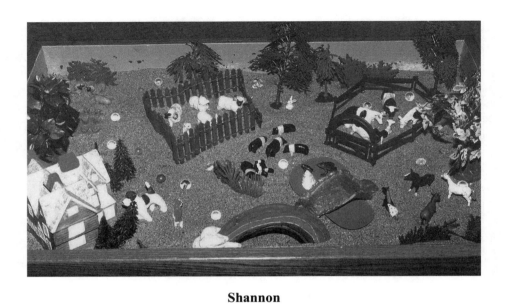

Shannon

沙盘 39，最后一盘（十年零九个月后，距沙盘 1 已过去十一年零四个月）

来访者档案
Tara

- 32 岁，女性
- 因情感问题前来咨询
- 幼年遭受过性虐待

沙盘	前文讨论的页码
沙盘 1	12，214
沙盘 19	
沙盘 20	13

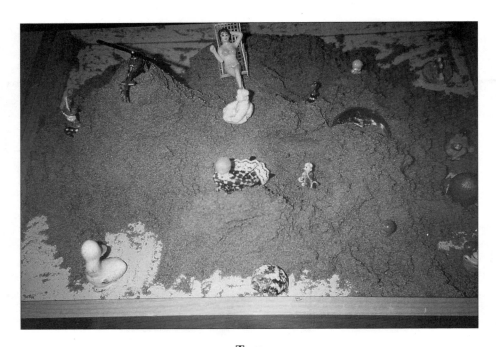

Tara

沙盘 1（开始咨询 1 个月后）

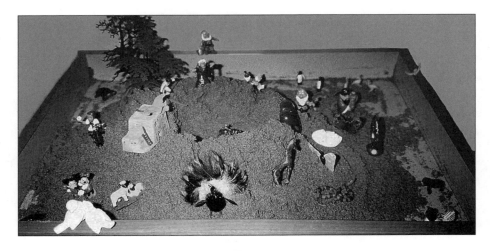

Tara

沙盘 19（11 个月后）

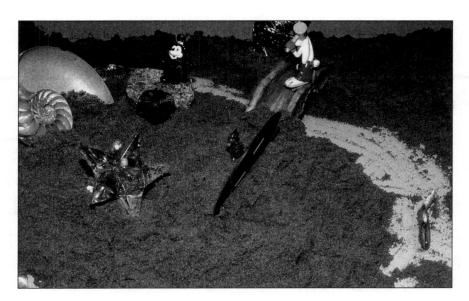

Tara

沙盘 20a，最后一盘（6 个月后，距沙盘 1 已过去一年零五个月）

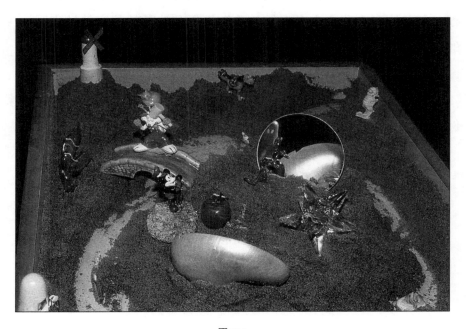

Tara

沙盘 20b（细节图）

Aaron 的沙盘游戏案例

——一个 9 岁男孩对自己阳刚之气的定义

以下是一例完整的沙盘游戏案例分析。通常在学习交流和教学过程中，案例会以这种方式进行分析和书写。我选择了 Aaron 的个案，在本书中呈现了他完整的存档记录，包括：每一个沙盘的照片、每一盘的沙盘记录表和主观浸入式分析报告。

我们都知道，并没有一种所谓"完整"或"绝对"正确的方法可以充分解释复杂的象征性过程。我希望通过这样一种方式，可以尽可能地深入阐释沙盘中传递的信息，尽可能地充分呈现出整个转化的过程。与此同时，我个人对奇妙的沙游历程和沙游的包容精神表示深深的敬意。

（**备注：**在下文中提到的沙盘图片，请参阅前一部分 Aaron 的案例照片。）

案例简介

　　这是一个 9 岁男孩的沙盘游戏案例，化名"Aaron Smith"。1990年 2 月，Aaron 的母亲带他前来接受咨询，原因是他经常暴怒、发脾气。母亲说，Aaron 以前是一个安静、很有责任感的孩子。在 Aaron 接受咨询的前两年，他的母亲与父亲分居后离异，自此 Aaron 就常常发火。他在三个孩子中排行老二。Aaron 的姐姐十几岁，精力旺盛，经常在外面参加大量活动。因为 Aaron 认真负责的个性，每隔一周去见父亲的时候，照顾 7 岁弟弟的任务就落在了 Aaron 的身上。

　　Aaron 的母亲说，Aaron 的父亲非常爱喝酒、吸毒成性、曾经吸食冰毒，脾气暴躁。Aaron 的父亲曾对着他大喊大叫，Aaron 也亲眼目睹过愤怒的父亲用拳头打穿墙壁的场面。Aaron 的母亲十分担忧孩子们的安全和身心健康。她说尽管自己真的希望儿子们能与父亲形成良好的关系，但同时又担心他们的安全。Aaron 的母亲说她前夫最近开始迷恋枪支，她已经获得了限制令：当 Aaron 的父亲饮酒或吸毒时，禁止孩子们去探视他。对于 Aaron 时不时突然爆发的脾气，她吐露说已经"开始在他身上看到了他父亲的影子，并为此感到担心"。

　　Aaron 的母亲是一位很有修养、善言辞的女士，她是一名犹太教徒。她说 Aaron 曾经承认自己对父亲的某些生活方式感到不舒服和尴尬，尤其是父亲喜欢摩托车这件事。尽管他父亲信奉意大利天主教，但 Aaron 对犹太教的聚会更感兴趣，目前他在一所希伯来学校准备自己的受戒礼。除了要应对父母离异和随后的经济窘迫给家庭带来的影响，摆在 Aaron 面前的更大的挑战是，如何调整自己喜怒无常的状态，整合父母之间格格不入的宗教分歧。并且，他的父母有着十分迥异的生活方式，在这样的家庭背景下，他本人对男子气概的理解和定义将会成为 Aaron 个人发展中需要付出很大努力才能克服的难题。

　　在这个充满暴力、离异和文化宗教背景有很大差异的纷乱的家庭环境中，发现和理解自己的独特性对这个9岁的小男孩来说绝对是一个不小的任务。在自由和受保护的环境下，人类心灵本身所具有的崇高而奇妙的重组和自愈能力，在Aaron的沙盘游戏作品中得以体现。在他为期18个月的30次咨询中，Aaron总共完成了15个沙盘。1995年10月，在治疗结束5年多以后，Aaron和母亲一道来回顾他的沙盘游戏历程。那时他已经15岁，是一名足球运动员，学习成绩不错，是个虔诚的犹太教信徒。与他一起回顾多年前他曾经经历的艰难痛苦，一起回顾这些具有深刻疗愈作用的沙游作品，这个过程感人至深。

沙盘 1

描述

此盘在湿沙中完成。在沙盘的中央建造了一座小岛，紧靠着一条水路，从沙盘的左边看，水路就像反过来的数字9。一位高大的银色骑士站立在小岛中央的小山上。三位穿黑衣的忍者站在正对着小岛中央的前方。一座小桥连接着小岛和左边的半岛。一辆赛车从桥上向小岛驶来，后面跟着一辆巡逻警车。沙盘左下角，两个东方男子注视着一个水晶球。在左上角，一位驯兽师面对着一只大老虎。在老虎后面一棵大橡树矗立在沙盘中后方。一棵小型的落叶树生长在小岛的左边。在沙盘右上角，两位滑雪者沿着陡峭的山坡滑下。蝙蝠侠、罗宾、小丑和企鹅人，它们在沙盘右侧鲜艳的红色救生筏旁边彼此相遇。

对沙盘 1 的分析

在沙盘上最引人注目的是中心位置的大骑士沙具，他面朝沙盘的左侧站立，背对着右侧。他背对着超级英雄（蝙蝠侠和罗宾）的战斗场面（这二者在这里显得很搞笑滑稽），也许他是在看向潜意识，在寻求某些新事物的出现。除了他右手边孤独的大橡树外，骑士比其他沙具都站得更高，显得更大，看上去坚硬冰冷。由于他的高度和沉重的金属铠甲，他与其他沙具的距离都较远，或许这位高大的骑士在与Aaron的主观体验对话，痛苦地把守着自己的漠然和戒备。与沙盘中的其他沙具既没有关联也无法建立联系，骑士的金属盔甲不仅保护他免受周围事物的伤害，也使他处于一种被囚禁的状态。就在完成沙盘之际，Aaron说："这是一个战斗者的雕像。"

骑士与三位忍者共同占据了中心的小岛。忍者武士们摆出了随时进攻的姿势，他们绷着可怕的脸庞站在沙盘中央靠前的位置。这一凶狠的人物角色与骑士形成了鲜明对比，骑士被囚禁着、与外界隔绝、冷冷地躲在他的钢铁监狱里。带着深深的伤感，我思量着 Aaron 的个性、人格和深层自我的哪些方面不得不退缩到这盔甲里，仿佛他现在就依靠着这样的方式生活。

一辆赛车疾驰着穿过小桥开往小岛的中心，身后紧跟着一辆巡逻警车。这或许有这样一种意味：超速、违法的行为会被正义制裁。Aaron 的父亲曾经超速，有一点像不法之徒。或许在这里"正义和正当"被引入到 Aaron 与父亲的关系之中。值得注意的是，这两辆车都朝向位于中央位置的骑士。或许他们在暗指"回归正道"，或者是代表着一种生机和活力，能帮助骑士从金属的囚禁中解脱出来。

两名亚洲男子坐在左侧小岛上的警车旁冥思苦想。他们盯着一个水晶球，仿佛在看向未来。令人好奇的是他们看到了什么。他们是看到了出路吗？在完成沙盘时 Aaron 这样说道："这些中国人在变魔术。"与沙盘上其他的沙具不同，这些东方人物显得镇定平静。来自东方的智慧老人（或许 Aaron 初始沙盘中的这部分内容）代表着他心灵中智慧与灵气的一面，而这一面目前远离了他的内心。或许这两位智者（数字 2 作为原始两极的双重性）代表着这个男孩心灵中希望得到展现的方面。可能他们对彼此之间的水晶球沉思默想的正是自性的整合。同时，他们与对角线方向上沙盘右上角处优雅、平衡性极佳的男女滑雪者一道，暗示着 Aaron 的疗愈可能是面向心灵整合的，男性特质与女性特质之间的平衡整合。这一面向整合的疗愈方向也体现在场景中的高大橡树上。以力量、长寿和不朽著称的橡树，既具有太阳神的男性特质，也具有大母神的女性特质（De Vries，1984）。

这两位东方男子与小岛中央的忍者很不同，后者全部身着黑衣，挥舞着武器，摆开了战斗的架势。这两位东方智者的平静沉着，让人感觉 Aaron 似乎厌烦了必须像忍者那样摆出愤怒的姿态。在注视着初始沙盘时，我又在猜想 Aaron 是不是也没那么厌烦一直打斗，他假装自己是忍者，或者是像蝙蝠侠、罗宾那样的超级英雄。我在想他是否渴望自由，像两位滑雪者那样快乐地从坡上滑下（右上角罗宾后面）。然而令人痛心的是，很显然，当他的心灵未得到发展或被压抑、被禁锢在铁皮牢笼之中时，他是不可能自在地滑行的。同样，很显然，在他的内心建立起充分的安全感之前，他不会更多地表达自己。沙盘左侧那棵绿色的小树正是他成长与发展潜能的有力代表。

值得注意的是，一座小桥连接着骑士所在的中央小岛与东方智者和警察。小桥是 Aaron 放在沙盘上的第一个沙具。作为他初始沙盘中的第一个动作（在把沙子做成反"9"的形状之后，9 岁是他当时的年龄），Aaron 的沙游历程开始发挥作用，在他心灵中这些彼此似乎毫不相干的方面之间建立了联系。在做了"招牌数字9"之后，紧接着 Aaron 开始着手重组自性中"我是谁"这一感知。当他摆放小桥时，他自己的这些方面形成了关联，启动了强大的治愈和发展过程。在沙游这一自由受保护的空间以及治疗师在场的关注包容中，Aaron 很快投入到作为一名男性，在充满打斗与艰难环境的自我世界中，逐步建立起自我安全感的进程里。

穿过水域，在骑士的右手边，一名驯兽师正面对着一只大老虎。驯兽师站在老虎面前，处于毫无保护的状态，似乎要费一番周折才能驯服这头野兽。然而，他举着左手面对这一凶猛的动物，对自己的处境充满自信。他知道自己在做什么。或许这只老虎正希望让自己狂怒的样子被驯服，乐不得遇见一位驯兽能手。老虎对驯兽师的顺服可能是一种移情，暗指 Aaron 对沙盘游戏历程中自己"被接纳、被包容"的潜意识感知。

不难想象，Aaron 心灵中那部分囚禁在骑士铁甲里面的自我，会以发怒的老虎的形式展现出来。来自父母离异的沉重打击以及由于父亲酗酒、吸毒所导致的经济拮据都深深地刺伤了 Aaron。并且，Aaron 对于父亲所树立的男性形象也大失所望。所以目前在他看来，作为男人，一定要打拼、强悍，不给自己真实温柔的力量留一点儿空间。Aaron 的父亲让这个家庭充满了痛苦和伤痛。我们很容易理解 Aaron 的伤痛之源。随着时间的推移，这些伤痛越发强烈，进而转化为愤怒。

沙盘2

描述

这一盘在湿沙中完成。沙盘左上角有一个沙子围成的方形围场，其中矮小的拳击手击败了大个头的对手。大头菜男人和香蕉女人在左上角观望着。小个子拳击手站在沙盘左侧中部的土丘上。米老鼠在给拳击比赛录像，米妮是拉拉队队长。在沙盘左下角的小落叶树后面站着一只小鸭子，手持金色小型望远镜，指向沙盘中心手拿金币的唐老鸭。在另一棵绿色小树后面，米奇、米妮和普鲁托在沙盘右上角聚成一个圆圈，而《绿野仙踪》里边的桃乐茜、铁皮人、懦弱的狮子和稻草人（Hearn，1973）遇见了站在沙盘中后部老橡树右边的女巫。善良的女巫格伦达站在沙盘右上角的边缘上观望着。《韩塞尔和格雷特》（Grimm，1972）中的金发小美女格雷特与右下角的大灰狼面对面站着，而拿着大木槌的蓝精灵则悄悄地潜伏在另一只蓝精灵身后，要敲打他的头。

对沙盘2的分析

当 Aaron 开始在沙盘左上角挖沙制作出方形区域时，他宣布自己"今天想做一座'卡通乐园'"。在这里他塑造了一个奇妙的世界，随着继续自己的疗愈之旅，他富有创造性的内心世界中，多彩和极富想象的一面呈现了出来。

一位小个子拳击手站在沙盘左侧的土堆上，镇定地观察着沙盘中的活动。他高于其他事物，仿佛要清晰地看清周围发生的一切。在他正前方左侧，跟他一模一样的小个子拳击手一举击败了大个对手。蓝底方形区域成了拳击场，一个边界分明而又有序的角斗场。米奇和米妮在观战。米妮欢呼胜利，而米奇则在对战况进行录像以备大家观看。他们兴奋又充满活力，庆祝着击败敌手的时刻。他们的红色装束和绒球也在展现着他们目睹这一场面时的活力四射。或许 Aaron 已经开始发掘自己内在的生命力，并感受到自我力量的萌芽了。

　　一对奇怪的夫妇站在拳击场的左上方，一位是长相愚笨的蔬菜男，另一位是迷人的香蕉女。有人会觉得奇怪，这两个属于不同物种的水果蔬菜怎么会组合在一起。这一对儿显得滑稽可笑的组合，或许正是 Aaron 对自己父母结合的喜剧性表达。二者是如此的不同，根本不是一个世界的人；当这一对奇怪的夫妇目睹这个小斗士（一个正常模样的年轻人）击败他的对手时，或许 Aaron 开始尝试着调和他生命中遗传而来的这两种不同。很重要的是，他们都在场。他们距离很近，就在对手的那一边。

　　在沙盘的中央，年长的唐老鸭张开手掌展示着一枚金币，年幼的鸭子在沙盘左下角的树后面通过金色的小型望远镜凝望着金币。在这一盘里，初始沙盘中的水晶球转化为更具重要意味的金子，并成为了沙盘中心的焦点。或许作为一种可能性，我们可以很明显地看出小鸭子在遥望着长辈，寻求智慧和指引。或许这也预示着自性作为 Aaron 的内在宝藏在他的心灵中集结起来，帮助他克服过于强大的对手。

　　在沙盘右上角呈现了这样的场景：米妮和米奇老鼠快乐地站在那里，与在滑滚轮的普鲁托交谈。Aaron 说，普鲁托"……在滑滚轮但是摔倒了"。这或许是 Aaron 本能中的动物属性开始出现，但目前还没有找到稳定的立足点。他们看起来很高兴，说话时笑盈盈的。作为帮助 Aaron 从被伤害和悲伤中解脱出来的补偿，也许他需要幻想中的朋友来帮助他理解生活的真面目。Aaron 确实表现出对自己丰富想象力的高效运用。不论他摆放出了什么样的喜剧性画面，都充满了他内心和外部世界的挣扎，而不是纯粹地逃避现实。

　　在右下角，可爱的小格雷特朝那只狼走去。Aaron 说这画面"很可怕"，并说道："他要吃掉她"。在格林童话（1972）中，因为家里没有足够的食物，格雷特和哥哥韩塞尔被邪恶的继母和温顺的父亲赶出家门，在森林中迷了路。韩塞尔被邪恶的女巫引诱到密林深处，然后被关在铁笼子里，直到格雷特征服了凶残的老巫婆才把他救出来。鉴于初始沙盘中 Aaron 的男性特质被囚禁在骑士冰冷的甲胄之后，这样的场景也许表明了这一新生的女性特质可以帮助他的男性特质得到解脱。这一年轻健康天真的女性能量必定会提供帮助，而这必须通过对女巫（坏女巫呈现了女性特质中被压抑的阴暗面）的转化来实现。

在童话故事中，格雷特为他们的困境而哀伤，"万一丛林中的野兽吃掉我们，不管怎样我们都要死在一起"（Grimm，1972）。在沙盘里，她面对着狼，而后者象征着卡通狗普鲁托的野生对应物。他会吞噬她吗？在历程中的这一刻，他们处于急剧的动荡不安之中。

当代发展研究表明，现代的西方文化要求男孩和女孩都做出了极大的牺牲（Gilligan，1993；Levinson，1978；Miller，1984，1986 & 1991）。如果想要适应大众文化的期待，青春期的女孩就不能表达自己的心声，而这些心声都是与自己内在女性特质相关联的。性成熟期的男孩子也被要求要与母亲保持距离，而母亲正是他们自身内在女性特质的老师和向导。而男孩子与母亲的情感互动时间过长被视为是对父权文化中男性自主性的威胁。无论是在历史意义上还是在象征意义上，女巫都承载着女性特质中这些被抛弃的内容：男孩被禁止亲近母性，女孩被剥夺发声权（Turner，1996a；1996b）。男性若要重新拥有"女巫"（再次整合这些被剥夺的强大的内在力量），必须要与他人建立亲密关系，并在关系中学会保持自我。而女性若要重新获得她的"女巫"，则必须接纳自己的与众不同，尊重自己的优点，并在关系中保持自我。不论男性女性都必须学会尊重自身和彼此身上同时存在的男性特质与女性特质，以崭新的方式建立亲密关系。

这一沙盘里三次提到了女巫。在沙盘的中后部，桃乐茜、懦弱的狮子、稻草人和铁皮人遇见了邪恶的巫婆，而好心的女巫格兰达从沙盘后上方看着他们。尽管巫婆很可怕，但由于这些人物各自都有所求，所以谁也不会放弃。铁皮人需要一颗心来感觉事物，稻草人需要大脑来进行明晰的思考，懦弱的狮子需要勇气以便无所畏惧地生活，桃乐茜则是要找到回家的路（Hearn，1973）。Aaron 要找回自己所缺失的这些内容必须要面对可怕的女巫，他必须面对在自己的发展过程中被抛弃和被剥夺的可怕经历，整合缺失的内容。桃乐茜、铁皮人、懦弱的狮子和稻草人在这里勇敢地面对着女巫。在他们这样做的时候，格兰达小心地站在上空。桃乐茜和她受伤的朋友们并没有看见她。或许他们在彻底面对黑暗的深渊之前无法看到新光亮的出现。

格兰达站在沙盘高处俯视着这一切。她的知情了然与积极出现让人充满希望，她前来观看沙盘里所有的元素在整体上是如何运作的。或许格兰达也代表着在 Aaron 和治疗师共同参与的象征性过程中，对所产生的积极相互移情的容纳。

两只蓝精灵站在沙盘前方右下角的位置。其中一个手里拿着大锤，潜伏在另一个身后，做出敲他头的姿势。他显得很生气，或许他想敲打另一个自己。蓝精灵住在地下。就像小矮人和卡皮里，他们了解地下的所有路径，就像人的潜意识一样（Jung，1953/1977）。或许拿着大锤、生气的那只蓝精灵想要清醒清醒，或者是让这一情形下的一些事情变得有意识起来。也难怪他会这么气愤。所有这些元素必须合力起来共同工作才可以得到金子。

经过仔细研究，当我们观察沙盘中重复出现的元素后，Aaron 的疗愈和发展方向变得更加清晰。蓝精灵反映出稻草人想获得更多意识的需求。米妮和米奇的家庭反映了铁皮人对被接受和交往的渴望。格雷特和狼反映了懦弱的狮子所追寻的驯兽所需的勇气。唐老鸭则握着桃乐茜渴望回到"自性"家园的金子。这表明在第二个沙盘中，Aaron 的创伤以及所需的疗愈更加明晰。

就像这个沙盘里拿着金子的白鸭子一样，在童话故事中，只有在一只白鸭子的背上，韩塞尔和格雷特才能带着他们的珠宝首饰穿过水域回归日常生活（Grimm，1972）。同时，Aaron 治疗的前景和未来健康的恢复，在这一沙盘中也体现得十分明显，因为在强烈的交互移情的背景下他的疗愈因素确定而明显。

沙盘 3

描述

这一盘是在湿沙中完成的。在右上角，超人面对着一条巨型的两头龙、稍小一点儿的三头龙和一条更小的两头龙。巨龙背后是一棵孤独的棕榈树。在超人的左边，一只蓝白相间的独角兽立在一个牛的头盖骨旁。在沙盘中下部，两个星球大战的人物和蓝色飞马珀加索斯、一个被绞刑架吊死的死人相对而立。在绞刑架后面有一座坟墓，上面坐着一具僵尸。在沙盘左侧下方的大橡树后面，一辆金色马车驶向沙盘左上角的金色城堡。沙子上赫然划出了一条通向城堡的小路。在右下角，两位身着白色服装的宇航员朝着圆形的银色飞船走去。

对沙盘 3 的分析

远道而来的超人英雄勇敢地朝着这三条龙举起左手，仿佛在说："站住，你们跑不掉了。"这三条龙让人想起上一个沙盘中的三个女巫，在这里展现出英雄故事的经典桥段：男性特质（英雄）杀死女性特质的阴暗面（女巫、怪龙等），远离自己的母亲（Neumann，1971）。背靠着一棵孤零零的棕榈树，这或许反映出这些龙的原始特性。超人的任务很艰巨，因为这些龙加起来总共有七个头。但他并未做出要进攻的举起右手的动作，而是举起了左手。与 Aaron 父亲所示范的男性特质很不同，这一姿态或许表明 Aaron 开始与自我认同中的"母亲的小男孩"分离，进入自己作为一名男性的角色，并开始为自己界定更温和的男性特质。也许这七个龙头暗指数字三和四，而这一场景更深层的目的是阳刚之气和阴柔之美的整合，心灵与身体的整合。

当怪龙被制止后，一派死亡的景象出现在超人身后。武士和外星人在其侧面，珀伽索斯注视着坐在坟墓上的骷髅和被处绞刑的人。根据希腊神话，飞马珀伽索斯是从被杀死的蛇发女怪美杜莎的血液中出现的（Leach & Fried，1972）。正如在上个沙盘中的女巫和这一沙盘中的多头龙所反映的那样，Aaron的心灵历程需要他面对自身内在的女性特质的阴暗面，从而形成自己成熟的男性特质。在父权文化中要求，逐渐成熟的男子要与其母亲以及同性之间进行分离，成为独立的男人，传统的心理动力学理论把这一对抗过程定义为英雄对龙的"征服"或者"屠杀"（Neumann，1971）。很有意思的是，Aaron的这一象征性历程不是通过暴力进行分离，而是通过在他作为一个男人和威胁着要吞噬他的黑暗女性力量之间建立起牢靠的边界而确立的。不是用举起的左手切断自己与女性特质的关联，相反，Aaron建立了一种与自己心灵中这一强有力的方面保持联系的方法；现代西方文化会要求日渐成熟的男孩们与母亲隔绝，逃离自己内心的女性特质，与此不同，Aaron发现了面对自己这些强大内心能量的方法。这使得他具有了作为一个完整男性的潜能，同时又让他与别人及自己内在的深层体验保持着联系。

Aaron与自己女性特质的关联力量进一步反映在巨型独角兽的意象中，它站在一个牛的两角头盖骨旁，后者躺在沙盘中后部，死去、干枯。作为纯洁、热烈的象征，独角兽象征着爱的力量。据传说，如果把独角兽的角蘸入水中就可以起到净化解毒的作用（Leach & Fried，1972）。或许正是因为有了这爱的力量，超人可以举起左手制止七头龙。神话学家Robert Graves（1994）把独角兽的角描述为"'上极'，可以直接从国王达至天顶，直至太阳燃烧最炙热的一点"。这似乎表明，当Aaron面对并与最阴暗的女性特质之间建立了关系，同时借助这一纯洁与充满爱的生灵他也建立了与太阳（男性特质）的联系。以往有限的自我认同的不同面目已死去，从而为新的心灵内容的到来创造了空间。

荣格认为，在印度史诗《罗摩衍那》中也可以找到有关独角兽的主题，其中独角兽芮诗雅闰嘎（Rishyashringa）被国王的女儿山塔（Shanta）从隔离中解救出来。他们大婚后，几乎摧毁大地的可怕旱灾结束了（1953/1977）。对 Aaron 而言，这也许代表着它不仅是通过独角兽建立起与太阳的关联（阳性），也是与能够让大地风调雨顺的女性特质（阴性）之间建立了关联。

在沙盘右下角，一艘圆形的银色飞船刚从遥远的地方降落，两位全副武装的宇航员兴高采烈地挥舞着臂膀，急切地迎接新来者。沙盘刚一完成，Aaron 就说："当外星人出舱的时候他们（宇航员）不会受到伤害。"一想到就要看到这些从 Aaron 的潜意识中浮现的内容会如何呈现就让我满怀兴奋，同时，因为知道他已做好接受它们的准备，我也颇感安慰。

闪闪发光的圆形飞船也好像是对自性的另一种暗喻。有趣的是就在沙盘对角线方向的左上角有一座金色城堡，一辆金色的马车在一棵老橡树的掩映下正向它驶去。Aaron 说这辆马车"是要去参加一场舞会"。Aaron 在拥有了柔和的阳刚力量后，回家（自性）之路就变得很清晰了。在第二个沙盘里唐老鸭手中的金子在这里转化成了城堡和马车。

沙盘 4

描述

这盘在湿沙中完成。沙盘中央有一群土著印第安男女，他们围着一个大火堆。四棵树在这一场景的外围形成了一个方形。在其中三棵树彼此之间摆着罗摩、悉多和罗波那的面具，他们是印度史诗《罗摩衍那》中的人物（Reyna，1984）。克奇纳神站在由大树围成的方形的左上区域，在克奇纳神后面矗立着三个印第安帐篷。最大的帐篷里面有一个婴儿。一条蛇从沙盘右侧向火堆靠近。一名印第安战士将弓箭瞄准了大卫·克洛科特，后者站在沙盘左侧中部的边缘上（图片里未显示）。一位年轻的印第安少女站在沙盘中后部的边缘上，在硕大的银色月亮左边。

对沙盘 4 的分析

由于前几盘中对自性的暗喻预示，Aaron 创作这个沙盘时完全沉默不语。尽管已事过多年，我依然还记得笼罩在周围的神秘气氛，并认为这个沙盘是 Aaron 体验到的自性的显现。这个沙盘的过程过去是、现在依然是一种神圣的体验。

Aaron 把篝火放在沙盘中心，以此作为沙盘制作的开始，然后做了一个拳击台，这是朵拉·卡尔夫（1980/2004）提到的整合的原型象征符号。Aaron 把土著印第安人围成的圆形放在了由四棵树组成的方形里，"……他们在向神灵祈祷。"精神（圆形）与物质（方形）的完美结合，Aaron 以独特的中心化形式，呈现出了威胁到自己的内心冲突。在这里，他把土著美洲人和大地、韵律、身体以及生来的本能与古印度深刻的灵性结合在一起。在这里，带着单纯的敬畏，这个 9 岁男孩在内心中把他所有的虔诚与这个世界的运作、以及他能做到的强大和安全联系在一起，同时保持着与他人充满爱意的关联。

借助集体潜意识，Aaron 回溯到古代《罗摩衍那》的象征中。在这一古老印度史诗中罗摩、悉多和罗波那的面具反映出了 Aaron 内心纠结的本质及其解救的方式。在传统印度教中，罗摩和悉多被视为最理想的男子与女子。作为毗湿奴神的化身，罗摩以其温和与坚定赢得了广泛的敬重（Mitchell，1993）。作为吉祥女神拉什米的衍生物，悉多体现着极致的阴柔之美，并被传说是出生在大地的垄沟里。《罗摩衍那》再现了悉多如何被邪恶的斯里兰卡国王罗波那偷偷从罗摩身边带走的故事。失去了他挚爱的爱侣，罗摩愤怒发狂，英勇地战斗，要把希多救回来。最终在猴王哈奴曼的协助下，希多从罗波那的魔掌中逃脱获救，回到了罗摩身边（Reyna，1984）。这一古老的神话来自于集体潜意识，9 岁的 Aaron 对其毫无意识，这一神话隐喻了男性特质与女性特质疏离之后的灾祸，以及精神和肉体合一的本能需要。

所有人聚集在圆形的火堆旁。当冰冷的月光撒下，他们聚集在温暖的火光中。大蟒蛇在寻求温暖，而它静默的力量似乎在这里受到了欢迎。火焰充满了能量，被容纳在由石头围成的圆圈里。这是一种被原住民使用的强大力量，他们正享受着它的温暖，庆贺它的力量，敬畏它的强大。在这里，Aaron 象征性地确定了他心灵的中心原型。其力量和能量得到确认并未造成任何威胁。这里就是一个集结点，Aaron 心灵中的各种自我认同得以组织和对比（Weinrib，1983/2003）。

一位美丽的印第安公主在柔和的月光下俯视着这一切。Aaron 说："她是第一位印第安人，现在已经死了。她是灵魂，火焰之上的灵魂（正看着）他们在举行一场印第安仪式。"由于自性的群集性，古老女性形象的灵魂在火焰中得以绽放。这一灵魂古老又具有原型性，但同时她也是年轻的，因为她在沙盘里是以孩子的形象出现的。这似乎表明，由于自性的群集，Aaron 内心涌现出来的潜在的阿尼玛，将在他进入青春期和渐渐成为青年人时得到充分的发展。

这是一场发生在神灵注视下的神圣仪式。像这位"第一个印第安人"一样，克奇纳神也是一位超自然的生灵。在神话中他是人类的祖先，霍皮人和其他居住在普韦布洛的印第安人认为克奇纳神每年冬季会回到大地中，呆上半年时间，滋养大地，使大地肥沃（Leach & Fried，1972）。这里的克奇纳是只"蝴蝶"，它或许代表着随着心灵再次深入到大地这一神圣的中心地带，Aaron所经历的心灵内部深层秩序的转化。第一位印第安人的灵魂反映出Aaron内心阿尼玛的萌芽初现，而在这里蝴蝶可能代表着心灵从潜意识中释放出来（Woodman & Dickson，1996）。年仅9岁的Aaron在未来的几年中会经历很大的发展，但他的沙盘创作已经为他提供了成为一名完整的男性所需的全部心理要素以及不断与自己心灵深处联结的能力。

内在的女性特质现在与中心的男性之火已经结合在一起。Aaron的男性之火（阳）是温和的，并由温柔的大地之神（阴）指引着。现在遵从于他内在心灵的男性力量已经成型，并有了方向，再也不会失控。男性的力量与他心灵最深处的自性联结在一起，与真实的自我联结在一起。现在这火被看作是Aaron的成长和创造力。在治疗中，Aaron的艺术创造力得以迅猛地发展。他将自己内心长期压抑的怒火以更具建设性和更安全的方式发泄出来，Aaron创作了一系列各种状态的火山喷发的迷人绘画，并雕刻了一个喷发中的火山。在创作过程中，他将自己的能量和创造力都融入进这些作品中，我们俩都很开心。

三个印第安帐篷矗立在沙盘左上角，其中一个里面有一个婴儿。也许这场仪式是为了庆祝新生儿的诞生，庆祝Aaron心中出现的新潜能，以及他从这里继续前行进入智慧之地的希望。大卫·克洛科特站在沙盘左边的边缘上，一位印第安战士用弓箭指着他。这似乎表明，在这神圣的火焰之地没有这位西方侵略者的位置，而这一新生儿的降生也许还代表着Aaron对西方父权文化的摆脱。

沙盘 5

描述

在这个用湿沙做成的沙盘中央的棒球场上，正进行一场棒球比赛，二垒在沙盘下方中间的位置。球员全部身着金色的球服，准备投入比赛。一位摄影师从一垒的位置拍摄比赛。八名身着燕尾服的男子站成 V 字形，从沙盘上方中央的捕球手后面观看这场比赛。在他们后面，V 字形的顶点处有位老人，肩膀上坐着一个男孩。有三个人从沙盘左上角观看着这场比赛：一个农夫、坐着的男子，手里拿着一瓶啤酒，还有一个男子拿着锤子，刚刚砸到了自己的大拇指。在他们前方是一个在沙子里挖开的小池塘，旁边竖着一个"禁止钓鱼"的牌子。一棵大橡树位于沙盘左下角，旁边停着一辆皮卡车（图片中未显示）。在沙盘右上角一棵小树后面，一个头晕的醉鬼坐在椅子上，头上敷着冰袋。在他前方，一轮金色的太阳高高地挂在沙盘右边。

对沙盘 5 的分析

紧接着上一盘中自性的展现，在这里 Aaron 继续着自我的初期任务：区分人格中的男性特质和女性特质。上一盘中的拳击台现在变成了菱形的棒球场，金色的球员站在其中。中心沙具的金色和他们所处场地的菱形（钻石形）都反映出自性的完整性。这个沙盘中的所有人均为男性。太阳，悬挂在沙盘右上角，被看作是男性的创造者、上苍和英雄的代表，并被进一步定义为男性的事业、进取心等（De Vries，1984）。或许 Aaron 正在重组自己作为一名男性的身份。

前来观看比赛的男子表情举止各异。当 15 岁的 Aaron 回顾自己的沙盘游戏历程时说道："这些都是我父亲的一部分。"此时 9 岁的 Aaron 从自己内心出发，来审视他父亲所树立的男性榜样的每一面。

重要的是，"父亲们"见证了 Aaron 的比赛。所有的球员都就位，比赛即将开始。这里有规则，制约着整个进程。完成这一盘后 Aaron 说："皮卡车迷路了，但最终找到了前往比赛的路。"Aaron 已经真切地找到了自己心灵的中心，在那里他能够把事情梳理清楚。

八位身着燕尾服的男子站成 V 字形，仿佛是要从本垒后面来观看比赛。在 V 字的顶端，燕尾服男子的身后，一位老者让一个小男孩骑在自己肩膀上，用他年长的男性智慧支撑着这个男孩。老者和小男孩都呈现出正常的神态，与左右两边的男人形成对比，后者要么搞笑，要么悲伤。或许 Aaron 最认同的正是老者和小男孩所具有的男性特质，当然，他也不得不处理外围那些不那么值得称赞的男性特质。

在沙盘左上角有一位卑微淳朴的农夫，他正放下锄头观看着比赛。作为农夫，他在土地上耕作，种植作物，让作物生长并为人们提供给养。这一人物的出现让我感到充满希望。农夫的右边是池塘旁边"禁止钓鱼"的标牌。看起来此时让鱼儿独自呆着，任它们呆在深深的水塘里是很重要的。或许这暗示了一种更深层的精神含义，心灵需要时间来成长和发展。正如农夫关注事物的生长一样，或许让鱼儿受到保护，进而可以令其成长。在完成沙盘的时候，Aaron 对农夫的沙具产生了联想，与其实际的体貌特征形成鲜明对比的是，他说："这家伙在钓鱼，他犯法了。"

在农夫的左边坐着一个人，手里拿着啤酒。尽管看起来有一点搞笑，但他就是普通平常人的样子。在他左边的那个人用锤子敲到了自己右手的大拇指。他受伤了，并且是自己砸伤了自己。他需要治疗，也需要学着如何正确使用锤子，否则他还会伤到自己。把这三个人物并列放置在一起也许反映出 Aaron 父亲酗酒的各种影响，而这也是 Aaron 需要调整自己的地方。喝啤酒的男子以一种错误的方式寻求着自己的精神家园，在不该钓鱼的地方钓鱼，违反了法律，同时也伤害到了自己。第四个人位于沙盘右上角棒球比赛的边上，他正痛苦地展示着酗酒的可悲，一个醉汉瘫坐在椅子里，甚至有点儿神志不清。男性特质的这一方面处在大树的后边，所以即使他清醒，大树也遮挡了他的视线。在醉醺醺的状态下，他看不见儿子在金色棒球场上的比赛。他坐在黑暗之中，在太阳的后面。我想知道作为耕作者的农夫是否会在某种程度上与作为违法者和酗酒者的农夫融合在一起。我想知道有关这一人物的迥异联想是否包含着成长与智慧（尽管这一过程很痛苦），而这可能源自 Aaron 潜意识中与父亲的早期互动经历。

沙盘 6

描述

　　两支军队兵戎相见，士兵列队站在沙盘的左右两边，相对而视。在这个湿沙盘的中央，阿道夫·希特勒和号手面对着准备开战的联军和盟军士兵。在沙盘下方的中央位置，两位医务兵用担架抬着一个伤兵。一棵大橡树站在沙盘左上角，斜对着右下角的大橡树。

对沙盘 6 的分析

　　开始制作沙盘时 Aaron 宣布："我今天要做一场正在进行的战争。"他严肃地着手安排对阵双方，使其列队相迎。Aaron 说："他们已经做好了开战的准备，（号手）一吹响冲锋号，战斗就开始。（战壕后边）这个人会被取消战斗资格，因为他已经射死了一个人。他是个坏蛋。好人在左边，坏人在右边。（希特勒）这个家伙是坏人一方的指挥官，而这个（号手）是好人一方的指挥官。"

　　在这里，象征性过程中对立的两极在激烈地针锋相对。荣格认为，自我是无法忍受这样的状态的。这种势均力敌的心理力量的对立会引发巨大的压力，在稳定并充分容纳的氛围中，人的心理能量会下沉至潜意识，并激发出可以解决当前对峙状态的新的心理内容（Jung，1960/1981）。摆放好这两棵大橡树之后，Aaron 完成了沙盘，仿佛是在强调要平衡作战双方的压力。这一盘中的压力感是巨大的，然而这两棵稳固的橡树像是在强调治疗师和来访者在强大的交互移情过程中所获得的容纳力量。

　　上一盘沙盘中央的金属沙具现在变成了号手的冲锋号，号手已经摆好了架势，准备为转化的开始吹响号角。冲锋号在形状上被认为是雌雄同体的代表。它长且具穿透性，具有积极的阳性特征。同时它的喇叭口是一个容器的形状，被视为是阴性的代表（De Vries，1984）。随着号角的吹响，它唤醒了一场心灵的圣战（Cirlot，1971）。借着贯穿 Aaron 案例的印度教主题，我想起了《薄珈梵歌》中阿朱那作战的战场（Edgerton，1944）。与 Aaron 所制作的战场一样，阿朱那的战争正是心灵转化的一刻。与古印度圣典中这场战争对阿朱那而言的意义一样，这一战场对于 Aaron 来说是瞬间与永恒的交错点；借助着意志和宿命的交汇，自性获得了解放。

也许 Aaron 在继续区分着自己男性特质的不同方面，他在与自己男性特质的阴暗面战斗，以期可以实现他自己认同的男性特质。非常有趣的是，"好人"都在沙盘的左侧。也许正如在初始沙盘中所呈现的那样，Aaron 的成长和发展所需的疗愈能量都来自女性特质的指引。Aaron 注意到"一个人被射死了"，这表明他已经意识到自己受到了伤害。同时，我们可以发现沙盘内的动物都是被驯化的，这表明 Aaron 的攻击性得到了控制。此外，沙盘中心位置的两位战士手中握剑，呈现出势均力敌的态势。击剑要求人具有极强的平衡感、规则感和位置感，也需要有平稳的力道。所以尽管这迫在眉睫、一触即发的战斗场面看起来十分紧张，但也有秩序章法可循。Aaron 还宣布有人违规，"已经被取消了战斗资格"。这可能意味着尽管这里在发生着巨大的转化，但再也不会有失控的打斗和狂怒了。

沙盘 7

描述

　　这一沙盘在湿沙上完成，是房间的内部摆设。洗手间有浴缸、水槽、厕所在左上角。浴缸中有一个小型洗澡用海绵。白色的铁床安放在沙盘中央。桌子放在沙盘右上方，桌上有台电脑，电脑对面是把椅子。右边有一个梳妆台，上面有面大镜子。梳妆台上放着四个小型军用坦克。梳妆台右边朝向沙盘右下角是一把折叠粉色遮阳伞和一个装饰柜，上面放着一只小帆船。一张空的乒乓球桌放在沙盘左下角，左边是一把红色的四角梯。沙盘下边中部立着另一个小柜子，上面摆着一座银色大奖杯。在沙盘中央靠近床的左边有一个金色的鸟笼，里面有一只白色的小鸟。

对沙盘 7 的分析

　　前一个沙盘中闪亮的号角现在变成了金色的笼子，里面有一只白色小鸟。笼子位于沙盘中央，Aaron 的心灵被展现出来并被安置在美丽安全的容器内。在具有容纳性的女性特质的平衡下，Aaron 内心的男性特质在这里涌现。在经历了上一盘剧烈的对立后，这一盘里的房间有一种平静的秩序感。在这里，Aaron 回归到平常的生活和日常意识中，同时具有了在超越经历过后所拥有的转化过的男性特质。

　　这个房间敞开着欢迎着自己的主人。一个漂亮的浴室可供洗漱，有美丽的家具，电脑可以用来进行创作，红色的四角梯可以触及高处，还有一张乒乓球桌可以玩比赛。乒乓球桌面上两边的标记清晰明了，让人想起上一个沙盘中的战场，在这里战场已经被清理干净，开始迎来新的生活。

　　在梳妆台上，四个小坦克放在镜子前面。它们的出现有很重要的意味。现在它们都很小，就像对之前战斗的某种回忆。回想起初始沙盘中盔甲的尺寸和主导地位，或许这些微缩的坦克代表着过往的沉重压抑。在这里 Aaron 的心灵以小鸟的形象呈现出来，但我们可以看到它依然被限制在金属的笼中。不过，尽管小鸟现在呆在金色的鸟笼里，依然无法自由飞翔，但它已不再被囚禁在初始沙盘里那个沉重冰冷的金属甲胄之中。一个小帆船模型放在小茶几上，看起来如此轻盈，似乎要迎风扬帆。或许这只小船暗示着心灵中吹来的自由之风。折叠太阳伞的出现也让人充满了希望，因为它已经做好提供阴凉和保护的准备。

一座闪亮的、可爱的银色奖杯位于沙盘下方中部，就是上一个沙盘中受伤男子的位置。奖杯属于胜利者。它的出现给人以希望和安慰，代表着 Aaron 到目前为止取得的成功以及实现这一历程的潜能。奖杯是银色的，月光的颜色，有时它被称为"爱之奖杯"，这让人想起了第四个沙盘中的月亮之神，似乎这也是她在 Aaron 的生命中心不断滋养获得成效的明证。装着小鸟的鸟笼是金色的，这是太阳的颜色。或许在某种形式上，Aaron 依然被太阳的力量所桎梏。尽管这禁锢已经变得更为开放与光芒四射，但他还是没有自由。我希望他有朝一日会飞出来，去领取那个银色的爱之奖杯。

沙盘 8

描述

一条小河从左至右贯穿整个沙盘，把沙盘一分为二。河岸的下方站着一个孤零零的渔民，他望着刚钓上来的小鱼。渔夫右边，一座石桥连接小河两岸。一只黄色的橡皮艇停靠在河对岸，桥的左边。两只白鹅站在桥的右边。三条蓝色的鱼从左向右游动，从左边靠近小桥。在它们后边是一条摆着遮阳伞的威尼斯贡多拉船，一位船夫在划船。一条小狗卧在沙盘左侧的长椅上，在大橡树下乘凉。一只白色的小鸟站在长椅右边的地上。另一只白色小鸟（吊在沙盘左侧的钩子上）飞翔着。一座大房子占据着沙盘右上角，两边各有一棵大橡树。一辆蓝色小汽车停在房子的左边。

对沙盘 8 的分析

沙盘 5 中"禁止钓鱼"的标语已经被撤掉，现在渔夫可以自由地捕捞。他把钓到的鱼高高举起，这一行为表明他对心灵深层内容的探究，这些内容是探索者可触及的潜意识中难得的宝藏（De Vries，1984）。Aaron 现在能够利用自身的这些心灵资源了。3 条美丽的蓝色大鱼从左边游过来。作为蕴涵丰富象征意义的沙具，鱼代表着生命、丰饶、性欲和繁殖。它也代表着灵性、不朽和自性（DeVries，1984）。数字 3 则是一个代表着动态变化的数字；这些鱼暗指着 Aaron 男性特质的转化及其充分成长和发展的可能。它们从左边游过来，带来了治愈、温柔的能量，鱼的身后是美丽的威尼斯贡多拉船，这是一种来自意大利的优雅的交通工具。或许鱼儿带来了可以调节 Aaron 与他意大利血统的父亲所展示的男性特质之间冲突的解决方案。或许初始沙盘中遇到麻烦失控的赛车，在这里转化成了这一安静的水上交通工具。与赛车手因为超速惹上麻烦而陷入危险不同，船夫用船桨探入水底，安静而有力地操控着小船。划船的男子可以安全地触及他内心的深处。前一个沙盘中的遮阳伞再次出现，它可以帮助乘船的人免遭太阳灼热的暴晒。而象征男性特质的太阳也得到了认可，它在乘船人身上投下更加温暖柔和的阳光。

小桥指向着前方迷人的家园。沙盘左边，一条狗安静地卧在公园长椅上，当贡多拉驶过时，一只小海鸥静静地卧在地上。两只白鹅在渔夫的右边漫步。通常很警觉、很谨慎的鹅，这时也显得很平静，毫无受到威胁或惊扰的样子。或许 Aaron 内心中动物本能的部分开始去寻找自己的归宿。这座小桥在渔夫的世界和房子、花园的世界之间建立了联系，似乎把日常生活和冥想的世界结合在一起。当 Aaron 可以遵从着自性重新调整对自身男性特质的认知时，那么他同时也可以在自己的反思和心灵之间搭建起重要的沟通桥梁。

在沙盘左边高高地飞过一只白色的小鸟。上一个沙盘中的小鸟在这里获得了自由，一个祥和的世界出现在我们眼前。我永远不会忘记，当 Aaron 兴高采烈地把小鸟悬挂在钩子上时，那一刻他彻底全然的快乐，我也更不会忘记当我意识到小鸟不再受到笼子的约束时，心底的欢呼雀跃。当这只鸟高飞之时，Aaron 的心灵也从内心深处升起。当他的新潜能从沙盘左侧出现时，Aaron 实现了阳与阴、天与地之间的深刻融合。

沙盘 9

描述

这个沙盘也被一条小河从左到右横向分割，其间点缀着东方建筑。在沙盘中央，一座塔状的东方桥梁连接小河两岸。在小桥右边，一只蓝色的海豚在游动。在小桥左边，一条木制的中国帆船漂浮在河面上。沙盘的右上角、左上角和下方中部分别由三棵树标记。一棵单独的银松树矗立在中央小桥的右后方。

对沙盘 9 的分析

Aaron 说："这是中国。人们都在自己家里。船要走了。现在是拂晓时分，因为食品货物刚刚被卸下。这只海豚正游向大海，渔民们想要抓住它，但它游走了。"沙盘里笼罩着一种神圣的静谧气息。Aaron 长途跋涉，来到了自己心灵中最遥远的地方。在上一个沙盘中他将自己的内心世界与外在世界连接起来后，Aaron 继续深入到自己的潜意识之中，到达了一个特别神圣的地方。

与上一个沙盘一样，鱼儿尾随着小船。这艘船是帆船，人们在船上生活、工作，全部的生活都在水上。在解决了与父亲的主要冲突后，Aaron 可以继续向心灵深处探索自我，这艘船的存在可以帮助他持续与自己的潜意识进行沟通，他曾经那么渴望这种沟通，却被只向外关注的男性力量所拒绝。Aaron 告诉我们，这艘小船为他心灵中的遥远区域输送着食物和物资，提供着滋养。小船和鱼儿已经逃脱了"渔民"（那些可能会阻挡它们的人），现在正朝着代表着内在与外在世界边界的拱门宝塔游去。它们都通过了这一神圣的地带，很显然 Aaron 目前已经触及自己心灵更深的层面，他形成了对自己男性特质的坚定的感知，这为他与自己的内心世界提供了深厚的联结。

沙盘 10

描述

　　这一沙盘建在湿沙上，全部使用的是彩色塑料玩具，描述的是一间教室的场景：老师坐在前面靠近黑板的课桌边，学生坐在课桌旁。一个学生独自坐在左下角，面对着角落。右边是操场，有秋千，滑梯，欢乐四溢。儿童在器材上攀爬玩耍，一位女子坐在凳子上，从右上角观看着这里。她的孩子就坐在她左侧的婴儿车中。

对沙盘 10 的分析

　　在这个沙盘中 Aaron 又回归到日常生活，他创建了一个丰富多彩、设备齐全的学校。在完成沙盘时 Aaron 说："他们在看电影，是关于恐龙的。"这可能表明 Aaron 已经从直接面对怪物转向从远处观察他们，并视其为过去的残余回忆。在这样做的时候，周围呈现出了一个可爱的学习环境。Aaron 说："老师尽量让他们安静下来，但是他们不听（这一多彩的地方充满了能量）。"然而即使在这种极其活跃的氛围中，依然存在着秩序。Aaron 提到那个小男孩必须坐在沙盘左下角的角落里，因为"他是个捣蛋鬼，在玩自己的铅笔"。老师很好地把控着局面，因为在她安全的包容里，充满活力的创造性游戏与学习在自由地发生。当发现 Aaron 终于找到了可以安放内在自我的空间时，这很令我感动，在这里他可以安全自由地嬉戏、创造和探索。

　　操场上，孩子们快乐地在秋千上嬉戏，快乐的气氛拓展到了教室里，仿佛它们都是一体的。或许 Aaron 意识到游戏是他生活和学习中很重要的一部分，他终于可以卸下内心的防卫、严肃和过度的责任心，释放他爱玩的心灵。

　　一位母亲跟她的孩子坐在沙盘右上角。尽管孩子太小还不能上学，可妈妈就像老师一样看顾自己的孩子，在孩子的成长过程中给予他不断的滋养和支持。我在想是否右上角这个负责看护的妈妈不一定暗指共同移情过程中对 Aaron 作品的容纳，因为这正是 Aaron 制作沙盘时我所坐的那个方位。

沙盘 11

描述

　　这一盘在湿沙上创作，一条小水路穿过沙盘下方，四条蓝色的鱼儿从右向左游过来。沙盘的下方边缘（照片上未显示）有一道石墙。在小桥附近，一棵雪松和长椅放在沙盘右边，小桥连接着两岸。左下方有一口水井。在苍松翠柏掩映中，左右两块巨石之间有一辆黑色的大火车从左向右朝着沙盘上方中间的位置驶去。一轮金色的太阳悬挂在火车头上方的位置。一座豪华的观景亭坐落在沙盘中央，里面放着一张桌子和几把椅子。在右上角有一座大房子，右侧中间的地方有一个稍小点儿的房子，它的右边有一棵银色的松树，而大房子左侧有一棵雪松。在火车和观景亭之间也有一棵雪松，另外一棵高大翠绿的松树孤零零地位于观景亭正前方。

对沙盘 11 的分析

　　这一盘给我的感觉是深刻、有力，Aaron 宣布："圣诞节来了。大家都在装饰周围的一切，和家人团聚。这也是火车要去的地方——回家，所以这周围没人。"火车由黑色沉重的铸铁制造，让人想起初始沙盘中的金属铠甲。在这里，火车在阳光下穿行，送人们回家。当火车从太阳之地驶向前方的雪原时，也许防御的铠甲下所蕴含的怒火已经朝着进一步整合的方向前行。一座石墙划定了沙盘的下方边界，似乎在强调着这里发生的一切。我觉得仿佛有一个坚定的声音说道："请注意这里的一切。"

　　金色的大太阳悬挂在火车上方，就在火车头的位置。沙盘左边，火车所在的区域是郁郁葱葱的树木；而沙盘右边的树木被白雪覆盖，仿佛是盛夏与严冬的交汇。Aaron 告诉我们这是圣诞节。这是一年中最黑暗的时刻，随之就会出现第一缕新的光亮。当火车行进时，会路过厚重的化石（两块大石头）。当 Aaron 的火车朝严冬大地驶去时，它把过去的种种抛在了身后，这也许促进了他与别人和家人建立情感连接的可能，在某种程度上为他心灵的完整和独特提供了安全感，让他可以表达自己真实的情感。

一棵银色的树孤零零地矗立在沙盘右上角的房子旁。这让人回想起第四个沙盘中印第安公主身边那轮银月，或许随着 Aaron 继续区分他人格中的男性和女性特质，他的火车正从具有男性特质的骄阳之地驶向银色冷月（同时也具有女性特质）的地方。

一口井位于沙盘左下角。它让人想起沙盘 5 中那个禁止捕鱼的小池塘。而现在有 4 条鱼从右向左游动着，与之前沙盘中鱼前行的方向相反。或许它们正朝着井的方向和水的源头游去。而"4"这个数字，也许代表着 Aaron "鱼的象征"的重要展现，他的（身心）性别和心灵现在都稳定了。随着他外在的男性特质进入新的阶段，他依然清楚自己心灵之水的永恒之源。通过水井，水从大地深处被汲取出来。在火车的前方就是严冬大地，水在那里被转化为水晶般美丽的冰雪。在 Aaron 自己心灵之源的深深滋养下，他现在可以以自己的方式在这个世界面前优雅地展现自己。

沙盘 12

描述

　　这个沙盘在湿沙上建构，一条小的水路穿过沙盘右下角。河里有两个冰块，附近有两只北极熊。一座大冰屋占据着沙盘右上角。在两棵大雪松的掩映下，冰屋的顶部放了一个水晶圈。两位滑雪者从沙盘左上角沿着斜坡追逐而下，两匹白马从沙盘左下角这里奔腾而来。大片雪花点缀着整个场景，一颗亮晶晶的大星星悬挂在沙盘上方。

对沙盘 12 的分析

　　在这精美绝伦的沙盘里一切都晶莹剔透，Aaron 称之为"冬季大地"。在深远静寂中，这里仿佛真的下雪了，Aaron 让两匹马、两头熊、两块方冰、两棵雪松、两个滑雪者配对出现。就像"一生二，二生三"，从最初的整体中涌现出新内容一样，这片原型大地也呼唤着这些原始纯粹的成对元素出现。

　　上一个沙盘中的黑色铁皮火车已经来到了冬季大地，在这里转化为两匹全力飞奔的白马。这表明 Aaron 的心灵以一种有力的方式重获自由了。

　　沙盘右边，一对纯净洁白的北极熊朝着冰冻的溪流走过来。它们都是大块头、强而有力，非常适应这一环境。或许它们是一雌一雄，一对平衡的组合。个头大的那一只在接近溪流中的两块方冰。水在这里发生了转化，冰冻成了立方体的形状。和方形一样，立方体隐喻着现实空间的所有维度（Smith，1992）。而北极熊的靠近似乎在强调着，这里有两块方冰。或许这一对体现出完整性的重要的"冰块"在召唤着得到心灵的关注。

　　北极熊的后边是一个圆顶冰屋，浑圆美丽，由冰块制成。方形的冰块累积成了一个圆形的家，又一次方与圆的整合。在三维的现实场景中，Aaron把方与圆整合在一起，为自己新的心灵家园创造了栖身之地。两棵晶莹闪亮的雪松伫立在冰屋两侧，深深地根植于这冰天雪地的大地中。最后一个被放进沙盘的沙具是水晶圆环，Aaron把它放在冰屋顶上，仿佛是要强调这里的神圣和整合。我确定，Aaron再也不会有一开始咨询时感到的错位感，现在他知道在自己心灵深处有一个纯净、完整、简单的家，一个完全只属于他自己的心灵家园。尽管他也曾与自己内心这种敏感和安静的力量挣扎过，但现在他真真正正、完完全全地忠实于自己、属于自己了。

在沙盘左上角，初始沙盘中的一对男女滑雪者又出现了。他们在冰天雪地里娴熟地前行。Aaron似乎已经在他阳刚和阴柔的力量间找到了美妙的平衡。

在沙盘上空悬挂着一个水晶多角星。或许随着火车来到了深冬，上个沙盘中的太阳已经落下；现在是夜晚时分，闪耀着光辉的新星冉冉升起。星光比阳光更加柔和，更契合这一片纯净的新大陆。

沙盘 13

描述

这一盘在湿沙上完成。各种类型的士兵和军事装备围绕着沙盘内侧，一直对内的方向。在右上角，医务兵用担架抬着一名伤员，一架直升机高悬在沙盘上方。

对沙盘 13 的分析

Aaron 绕着沙盘快速摆放着沙具，以一种厌恶的态度制作了这个沙盘。这天恰好是 1991 年初海湾战争爆发的那天。Aaron 说："这是波斯湾战争。真是令人讨厌，他们像小孩子一样幼稚。"似乎这一国际事件反映出了 Aaron 曾经与这个世界相处的战斗、对立模式。受外部环境的刺激，在沙盘里 Aaron 回归到这一自己曾熟悉的自处以及他与他人相处的方式，但是现在的他已经重整了自我与自性之间的关系。他认为这种方式让人难以接受，卑劣且不成熟。他不再以这种方式处理自己与他人的关系，但是他痛苦地意识到许多人，不管是成年人还是国家的领袖，都在继续着这一对抗、争斗的方式。

沙盘 14

描述

　　这一盘在湿沙上完成，一个滑雪者身后跟着一只大北极熊，朝左上角的小山滑去，山上点缀着雪花。一辆大型的黑色火车位于沙盘上方中间的位置，沿着在沙子表面划出的小路从左向右行驶，至尊神探与侦探克卢索面对着沙盘左下角的高尔夫球手。沙盘中心位置附近有一口井，井的右边有个加油站和两辆车。一头母牛从左向右朝高尔夫场地走来。在沙盘右侧，一架航天飞机指向天空。右下角一座小桥横跨穿越沙盘下方的小水路。一位潜水员在桥顶向下做好潜水的准备，而五位自行车手沿着小河骑行。一根大鱼骨被放在河流左边的尽头（图片里未显示）。

对沙盘 14 的分析

　　Aaron 以一种嬉戏搞笑的心态制作了这个沙盘，他称其为"疯狂大地"。当说到这发生在高尔夫球场上时，他笑着描述说："自行车手在河里骑行，航天飞机正要起飞。人们在详细检查高尔夫球，因为他们觉得里面有炸弹，滑雪者在攀山滑行。"他补充说这个地方"不太安全，但你不会受到伤害，不过你也不能指望任何人或事能保证你的安全"。很有意思的是，完成这个沙盘 5 个月后，Aaron 自己回想起了这一盘，并把它与自己的生活作了比较。他说："就像在生活中，我不能总指望事情按我希望的样子去发展一样。"在经历了对自己深层内心的探索之旅后，Aaron 能够以一种全新的方式看待自己的日常生活。从崭新自我的视角出发，他以一种幽默的方式来看待自己内心重整后的收获。这里的一切都显得"颠倒了"，完全不是那么回事。

　　在"疯狂大地"上发生的一切很像沙盘 4 中克奇纳神仪式上小丑的滑稽表演。在霍皮和苏尼人的传统中，克奇纳玩偶通常会翻跟头，头朝下沿着梯子爬行上去，来展示人类所能做出的最高难度动作。这些原住民相信，小丑是在提醒着自己不必过于严肃地对待自己。就像魔术师一样，这些小丑在生活中进行着补偿性的平衡，通常做出和预期相反的事情（Griffin-Pierce，1995）。人类学家 Geoffrey Turner 把克奇纳小丑的这一行为称作"……被许可的对良好行为规则的反演"（Turner，1979），这充当了释放原住民社会中由于严于律己而产生的压力感的安全阀。在这里 Aaron 带着全新的视角和戏谑的心情来看待生活中的意外和讽刺，而他过于严肃的人格面具也用幽默和智慧得以调和。

尽管面对着带有诸多喜剧色彩的干扰因素，高尔夫球场上的球手依然专注完成了自己的挥杆。与这位球手一样，Aaron 现在对自己的方向很明确。看着这一盘，我深信 Aaron 的能力：他不仅能处理好眼下来自家庭的挑战，也能应对未来生活中可能会遇到的挑战。同时我很欣喜地看到在整个过程中，他所表现出来的智慧和幽默感。

Aaron 已经做好了起飞的准备，航天飞机是 Aaron 放在沙盘里的最后一个沙具。我在想他是否要准备结束此次的沙游历程，准备离开了。

沙盘 15

描述

　　这一盘在湿沙里完成。一条弯曲的水路把沙盘左右分开。沙盘的两边由一座小桥连接，桥上一辆蓝色的小汽车从左向右行驶。在沙盘的左边，超人面对着两头龙、三头龙、企鹅人、大卫·克洛科特、胡克·霍根与希特勒。一座高大的银色雕像矗立在沙盘左下角，这是 19 世纪早期法国士兵的雕像，雕像被一条小的火车道围绕着，一辆黑色的小火车头朝左边开去。一位矮小的拳击手站在沙盘左半边中央的位置，旁边是一个可爱的银色奖杯。在沙盘的右上角，一位女子坐在长椅上。火箭超人高悬在沙盘河流区域的上空。四周点缀着树木。

对沙盘 15 的分析

　　就要结束他的沙游历程了。在最后一个沙盘里，Aaron 的第一个动作是摆放小桥。与初始沙盘中因为惹麻烦而被警察追赶的赛车不同，在这里第 8 个沙盘（祥和的居家场景）中出现的蓝色小汽车从左向右行驶着。Aaron 认为自己就是第 2 个沙盘中获胜的拳击手，他说："这是我，这些都是被我打死或者马上就要死的坏人。"他指着左下角的雕像说道："这是我的雕像，这是带着我离开战场的火车。这是火箭超人，他帮助我杀死了这些坏人，这是目睹了全过程的女士。"他的最后一个动作是把银色的奖杯放在拳击手的左侧，并说道："这是我得到的奖杯，跟我一样高。"

　　高大的银色"爱之奖杯"在第 7 个沙盘中曾经出现过。现在它位于拳击手的左侧，也代表着他女性特质的那一侧。Aaron 终于从初始沙盘中的金属铠甲中解放出来，他在欢庆这一对他来说意义深远的个人胜利。沉重的甲胄曾经是他的防御工具和牢笼，现在转化为奖杯，也是他内在自性力量存在的明证。

当 Aaron 在心中抛却了"战斗",准备跨越小桥来到祥和的（沙盘）另一边时，他纪念性地把所有曾经的"敌手"集合在一起，成功地站在他们面前。现在 Aaron 拥有了能干的助手（火箭超人），任何敌人都不会对他构成威胁。火箭超人沿着小河飞行，似乎标记着过去与新生之间的界限。不再被自己突然爆发的愤怒所控制，Aaron 心中极具攻击性的能量转化为了火箭的燃料，为他所用。在空中，火箭超人强大有力、动作轻盈，像超人一样，他也可以升至天空、触及上苍。Aaron 自豪于自己可以游刃于天地之间的能力。现在，这个年轻人终于安然于自己内在的男性力量和女性力量之间的独特平衡。

尽管可以预见，随着 Aaron 的成长和发展，未来他还会有更多的心灵工作要做，需要进一步发现和区分自己内在的男性和女性特质，但这段沙盘游戏历程已经让他进行了清晰的心灵重组，并在心理上为他的未来打下了坚实的基础。Aaron 说坐在沙盘右上角的那个女子是他的妈妈。Aaron 母亲对他爱的支撑贯穿了他整个的沙游历程。他恭敬地让母亲"在场""见证着这一切"，这深深地打动了我。鉴于象征性过程的多维特性，我想这个女子也许也代表着未来 Aaron 对自己阿尼玛的进一步区分和整合。此外，由于右上角一直是治疗师所坐的方位，这个沙具可能也反映了在整个疗愈过程中，治疗师的见证以及交互移情的力量。

后　记

　　1995 年秋季，治疗师对 Aaron 及其母亲进行了回访，此时的 Aaron 社会适应性很强，很受女孩子欢迎，学习成绩良好。Aaron 的母亲和 Aaron 都确认了他自己的宗教归属，他一如既往地参与犹太教会。Aaron 的母亲很为 Aaron 感到骄傲，他有了清晰的职业规划，计划考大学攻读工程专业。母子二人心怀感激地说 Aaron 与父亲的关系也得到了修复。现在他经常与父亲见面。

附录一　主观浸入式分析

——Aaron 的沙盘游戏案例的主观浸入式分析报告

下文是对 Aaron 沙盘游戏案例主观浸入式分析（SIA）的记录。边通读全文边回顾 Aaron 的沙盘照片，可以呈现我使用这一方法对案例中象征性内容的探索体验过程。

这份主观浸入式分析报告我撰写了数日，是在 Aaron 的个案已经完结几年后开始起笔的。我先写了这份 SIA 报告而后完成了个案分析报告，这份报告也是在 Aaron 5 年后来回顾自己的沙游历程之前完成的。

在完成了对这些沙盘的主观浸入式分析后，我的许多思考和感受依然会不断地出现在我的脑海里。尽管我已经有意识地将自己与焦点沙具区分开，但 SIA 还是会持续产生影响。这部分内容收录在分析记录后面的反思中。

不同的治疗师对同一沙盘进行的主观浸入式分析可能都会有所不同，希望与我一道回顾对这个案例的主观浸入式体验可以帮助大家熟悉和了解这一工具。

探究内容

我个人建议在对 Aaron 的案例进行主观浸入式分析时，可以从研究沙盘中心位置的沙具或者焦点沙具开始。这种分析方法的目标，就是通过让自己成为沙盘中的一份子，从它的视角出发，去主观体验、感受沙盘里的一切，从而获得对个案整个沙游历程更深刻的理解。

这种方法的一个导入性问题是：现在这沙盘里有什么？

沙盘 1
焦点沙具——沙盘中央全副武装的骑士

我是沙盘中的骑士，身披铠甲。我一下子想起了后面沙盘中，在中央位置关着小鸟的金属笼子，和在最后一个沙盘中获胜的拳击手身旁放着的可爱金属奖杯。那时我的身体已经从金属铠甲中解放出来，变得很强大，能够独当一面。

我面朝左侧站在这里，背对右侧。或许我是朝着代表女性特质的方向观看着的，看将会发生什么。在我身后是超人在战斗。蝙蝠侠和罗宾击败了小丑和企鹅人。

我站在小岛上，除了右手边的橡树之外我比其他物体都要高大。我表情僵硬，孤立隔绝，无法与任何人或事建立起联系。鉴于我所处的高度和沉重的金属装备，我远离了其他事物。

我与三个忍者共同占据着这座小岛。他们一副副可怕的面孔流露出粗暴凶残的表情，而我的真实感受是，在这钢铁牢笼中一切都被封锁了，切断了联系，显得冰冷。为什么我不得不躲进这铠甲里？我好像依赖于它而存在着。我感到无限悲伤。

一辆引人注目的赛车高速飞驰着穿过小桥来到我的小岛上。一辆警车紧随其后，要制服他伸张正义。他超速了，不能再一走了之，因为这是违法的行为。他在朝着我的方向开过来，好吧，没准我可以求助。或许有人能助我一臂之力，让我可以逃出金属牢笼，获得安全感，可以做我自己。

两位亚洲人坐在警车附近的小岛上，沉思冥想。他们盯着一个水晶球，好似在看向未来。我想知道他们在看什么？他们显得镇定沉静，仿佛那里很暖和。他们与我小岛上的同伴们迥然不同，后者处于交战状态，一袭黑衣挥舞着武器，摆好了进攻的架势。我并不喜欢那样的状态。难怪我把真实的自己隐藏在钢铁盔甲之下。不过至少这样我可以保护自己，比较安全。

我也厌倦了那些卡通打斗。我并不是像蝙蝠侠那样的超级英雄。我就是我。哦，我已经厌烦了无休止地打斗。我是如此的渴望自由，就像那两个滑雪者一样快活地从罗宾后面的斜坡上滑下。而我现在穿着铁笼子无法前行，甚至都无法挪动。不过，至少我可以免遭外界的打击。

我很高兴看到在我的小岛和东方人与警察的小岛之间有一座小桥。或许我与那片小岛的关联比我以为的还要多。也许我可以想办法接近这些能帮助我的人，接近那种和谐的生活。啊，感觉充满希望！

穿过我右边的水域，一位驯兽师正面对着一只大老虎。要驯服那只野兽肯定颇费一番功夫，但是驯兽师似乎对此很有信心，他直面老虎，没有丝毫的保护措施。我想他一定很确定地知道自己在做什么。我了解那只老虎：刻薄又怒气冲冲，它也不想这样，但是确实如此；有时候它还会恶意攻击。我想它是愿意被驯服的，希望这里有一位高超的驯兽师。（此时，转回到治疗师的角色）当你不得不长久深陷在这些盔甲中时，你会变得异常愤怒。当你被告知，作为男人你必须战斗，像忍者那样强硬，而你真实温和的优点却未被发现时，你会很受伤。持续一段时间后，这种伤痛会愈加强烈难忍，进而转化为怒火。是的，那只老虎确实希望被驯服。

我不想再假装成蝙蝠侠，不想再杀敌了。

反思

当我选定骑士作为焦点沙具的那一刻，我感受到了，也理解了金属盔甲在 Aaron 整个案例过程中的作用。关于移情，来访者在初始沙盘中有足够的安全感来揭露自己内心的挣扎：以他父亲为榜样的、他男性特质中狂暴的一面，与在他的外部世界中无处安放的、他内心更温和的力量之间的对抗。他能够在亚洲长者身上发现自己更安静柔和的男性特质，这表明，在治疗过程中，他感受到了足够的安全，愿意冒险将自己的这部分展现出来。能干的驯兽师直面着巨大的猛兽，显示出他愿意以一己之力驯服内心那头狂怒野兽的极大可能。这也宣告着在治疗过程中，他的积极移情和转化的潜能。

沙盘 2
焦点沙具——小拳击手

我站在这里，戴着手套，摆好格斗的架势。我身材不高，但环顾四周时我很镇定，我处在一个中心位置上。这里发生着许多事情。刚好我站在土丘之上，可以俯视周围发生的一切。

就在我前方的拳击场上，我击败了强大的敌人。我赢得了一场看似不可能胜利的战斗。我的卡通朋友米奇和米妮看着我。米妮为我的胜利欢呼，米奇在拍摄整个过程，并分享给大家观看。在为我庆祝胜利时，他们都很兴奋、精力充沛。在他们兴高采烈地见证我的胜利时，他们的红色服饰和手中拉拉队的绒球充满了能量。

在左上角站着一对奇怪的夫妇。他们是水果人和蔬菜人。男的是呆头呆脑的蔬菜男，女的是华丽的香蕉女。他们俩是怎么走到一起的？他们的搭配让人不解，他们根本不是一类人。我在想这会是爸爸妈妈吗？当我击败这一巨大对手时，他们也在观战。他们看到这些对我来说很重要，他们离的很近，就站在对手那一侧。最终我成功了，我把他击倒，他们也看到了这一幕。或许蔬菜与美味水果的结合创造了一个怪物，那就是我。

唐老鸭站在沙盘的中央，展示着他的金子。他一定是想让我看到它，毫不隐藏。他的小外甥就站在我右前方柳树的后面，用金色的小型望远镜直接瞄着他。这块金子一定被他看到了。或许这是在打败这个大块头对手之后我的内在财富。

在沙盘对面很远的地方，米妮、米奇和普鲁托正对着我站着，欢快地交谈。他们微笑着，在一起很开心。这些是我的卡通朋友，他们都是想象中的人物。或许我需要这些想象中的朋友帮我明白一些事情，什么是生活。或许我需要他们只是为了安慰自己。至少他们在我的想象里过着非常不错的生活。

但生活并不总是那么轻松的。在沙盘另一边，可爱的小格雷特朝狼走去。格雷特在树林中迷路了，因为她那邪恶的继母不给她和韩塞尔食物。她会被狼吃掉吗？或者她会驯化它，就像第一个沙盘里的驯兽师那样？不过她不是一个训练有素的驯兽师。她只是一个小巧温和的小姑娘，天真无邪地把左手伸向那只狼。仿佛这一温和的力量在与动物的野性建立关系，希望可以和平共处。她能做到么？她的胳膊会不会被扯掉？

两只蓝精灵站在沙盘右下角的地方。一只藏在另一只后面，手里拿着大锤，做出敲打他头部的姿势。他看起来很生气。难道他想给同伴一个教训吗？蓝精灵住在地下，他们很熟悉地下（潜意识）的情况。这只生气的蓝精灵到底想要提醒什么，是想要让眼下的情形被意识到么？他看起来很认真。另一只看起来一副愚蠢倒霉的样子，难怪他同伴很生气。因为我们需要齐心协力一起努力。

在离我很远的左侧，桃乐茜、懦弱的狮子、稻草人和铁皮人遇到了邪恶的女巫，而善良的女巫格兰达在他们身后上方看着他们。那个坏女巫很可怕，不过为了它们各自的心中所求，谁也不愿意放弃。即使它们很害怕，但它们都站起来面对坏女巫可怕的现身。铁皮人需要一颗心来感知。稻草人需要一颗大脑来思考。懦弱的狮子需要勇气，以便不再畏惧地生活。桃乐茜需要找到回家的路。这些都是我的一部分。蓝精灵的存在反映出稻草人需要更多的意识；而米妮和米奇的家庭反映出铁皮人渴望被爱、被接纳；格雷特和狼，则反映出需要温和的勇气来驯服野兽；手握金币的唐老鸭则反映出桃乐茜对家（自性）的渴望。

想要找回所有这些缺失的部分必须面对恐怖的女巫，即黑暗中最黑暗的部分。看起来这好像是回家历程中的一个转折点。为了找到失去的东西，征服野兽，他们必须勇敢面对未知世界中这一最黑暗、最可怕的鬼怪。不过，当他们这样做的时候，格兰达正站在上方关切地看着。看到这样的画面，我感到宽心欣慰。我看到了她就在那里。不过桃乐茜和她受伤的朋友们没看见。在他们全然面对黑暗的深渊之前，他们不会看到新光亮的出现。

格兰达俯视着这一切，她和我一样站在高处，她的出现充满希望，某种意义上她似乎是要把这一切都汇聚在一起。她所看到的都是整体的一部分。她居高临下，可以看到所有的内容是如何组合成一个整体的。

反思

韩塞尔与格雷特遭遇了吃小孩的女巫，女巫最后在大火中烧死了自己。两个孩子拿走了她的首饰，然后回到家中幸福地生活，回到家里他们发现恶毒的继母已经去世。童话故事中的关键点是吃小孩的女巫、被遗弃的孩子、恶毒的继母以及渐渐消失的小路。

沙盘 3
焦点沙具——超人

我是超人，我很强大。我来自异域，具有超能力。这里有很多事需要我来处理，我必须与三条多头龙拼杀，它们共有七颗脑袋。我直面他们，举起左手，仿佛在说："站住。别跑！够了。你们再也跑不掉了。"我举起了自己的左手，没有举起右手做出攻击的姿态。或许战斗已经结束，我在用更平静的男性力量来遏制这些恐怖怪物的破坏。在这些怪物背后矗立着一棵棕榈树，或许这是那些古老恶魔远古的残余。

当我阻止了怪兽之后，一些有趣的事情在我身后发生了。这是死亡的场景。飞马珀伽索斯正看着坟墓上的一具骷髅和一个吊死的人，武士和外星人站在他的身旁。当美杜莎被杀死的时候，珀伽索斯从她的鲜血中横空出世。美杜莎是不朽的蛇发女怪，生活在最遥远的西方，接近黑夜的地方。

看起来在第二个沙盘中成功地对付了坏女巫，因为飞马珀伽索斯在这里出现了。我阻止了怪物，在我身后就是死亡。或许是时候出现新生事物了。

在我的右边，两位全副武装的宇航员正在迎接从外太空来的飞船。他们幸福地挥动着臂膀，急切地迎接新来者。我想知道从这个圆形的银色宇宙飞船中会出现什么呢？我非常兴奋，满怀期待。

在我的左侧，一头巨型的白色独角兽立在死牛的头盖骨上，它抬起前蹄直冲云霄。是他（独角兽）杀了它（牛）么？为什么这里会出现独角兽呢？

作为慈爱温和的力量，独角兽也是解毒的良药。也许正是借助这一力量，我朝那些多头龙举起左手，制止了他们。

在独角兽旁边，在美丽老橡树的掩映下有一座金色的城堡，一辆金色的马车正朝它驶来。借助着温和的男性力量，回家的路变得清晰。第二个沙盘中唐老鸭手里的金子现在变成了城堡和马车。我想到那里去，那才是我真正的家园。

沙盘 4
焦点沙具——印第安公主

我在这里，深色的皮肤、美丽高贵、来自远古。在月亮旁边，我高高在上，俯视一切。我的胳膊向外伸展，掌心向上，因为我在为下面的芸芸众生赋予恩赐。这是一片圣地。在银色新月的光辉下，我来到这里。月色温柔如水，照亮着下方。我是月亮女神。

下面正在举行一场神圣的仪式，所有的人都聚集在中央篝火的周围，沐浴在大火温暖的照耀中。清冷的月光照耀着大地。大蛇在靠近前来取暖，它安静的力量在这里受到了欢迎。火焰是一切的中心。它强大而有力，被容纳在由石头围成的圆圈里。火是一种强大的力量，现在它被印第安人所用。他们享受着它的温暖，庆祝其力量，敬畏其强大。

附近坐落着三顶印第安人的帐篷。其中一个里面有一个婴儿，或许他们在庆祝新生儿的到来，或许他将从这里继续前行，获得内在的智慧。

古老的面具——来自遥远印度的神灵的脸庞——出现了。实际上这里发生的一切都很古老。神灵们聚集一堂，见证这一聚会。再加上克奇纳神，四位神灵在中央大圈的外围又形成了一个方形，作为来自心灵世界的四次见证。这些神灵的到来是因为他们理解在中心位置发生的一切，也是为了把它容纳在神灵形成的四个角落里。神灵们穿插站在四棵树之间，也标记着这一片神圣的丛林。

大卫·克洛科特远远站在我的右边，一个印第安战士正用弓箭瞄准他，他就要离开了。在这神圣的篝火之地没有西方入侵者的容身之所。他可能马上就要离开了，因为新生儿已经降生了。

沙盘 5
焦点沙具——投球手

现在我要开始从中心投球了。我技术高超，目标明确。我处在比赛的核心位置。击球手做出了击球的姿势，其他队员也准备就绪。我们一身金黄，聚集在球场周围。我站在棒球场的中央，摄像人员在拍摄我的一举一动，供他人观看。

很多人来围观这场比赛。有8个人站在捕球手的后面观看，他们前来见证这一切，来目睹比赛的复杂和完美。他们站成V字形，形成了钻石形的顶端图形。在他们身后（V字的）顶点上，一位长者把一个小男孩托在肩膀上，用自己成熟的男性智慧支撑着这个男孩，以便让他看到这场比赛。男孩看起来很安全，也得到了很好的支撑和照顾。

其他4个人在更远的地方观战。他们也来见证这一比赛。在我左边很远的地方有一个谦卑纯朴的农夫，放下锄头长时间地观看比赛。他耕种土地，培育作物生长，为我们提供给养。他能前来观看，我很高兴也很荣幸。在他右边的小池塘旁有一个"禁止捕鱼"的标牌。我不知道为什么要禁止钓鱼。也许是为了某些原因，我们现在还不需要理会那些鱼，就让它们呆在那里，呆在池塘深处。或许这样它们就有机会长大。就像农夫关注作物的成长一样，或许鱼要得到这种方式的保护才能生长。

在农夫的左边坐着一位男子，手里拿着一瓶啤酒。他看起来就像是我能想象到的最常见的那种观众。我也很高兴他能来观看比赛。在他的左侧，一个男子用锤子砸到了自己的右手大拇指。他很痛，但这怪不得别人。他现在受伤了，需要治疗，还需要学习如何正确使用锤子，否则他会再次伤到自己。

在我右上方的角落里，一名醉汉瘫坐在椅子里。他的啤酒瓶已经滑落，头上敷着冰块。他甚至有点儿神志不清，酩酊大醉，无法观看这一黄金棒球比赛。对此我觉得很遗憾也很难过。他坐在观众侧面的一棵大树后面。即使他清醒过来，这棵树也会阻挡他的视线，让他看不清比赛。

有树在这里让我觉得很舒服。它刚好能定位和分隔出席的观众。靠左的另一棵树和小灌木可以遮蔽小池塘。绿意和成长让人感觉很好。一辆皮卡车停在我的左后侧。有辆车能四处开，也能运载很多东西，是件不错的事情。

在赛场右上方高高悬挂着一轮太阳，金色的阳光洒向大家（除了那名醉汉，因为他坐在太阳的后面）。我感到美妙极了，体验到一种完整感，全身心地投入到太阳的金色光辉中。

沙盘 6
焦点沙具——号手

我手持小号，审视着战场。大家高举武器，摆好了作战的架势，战斗一触即发。中央的两位击剑手正站在我的前方，高举刀剑，准备格斗。我们各为其主，代表冲突的各方。只等号角吹响，决斗就会开始。对立双方都发誓要挫败对方，决一死战，冲突最终会做一个了断。

阿道夫·希特勒站在两位剑客的另一边，就是我的正对面。他右手举剑致敬，也做好了决斗的准备。这是好与坏、我的团队与希特勒集团的对立。由于这些对抗的力量，气氛变得敏感而紧张。

这场战斗尚未开始就已经出现了伤亡，医护人员已经抬着伤员离开，就在我的正后方。

战场被两棵结实的老橡树划定了界限，一棵在我身后，一棵在希特勒身后。两棵树相对而立，界定战场，仿佛在说："我们来了，就是这里。"我想起了《薄伽梵歌》中阿朱那的战场。那是阿朱那的战场，这个是我的，在这一刻瞬间遇到了永恒，借助着意志和宿命的交汇自性获得了解放。

沙盘 7
焦点沙具——笼中鸟

我很特别。我生活在房间中央的金色笼子里，这是个很不错的房间，环顾四周，它井然有序，安然平静，尽管有很多事情会发生，但这里给人寂静的感觉。这里有一个很漂亮的浴室，可以洗漱，也有精美的家具，还有电脑可供使用，一架小梯子可以够到高处，乒乓球台能打比赛，球台的台面很干净，两边标记清晰，这让我想起了上个沙盘中的战场。在这里它被清理干净，在它周围已经展现出了新生活的内容。

在梳妆台上镜子前方放着三个小坦克，它们的出现很重要。它们让人回忆起过去的战斗，或许它们是对沉重盔甲的纪念，虽然这些盔甲已不再构成威胁，但依然让我想起饱受压抑的过去。我想起第一个沙盘里的铠甲，它的高大尺寸和主导地位。或许小坦克就是那过去的工艺品。

现在这间屋子开放着，欢迎着房间的主人。一只帆船模型安放在小茶几的顶部，看起来如此自由，轻盈自在，迎风扬帆。或许它让人想起更加自由的心灵，而这在全副武装的坦克的铜墙铁壁中是不可能的。

我可以看到周围的一切，但只能透过金色笼子的栏杆向外看。我依然被围在金属中央。尽管现在包围我的是金色栏杆，不再是黑暗沉重冰冷的钢铁（如第一个沙盘上的甲胄那样），但我依然受到了限制。与第一个沙盘相比，现在的我能更好地看到外边，你也可以看到我。我是一只白色的小鸟，我渴望展翅高飞，快乐歌唱。

在我正前方的另一个茶几上放着一个闪闪发光的银色爱之奖杯。

奖杯是颁发给胜利者和成功者的。它被骄傲地安放在前方中间的位置。它是银白月光的颜色。这让我想起了沙盘 4 中的月亮女神。或许这是她的胜利宣言。我被关的地方是金色阳光的颜色。或许在某种意义上我依然是太阳力量（男性力量）的俘虏。尽管包围我的牢笼现在已经开放得多，也光芒四射，但我依然不自由。我想飞出去，去领取那座银色的爱之奖杯。

沙盘 8
焦点沙具——渔夫

我是一个渔夫，配有全套装备：鱼篓、帽子和钓具。我已从小溪中钓到一条小鱼，正欣赏着它。我很喜欢在这里的感觉，祥和美丽。作为渔民，我是一个安静的人，习惯了大自然，了解她的节奏。在等鱼儿上钩的时候，我很有耐心，也很安静。

现在我可以钓鱼了。和过去不一样，现在这里不再禁止捕鱼了。我能在小溪深水区捕鱼，从深处自由地捕捞。这里鱼儿很多，我能看见三条漂亮的鱼儿朝我这里游过来。鱼儿的后面紧跟着一条贡多拉船。这是来自遥远的意大利的优雅美丽的交通工具。或许这与我还有点关系，因为我父亲的家族是意大利人。现在来了一艘安静的小船，取代了第一个沙盘上令人讨厌的赛车。就在第一个沙盘里赛车的位置，赛车已被装饰得很舒服的贡多拉所取代。船夫平静有力地摇橹开着小船。他在划船的时候总是引吭高歌。在威尼斯狭窄的水路上航行，他可是行家里手。这艘贡多拉上有一把打开的阳伞，可以保护乘客免遭阳光暴晒。这里曾经烈日炎炎，而现在却安静柔和。

我面前有一座小桥，把我引向前方那美丽的家园。在三棵苍劲的橡树之间坐落着一间宽敞舒适的房子，旁边停着一辆车。看起来像是在邀请我过去。在我的左边，一条小狗安静地卧在长椅上，望着贡多拉从旁边经过。一只小海鸥静静地站在凳子右边的地上。这些小动物看起来很自然舒适，他们悠然自得，没有受到惊吓。或许我心灵中动物本能的部分已经找到了自己的家园。在我的右下方有两只鹅。鹅通常都是很警觉谨慎的，但这一对儿很安静，没有威胁性。他们看起来对我在它们的地盘上钓鱼也没什么不高兴。

在我左侧头顶飞着一只白色的小鸟。或许笼中的那只小鸟已经被放飞，随着它的飞舞，这世界变得自由而安全。当我看到这只小鸟自由地在高空飞翔时，我的心也跟着放飞了。她不再被禁锢在金属的笼子里，她自由地在天空翱翔。当她高飞时，我的心灵似乎也从深处升至到云端。这真是一个美妙的交汇。

沙盘 9
焦点沙具——蓝色海豚

我已经沿着溪流游了很久，穿越了小桥的另一边。我已经游了这么远，到达了世界的另一边。这是中国，没有比这更遥远的地方了。

在我身后尾随着一只小船。和上一个沙盘一样，小船跟随着鱼儿。这是一条帆船。人们在船上生活和工作，在水上进行各种活动。

在三棵树的掩映下，这里是一个人迹罕至、未受破坏的美丽古老的地方，它是神圣的。六座神圣的宝塔围绕着中央大桥，附近坐落着几座小型寺庙和神殿，穿过这一神圣的拱门就会得到祝福。

沙盘 10
焦点沙具——老师

我是老师，坐在设备良好的学校里。我左边是一块大黑板，展示着恐龙的图片，这是过去时代残留的遗迹。在我的课桌上有一个收音机正放着音乐。一台电视放在中心工作台上，四位学生端坐在课桌后面观看电视。一个孩子坐在我身后右边的角落里。他肯定是做了什么错事违规了。

穿过教室，我能看到学校的操场。孩子们在快乐地荡秋千，玩旋转木马。他们的游戏是学校生活的很大一部分。教室和游乐场是一体的。儿童必须自由地玩耍才能学习和成长。

这里丰富多彩，一切都是明亮的，生机勃勃的，充满活力的。

在我左前方的角落里，一位母亲坐在长椅上，她的小孩坐在手推车里。或许她在想，有那么一天，她的孩子也可以上学了。现在他们坐在那里，满怀渴望和羡慕地看着这一切。在我看来很有意思的是，他们正对着我身后角落里那个犯错儿的小孩。我想知道他做了什么错事而被排除在外不能参加活动？那边坐在长椅上的母亲看起来可以为自己孩子的成长发展提供很大的支持，有朝一日可以送她的小孩到这里上学。我照料着这些孩子，帮助他们成长，就像这位母亲一样。

沙盘 11
焦点沙具——火车

我又黑又重，向右前行，太阳在头顶照耀。我结实有力，没有人能看到我的内部，我由沉重的金属制成。或许我现在可以启程了，因为太阳照亮了前方的路。

这里好像是冬季。有些树木上面还有积雪，有的却没有。我右边有一块巨大沉重的化石。或许我要把古老的过去抛在身后。冬日的树木在我前方，绿色的树木在我身后，我就像是处于冬夏之交的地方。在中央有一个美丽的观景台，摆放着桌椅欢迎人来。但这里空空的，没有人坐在这。

我右前方的村庄可爱宁静。这里非常安静，周围没有人。

在我后面高大的绿色松树之后有一口井。有了它，我们能触及大地的深处。它处于小溪的源头，四条鱼沿溪流游动，与上个沙盘中游动的方向相反，它们朝着井的方向前行，或许它们是在游向水源。

通过水井，我们从大地深处汲取水。而在我前方的冬季大地上，水转变为美丽晶莹的冰雪。它经历了一场剧烈的转化，变得无比精美。

头顶的太阳照亮了我前往冰天雪地的路。我是在离开太阳之地前往一个新的地方吗？我是要把这一阳光的男性特质留在身后，去往一个完全不同的地方，得到一些转化吗？

在小溪的另一边，一道石墙界定了沙盘下方的边界，仿佛是要坚定地强调这里发生的一切。它似乎在坚定地说："请注意这里发生的一切！"

一棵孤零零的银色小树站在观景台后方房子的右边。也许我们正在从金色太阳之地进入到银色之地，从金色太阳代表的男性力量进入到整合了银色月光的女性特质的男人状态。

沙盘 12
焦点沙具——奔驰的骏马

我们来啦。从左下方气势如虹地飞驰而来，我们风驰电掣、震耳欲聋的奔腾声被冰雪仙境包裹住了，一切变得很安静。现在没有什么可以阻挡我们。我们来了，强大，美轮美奂。我们无比纯洁，闪耀着荣光。

这是一片非同寻常的地方，精美的雪花点缀着盛景，到处晶莹剔透，雪白透亮。

我们右边有一对儿纯白的北极熊正走向冰冻的溪流。他们个头儿大，强壮有力。或许它们是雄雌一对儿。它们在这里完全无拘无束，自由自在。稍大的那一只正走向小溪中的两块方冰。在这里水已经转变成冰，呈现出冰块的形状，就像一个方形，立方体是空间现实各个维度的代表。这里有两块方冰，北极熊在提醒着它们的存在。或许这一对体现出完整性的重要的"冰块"在召唤着人们的关注。就在眼前，有一对方冰，在这里水得到了转化。似乎北极熊在提醒我们事情发生了戏剧性的变化，在这里发生了整合。这里纯净、美丽且富有力量。

在北极熊的后面是一座圆顶冰屋，美丽漂亮，圆圆的近乎球形。小屋由冰块建造而成，在形状上是圆的，在这里冰块的方与形成的圆屋形成了方与圆的整合。这是一个可以获得短暂休息的仙境。一个水晶圆环摆在冰屋的顶部，仿佛在强调其神圣与整合。

两棵晶莹闪亮的雪松伫立在冰屋两侧，深深地根植于这冰天雪地的大地中。

在我们前方有一对滑雪者，娴熟地沿着冰雪而下。这一对夫妇自由自在，他们能够在白雪皑皑的大地上确定自己的方向，顺利穿过。

在这里有两匹马，两只熊，两块方冰，两棵雪松，一对儿滑雪者。在这里他们都成双成对，作为新生事物引人注意。

在我们头上，悬挂着一颗多角的水晶星星。也许现在是午夜时分，这颗璀璨夺目的新星正冉冉升起。星光比阳光更加柔和。

沙盘 13
焦点沙具——受伤的士兵

我受伤了，这场战争让我伤痛惨重，救援人员把我抬离战场。目前所有一切的争斗与交火看起来都毫无意义。

交战双方已经明确地界定，他们列队处于对立状态。现在看起来他们真可笑。对我而言，战斗已经结束，因为我已经下了火线。

沙盘 14
焦点沙具——高尔夫球手

我全神贯注、头脑清晰地排布规划我的击球。我清楚地知道我要如何前进，它就在我的正前方，但是前进的路上障碍重重。

至尊神探和糊涂大侦探克劳西欧探长，这两个虚构的侦探与我相遇。他们很搞笑，一点儿也不构成威胁。克劳西欧用他的放大镜正在检查我的高尔夫球。至尊神探把枪朝天举着，但也没有威胁性。我想知道他们在寻找什么。这个地方就像是一个连环画。有这么多的障碍，我的击球绝非易事，不过好在我很专注。在我前面有一口井。我还必须穿过一条小路，那里有两辆赛车和一个加油站。这并不像是一个高尔夫球场。一头牛朝着我的球洞走去。牛跑到高尔夫球场上做什么呢？

就在球洞的正后方，航天飞机已经准备升空。在我右边有几位自行车手在河床上骑行，而一名潜水者则在小桥上做好了潜水的准备。这一切都混杂在一起。

在我左边，那辆巨型黑色火车朝着航天飞机的方向驶去。火车出现在高尔夫球场上要做什么？

在左上角，一只北极熊正沿着白雪覆盖的小山追逐一位滑雪者。

这是一个很好玩的地方，这里一切杂乱无章，但是我明确知道自己的方向。

沙盘 15
焦点沙具——拳击手

我站在闪闪发光的银色奖杯旁边，容光焕发、得意洋洋。我获胜了，打赢了所有的比赛。我站起来，面对着你们每个人——我所有的对手。我准备离开了，穿过小桥到另一边去，那里很平和。我的小车已在桥上停好，准备出发去新的大地。

双头龙、三头龙，我已经战胜了你们，可以离你们而去。企鹅人、希特勒、大卫·克洛科特和胡克·霍根，你们没有人能再对我造成任何的威胁。即使是沉重的黑色火车也越来越小，逐渐远去。现在它在我的对手当中，见证着我的胜利。

超人欢欣鼓舞地站在身后支持我，也反映出我的力量与个人能量。在我头上，火箭超人正沿着小河的流向飞行，划出了新旧世界之间的界限。他很强大，在空中敏捷地飞翔。与超人一样，他也可以飞上天空。我们已重新把地球和天空据为己有，在它们之间轻松、优雅与充满力量地穿梭。

爱之奖杯矗立在我的左边，代表着我女性特质的那一面。我已经从第一个沙盘里的金属铠甲中解放出来。沉重的铠甲曾是我的防卫工具和牢笼，现在它转化为胜利者闪耀的奖杯，也是我内在自性力量的明证。

在右上角很远的地方，一位女子坐在那里看着这一切，好像她经常出现在那里，善解人意并信任我，从我一开始出现就一直在那里。她有一种强大稳定的力量，她的到来让我很开心。

总结

作为一名治疗师，对这个案例的主观浸入式分析为我提供了一个在象征性过程中捕捉特殊转化内容的工具。通过使用这种方法，我可以更好地理解沙盘里沙具之间的关系，也可以更好地承载着来访者心灵转化的过程。这极大地强化了我容纳个案的能力。

凭借我个人的经验，我感到主观浸入式分析对于理解和包容沙盘游戏历程来说，是一个有益的工具。我建议各位沙盘游戏治疗师可以先体验一下这种方法，再决定是否要应用到你的工作中去。

附录二 沙盘游戏疗法的发展史

英国儿科医生和儿童精神科医生玛格丽特·洛温菲尔德（1979/1993）1928年在伦敦开办了一家治疗神经质和困难儿童的诊所，并以在沙盘中使用微型玩具的疗法而闻名。洛温菲尔德借鉴了威尔斯（H.G. Wells，1911）的著作《地板游戏》（*Floor Games*），这本书描述了威尔斯和孩子在地板上利用各种小型玩具，在限定的空间里创造美妙的微缩世界的过程（Turner，2004）。在地板游戏过程中，孩子们的投入和游戏本身创造性的本质让洛温菲尔德印象深刻，她开始在诊所里放上小玩具和积木，把它们放在她所说的"神奇盒子"里。实际上，是儿童自己开创了洛温菲尔德在1929年命名的"世界技法"，那时他们把神奇的盒子称为"世界"，同时孩子们开始在诊所游戏室的沙箱中设计微缩世界和场景（Bowyer，1970; Lowenfeld，1979/1993）。

洛温菲尔德（1939，1946）认识到儿童的思维过程与成人的迥然不同，她想自主研发一种方法，让儿童直接表达心理和情感的经历。同时，她还希望这种方法可以方便记录，进而可以研究儿童的创作。洛温菲尔德尽量避免使用任何理论直接套用在儿童的身上，而是从儿童作品本身出发发展出了自己的理论。

在与儿童一道工作时，我自己努力设计一种工具，儿童用它展示自己的情感和心理状态，而不需要成人的干预（不管是移情还是解释），同时也可以对其展示进行记录。我的目标是帮助儿童创造出属于他们自己的东西，能够独立自主，在本质上不受任何理论的干扰（Lowenfeld，1979/1993）。

世界技法的第一次专业展示是 1937 年在巴黎召开的临床大会上。荣格出席了这次大会，分析了洛温菲尔德所展示的"世界"作品（Bowyer，1970）。世界技法的疗效备受关注，在洛温菲尔德的儿童诊所中都有存档记录，在 20 世纪中期世界技法被认为是对成人也颇具疗效的治疗方式（Bowyer，1970；Lowenfeld，1950b，1993）。

许多临床医生受到吸引都来参与到对世界技法的研究中，并且他们从各自的诊断或治疗目的出发，对其进行了调整或改进。其中，瑞士临床医生 Goesta Harding 就受到了 Hanna Bratt 的影响，后者在 1933 年曾跟随洛温菲尔德学习。1949 年 Harding 跟随洛温菲尔德进行了短暂学习，然后开创了她命名为艾瑞卡疗法（the Erica Method）的方法，这一方法此后在瑞典繁荣发展起来（Harding，1969/1972）。Harding 认为是 Gudrun Seitz 首次把世界技法介绍给斯德哥尔摩的心理治疗教学研究所，Seitz 1941 年曾在伦敦跟随洛温菲尔德学习（Bowyer，1970）。以后，艾瑞卡疗法与洛温菲尔德的世界技法一道被用于诊断和治疗当中。

维也纳大学著名的儿童发展研究员——夏洛特·彪勒（Charlotte Buhler）——也把世界技法应用到自己的研究和临床工作当中。借助世界技法对儿童心理进行描述的能力，彪勒（1951）对这一技法进行了标准化，用于儿童认知发展过程的诊断测验研究。在洛温菲尔德最初的支持和鼓励下，彪勒研究了洛温菲尔德诊所里的儿童制作的世界作品，并把自己的工具命名为"世界测验"（the World Test）。世界测验作为一项诊断工具，使用大概 160～300 个有限数量的微型小物件，在桌面而非沙盘上实施，采用标准化量表记分来区分临床（病态的）和常态的（非病态的）"世界"。当洛温菲尔德和彪勒 1950 年再次相遇，一起讨论他们的工作时，洛温菲尔德发现彪勒的世界测验与自己的世界技法工作目标十分相左（Bowyer，1970；Lowenfeld，1950a，

1950b）。

彪勒影响了两位法国临床医生 de Beaumont 与 Arthus，他们在 1940 年看了彪勒在荷兰的"世界"作品展示后，回到法国开创了他们命名为"乡村测验"（the Village Test）的方法，这是为了适用于临床评估而对世界技法的另一改进（Arthus，1949；Bowyer，1970）。后来，Pierre Mabille（1950）对乡村测验的材料和结果解释进行了标准化。

与洛温菲尔德和彪勒的工作同时进行的是 Erik Homberger（即后来的艾瑞克·埃里克森）的"戏剧作品测验"（DPT，1937），尽管当时并不知晓世界技法或者世界测验，埃里克森的方法也是通过在限定的空间内使用微型物件，去尝试更好地理解人类的行为。埃里克森有两项采用戏剧作品测验进行的研究记录：一次是在哈佛大学的大学生中，另一次是在加州大学伯克利分校，作为历时 20 年纵向发展研究的一部分（Erikson，1951）。在哈佛的研究中，研究者要求被试"制作一个戏剧场景"。埃里克森认为，出现在桌面上的微型场景是被试童年时代遭受创伤的典型画面。通过研究他得出结论：戏剧作品测验的创造过程是对被试童年时期试图通过积极的重复性游戏来克服心灵创伤后停止下来的一种延续。在发展性研究中，埃里克森发现除了家庭冲突、疾病或身体问题、以及精神性冲突之外，还存在其他的一些早期创伤性主题。

奥地利临床医生 Hedda Bolgar 和 Lisolette Fischer 对洛温菲尔德的世界技法的评估和诊断进行了调整改进，致力于开发出一种非言语投射性工具来帮助进行临床诊断。在对洛温菲尔德和彪勒的工作进行深入研究后，在 20 世纪 30 年代中期他们开创了"小世界测验"（Little World Test，Bolgar & Fischer，1940）。小世界测验包括一个简单的或图式化设计的 232 个标准彩色木块或金属微缩玩具，在八边形的桌子上完成。测验根据 6 个范畴计分：玩具类型、数量、形式、内容、行为和言语化，用以区分临床与常态的群体（Bowyer，1970）。

苏格兰心理学家 Laura Ruth Bowyer 充满热情地对世界技法进行了研究。在玛格丽特·洛温菲尔德的鼓励下，她撰写了一部有关世界技法的历史和使用的集大成之作，对世界技法做出了重要贡献（Bowyer，1970）。Bowyer 对世界技法的贡献还包括，开发计分范围来更好地分析"世界"作品，总结出了从病态到常态群体中儿童和成人的发展范式。

另一位将洛温菲尔德的世界技法改编应用于诊断目的的学者，是荷兰乌特勒支大学的 L.N.J. Kamp。早在 20 世纪 40 年代，在堪萨斯的托皮卡的公立学校工作时，Kamp 就已经采用世界技法制定了发展量表。与乔治敦大学的 E.S. Kessler 一道，Kamp 设计计分规则来确定了"世界"作品中所体现的发展规范（Kamp & Kessler，1970）。

荷兰教育家 P.C. Ojemann 借鉴了 Kamp 以及教育家 Maria J. Krabbe（1991）的工作，开发了 Wereldspel 桌面村庄建设测验，诊断她定义的"意象思维"，这种学习方式是为了筛查早期学龄儿童的学习困难（Ojemann，Personal Communication，November 1992，Groningen，Holland）。

在使用沙盘微缩玩具进行治疗的发展研究中，另一位伟大的人物是朵拉·卡尔夫（Dora Maria Kalff）。作为在瑞士的爱玛·荣格和卡尔·荣格的邻居及朋友，卡尔夫在荣格的鼓励下开始从事心理学职业（Mitchell & Friedman，1994；Kalff，2003）。在观察到卡尔夫与儿童打交道的能力后，荣格建议卡尔夫把注意力放在荣格心理学中这一尚未探究的领域。这对卡尔夫来说有很多意料之中的困难。传统的荣格分析心理学并不适用于儿童，因为他们还没有形成认知能力或具有发展性的能力，而正是这些能力可以帮助他们使用语言分析。1949 年在瑞士库兹纳奇荣格研究所，卡尔夫开始了此项研究。1954 年聆听了玛格丽特·洛温菲尔德有关世界技法的讲座后，卡尔夫深受吸引，对将世界技法作为与儿童一起工作的象征性工具的可能性印象深刻。在荣格的鼓励下，卡尔夫 1956 年刚完成自我分析的培训就前往伦敦师从玛格丽特·洛温菲尔德研习世界技法（Weinrib，1983/2004）。

在认识到"世界"作品中的原型内容和象征性过程后，卡尔夫改编了世界技法以顺应荣格的理论，并把自己的技法称之为"沙盘游戏"，以区别于洛温菲尔德的世界技法。

玛格丽特·洛温菲尔德（1979/1992）通常习惯在每次治疗结束前，向儿童解释他所创造的"世界"，朵拉·卡尔夫（1980/2003）则认识到延迟解释的重要性，因为这使来访者有机会在心灵的最深层面经历转化。植根于荣格理论，即心灵有朝向整合发展的固有倾向，卡尔夫发现，治疗师虽然沉默不语但共同亲历沙盘游戏的过程这一做法本身就会在来访者身上激活上述潜能。洛温菲尔德把世界技法视为儿童思维和情感交流与表达的手段，充当释放由于儿童内心与外部世界的分歧而引起的冲突和紧张的工具，而卡尔夫则发现儿童在沙盘游戏创作过程中直接发生了心灵的重组。具有荣格理论的知识背景再加上她本人的深刻直觉，卡尔夫认识到在沙盘游戏的历程中产生了原型的象征性转化过程，这将是荣格理论对儿童治疗的完美应用。

卡尔夫与洛温菲尔德就他们对沙盘的不同使用方法交换了意见。他们于 20 世纪 50 年代末就名称的差异达成一致，以区分两种不同的方向（Mitchell & Friedman，1994）。沙盘游戏疗法自此之后作为一种颇具价值的治疗媒介在荣格分析师和以荣格理论为导向的治疗师之间逐渐流行。与世界技法一样，沙盘游戏疗法也逐渐在儿童和成人来访者中备受青睐。